TRAITÉ PRATIQUE

DE LA MENSTRUATION.

TRAITÉ PRATIQUE

DE LA

MENSTRUATION

CONSIDÉRÉE

DANS SON ÉTAT PHYSIOLOGIQUE

et

DANS SES DIVERS ÉTATS PATHOLOGIQUES,

SUIVI

D'UN ESSAI SUR LA CHLOROSE,

ET D'UN MÉMOIRE

Sur les Propriétés médicinales des diverses préparations de fer.

PAR

J.-B. DUSOURD,

Docteur en médecine.

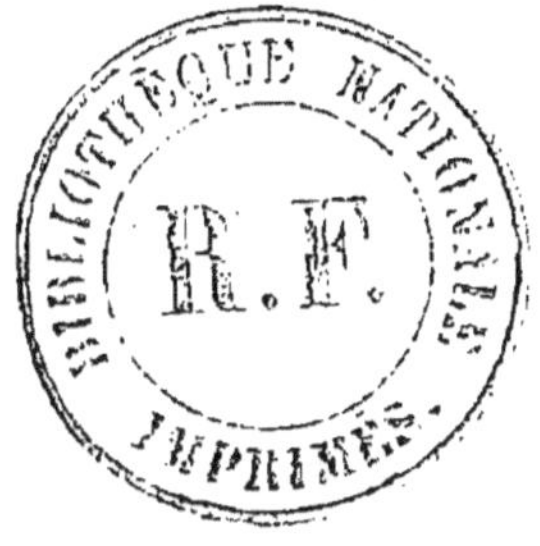

PARIS,

CHEZ J.-B. BAILLÈRE,

LIBRAIRE, RUE DE L'ÉCOLE DE MÉDECINE, 17.

—

1847

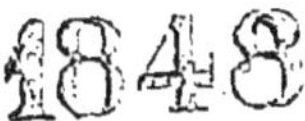

Typographie de G. MARESCHAL, rue de l'Escale, 20, à la Rochelle.

AUX MANES DE MA MÈRE !

Bonne mère ! votre charité, vos vertus et votre tendre affection dont le souvenir émeut toujours aussi vivement mon cœur malgré cinquante-deux ans de séparation, ont soutenu mon courage dans ce travail, et m'invitent à vous l'offrir, dans l'espérance d'émouvoir votre âme et de recevoir de vous un doux baiser de mère, quand nous nous retrouverons ! Cette espérance consolatrice pour ceux que vous avez laissés sur la terre adoucit ma vie et me familiarise avec la mort.

Adieu, bonne mère !... Adieu !...

La matrice et ses annexes ont, depuis la puberté jusqu'à la ménopause, une telle puissance sur tous les autres organes, qu'elles modifient leur vitalité, leurs fonctions, et, comme on l'a remarqué depuis la plus haute antiquité, elles règnent sur tous et les resserrent dans d'étroites liaisons. Ces liaisons, toutes sympathiques, font aussi que la matrice sent vivement les secousses des chocs que les diverses parties de l'organisme reçoivent, et sous lesquelles elle réagit à sa manière. Ainsi, de cet organe si puissant dans l'organisme de la femme, dérivent plus des trois quarts des maladies dont elle est atteinte. L'utérus, indépendamment de ses fonctions génératrices, exécute aussi celle de la menstruation. Cette fonction paraît dépendre de la première, ou du moins s'y trouve tellement liée que, dans l'état physiologique, l'aptitude à la conception commence et finit avec la menstruation. L'intégrité de cette fonction est si nécessaire à la santé des femmes, qu'elle ne peut pas être troublée, même légèrement, sans que tout l'organisme en soit affecté. Hyppocrate et les auteurs anciens avaient si bien apprécié cette cause de maladie, qu'ils avaient donné de bons préceptes pour empêcher le trouble de cette fonction. Les législateurs anciens, Moïse, etc., ayant reconnu toute son importance, avaient fait des lois et des réglements d'hygiène auxquels étaient soumises les femmes pendant le moment de leurs règles.

La négligence de ces soins, au milieu des habitudes
sociales d'une population dont le système nerveux présente,
depuis quelques années, une progression toujours crois-
sante de faiblesse, d'excitabilité, et, sans cesse, est agité
par les émotions auxquelles le soumettent le relâchement
des mœurs, le genre d'éducation, et la multiplicité de
nouveaux besoins, suite des progrès du luxe, est la cause
de ces troubles de la menstruation, si communs aujour-
d'hui, qui produisent la faiblesse de la plus grande partie
des femmes, et la multiplicité des maladies qui les
assiègent de plus en plus. Il serait bien utile que les
femmes connussent les soins et préceptes nécessaires pour
faciliter l'établissement et le cours des menstrues, pour se
préserver des suppressions de cet écoulement, et pour
reconnaître quand il est à l'état physiologique ou pathologique, afin de réclamer des secours à temps. La menstruation *est une fonction* trop peu connue, considérée
dans la manière dont elle s'établit, dans celle dont elle
s'exécute pendant tout le temps de la vie utérine, dans les
modifications, dans les troubles qu'elle subit, et dans les
maladies chroniques que produisent ces derniers. J'ai
senti de bonne heure la nécessité de faire de nouvelles
recherches sur le développement de la puberté et son influence sur la constitution, sur les maladies des os, des
glandes lymphatiques, des nerfs, de la poitrine et de tout
l'organisme, pour éclairer cette partie de la science encore
environnée d'un voile épais, et remédier aux accidents qui
résultent d'une mauvaise direction des efforts que fait l'organisation pour produire la puberté : car de son établissement,
plus ou moins complet, dépendent le plus souvent la bonne
conformation, la fraîcheur, la force, les heureuses qualités
du caractère; ou les difformités, les maladies nerveuses,
la faiblesse, la langueur de toute l'économie des femmes,

la tristesse de leur caractère, ou les lésions organiques siégeant au bas-ventre, à la poitrine; lésions qui, bien souvent, ont une terminaison funeste. La langueur du travail de la puberté est la cause la plus fréquente du rachitis, des scrofules et de la phthisie, qui sévissent sur les jeunes filles.

Si la faiblesse et la mauvaise direction de ce travail ne provoquent pas la destruction des organes, elles affaiblissent au moins leurs fonctions, les empêchent d'acquérir un grand et fort développement, et la jeune fille, destinée par la nature à jouir de tous les avantages physiques et moraux, reste faible et flétrie.

La manière dont s'opère la menstruation à l'état normal, n'a pas été l'objet de recherches assez exactes et assez multipliées. Ce qui prouve le peu de précision de ce qu'ont écrit beaucoup d'auteurs sur cette partie de la science, même les plus recommandables, c'est leur divergence d'opinion sur certains points, et particulièremont sur la quantité et les qualités du produit menstruel, sur le temps qu'il coule, et les époques de son apparition. Tout nous porte à penser qu'ils ont basé leurs conclusions sur un trop petit nombre de faits. Les égards et les ménagements que l'on doit avoir en questionnant les femmes, la gêne et la brièveté de leurs réponses, le peu d'attention qu'elles font aux petits changements qui s'opèrent dans la manière dont s'exécutent les menstrues, présentent de grandes difficultés pour arriver à des résultats précis, et cependant cette partie de la science, en apparence insignifiante, est très-utile pour bien apprécier les divers changements qui peuvent avoir lieu, et qui sont la cause d'un grand nombre de maladies. Les effets d'une menstruation languissante, incomplète, sur la constitution, la production des maladies des femmes, n'ont pas assez été étudiés. On ne connaît pas assez les divers états où se trouve la matrice pendant la diminution des menstrues, la ménorrhagie, la dysménorrhée, les pertes, soit pendant le temps de la vie utérine, soit pendant le cours de la ménopause, et l'influence des autres organes sur la production de ces divers états de l'utérus.

On connaît moins encore les diverses maladies de la matrice, indiquées par les changements de couleur et de consistance du produit menstruel, l'influence de ces divers états sur les maladies chroniques des femmes, sur l'état de la langueur dans lequel elles se trouvent pendant tout le temps de la vie utérine, sur la conception, la grossesse, la force de leurs enfants, les accidents et les suites des accouchements, de la ménopause, sur les lésions organiques de l'utérus. Ces maladies sont produites par des causes agissant directement ou sympathiquement sur les organes génitaux qui, par un cercle vicieux, réagissent de nouveau sur toute l'économie. C'est ainsi que toute l'organisation souffre aussitôt que la vitalité de l'utérus est modifiée. Passées à l'état chronique et négligées, ces maladies jettent les femmes dans une faiblesse, une langueur et une habitude de souffrance dont la présence rend les autres maladies qui les frappent plus graves et plus dangereuses, et devient la source de toutes les maladies chroniques qui viennent les assiéger à la ménopause.

Depuis quelques années les lésions organiques de l'utérus ont été le sujet de nombreux et précieux travaux, mais sans avoir pu remonter à la cause première, parce que les femmes se consultent rarement pour les petits changements menstruels dont elles ne connaissent pas la gravité, qu'elles y font rarement attention, rapportant à d'autres causes les maux qu'elles éprouvent, ou que ces détails échappent souvent à leur mémoire. Privé de ces lumières, on ne peut reconnaître ni combattre, dès leur apparition, la plupart des nombreuses maladies dont sont atteintes les femmes pendant le temps de la vie utérine. Ces diverses maladies, en laissant les femmes dans une faiblesse et une souffrance continuelles, ont une influence bien fâcheuse sur la santé de leurs enfants, et me paraissent être la cause de la débilité et de la plupart des maladies chroniques qui se montrent chez les jeunes gens. En jugeant par le grand nombre des femmes qui sont affectées de cette langueur, je pense y trouver la source de la plus grande partie des infirmités de la race humaine. Si les progrès du luxe et de la mollesse font grossir le cortège des maladies qui nous entourent, il faut en chercher aussi la source dans l'état de langueur où la plupart des habitudes sociales, en troublant les menstrues, plongent les femmes, surtout celles des classes riches. Comparez ces femmes pâles, faibles et molles avec nos robustes paysannes et les ouvrières laborieuses des villes ; comparez les enfants rouges et forts des paysannes, si rarement atteintes des fleurs blanches, des maladies chroniques de l'utérus, et de la langueur dont je viens de parler, avec les enfants débiles et étiolés des femmes riches, oisives, dont le genre de vie trouble plus ou moins les fonctions menstruelles. Examinez la ménopause passer inaperçue chez la plus grande partie des paysannes, dont l'utérus est bien rarement le siége de lésions organiques, si communes dans nos villes. Les lésions organiques dont les campagnardes sont atteintes, se fixent plutôt sur un autre organe. Ainsi ces femmes, si souvent atteintes de cancer aux seins, en présentent bien rarement à l'utérus ; tandis que la ménopause, bien plus orageuse chez les femmes des classes riches, est chez elles bien souvent accompagnée de lésions organiques à la matrice.

Parmi les maladies chroniques qui sont la suite du

dérangement des menstrues, la plus fréquente et l'une des plus graves est la chlorose avec ses complications.

Cette maladie est le résultat d'une lésion de la vitalité de l'utérus, lésion qui, par contre-coup, affecte si profondément toute l'économie, que les tissus s'amollissent et pâlissent, que leurs forces vitales s'éteignent progressivement et sont vicieusement modifiées. Elle est la cause de la plus grande partie des maladies des femmes, et mérite, sous tous les rapports, d'être le sujet d'un examen d'autant plus sérieux, que beaucoup de médecins confondent l'état maladif indiqué par le groupe de symptômes désigné sous le nom de chlorose, avec des affections différentes, et que cette maladie n'est pas bien connue ni dans sa cause, ni dans sa nature, ni dans ses effets. Les différences d'opinion sur les caractères de cette maladie ont causé, je pense, l'abandon où les observateurs l'ont laissée.

Les effets de la chlorose sur la marche de la puberté, sur le développement du corps et du moral, méritent une étude approfondie. Cette maladie affecte tellement les os que chez les quatre cinquièmes des chlorotiques, le rachis se dévie. On n'avait pas encore bien exploré cette source, la plus commune des difformités des jeunes filles, ni fixé le traitement convenable pour les prévenir ou les guérir. J'appelle toute l'attention des observateurs sur cette partie de la pathologie et sur le traitement que j'indique. Je l'appelle aussi sur cette cause des maladies du cœur, sur les scrofules qui se développent pendant le cours de la chlorose. Je la réclame surtout pour le genre de phthisie qui frappe les jeunes chlorotiques et qui font tant de victimes. Dans les phthisies de ce genre, les malades sont bien plus souvent et bien plus longtemps curables que dans celles développées sous une autre influence.

Pour bien faire reconnaître cette maladie dès son début,

je décris les huit formes principales sous lesquelles elle commence le plus ordinairement, et je cite des observations choisies : 1° Parmi celles des sujets morts de la maladie et dont j'ai fait l'ouverture ; 2° parmi celles où la maladie étant la plus avancée et la plus caractérisée ne pouvait inspirer aucun doute sur la réalité de la phthisie , parmi celles surtout que j'avais observées avec des médecins de mérite, qui pouvaient juger sans prévention et le caractère de la maladie et les effets du traitement. J'aurais pu citer un plus grand nombre d'observations chez lesquelles la maladie n'étant pas assez avancée , serait restée douteuse dans l'esprit du lecteur , et n'aurait pas fixé son attention.

Je désire vivement que des observateurs attentifs puissent faire une plus large application de ces essais , en étudier les résultats , et mieux éclairer cette partie de la science. En médecine les découvertes sont quelquefois l'effet du hasard. Il y a souvent plus de mérite à les bien diriger et à les perfectionner qu'à les découvrir. Des déceptions m'ayant appris, dès les commencements de ma pratique, l'insuffisance de nos connaissances et les fausses idées reçues sur la menstruation et sur les divers états où se trouve la matrice quand cette fonction est troublée, je pris la ferme résolution d'étudier ces diverses lésions sur les sujets seulement. Alors je me dégageai des systèmes qui toujours enchaînent l'esprit du médecin à certaines idées auxquelles il vient comparer toutes ses observations, qu'il torture malgré lui pour les faire cadrer avec ces idées reçues dans le temps où il pratique ; idées presque toujours fondées sur des hypothèses , comme le démontre cette foule de systèmes dont la plupart ont été reçus avec enthousiasme et se sont tous successivement évanouis devant l'expérience , en laissant, sur leur passage, des souvenirs pénibles dans la mémoire de leurs sectateurs. Je suivis avec plus d'ardeur l'habitude que j'avais conservée depuis mon séjour dans les hôpitaux, de garder l'observation de tous les malades que je soignais, dans l'intention d'abord d'avoir toujours présentes les diverses maladies qui s'étaient montrées dans les familles, et particulièrement chez chaque individu, ne voulant pas confier à l'incertitude de la mémoire ces documents d'un immense avantage pour les malades et pour mon traitement. Je devins possesseur d'une énorme collection de faits classés méthodiquement et laborieusement recueillis pendant trente-cinq ans d'exercice, temps entièrement consacré à l'observation et à la méditation, au milieu d'une clientèle aussi nombreuse que pouvaient me le permettre ma très-vigoureuse constitution et ma grande activité. C'est dans l'examen de ces faits et dans leur comparaison avec ceux qui nous ont été laissés par les bons observateurs, que j'ai puisé les matériaux de cet ouvrage. Je le publie avec la conviction qu'un médecin consciencieux ne doit point emporter sous la tombe le peu qu'il a fait pour la science et pour l'humanité, et qu'il doit contribuer de tout son pouvoir à l'élévation de l'édifice médical.

Si j'ai commis des erreurs, j'ai du moins agi très-consciencieusement, en n'avançant que des faits religieusement observés, en n'admettant que ce que j'avais constaté plusieurs fois chez divers malades; mais en l'adoptant, même malgré l'opinion de quelques auteurs distingués, quand les faits étaient venus, continuellement et pendant plusieurs années, constater la vérité d'une observation faite par d'autres ou par moi. Tout en conservant une haute admiration et un grand respect pour nos grands maîtres, morts et vivants, dont les leçons et les écrits m'ont servi de guide, j'ai soumis le produit de leurs expériences à de nouvelles observations , et ne l'ai conservé qu'après avoir obtenu les mêmes résultats qu'eux.

J'ai soigneusement décrit la marche et les symptômes des diverses maladies, tout en m'abstenant le plus possible de réflexions et surtout d'explications , qui toujours se ressentent des idées reçues dans le temps où l'on exerce. Ces explications semblent d'abord soulager l'esprit du lecteur; mais en le détournant de ses propres méditations, elles lui sont plus nuisibles qu'utiles. Nos réflexions étendent la pensée de l'auteur , rappellent et agrandissent nos idées passées, doublent et rectifient ce que nous apprenons. Les hommes qui savent, par expérience, combien il faut d'observations, de temps et d'essais pour arriver à la connaissance d'une vérité ; combien d'un énorme travail basé sur des faits bien observés, l'expérience longtemps soutenue, en venant élaguer peu à peu tout ce qui n'est qu'individuel , laisse peu de données générales et de préceptes solides, approuveront, je pense, cette réserve. Mon but est de faire connaître sèchement le résultat de mes travaux , de signaler au lecteur les difficultés qui se présentent , et les moyens qu'une longue expérience m'a fait connaître pour les éviter ou les combattre , sans le promener dans le labyrinthe que j'ai parcouru. Les observations sont rapportées le plus laconiquement possible, pour éviter des détails minutieux et inutiles, et dans la persuasion que les faits observés par un seul homme ne sont que des indications, de simples jalons posés sur ces points, jusqu'à ce que d'autres médecins, avec des idées différentes, dans d'autres temps et d'autres lieux , soient venus, par leurs observations successives , constater les mêmes résultats et contribuer à doter la science de nouvelles découvertes.

L'expérience m'ayant démontré que le fer était incontestablement le meilleur médicament qui puisse remédier à la plus grande partie des dérangements des fonctions utérines, le meilleur tonique que nous possédions, le seul dont l'action soit persistante, et le seul susceptible de remédier à diverses altérations des principes constitutifs du sang et des solides, j'ai soigneusement étudié l'action et les effets de ses diverses préparations. Après avoir reconnu l'insuffisance de quelques-unes, l'action délétère des autres, j'ai fait des recherches et des expériences pour trouver une nouvelle préparation ferrugineuse, exempte des inconvénients de celles employées jusqu'ici. Le meilleur résultat que j'obtins est une combinaison de sucre et de protoxide de fer. Le sucre qui passe facilement dans le chyle sans subir beaucoup d'altération, me paraît le meilleur conducteur pour introduire le fer dans le sang. Cette préparation, inaltérable à l'air et par le contact des sucs gastriques, est facilement supportée par l'estomac, même à hautes doses.

Mes recherches et mes observations, répétées pendant quinze ans, m'ayant confirmé les avantages que j'attendais de cette préparation, je la fis connaître dans un mémoire que je remis à l'Académie royale de médecine de Paris, en juin 1840. (Voir l'extrait du rapport fait à l'Académie royale de médecine.)

J'ai pensé qu'il était utile de joindre au travail précédent le résultat de mes recherches sur les préparations de fer. Ici, comme dans tout le reste, j'ai soigneusement répété mes expériences. Je ne dis que ce que j'ai vérifié plusieurs fois.

J'avais aussi l'intention d'y joindre un traité de la leuchorrée déterminée par les troubles de la menstruation ; mais au moment de le faire imprimer, des raisons particulières m'ont fait remettre à quelques mois la publication de ce travail.

PREMIÈRE PARTIE.

DE LA PUBERTÉ.

CHAPITRE 1ᵉʳ.

1. — Je désigne sous le nom de puberté, le travail qui s'opère dans l'économie de la jeune fille, et dont l'effet est de conformer, d'animer les organes sexuels, et de les mettre dans un ensemble d'action avec tout l'organisme, pour qu'ils puissent opérer la reproduction.

2. — Pendant ce nouveau travail, les ovaires, la matrice et ses annexes, en se liant d'une étroite sympathie avec tous les autres organes, prennent sur eux une influence qui modifie leur sensibilité, leurs fonctions et leur vitalité particulière.

Dans l'enfance, la matrice et ses ovaires ne paraissent avoir aucune action sur le reste de l'économie, et ne révèlent leur existence par aucune sensation. Plus tard, quand ils ont pris plus de développement, tout l'organisme se met sous leur influence, et se pénètre d'une nouvelle chaleur vitale, qui dure à des degrés variés, jusqu'au temps où les organes sexuels, cessant leurs fonctions, perdent en partie leur force sympathique sur les autres : puis elle s'éteint lentement après la ménopause. Ce qui se passe après la castration et pendant la grossesse, prouve ce que je dis ici.

3. — Cette liaison intime fait concourir tous les organes à l'acte de la génération, et pour l'accomplir toute l'économie prend un surcroit d'activité, qui se maintient pendant tout le temps de la gestation et continue même pendant l'allaitement. Voyez ce qui se passe ordinairement dans la grossesse à l'état normal. Tout l'organisme augmente d'activité ; la pléthore se prononce ; les tissus se gorgent, engraissent, quoique l'estomac n'exécute pas très-bien ses fonctions, et que souvent la femme mange bien moins qu'avant d'être enceinte. Toute l'organisation participe plus ou moins à la fonction menstruelle, en dirigeant sur l'utérus le molimen hémorrhagique, comme le démontre l'état général de la femme pendant l'écoulement menstruel : état général qui se présente également lorsque l'écoulement a lieu régulièrement par l'un des points de la muqueuse ou de la peau et remplace les règles.

4. — La matrice est tellement liée d'action avec le reste de l'économie, qu'une impression morale vive et subite, agréable ou pénible, la frayeur, la colère, le plaisir, la douleur, l'application des corps froids à la peau, etc., suffisent pour exciter ou modifier la sensibilité de l'utérus, le convulser, faire cesser brusquement l'écoulement menstruel, l'augmenter, produire instantanément des pertes abondantes, l'avortement, etc.

5. —Toute l'influence que les organes génitaux exercent sur le reste de l'organisation de la femme, semble rayonner de l'ovaire, comme du testicule chez l'homme. La matrice ne paraît être qu'un lieu de dépôt destiné à remplir des fonctions secondaires, comme les vésicules séminales.

— Les travaux de M. Gendrin sur les globules de graaff, indiquent que les règles sont précédées du gonflement et de la rupture d'une des vésicules de l'ovaire. La preuve que l'ovaire est le point de départ de toute l'action

génitale , c'est que l'ablation des ovaires chez les femmes
et chez les femelles des animaux , produit non seulement
la stérilité , mais fait cesser toute action sympathique de
ces organes. Les femmes portant un utérus sans ovaires ,
sont privées de tous les signes de la puberté , comme l'a
dit Pears. Pott a parlé d'une femme dont les règles disparurent ; les mamelles s'affaissèrent , et tous les attributs de
la puberté cessèrent après l'extirpation des ovaires; tandis
que Dupuytren , Eugel, Stain et plusieurs autres observateurs dignes de foi, ont observé que l'absence de la matrice
remplacée par un petit renflement ou corps mollasse auquel
venaient s'attacher les trompes et les ovaires, n'empêchaient
pas les femmes d'avoir tous les attributs de la puberté et
les désirs des femmes pubères.

L'orgasme qui s'opère dans toute l'organisation, pendant
la grossesse , ne doit pas partir essentiellement et unique-
ment de la matrice , puisqu'il a lieu pendant les grossesses
extrà-utérines. Quoi qu'il en soit, la matrice et ses annexes
sont unis par une communauté d'action nécessaire pour
l'exécution de leurs fonctions , qui sont troublées quand
une partie manque.

6. — L'âge auquel la puberté commence varie beaucoup
chez les femmes , suivant leur tempérament , et suivant
l'action plus ou moins précoce de l'utérus et des ovaires.
Avec la même taille , la même force, les apparences du
même tempérament et dans les mêmes conditions , les
femmes n'ont pas toutes les organes génitaux d'un égal
volume, d'une égale énergie , et ceux-ci ne se développent
pas toujours aussi dans une progression égale au reste
du corps.

Chez quelques femmes , la matrice et ses annexes acquièrent proportionnellement beaucoup plus d'ampleur et
de force que les autres organes. Chez d'autres femmes, au

contraire , elles restent dans des conditions totalement opposées. Dans le premier cas , l'appareil génital semble
présider à toutes les actions de la femme ; dans le second ,
il paraît n'y prendre que peu de part. Ainsi , chez quelques femmes grandes et vigoureusement constituées , les
organes génitaux sont peu développés ; ils n'agissent que
faiblement sur le physique et le moral ; chez d'autres , au
contraire , quoique faibles , délicates , ces organes acquièrent un énorme développement, une activité plus vive,
plus précoce , et une force sympathique plus impérieuse ,
à part l'influence exercée par le travail , les habitudes , la
nourriture , l'éducation et toutes les circonstances qui
peuvent exciter l'utérus.

7. — Chez quelques filles , les menstrues paraissent
dès l'âge de huit, neuf, dix ans, quoique les autres organes
conservent la faiblesse et le peu de volume qu'ils ont ordinairement à cet âge. Les hanches sont peu larges; les seins
ne bombent pas ; la poitrine est étroite ; la voix n'est pas
changée, le pubis peu saillant ne présente aucuns poils ; la
vulve et le vagin conservent le petit diamètre de leur constitution et de leur âge ; les cuisses et les jambes sont grèles;
mais les yeux sont animés ; la petite fille éprouve le trouble
nerveux et une partie des sensations que ressentent les
filles plus âgées. La vie génitale commence dès ce moment
à animer les organes sexuels, dont l'accroissement interne
est aussi plus précoce.

Observation Ire. — J'ai fait l'ouverture de deux petites
filles, l'une de dix et l'autre de onze ans, toutes deux réglées
depuis quelques mois. Ces filles , d'une taille ordinaire à
cet âge , vives, très-irritables et peu fortes , avaient les
ovaires arrondis, renflés et longs de 36 à 58 millimètres.
Le plus grand diamètre de la matrice avait 56 millimètres.

On voit par le tableau indiqué plus bas que les dimensions de ces organes étaient plus grandes qu'elles ne le sont ordinairement à cet âge.

Chez ces filles l'utérus et les ovaires, plus promp ement développés et souvent plus actifs, exécutent la fonction menstruelle avant que les organes accessoires soient conformés pour remplir celle de la génération. Cette prompte éruption des menstrues n'empêche pas la femme d'acquérir une grande stature et une forte constitution.

Observation II.—Les trois sœurs G...., toutes trois d'un tempérament bilieux, lymphatique et nerveux., ont été réglées régulièrement dès l'âge de huit ans. Ces filles sont restées faibles, chétives, petites, jusqu'à l'âge de quatorze ans. Alors leur taille s'est élancée ; leur corps a pris de la force, et ces femmes entièrement livrées aux travaux de la campagne étaient, à vingt ans, grandes, fortes et bien proportionnées.

Observation III.—Mlle P...., d'un tempérament bilieux, sanguin et nerveux, fut réglée régulièrement à dix ans. Son corps, d'une taille ordinaire, mince et à peau jaune, a pris ensuite de la taille et de la force au point que cette demoiselle était, à vingt ans, d'une haute stature, et pouvait rivaliser de force avec des hommes très-vigoureux.

Si quelquefois la menstruation s'opère avant que le corps soit sorti de l'enfance, le plus souvent elle n'a lieu que lorsque tout l'appareil génital est près d'arriver à son développement normal. Il en est d'autres chez qui les menstrues se font longtemps attendre, après que les organes sexuels sensibles à l'extérieur, sont arrivés à leurs dimensions naturelles. Les seins ont leur volume normal; les hanches ont tous leurs diamètres; le corps a toute ou presque toute sa taille ; les membres sont bien développés : mais on n'aperçoit aucuns symptômes nerveux, aucun de ceux qui se montrent au moment où l'écoulement menstruel va commencer. Chez ces dernières, ces divers organes croissent sans ressentir l'action vitale qui doit les régir plus tard. Les organes génitaux semblent rester inactifs, et ne produisent aucun travail, même infructueux, puisque la santé et la fraîcheur de la jeune fille sont parfaites.

L'âge auquel les filles commencent à être réglées varie beaucoup, suivant leurs constitutions, et suivant les climats qu'elles habitent. Elles sont plus précoces dans les pays chauds, et plus tardives dans les pays froids.

8. — D'après les notes que j'ai prises sur trois mille huit cent soixante femmes exemptes de toutes maladies chroniques, choisies, presque également, dans toutes les classes de la société, ordinairement les règles paraissent plus tôt chez les brunes, vives, aux membres passablement musclés et durs, aux veines saillantes, à la peau chaude, animée, au tissu serré, au pouls large et plein; puis chez les blondes, sanguines, vives, fortes, ayant l'esprit gai, les mouvements vifs, la poitrine large et bombée, la taille moyenne et bien proportionnée, le pouls plein et fréquent; puis chez celles dont les cheveux sont châtains ou légèrement ardents, l'œil vif, la peau ferme et serrée, les traits secs, bien dessinés ou anguleux, les membres fermes et musclés; puis, presque sur la même ligne, sont les brunes à l'air triste, à peau brune, sèche ou huileuse, aux membres secs et durs, les femmes délicates, très-nerveuses, à l'œil plein d'expression, les femmes sanguines, brunes ou blondes, bien constituées, d'une sensibilité obtuse, d'un caractère doux et froid; puis viennent celles qui sont rouges, grandes, grosses, molles; puis celles dont les cheveux sont d'un rouge foncé, le corps faible et mollasse; puis les blondes à cheveux cendrés, pâles, grosses, lourdes, molles, faibles, et sans animé. Enfin viennent celles à traits boursouflés, dont la figure

est rouge, par le développement variqueux des capillaires de la peau : les lèvres d'un rouge terne, les extrémités molles et charnues prennent une teinte violacée au moindre froid ; la peau est flasque et froide, et le pouls très-faible et très-lent.

9. — Les femmes d'une taille moyenne et un peu au-dessous, sont également plus tôt réglées que les grandes. Il y a des femmes sanguines, nerveuses, d'une stature colossale et athlétique qui le sont fort tard.

10. — L'âge commun de la première menstruation, en jugeant sur les faits recueillis dans le pays que j'habite, est de treize à quinze ans.

11. — Les filles des villes et des campagnes qui sont d'une bonne constitution, bien nourries, se livrant à un exercice agréable et modéré, le sont en même temps. Elle est plus tardive chez celles soumises aux privations des choses utiles à la vie.

L'excitation du système nerveux, en agissant sur les sens ou sur l'imagination, pour produire des images fictives et lascives, les boissons, les aliments stimulants, font avancer la première éruption menstruelle. De même aussi, l'éducation religieuse, les professions solitaires exercées dans des endroits sombres, et pendant lesquelles les filles sont privées d'un léger exercice des membres inférieurs, retardent le moment de cette première évacuation.

Les scrofules, le scorbut, et toutes les maladies chroniques qui détériorent la constitution, m'ont paru retarder, arrêter même les progrès de la puberté, quand elles ont paru quelque temps avant l'époque à laquelle cette révolution devait avoir lieu.

Il ne faut pas confondre ces maladies avec celles qui commencent pendant le cours de la puberté, et paraissent être causées par la gêne qu'elle éprouve à s'opérer. L'héridité paraît exercer une certaine influence sur l'époque de la première éruption des menstrues.

12. — Sous les tropiques, les filles sont réglées dès l'âge de huit ou dix ans. En Russie, elles ne le sont que de seize à dix-neuf ans. Des auteurs ont cité plusieurs observations de petites filles de neuf ou dix ans, réglées dans les Indes-Orientales, et qui, transportées en Angleterre, cessaient de l'être jusqu'à quatorze ou quinze ans. (Voir les citations de M. Brière de Boismont.)

13. — On trouve, dans nos climats même, des cas exceptionnels. Ainsi de petites filles ont été réglées à un, deux, trois ans. L'une l'était régulièrement à six ans ; une autre à cinq ans et demi : elle eut une suppression, puis la chlorose. Aussitôt après la guérison de cette maladie, les règles reparurent.

Il ne faut pas confondre cette évacuation avec quelques hémorragies accidentelles que l'on observe quelquefois chez des petites filles. Chez la plupart des petites filles prématurément réglées, il existait aussi, soit un accroissement des seins, de la vulve, soit un état de pléthore indiqué par des saignements de nez. Quelques-unes étaient réglées régulièrement, avec abondance, et conservaient une bonne santé; chez d'autres, cet état paraissait accidentel et maladif. Si l'on trouve des petites filles réglées dès le berceau, on en trouve plus communément aussi qui ne le sont pas encore de dix-huit à vingt-deux ans, quoique sans indispositions, fraîches et bien constituées. Enfin il y en a qui, tout en conservant leur santé, ne le sont jamais.

14. — On a prétendu qu'une menstruation précoce déterminait une vieillesse prématurée. Ceci peut trouver son application, relativement aux divers climats ; mais dans nos contrées, j'ai recueilli un très-grand nombre de faits qui donnent des résultats contraires. En général

les femmes qui, dans l'état de santé, sont réglées jeunes, sont plus actives, plus irritables, bien souvent plus fortes, perdent plus et cessent d'être réglées plus tard que les autres.

15. — Le travail de la puberté commence au moment où les organes de la génération se conforment et s'animent pour leur destination, et finit à celui où ils ont acquis toute leur force et le plein exercice de leurs fonctions, telles qu'elles doivent s'exécuter jusqu'au temps où elles cesseront naturellement. Quand tous les organes sexuels sont arrivés à leurs dimensions normales, que l'impulsion et les liaisons qu'ils ont acquises s'exécutent avec un accord unanime, régulier, et produisent la menstruation à l'état normal, la puberté est accomplie. Cette impulsion, avant d'avoir pris cet ensemble et cette régularité de mouvement, éprouve diverses oscillations, divers accidents. Les organes sont trop ou pas assez excités, ou le sont dans une direction vicieuse : ce qui rend ce travail plus ou moins laborieux. Si nous jugeons par les maladies, la puberté commence, ou se prépare, longtemps avant de se montrer par des signes visibles. J'ai vu des filles de huit, neuf, dix ans, atteintes de pâles couleurs, guérir par le moyen du fer, et les signes de la puberté ne se montrer que trois, quatre, cinq ou six ans plus tard.

Observation IV. — Mlle H..., grande, blonde et très-bien constituée, éprouve à neuf ans tous les symptômes de la chlorose, pâleur de la peau, décoloration des gencives, palpitation du cœur, etc. Cet état passe par l'emploi du sirop de protoxide de fer. La jeune fille redevient fraîche, colorée, et peut se livrer alors aux jeux sans être oppressée. A dix ans, elle se mouille ; six semaines après, elle a la chlorose au plus haut degré : même traitement, même succès. Depuis cet âge jusqu'à celui de dix-sept ans, elle a eu huit rechutes, toutes ont été causées par l'immersion des pieds ou des mains dans l'eau froide, et guéries chaque fois par le même sirop. A dix-sept ans, elle avait acquis une belle taille, de la force, de l'embonpoint, de la fraîcheur : ses seins étaient bien développés, mais elle n'a été réglée qu'à dix-huit ans.

Cette observation offre à l'observateur plusieurs remarques d'un haut intérêt, que je ne discuterai pas ici.

OBSERVATION V. — Mlle R.... présente, de dix à onze ans, tous les symptômes de la chlorose au plus haut degré. Pendant ce temps cette fille faible et maigre n'acquiert ni taille, ni force. A onze ans, elle prend le sirop de protoxide de fer : la chlorose passe, ensuite son corps s'élance, prend de la force, conserve sa fraîcheur, et les règles ne paraissent qu'à seize ans. Puisque la chlorose est une maladie produite par l'utérus et les ovaires, et qu'elle ne paraît jamais quand ces organes ont cessé leurs fonctions, tout nous prouve que chez ces petites filles les organes génitaux se préparaient pour la puberté, et que même ils avaient déjà des liaisons sympathiques avec tout l'organisme.

16. — Plusieurs causes peuvent hâter la marche de la puberté, soit en stimulant les organes sexuels, soit en excitant la sensibilité générale. Depuis quelques années les femmes paraissent avoir les nerfs beaucoup plus sensibles qu'ils ne l'étaient autrefois. Cette affection, reléguée jadis dans les boudoirs des petites maîtresses, a gagné d'une manière effrayante toutes les classes de la société et grandit de plus en plus. Je trouve proportionnellement autant d'hystéries et de névroses de toutes espèces chez les jeunes paysannes que chez les dames de la haute société ; aussi la menstruation paraît presque aussitôt à la campagne que dans les villes, malgré les travaux auxquels se livrent les paysannes, et j'ai remarqué que, depuis quelques années,

les menstruations précoces, les accidents de la puberté, les dysménorrhées, la chlorose et les maladies qui en résultent, devenaient de plus en plus nombreuses.

17.—Le travail de la puberté s'accompagne d'une suite de phénomènes annonçant que les organes sexuels vont exercer de nouvelles fonctions. Ces phénomènes, plus ou moins sensibles, suivant le tempérament des jeunes personnes, modifient toutes leurs sensations. Le corps prend de la taille et se forme ; les hanches s'écartent ; le bassin s'élargit ; ses diamètres changent (selon Dupuytren) ; les fesses et les cuisses grossissent ; les membres s'arrondissent ; la poitrine s'élargit, s'évase ; les seins se dessinent ; l'auréole et le mamelon se soulèvent ensemble, et prennent une légère teinte rose bleuâtre. La voix change ; la peau s'éclaircit et s'anime ; prend de la souplesse ; perd cet aspect rugueux et écailleux qu'elle a chez quelques filles ; la couleur jaune brune diminue ; les veines se prononcent. La matrice et les ovaires, jusque-là restés à un petit volume, acquièrent promptement leurs dimensions normales.

18. — Pour donner une idée des dimensions et de l'accroissement de la matrice et des ovaires, depuis la naissance jusqu'après l'accouchement, j'indique les diamètres qu'ils ont à ces diverses époques de la vie.

A la naissance, l'utérus dont le col est plus gros, plus épais que le corps, que l'on trouve étroit, allongé, a dans toute sa longueur, selon Roderer, M. Boivin, le professeur Dugès, et quelques anatomistes, de trente-trois à trente-six millimètres. Les trompes très-déliées et rougeâtres ont une longueur proportionnelle à celle qu'elles doivent avoir un jour. Les ligaments ronds sont très-minces, l'ovaire étroit, allongé, lisse, rougeâtre, pulpeux et mollasse, a de vingt à vingt-trois millimètres de long. A dix ans, suivant encore Roderer , M. Boivin et le professeur Dugès , la matrice a, dans son plus grand diamètre, de trente-huit à quarante-trois millimètres.

Observation VI. — J'ai fait l'ouverture de deux filles, âgées l'une de onze ans, et l'autre de douze; l'utérus avait, dans son plus grand diamètre, chez l'une , quarante-cinq millimètres, et chez l'autre, quarante-sept ; le col était volumineux , cylindrique , jaunâtre , résistant , et le corps allongé , aplati , consistant. Les ovaires , plus gros , plus renflés , moins allongés , moins rouges, plus fermes que dans les cinq ou six premières années , gris-rougeâtres et très-pulpeux à l'intérieur , avaient, chez l'une, trente-cinq millimètres de long , et chez l'autre, trente-neuf.

Observation VII. — Sur huit filles de quinze à dix-sept ans , d'une bonne constitution , mortes à la suite de maladies aiguës des poumons ou de la tête , et sur lesquelles on avait observé les symptômes de la puberté sans être suivis de la sortie des règles , j'ai vu que la matrice avait de cinquante-huit à soixante-quatre millimètres de long. Le col était volumineux , très-ferme , plus aplati , jaunâtre , plus large à son union avec le corps. Le museau de tanche paraissait plus large , plus ouvert : le corps , devenu triangulaire , était proportionnellement plus large , plus arrondi , plus épais , plus souple , plus mou, plus vasculaire que chez les précédentes. Les surfaces internes du col et du corps étaient couvertes d'un enduit onctueux , filant , gris jaunâtre. Les trompes étaient près d'arriver à leurs dimensions normales. Les ovaires, d'une longueur de quarante à quarante-six millimètres , étaient à l'extérieur blanchâtres , plus fermes , plus ridés , plus ronds , plus gros que chez les précédentes. La membrane extérieure avait beaucoup de résistance. L'intérieur pulpeux , grisâtre et légèrement humide , contenait des vésicules de graaff, dont les plus près de l'enveloppe étaient les plus volumineuses.

Observation VIII. — Chez quatre filles de dix-sept à vingt ans, qui toutes avaient été menstruées et étaient mortes, deux de péripneumonie aiguë, et les deux autres d'angine gangreneuse, j'ai trouvé les ovaires plus fermes, plus blanchâtres, plus ridés, plus arrondis que chez celles de quinze à dix-sept ans. Ils avaient de quarante-deux à cinquante millimètres de long : l'intérieur, garni de vésicules de graaff plus volumineuses, était aussi plus blanchâtre. Le corps de la matrice, plus souple, plus vasculeux, plus rosé à sa surface interne, enduite ainsi que le col d'un mucus rosacé, le col ferme, jaunâtre, le museau de tanche plus épanoui, plus large, son ouverture plus allongée, avec de petits grains globuleux sensibles à l'intérieur et à l'extérieur, présentaient les dimensions suivantes : longueur totale de l'utérus, de cinquante-huit à soixante-quatre millimètres ; largeur du fond, de quarante à quarante-huit millimètres ; épaisseur du fond, de dix-huit à vingt-deux millimètres ; épaisseur du col, de dix-huit à vingt millimètres ; épaisseur des parois du corps, supérieures et latérales, de douze à quinze millimètres, antérieures et postérieures, de douze à quatorze millimètres ; épaisseur des parois du col, latérales et postérieures, de huit à dix millimètres, antérieures, dix millimètres. Les ovaires avaient de trente-neuf à quarante-quatre millimètres de long.

Observation IX.—Sur deux filles publiques qui n'avaient pas eu de grossesses, l'une de vingt-trois et l'autre de vingt-quatre ans, d'une stature ordinaire, d'une belle constitution, mortes l'une et l'autre d'une péripneumonie aiguë, la matrice et les ovaires avaient les dimensions suivantes : l'utérus avait, chez l'une, soixante-sept, et chez l'autre, soixante-dix millimètres de long. La largeur du fond était de quarante-cinq millimètres; l'épaisseur du fond, de vingt-deux millimètres ; largeur du col , vingt-trois millimètres ; épaisseur du col, de dix-neuf à vingt millimètres. Les ovaires avaient chez l'une quarante-huit millimètres , et chez l'autre, cinquante. Après l'accouchement, la matrice reste plus volumineuse, plus renflée, plus irrégulièrement globuleuse , selon Meckel. Ses dimensions changent , comme l'indique la table de M. Boivin et du professeur Dugès, prise sur un terme moyen , dans les variations individuelles que présente l'utérus.

Longueur totale, de soixante-cinq à quatre-vingt-cinq millimètres , longueur du col, trente-cinq millimètres ; longueur du corps, cinquante-cinq millimètres ; largeur du col , quarante-deux millimètres.

Celui de l'étranglement, trente-cinq millimètres.

Épaisseur du corps, trente-quatre millimètres.

Épaisseur du col, de vingt à vingt-quatre millimètres.

Épaisseur de l'étranglement, vingt millimètres.

Des parois du corps , quatorze à quinze millimètres.

Largeur de l'orifice vaginal , quatorze à quinze millimètres.

Le poids total, de quarante-huit à soixante-deux grammes.

Bichat , dans son traité d'anatomie , parle d'une femme morte à la suite de couches , chez laquelle les ovaires présentaient beaucoup de volume, et où les vésicules de graaff, beaucoup plus grosses, se détachaient facilement de la substance pulpeuse dans laquelle elles étaient logées.

19. — La matrice, composée de fibres très-fines , très-serrées , disposées par couches circulaires, obliques et verticales, entre lesquelles rampent des vaisseaux très-nombreux et très-déliés, tortueux et en spirale , est ferme ,

comme fibreuse, ne peut pas se dilater sous une force agissant brusquement, mais cède sous l'action d'une puissance agissant lentement (voir les observations 60, 64); pendant la grossesse, ces fibres, excessivement déliés en passant de l'état fibreux à l'état charnu, prennent vingt-cinq ou trente fois plus de volume : c'est dans la même proportion des fibres charnues d'un muscle à celle de leurs tendons, ce qui donne à la cavité de l'utérus une ampleur beaucoup plus grande. Ces fibres, en passant à l'état musculaire, prennent la facilité de se contracter plus fortement; les vaisseaux logés dans leur épaisseur se déploient sans s'allonger à mesure que l'utérus s'élargit, et prennent un diamètre beaucoup plus grand. Les fibres, en devenant charnues, et les vaisseaux, en augmentant de diamètre, donnent beaucoup d'épaisseur et surtout d'ampleur à l'utérus.

Après la sortie du fœtus, la matrice, en revenant sur elle-même, comprime les vaisseaux élargis, les plisse, oblitère ceux qui versaient le sang dans le placenta, comme le prouve l'hémorragie, qui continue tant que la matrice n'est pas contractée, ou quand un corps situé dans son intérieur l'empêche de se contracter, ou qui reparaît, si, peu de temps après l'accouchement, la matrice cesse de se contracter. Ensuite la fibre diminue, se sèche, reprend peu à peu sa forme fibreuse et sa consistance primitive. Les vaisseaux reviennent à leur première disposition et à leur petit diamètre, admettant très-peu de sang, comme les corps caverneux en passant de l'érection à leur plus petit volume. Ces dispositions m'ont paru visibles à l'aide d'une loupe sur deux utérus, l'un pris sur une femme morte un an après l'accouchement, et l'autre, sur une femme morte aussitôt après la délivrance, et soumis l'un et l'autre à la macération et aux lavages bien souvent répétés. Mais les fibres de la matrice, après avoir subi ces changements, ne reviennent pas complètement à leur état primitif, et l'organe reste plus gros, plus déformé.

20. — D'après ce qui précède, on voit que l'accroissement de la matrice est bien lent depuis l'enfance jusqu'à la puberté; que vers cette époque elle se développe plus rapidement; que son corps, d'abord mince et ferme comme le col, devient plus épais, plus souple, plus mou, plus vasculaire, et prend une disposition plus conforme pour l'évacuation menstruelle; que les ovaires et les trompes grandissent lentement, mais plus graduellement jusqu'à la puberté.

Je mets ici une petite table synoptique de la longueur que la matrice et les ovaires ont à chaque âge.

Matrice, à la naissance. 32 à 35 millim.	Ovaires, à la naissance. 20 à 23 millim.
— à 10 ans. . . . 45 dito.	— de 10 à 13 ans. 37 dito.
— de 15 à 17 ans. 58 à 63 dito.	— de 15 à 17 ans. 40 à 45 dito.
— de 17 à 20 ans. 63 à 68 dito.	— de 17 à 20 ans. 42 à 48 dito.

On voit aussi que la matrice et les ovaires prennent plus de volume chez les femmes qui les surexcitent par un coït souvent répété ; ou bien, la force et le volume plus grand des organes génitaux, en leur donnant des désirs plus impérieux, auraient-ils pu pousser dans le libertinage, les deux femmes dont je viens de parler ?

21. — Les ovaires étant le point de départ de toute l'action de l'appareil génital, les divers degrés d'énergie dont ils jouissent tiennent-ils à leur volume plus ou moins considérable, ou bien à l'activité plus ou moins vive dont ils sont animés ? Nous devons penser qu'il se passe ici ce que nous observons sur les muscles, dont la force n'est pas toujours en rapport avec leur volume, mais bien avec l'énergie qu'ils ont reçue. Quand ces deux propriétés sont réunies, ils ont une grande vigueur de contraction. Il en est de même de tous nos organes, dont l'action et l'activité sont plus ou moins grandes, suivant qu'ils réunissent plus ou moins ces

diverses conditions. C'est probablement aussi à l'action plus prompte des ovaires, qu'est due cette précoce chaleur vitale, et l'irruption des menstrues que l'on observe chez de petites filles avant que les organes génitaux accessoires soient loin d'arriver à leurs dimensions normales.

22. — Les organes génitaux, en prenant de l'ampleur, s'animent d'une vie nouvelle, et déterminent une suite d'autres phénomènes. Les yeux, plus animés, ont une expression plus tendre, plus langoureuse. Les filles perdent l'enjouement, la turbulence et le laisser-aller de l'enfance ; prennent une retenue timide, incertaine. Elles éprouvent une succession d'émotions indiquant de nouvelles sensations, de nouveaux besoins mal définis, de nouveaux goûts, de nouveaux penchants encore mal assurés, et qui prennent ensuite une direction fixe et durable. Plus tard, les traits se dessinent mieux, prennent plus d'expression, les joues plus de coloris ; les seins grossissent, s'affermissent et présentent souvent des glandes engorgées; le mamelon s'élève au-dessus de l'auréole ; le pubis se couvre de poils ; la peau devient plus vivace, plus belle, plus chaude, plus moëlleuse ; la respiration est parfois saccadée, avec des intermittences; le pouls est plus souple, plus large, plus plein, plus bondissant, plus fréquent, rarement dur. Il y a des palpitations du cœur augmentant moins par le mouvement que par les impressions morales. Il y en a de spontanées, sans impressions et sans mouvement. Le cœur bat quelquefois, et par moments, avec une force effrayante, et simule l'hypertrophie du cœur ; peu d'instants après il revient plus calme, mais il reste encore fort large pour le sujet. La sensibilité augmente, l'esprit s'exalte ; la jeune fille a des alternatives de tristesse et de gaîté, de sommeil et de veilles, de rougeur et de pâleur à la face. Il y a parfois des caprices et des goûts bizarres, de l'anxiété, du malaise général, des faiblesses,

des lipothymies, des nausées, des vomissements, le besoin d'être continuellement en mouvement, des frémissements nerveux, des impatiences dans les membres, de l'agitation, du spasme, des bâillements, des pandiculations, une toux sèche, aiguë ou rauque, spasmodique et par quintes, du resserrement à la gorge, de l'oppression avec ou sans chaleur à la poitrine, une respiration courte et parfois saccadée, du gonflement et de la sensibilité à l'épigastre, du picotement, des élancements, de la sensibilité dans les seins, des douleurs de côté, de la faiblesse des membres inférieurs, du dévoiement ou de la constipation, des envies fréquentes d'uriner, de la chaleur, du prurit, du tiraillement à la vulve, avec ou sans boutons, de la tendance à la tristesse, des envies de pleurer sans sujet, des soupirs : elle a quelquefois des tintements d'oreille, des bouffées de chaleur à la face, des goûts divers à la bouche, acides, cuivreux, etc., de petits boutons, des démangeaisons à la vulve, au front. Quelquefois il paraît des écoulements de sang par l'anus, les gencives, les yeux, des crachements de sang ou des hematémèzes, des diarrhées, du ptyalisme, des fluxions, des éruptions de diverses formes à la peau : des fleurs blanches se montrent souvent dès les prodromes de la puberté. Ordinairement elles coulent de temps en temps, pendant plusieurs mois, avant le premier écoulement menstruel ; chez le plus grand nombre, elles le précèdent et le suivent pendant un, deux ou trois jours. Quelques filles les sentent couler presque continuellement, ce qui m'a paru plus rare ; chez beaucoup elles continuent de se montrer avant et après les règles, jusqu'à ce que ces dernières soient bien établies et viennent régulièrement.

Les fleurs blanches, qui se montrent pendant les prodromes de la puberté chez les filles où ce travail s'exécute bien, sont claires, blanches, liquides ou quelquefois épaisses comme du blanc d'œuf ; elles empèsent les linges sans les tacher. Quand la matrice est surexcitée, ce que l'on observe plus particulièrement sur les filles des villes, sur les femmes fortes, sanguines, sur celles dont la sensibilité est très-exaltée, et sur certaines brunes, tristes, mélancoliques et sombres, à peau foncée sans être vivace, l'écoulement est verdâtre, liquide ; il imprime une couleur jaune, verdâtre au linge qu'il mouille ; il est fort souvent accompagné de chaleurs, de cuissons, de demangeaisons au vagin, à la vulve, de pesanteurs et de douleurs à l'hypogastre, aux reins, au périnée, aux aînes. Cette irritation n'est souvent que momentanée ; elle est plus sensible au moment où le sang va couler : d'autres fois elle est continuelle, mais avec des exacerbations instantanées.

On observe quelquefois aussi, et surtout au printemps, que ces filles deviennent lourdes, assoupies, qu'elles ont de la pesanteur et des tournements de tête, de l'engourdissement dans les membres ; leur figure est par moments rouge, injectée ; tout se dissipe à la suite d'un saignement au nez ou d'une perte. Quelques-unes ont un accès de fièvre inflammatoire qui dure de douze à trente-six heures et se termine par une grande sueur ou par une hémorragie nasale, une perte. Mais comme j'ai bien souvent observé ces divers phénomènes pendant la puberté, chez les jeunes gens des deux sexes, je ne les indique pas comme propres à la jeune fille.

Les hémorragies nasales sont les plus communes ; elles paraissent chez la plupart, longtemps avant la première menstruation, et continuent fort souvent longtemps après ; elles ont lieu surtout au printemps, et quand les filles s'échauffent, ensuite elles s'éloignent, et cessent définitivement après vingt et quelques années.

25. — Ces symptômes sont très-peu sensibles chez un

grand nombre de filles, puisque sur douze cents femmes bien portantes soumises à mes recherches, prises également à la ville et à la campagne, et toutes assez intelligentes pour que je puisse compter sur la vérité de leurs réponses, trois cent trente-sept m'ont affirmé avoir été surprises par leurs règles, sans que les accidents concomitants fussent assez forts pour être remarqués par elles. Quatre cent sept ont éprouvé des troubles légers qui n'ont pas duré. Quatre cent cinquante-six ont ressenti des accidents plus vifs, et dont l'intensité et la durée ont varié suivant les sujets.

Quelle que soit la force de ces accidents, ils ne se montrent jamais tous ensemble chez la même personne ; ils présentent autant de graduations que de sujets, et continuent à des degrés différents, jusqu'à ce que les menstrues soient bien établies à leur état normal. Ces accidents ne sont pas continuels ; ils paraissent, ils augmentent, ils diminuent et disparaissent alternativement. On les voit quelquefois long-temps avant l'accomplissement de la puberté ; d'autres fois, bien peu de temps avant : mais dès leur apparition, ils produisent ou indiquent des changements qu'il faut surveiller ; car dans cet état, les organes sont très-disposés à s'altérer. Par suite d'une direction vicieuse de l'orgasme général, la poitrine, les glandes, le cerveau, les nerfs, deviennent un centre fluxionnaire et se désorganisent. A cette époque dangereuse, plus particulièrement pour les filles faibles et nerveuses, ou bien atteintes d'irritations chroniques à l'un des viscères, le moindre accident influe pour toujours sur la constitution, le moral et l'existence de la jeune personne.

24. — Au moment où le flux menstruel va paraître, les yeux sont humides, battus, fatigués, gonflés et souvent rouges. D'autres fois ils ont plus d'éclat, de brillant, d'expression ; les paupières, bouffies au-dessus du bord des cartilages supérieurs, se cernent d'une légère teinte bleue

plus sensible à la paupière inférieure. Il y a des coliques quelquefois faibles, d'autres fois très-douloureuses, un sentiment de tortillement à la région ombilicale, des douleurs sourdes ou aiguës, et des pesanteurs dans les reins, les cuisses, les aînes. Le ventre se ballonne et se détend alternativement, parfois avec chaleur et douleur, ou donne la sensation d'une agitation à l'intérieur. La fille éprouve du prurit, du tiraillement et de la chaleur à la vulve, plus sensibles par moments; des envies fréquentes d'uriner, avec chaleur, cuisson en urinant, une chaleur passagère et du resserrement à la gorge, de la sensibilité et des battements à l'épigastre, de l'anxiété, une toux spasmodique, de l'oppression, des douleurs vagues ou sur un point fixe. La peau devient plus terne, plus rugueuse; la figure pâlit, se bouffit légèrement; les lèvres gonflent un peu; les seins s'engorgent, durcissent, sont plus sensibles et plus douloureux au toucher; le mamelon s'élève, se tuméfie, prend une couleur rose violet plus foncée; la tête est pesante, souvent douloureuse. Il y a parfois des étourdissements, des envies de dormir; la poitrine s'agite par moments; la transpiration et l'haleine prennent de l'odeur; des lassitudes, des fatigues dans les membres, des frissons, de l'accélération du pouls, un mouvement fébrile se font sentir.

25. — Quand, à la suite d'un petit ou d'un grand nombre de ces signes, la nature atteint son but, le sang menstruel paraît quelquefois avec abondance; mais chez le plus grand nombre en petite quantité, et souvent au début il est plus clair, séro sanguinolent : il devient plus rouge et plus consistant le lendemain, reprend ses premiers caractères à la fin; ou, rouge vif dès le commencement, il finit de même. Quand le sang coule bien, les filles éprouvent souvent un sentiment de bien-être; les symptômes locaux cessent tous ou en partie, surtout si la perte a lieu d'une manière con-

venable. Ils sont plus persistants quand le sang sort difficilement et qu'il n'a pas sa quantité, sa consistance et sa couleur normales. Chez quelques-unes de ces dernières, les accidents nerveux et les coliques se font sentir vivement pendant toute la période, se représentent aux époques suivantes, et peuvent continuer ainsi fort longtemps, en variant à chaque fois de temps ou d'intensité, ou bien en se montrant toujours de la même manière.

26. — Chez quelques filles, à partir de ce jour, les règles coulent rouges, en quantité suffisante et régulièrement tous les mois : mais plus souvent, la seconde évacuation n'a lieu que six semaines, deux mois, trois mois, six mois, et même plus longtemps après. D'autres fois, elles se rapprochent et reparaissent tous les dix, douze, quinze, dix-huit, vingt jours ; chez quelques-unes, elles viennent régulièrement à une, deux ou trois périodes, puis cessent pour quelque temps, ou deviennent irrégulières ; elles se rapprochent, s'éloignent, se montrent tantôt fortes, tantôt faibles, après des espaces de temps inégaux. Il n'est aucune irrégularité qu'elles ne puissent affecter. Quelques auteurs ont observé que plus la menstruation tardait à paraître, et plus en général elle était irrégulière. Les résultats de mes observations ne sont pas d'accord avec celles de ces médecins, pour les femmes bien portantes ; mais chez celles qui sont légèrement atteintes de la chlorose dès le commencement de la puberté, la menstruation est languissante, s'établit fort tard, et reste souvent plus ou moins irrégulière.

Avant d'avoir mieux étudié la chlorose, on ne la reconnaissait qu'avec le cortége de tous ses symptômes à un haut degré, et l'on attribuait à d'autres causes l'état de langueur dont la malade était affectée. Chez quelques-unes, elles restent irrégulières jusqu'au mariage, la grossesse, etc. Quelques femmes, mais en petit nombre, quoique bien portantes, sont irrégulièrement réglées toute la vie. Ordinairement après des variations plus ou moins nombreuses, les périodes se régularisent dans le courant d'une année, les règles coulent ensuite en quantité normale et à des époques fixes ; ce qui s'opère d'autant plus vite, que chaque écoulement se fait avec plus de calme et de facilité. Chez les filles réglées de très-bonne heure, il y a souvent de longues interruptions qui, comme les irrégularités, ne présentent pas beaucoup de danger chez les filles en bonne santé ; mais celles atteintes de quelques maladies chroniques, de scrofules, de rachitis, etc., etc., ou qui reçoivent de leurs parents des principes virulents, imparfaitement détruits, disparaissant et traversant même une génération sans se montrer par des signes visibles, pour surgir plus tard, exigent la plus grande attention et des soins bien dirigés.

Sur douze cents femmes bien portantes que j'ai prises également à la ville et à la campagne, cinq cent cinquante ont été réglées régulièrement dès la première apparition ; chez cinq cent quatre-vingt douze, les règles, irrégulières d'abord, se sont régularisées dans l'espace de trois mois à un an ; trente-huit n'ont été réglées régulièrement qu'à la suite du mariage ou de l'accouchement ; chez vingt, les menstrues n'ont jamais été bien régulières.

27. — Il paraît des accidents nerveux jusqu'à la régularité des évacuations. Il en est de même de ceux du cœur, qui continuent en diminuant, et ne cessent que quand les menstrues sont rendues à leur état normal. Alors le trouble diminue ; les accidents nerveux cessent ; le cœur n'ébranle plus la poitrine ; le pouls devient plus calme, plus égal dans la force de ses pulsations ; tout s'apaise et rentre dans un ordre complet. On s'étonne alors en explorant le cœur de le voir revenu à sa force et à son volume normal ;

après avoir fait sentir ses pulsations avec tant de force, dans un espace aussi large, et pendant aussi longtemps.

28. — Chez les filles nerveuses et chez celles disposées à l'hypertrophie du cœur, les accidents peuvent amener cette maladie, comme le prouvent les faits suivants.

OBSERVATION X. — Mlle B... née de parents vigoureux, d'un tempérament sanguin, nerveux, présente à quatorze ans les prodromes de la puberté. Ses seins grossissent, et font éprouver des tiraillements; elle a des coliques revenant de temps en temps avec douleurs et pesanteurs dans les cuisses. Le cœur bat avec force et redouble d'action à la moindre impression morale. Il redouble bien moins par l'exercice. Quatre mois plus tard le cœur se fait sentir dans une étendue considérable. Les pulsations soulèvent avec force la région précordiale et les vêtements qui la couvrent. Les carotïdes et les artères d'un gros volume battent avec une violence qui donne à tous les membres et à la tête un mouvement d'impulsion. La respiration est très-gênée, et le devient bien plus encore par suite des impressions morales ou du mouvement. Toute la figure gonflée est d'un pâle légèrement bleuâtre. Les lèvres et les yeux sont injectés. Les saignées répétées, la digitale à haute dose et sous toutes les formes, l'opium, les anti-spasmodiques, etc., rien ne peut arrêter cette maladie. Les jambes, les cuisses et puis tout le corps s'infiltrent, et la malade meurt suffoquée. Son médecin, fort bon observateur et d'un très-grand mérite, me fit appeler dix jours avant la mort de cette malheureuse fille, et me raconta que sa sœur aînée, douée du même tempérament, atteinte de la même maladie, qui dans toutes ses périodes avait précisément suivi la même marche, était morte l'année précédente. Les parents effrayés par la mort de cette seconde fille, et dans la crainte de perdre les quatre qui leur restaient, nous permirent de faire l'ouverture vingt-quatre heures après la mort. Le cerveau et les sinus étaient fort injectés , et les poumons gorgés de sang. Tout le cœur était très-volumineux. L'oreillette et le ventricule gauche étaient plus amples et contenaient peu de caillots. Leurs parois, surtout celle du ventricule gauche, étaient fort épaisses ainsi que la partie charnue des valvules du cœur. Celles de l'entrée de l'aorte étaient à l'état normal. Cette artère beaucoup plus large n'offrait aucun obstacle au cours du sang. L'oreillette et le ventricule droit , dépourvus de caillots fébrineux, étaient légèrement élargis et proportionnellement moins épais. Les veines caves, portes, les autres veines abdominales et le foie étaient gorgés d'un sang liquide. Cet épaississement des parois du cœur sans obstacle visible à la circulation et l'état de ces divers organes fixèrent fortement mon attention. J'avais vu plusieurs chlorotiques mortes d'anévrisme du cœur; ses parois n'étaient pas plus épaisses, quoique plus larges. J'avais aussi vu deux chlorotiques mortes au second degré de la chlorose. Pendant la vie le cœur simulait l'hypertrophie ; mais à l'inspection de cet organe il paraissait à l'état normal. Chez ces dernières filles , les impressions morales et l'exercice suscitaient d'énormes et de fréquentes pulsations du cœur.

Observation XI. — Huit mois après je fus appelé de nouveau pour voir la troisième demoiselle , âgée de quinze ans , d'une forte constitution et d'une taille moyenne. Elle présentait l'état suivant depuis deux mois : peau fine, brune, chaude et légèrement pâle ; yeux battus, larmoyants; poitrine large, respiration fréquente , pulsations du cœur , fortes même pendant le repos , mais augmentant énormément de vitesse et de force à la moindre impression morale, ou par un mouvement précipité. Les contractions se faisaient entendre dans presque toute l'étendue de la poitrine. On sentait ses pulsations depuis la quatrième côte jusqu'à la septième. Chaque pulsation faisait soulever les vêtements qui couvraient la région précordiale, et donnait une secousse à la tête et aux membres. Depuis quelque temps les seins se développaient, la sensibilité s'était beaucoup accrue, la malade éprouvait de temps en temps des coliques. Après avoir bien soigneusement examiné cette demoiselle, nous pensâmes que la maladie du cœur était produite par l'état exagéré de ce que beaucoup de jeunes fillles, très-nerveuses, éprouvent quand la puberté s'établit péniblement, et malgré la coloration ordinaire de la muqueuse buccale, nous n'hésitâmes pas à prescrire le Sirop ferreux, à la dose de deux cuillerées par jour, pendant les trois premiers jours, et à celle de trois cuillerées les jours suivants. Elle prenait aussi, matin et soir, une pilule faite comme il suit, et qu'elle avait déjà prise sans beaucoup de résultat :

Extrait aqueux d'opium. . . 10 centigrammes.

d.º de valériane. . . . . 50 d.º

Mêlez et faites dix pilules.

Pendant ce traitement, cette jeune personne sentait se calmer peu à peu ses nerfs et les palpitations de cœur. Après soixante-dix jours de traitement, tout avait disparu ; les menstrues ont coulé sept semaines après sa guérison, et depuis cette époque sa santé s'est bien soutenue. Deux de ses sœurs ont éprouvé le commencement de cette maladie, que l'on a fait cesser promptement à l'aide du Sirop ferreux seulement.

Cette observation, fort curieuse pour éclairer l'origine et la cause de quelques maladies du cœur, indique en même temps la disposition héréditaire, car la mère avait éprouvé de fortes palpitations de cœur dans sa jeunesse. J'ai plusieurs fois observé, dans ma pratique, des malades atteintes de palpitations de cœur, fortes et continuelles, que l'on avait prises pour des hypertrophes du cœur, et qui cédaient sous l'action des opiacés. Mais ici les nerfs étaient excités par une cause que l'opium n'avait pu combattre seul, que le fer a modifiée, et qui, toujours agissante, a fait naître l'hypertrophie du cœur sur les deux premières malades.

29. — Quelques femmes, chez lesquelles les menstrues sont toujours irrégulières, après avoir faiblement éprouvé, ou bien après avoir vu cesser les accidents nerveux et autres, conservent toute leur santé : c'est leur état normal.

50.—Quand l'écoulement a lieu d'une manière convenable, le sang est à sa sortie liquide, consistant et d'un beau rouge. Quelquefois, sans perdre ses qualités, il paraît, surtout le matin, moins rouge, moins consistant, et mêlé de quelques petits caillots, ce qui provient sans doute de ce que la femme ayant gardé la position horizontale, le sang a séjourné dans le vagin et s'y est en partie coagulé. Il coule en quantité variable, suivant les diverses constitutions, pendant un temps de quatre à huit jours. Chez le plus grand nombre, il est faible le premier jour, il augmente le second jour, reste stationnaire le troisième et le quatrième, diminue le cinquième ou septième, et disparaît ; il revient encore pendant quelques heures et cesse. Le sang ne coule pas uniformément, il sort par moments avec plus d'abondance et pour ainsi dire par exacerbations. L'écoulement menstruel ne suit pas toujours cette forme régulière, même chez les femmes très-bien portantes. Il peut sortir goutte à goutte et presque continuellement, ou bien couler plus fort pendant quelques heures ; puis diminuer ou cesser pour revenir de la même manière. Ces intervalles, très-courts chez les unes, très-longs chez les autres, n'ont pas lieu régulièrement chez la même personne ; ils peuvent se répéter plusieurs fois dans les vingt-quatre heures.

Le sang menstruel de quelques femmes sort avec force dès les premières heures ; il diminue peu de temps après, pour se rapprocher de sa marche habituelle. Assez souvent il coule vite pendant deux ou trois jours, et cesse. Chez plusieurs l'écoulement est plus fort au commencement, chez d'autres c'est à la fin. Les unes perdent avec abondance pendant sept ou huit jours, les autres en petite quantité pendant le même temps. Des femmes perdent d'une égale force pendant toute la période ; il en est chez qui l'écoulement languit un jour, augmente l'autre, cesse quelquefois pendant quelques heures, même un jour, pour continuer ensuite ; il est des femmes qui, bien portantes, sont faiblement menstruées pendant deux ou trois jours, tandis que chez d'autres, chaque fois les règles ressemblent à des perles. La quantité du sang menstruel peut varier plusieurs fois dans les vingt-quatre heures. Chez les unes, il vient plus fort la nuit ou le matin, chez d'autres, c'est le jour. Les unes perdent plus au lit ; d'autres debout. Celles qui sont nerveuses, délicates et sujettes aux coliques, se trouvent mieux et perdent plus facilement au lit. J'en ai vu qui cessaient de perdre pendant tout le temps qu'elles restaient couchées. Il y a des femmes qui perdent un ou deux jours à une période, et sept, huit, dix, onze jours à l'autre, avec beaucoup de variations dans la quantité du produit menstruel ; en général les femmes ne perdent pas toujours également à chaque période, souvent elles perdent moins à une époque, plus à l'autre. Quelquefois elles alternent pendant un certain temps : l'écoulement, après avoir faibli pendant deux ou trois périodes, peut augmenter aux époques suivantes. Il y en a qui ne font que marquer une, deux ou trois heures, un jour, tout en conservant une bonne santé, ce qui m'a paru bien rare : car dans ce cas, le plus souvent la matrice n'est pas dans son état normal. Des femmes perdent huit, dix jours et même plus longtemps sans s'affaiblir. J'en ai vu beaucoup qui, tous les quinze jours, avaient leurs règles fortes et pendant cinq , six ou sept jours. Dans toutes ces variations le sang évacué est toujours d'un beau rouge. Quand il y a décoloration de ce liquide, la menstruation est troublée : le changement de couleur est la marque la plus caractéristique de son état pathologique.

51. — Le travail de la digestion diminue ou fait cesser les menstrues pendant une ou deux heures. Toutes les impressions morales les font varier d'un instant à l'autre. Il en est de même du contact des corps froids. Il se présente infiniment de causes susceptibles de le faire augmenter ou diminuer, suivant les sujets, les saisons et d'autres circonstances. Les secousses physiques et morales, les veilles, les privations, les jeûnes, les grandes fatigues, la privation d'aliments excitants, les font diminuer : les excès, l'usage des boissons stimulantes, la danse , l'équitation , les promenades dans les voitures dures, et tout ce qui peut stimuler l'utérus, émouvoir les sens, peuvent les faire augmenter , quand les impressions ne sont pas assez fortes pour déterminer le spasme de la matrice ; lequel, dans ce cas, peut les supprimer.

52. —Les menstrues sont ordinairement plus copieuses au printemps et en automne que pendant l'hiver et l'été. Quelques femmes cependant perdent plus en été, d'autres en hiver. La quantité du sang évacué varie suivant les constitutions. En général abondant chez les femmes sanguines, irritables, très-abondant chez les brunes ou blondes, fortes, sanguines, à fibres sèches et nerveuses, il l'est bien moins chez les femmes grosses, replètes et peu irritables. Les femmes des villes, oisives et souvent excitées, perdent plus que les femmes des campagnes, qui consomment par la transpiration beaucoup plus que les premières, et produisent par le travail une diversion du sang sur les muscles.

53.—Quand la puberté s'accomplit bien , les formes se prononcent; le corps prend toute la taille, la force, la fraicheur, la grâce, le libre exercice des fonctions de tous les organes, la gaîté et l'intelligence que la nature lui avait dévolus; les maladies chroniques guérissent. Si la fille a la peau fraîche, souple et sans pâleur autour de la bouche et des ailes du nez, les lèvres et les gencives d'un beau rose, l'humeur gaie; point de palpitations du cœur pendant un léger exercice, on doit penser que l'écoulement menstruel est arrivé à son état normal.

54.—Mais quand les efforts insuffisants de l'organisation ne produisent qu'une puberté imparfaite, le corps reste faible, flétri et souvent affecté des accidents indiqués ci-dessus.

La croissance languit, s'arrête; l'habitude extérieure du corps porte l'empreinte de la souffrance; le sang ne paraît pas ou coule en petite quantité et d'une mauvaise couleur. Quelquefois, à la suite de ces accidents, l'organisme réagit et triomphe; la puberté s'établit mieux; les menstrues coulent plus abondamment et plus rouges; le corps se fortifie; les nerfs se calment; l'équilibre général s'établit et la constitution devient forte et belle.

Quand la puberté se développe mal, difficilement, ou quand l'orgasme général est longtemps impuissant pour l'accomplir et produire les menstrues, il paraît des accidents nerveux ou diverses maladies, qui toutes peuvent devenir très-graves. Ces filles sont atteintes de céphalalgies nerveuses, de névroses les plus variées, deviennent tristes, mélancoliques, impatientes, irascibles, fuyant les jeux et les plaisirs, cherchant la solitude pour se livrer à leurs pensées et à leurs goûts bizarres; le sommeil est parfois troublé par des rêves effrayants; la sensibilité s'exalte au point que la plus petite pression de la peau est douloureuse; les odeurs les fatiguent; il y a des crachotements avec un goût cuivreux ou acide à la bouche, des sifflements dans les oreilles, de la chaleur et du serrement à la gorge, du spasme à la poitrine avec toux spasmodique, des palpitations du cœur, du gonflement et de la sensibilité à l'épigastre, du tiraillement et du fourmillement dans les membres, du spasme à la vessie. La tête s'agite, la malade a souvent les idées les plus disparates, ou tombe dans l'apathie. Elle a des aversions sans causes raisonnables, des frayeurs pour des motifs fantastiques, des désirs pour certaines choses extraordinaires, des appétits dépravés qui les portent à manger de la cendre, de la terre, de l'ordure même, à respirer l'odeur des latrines. Ce penchant est tellement impérieux, qu'elles s'y livrent malgré la surveillance la plus active et la plus sévère. Elles sentent un besoin irrésistible de pincer, de mordre leurs compagnes. Des rires exagérés alternent avec un abattement sombre et des envies de pleurer ; la manie du suicide a lieu quelquefois. Ces aberrations de l'esprit, que la malade apprécie quand les accès passent, ne sont pas continuelles ; elles sont plus fortes par moments, d'autres fois cessent complètement, et laissent à la malade le chagrin de ne pouvoir les surmonter. Elle a par moments un besoin d'action et de mouvements précipités, qui souvent alternent avec une prostration apparente des forces musculaires. On observe, chez quelques-unes, des erreurs de la vue, de l'ouïe, du goût, qui font éprouver des sensations imaginaires. Il y a parfois aussi de l'agitation, de la loquacité pendant le sommeil, des crampes dans les jambes, des frissonnements généraux ou partiels, des palpitations de chairs, des soupirs, des pandiculations, des bâillements, des lipothimies, tous les symptômes de l'hystérie, des convulsions qui reviennent plusieurs fois, se régularisent et prennent toutes les formes de l'épilepsie, de la catalepsie : d'autres fois, ces accidents nerveux n'attaquent qu'une portion du corps et prennent la forme du tic douloureux, de la chorée. J'ai vu se manifester une paralysie momentanée de l'œil, de la vessie, de la langue, d'un ou de plusieurs membres, etc. Ces accidents nerveux, après une assez longue durée, plient l'économie à leur action, persistent toute la vie à des degrés plus ou moins grands, et rendent affreuse l'existence de ces femmes, en ne leur permettant pas de soutenir, sans de vives secousses, les diverses agitations de la vie sociale.

55. — Le travail infructueux de la puberté produit le plus souvent le pica, qui déprave l'esprit et les goûts, la chlorose et ses complications, et peut devenir la source de toutes les maladies chroniques. Il hâte la marche de celles existantes. Si le mouvement fluxionnaire qui devait se diriger sur l'utérus se porte sur un autre organe, l'équilibre général cesse, une ou plusieurs parties s'affectent, les glandes s'engorgent, les scrofules se montrent sur divers points, tuent ou sillonnent la figure et la gorge de hideuses cicatrices. Le rachitis se montre et contourne rapidement la poitrine et la taille la plus svelte, la plus gracieuse, détruit l'avenir de la jeune personne, la joie et l'espérance des pauvres mères. Les extrémités osseuses d'une ou de plusieurs articulations gonflent, s'ulcèrent, et font périr dans le marasme, ou réduisent à l'impuissance un membre atrophié, et que l'on conserve au prix de plusieurs années de souffrances et d'immobilité dans son lit. Pendant, ou en l'absence de ces accidents, la phthisie pulmonaire se forme et grandit sourdement, accompagnée d'irritation au tube intestinal, laquelle détourne l'attention du véritable foyer du mal, que l'on découvre ensuite, mais bien souvent trop tard, et qui ne laisse plus aux malheureuses mères que la douleur de voir ces chers enfants s'éteindre progressivement jusqu'au moment affreux qui va les séparer. Le nombre des filles de toutes les constitutions qui succombent par l'effet

de ces maladies est très-grand. Cette époque est certainement la plus dangereuse pour les femmes faibles , cacochymes, etc.

56. — Quand la constitution épuisée, ou trop faible ,
manque de la force nécessaire pour opérer cette révolution,
le corps, dans cet état d'affaissement, reste presque stationnaire , le développement des organes n'a lieu qu'avec
lenteur et fort imparfaitement. Les filles , après avoir été
chétives pendant tout le temps que la nature a fixé pour la
croissance, restent rabougries , sans pouvoir acquérir une
santé durable qui leur permette de résister, sans secousses,
aux impressions, même légères. L'esprit aigri par les
souffrances, les déceptions de l'amour-propre et les privations que leur impose cet état, ajoute à leurs peines physiques des peines morales plus vives encore , et qui sont
l'histoire de toute leur vie.

57. — Chez ces jeunes filles, les scrofules débutent sous
les deux formes suivantes : sous la première , le bout du
nez gonfle; les lèvres se tuméfient; la figure devient bouffie,
luisante, tendue ; il paraît des boutons ulcérants sur les
sclérotiques et les cormées transparentes; les glandes sous-
maxillaires enflent; les pieds et les mains sont plus gorgés,
d'un rouge bleuâtre et sans chaleur.

Sous l'autre forme , la figure et les glandes ne sont pas
atteintes ; les traits restent minces et délicats ; la maladie
commence par le gonflement de l'extrémité articulaire et
spongieuse des os longs et courts ; il paraît à la peau de
petits engorgements durs, indolents, d'un rouge bleuâtre,
intéressant toute son épaisseur , se ramollissant au centre
au bout d'un temps fort long , ou d'autres engorgements
durs, arrondis ou bosselés , peu douloureux , siégeant au-
dessous de la peau de la main ou d'autres parties ; ensuite,
dans l'une et dans l'autre, les scrofules, tout en conservant

toujours ou longtemps au moins leur siége primitif, suivent leur marche progressive jusqu'à l'époque où la puberté s'étant mieux accomplie, la réaction générale qui s'opère alors, fait disparaître la maladie, si elle n'a pas été guérie par les secours de l'art, et surtout à l'aide du Sirop ferreux, qui paraît être le meilleur médicament que l'on puisse employer dans cette maladie, et le seul qui la combatte presque toujours avec succès.

Ce traitement est surtout indispensable quand toute l'économie affaissée ne peut pas se relever assez pour opérer la puberté, ou quand la maladie prenant de l'activité ouvre de larges ulcères, gonfle les articulations, et va bientôt mutiler ces malheureux enfants, ou leur donner la mort.

Je ne ferai pas ici une description plus détaillée de ce genre de scrofule ; j'en parlerai plus longuement à l'article chlorose, parce que, dans les deux cas, les scrofules et le rachitis affectent la même forme, la même marche, et guérissent par les mêmes moyens.

58. — Le rachitis qui sévit dans ce cas, comme celui causé par la chlorose, n'attaque jamais la partie compacte des os longs ou plats ; il porte plus spécialement son action sur la colonne vertébrale, et presque toujours sur les vertèbres dorsales qui, se ramollissant inégalement, forment le plus souvent des courbures latérales, très rarement des courbures antérieures, plus rarement encore des courbures postérieures. La pose que prennent la tête et le cou, par suite de ces courbures de la colonne vertébrale, a quelque chose de choquant à l'œil ; mais la figure et les os longs ne portent aucune trace de ce rachitis, ce que l'on trouve presque toujours chez les filles atteintes de cette maladie originelle ou idiopathique. Ce rachitis symptomatique, bien plus commun que le rachitis idiopathique, paraît être la cause la plus fréquente de ces déviations de la taille et des épaules que

l'on trouve si fréquemment chez les femmes. C'est aussi le rachitis le plus facile à guérir , celui dont on fait disparaître même les traces , en le traitant dès le commencement de la maladie.

59. — *Phthisie qui se montre à la puberté.* — La phthisie pulmonaire est, parmi ces accidents, l'un des plus fréquents et le plus redoutable. Toutes les femmes peuvent en être atteintes, quelle que soit leur constitution ; mais elle frappe de préférence celles qui présentent quelques symptômes de scrofules, et celles qui portaient auparavant quelques irritations à la poitrine. Chez un grand nombre même, il paraît d'abord quelques engorgements scrofuleux extérieurs, qui se dissipent ensuite chez les unes , chez les autres font des progrès , et , dans l'un et dans l'autre cas, sont suivis ou accompagnés de la naissance de tubercules dans les poumons.

M. Brière de Boismont dit :

« Ce serait se tromper étrangement de croire que la
» révolution n'est pas dans beaucoup de cas la cause occa-
» sionnelle de la phthisie. Si la poitrine est délicate, si les
» parents ont été atteints de tubercules, la toux et les autres
» symptômes analogues doivent faire redouter une affec-
» tion des voies aériennes. On ne saurait alors trop redou-
» bler de précautions ; car la phthisie, ce terrible fléau de
» la race humaine, se réveille au premier appel. L'appari-
» tion des règles, la grossesse, la suppression , l'âge criti-
» que lui donnent une impulsion qu'on ne peut plus
» arrêter. »

Il ne faut pas confondre la phthisie qui sévit au moment de la puberté sur les filles non chlorotiques et sans être menstruées , avec celle produite spécialement par la chlorose. La première n'est pas précédée de pâles couleurs ; dans les premiers temps , la figure est bien quelquefois pâle et bouffie, mais les muqueuses sont rouges. Chez d'autres sujets, la figure pleine et colorée semble indiquer une santé passable. Dès le début de cette phthisie, le pouls est ordinairement raide, fréquent, petit et serré : il y a du malaise, de la chaleur, des frissons passagers, une fièvre très-faible le matin, augmentant un peu dans le courant du jour, et qui d'abord semble dépendre d'engorgements glandulaires ou articulaires, lesquels précèdent souvent ou accompagnent cette maladie, et plus souvent aussi d'une irritation des muqueuses intestinales, indiquée par la diarrhée, la rougeur de la langue dans toute son étendue, la soif, la sensibilité et la tension du ventre. Ces accidents persistent quelque temps, et sont quelquefois accompagnés, dès leur invasion, d'une petite toux sèche ou grasse ; plus souvent la toux ne paraît qu'après un temps assez long, avec une sensation de chaleur à la poitrine. Plus tard la fièvre augmente, l'oppression se montre, la toux est plus fréquente et parfois accompagnée d'expectorations sanguinolentes ou de mucosités claires. La phthisie se démontre ensuite par tous les symptômes ordinaires de cette maladie, marche rapidement à son but, et surprend d'autant plus les parents, que, depuis quelques mois, quelques-unes de ces jeunes filles prenaient de la force et de l'embonpoint, que d'autres, avec une forte constitution et une poitrine large et bombée, paraissaient à l'abri de cette funeste maladie. (Voir la description de l'autre à son article).

Ces deux espèces de phthisie sont guérissables l'une et l'autre à leur début, par le moyen du Sirop ferreux ; mais, ensuite, elles ne le sont pas également toutes deux au même terme. La première est souvent incurable au second degré : celle des chlorotiques l'est encore au troisième degré, comme j'en ai vu plusieurs exemples. Les phthisies déterminées par une lésion ancienne et d'abord légère du poumon, ou par le vice scrofuleux, peuvent être prévenues en faisant cesser promptement la première cause, et en attaquant les scrofules par le Sirop ferreux, qui joint à la propriété de les guérir celle de détruire la disposition qu'elles ont à se former, d'empêcher la naissance des tubercules dans les poumons, et de les guérir quand ils sont arrivés même à la suppuration. J'espère qu'un jour, en étudiant mieux cette maladie, et en la traitant par ces moyens, dont les bons effets procurent constamment du mieux dans cette funeste affection, on empêchera les quatre cinquièmes des phthisies de se développer chez les jeunes personnes qui, négligées, seraient atteintes de cette maladie. Je vais citer ici quinze observations choisies, 1° parmi celles dont j'ai fait l'autopsie, 2° parmi celles qui paraissaient les mieux caractérisées et dont un succès inattendu a montré les bons effets de cette pratique.

OBSERVATIONS DE PHTHISIE.

OBSERVATION XII. — Mlle M... âgée de quinze ans, brune, vive, petite, passablement musclée, à poitrine large et bombée, douée en apparence d'une bonne constitution et d'une grande intelligence, issue de parents bien portants, a conservé, jusqu'à quatorze ans et demi, une santé passable. A cet âge, les seins grossirent, et devinrent plus sensibles ; du malaise, des pesanteurs dans les reins, les aines et les cuisses, des coliques légères et des accidents nerveux se firent sentir pendant cinq jours, passèrent et revinrent quatre fois dans l'espace de trois mois et demi, de vingt-et-un à trente jours de distance environ. Ensuite ces accidents ne reparurent plus. Deux mois après, les coudyles du genou droit gonflèrent sans douleur. Un mois plus tard, les intestins s'irritèrent ; la diarrhée parut ; le ventre devint douloureux et tendu ; la langue rougit dans toute son étendue ; la soif et la fièvre se prononcèrent, sans toux, sans oppres-

sion ni douleur à la poitrine. (Boissons adoucissantes,
cataplasmes, lavements émollients, diète). Ces accidents
persistèrent pendant vingt-quatre jours. Puis le pouls souple
et très-fréquent se roidit, se serra; le gonflement du genou
cessa d'augmenter ; la diarrhée continua ; la malade maigrit; la faiblesse augmenta; la fièvre fit des progrès; le ventre
resta ballonné, douloureux ; la respiration devint plus
courte, plus fréquente. Dix-sept jours après le redoublement de ces derniers symptômes, elle fut prise d'une toux
sèche qui bientôt fut progressivement plus fréquente et plus
vive, et vingt-deux jours après son début, fut suivie d'une
expectoration purulente. Douze jours après les premiers
crachats purulents, je fus appelé par son médecin, M.
Dubois. Nous trouvâmes la malade dans l'état suivant:
chaleur âcre et vive, pouls petit et très-fréquent, fièvre forte
avec de petits redoublements vers dix heures du matin et
le soir, tête douloureuse, bouche sèche avec de l'altération,
langue rouge dans toute son étendue, irritation à la gorge,
thorax sonore dans tous ses points, excepté sous la clavicule
droite. Le bruit respiratoire, très-faible sous la clavicule
droite, s'entendait bien sur tout le reste de la poitrine. A
l'aide du stéthoscope, posé sur les deuxième et troisième
côtes droites, dans le creux de l'aisselle et vis-à-vis leur
union avec le cartilage du sternum, on entendait la toux
et la respiration caverneuses, une pectoriloquie bien prononcée et le souffle auriculaire voilé ; dyspnée, toux fréquente, expectoration copieuse et purulente, surtout le
matin; ventre douloureux, ballonné, diarrhée, décoloration
de la peau contrastant avec la coloration vive des muqueuses; maigreur et faiblesse excessives, sueurs abondantes, surtout le matin. Nous prescrivîmes de l'eau ferrée que
l'on unissait avec trois fois son volume d'une solution de
gomme adragant, mélange dont la malade buvait de

temps en temps une cuillerée ; elle le supportait bien , la dose fut doublée le lendemain ; la fièvre . la soif et la diarrhée restèrent les mêmes, sans augmentation. Le ventre devint moins ballonné, moins douloureux; mais la maladie ne fut pas enrayée. Les forces s'épuisèrent, et la malade , réduite au marasme , mourut treize jours après avoir commencé l'eau ferrée. Les accidents étaient trop grands , le médicament trop faible , et d'ailleurs , entraîné par la diarrhée , il n'avait pas eu le temps d'agir avant l'anéantissement complet des forces.

A l'autopsie, la tête et le cœur ne présentaient rien d'anormal. Sur la membrane interne de l'ileum et du côlon transverses on voyait des traces fort étendues d'inflammations , au milieu desquelles on observait de petits ulcères intéressant toute l'épaisseur de la muqueuse. Les glandes mésentériques étaient très-engorgées, plusieurs très-volumineuses étaient ramollies au centre. Les poumons n'avaient aucune adhérence ni fausses membranes avec les plèvres. Le gauche présentait au lobe supérieur et moyen quatorze tubercules du volume d'un pois à celui d'un gros gland. Cinq de ces derniers étaient dégénérés en ulcères s'ouvrant par plusieurs ouvertures dans des divisions des bronches, dont la muqueuse était rouge et couverte de mucus purulent. Ils étaient entourés d'un cercle dur les enveloppant d'une coque épaisse , au-delà de laquelle le tissu pulmonaire était sain. Cette coque était d'autant plus épaisse que les tubercules étaient plus gros et surtout plus ramollis au centre. Le poumon droit n'avait que huit ou dix tubercules formant à son sommet une espèce de grappe , et réunis entre eux par un tissu cellulaire engorgé, dur, au milieu duquel se trouvait un large foyer de pus s'ouvrant dans plusieurs branches de la bronche. La matrice mince, ferme, pâle, petite, avait l'intérieur tapissé par un mucus grisâtre.

Les ovaires étaient petits , jaunâtres ; leur intérieur, d'un gris jaunâtre et pulpeux , avait peu d'humidité.

Chez cette malade les prodromes de la puberté et les symptômes précurseurs de la menstruation se montrent pendant quelque temps , cessent , et bientôt les coudyles du fémur droit gonflent, les intestins s'irritent, et plus sourdement il se forme des tubercules dans les poumons. La surexcitation vitale qui s'opéra pour établir la puberté étant troublée dans sa marche, dirigea ce mouvement fluxionnaire sur les os, les intestins , puis les poumons , ou modifia et troubla leur principe vital et, dès lors, produisit la désorganisation de ces organes.

OBSERVATION XIII. — Mlle D...., âgée de quinze ans et demi , d'une taille moyenne, blonde foncée, figure colorée et pleine, membres gros mais un peu mous , d'un caractère doux et tranquille , issue de parents bien constitués et bien portants, après avoir senti plusieurs phénomènes indiquant l'approche de la menstruation, eut quelques pertes blanches qui continuèrent pendant cinq ou six jours , passèrent et revinrent vingt-cinq jours après. Vingt-six jours plus tard, à la suite de coliques et de douleurs de reins , un léger écoulement de sang décoloré se montra pendant vingt-quatre heures. Le mois suivant rien ne parut. La fraîcheur et l'embonpoint, jusque-là bons, diminuèrent. Six semaines après cette dernière époque , le bout du nez et la lèvre supérieure gonflèrent; des petits boutons, suivis d'ulcères, se montrèrent sur la sclérotique et la cornée transparente de l'œil droit; des engorgements glandulaires parurent au côté droit du cou et firent des progrès. Ces accidents, auxquels on n'opposa que les émollients en topiques et les boissons amères, persistèrent cinq mois , au bout desquels les tumeurs du cou diminuèrent; la lèvre et le bout du nez désenflèrent un peu , et donnèrent l'espérance d'une prochaine guérison; mais quelque temps plus tard, la malade, déjà maigrie, sentit une petite fièvre lente, très-faible le matin , plus forte dans la soirée , et dont les exacerbations prirent de temps en temps de la rémittence; le pouls, d'abord souple, devint plus roide , plus fréquent; la peau s'échauffa, la fièvre augmenta ; la malade n'accusait aucune douleur à la poitrine, qui, sous la percussion, était sonore sur tous les points. La respiration était un peu plus courte, plus précipitée ; ensuite la langue rougit dans toute son étendue; il vint de la soif , une légère diarrhée avec douleur et ballonnement au ventre. La malade maigrit , s'affaiblit progressivement; bientôt elle eut une toux sèche accompagnée d'un crachement de sang peu copieux, qui cessa quelques heures après ; la toux s'activa , et seize jours plus tard fut suivie d'une expectoration de pus, légère d'abord, abondante ensuite.

Quatorze jours après l'apparition des premiers crachats purulents , je fus appelé en consultation. Nous trouvâmes la malade dans l'état suivant : chaleur vive, fièvre continuelle , avec de petits redoublements vers dix ou onze heures du matin et le soir ; pouls très-fréquent, petit et sans résistance ; tête peu douloureuse; l'engorgement des glandes du cou , le gonflement des paupières droites et du bout du nez avaient presque cessé; langue rouge sur tous ses points , âcreur à la gorge. La poitrine, sonore sur toute sa périférie, avait un son plus sourd jusque vers la cinquième côte; le bruit respiratoire, insensible en haut de la poitrine, était bien distinct depuis la quatrième côte jusqu'en bas. En plaçant le stéthoscope sur les deuxième et troisième côtes gauches , en devant et sous l'aisselle , on entendait la toux avec gargouillement d'une matière demi-liquide, et la pectoriloque imparfaite; decubitus sur le dos , impossibilité de se coucher sur le côté sans augmenter beaucoup la toux , ventre peu ballonné, de trois à cinq selles très-liquides par jour, sueurs à la tête, à la poitrine, au cou; nous prescrivîmes l'hydriodate de fer, à la dose de cinq centigrammes dans cent vingt-cinq grammes d'une solution de gomme adragant, qu'elle prenait par cuillerées dans le courant du jour. Le lendemain, elle en prit la même quantité, et continua chaque jour la même dose, mélangée de la même manière. Pendant l'emploi de ce médicament, la fièvre, la toux, la diarrhée, restèrent les mêmes; les selles, sans être plus copieuses, devinrent légèrement noires, comme il arrive souvent quand on prend du fer; les coliques et les douleurs au ventre diminuèrent peu. La maladie continua sa marche vers son but, et la malade, réduite au marasme, mourut bientôt.

A l'autopsie, la tête et le cœur ne présentaient rien de remarquable; la muqueuse de l'iléum paraissait rouge et ramollie sur plusieurs points. Le poumon droit était parsemé d'un grand nombre de tubercules blancs. On les sentait durs et grumeleux en les pressant entre les doigts et du volume d'un grain de chénevis à celui d'une fève, légèrement aplatis à la surface du poumon, où ils n'étaient recouverts que par la plèvre. Là, comme à l'intérieur, ils étaient renfermés dans un kyste mince, au-delà duquel le parenchyme était sain. Le lobe supérieur du poumon gauche en contenait aussi, et présentait en outre trois cavités anfractueuses, tapissées par une membrane couverte de bourgeons charnus, rouges comme celle d'une plaie suppurante et enduite de pus. Dans le lobe inférieur, où se trouvaient aussi plusieurs tubercules, on en remarquait un qui s'était ouvert dans une branche des bronches; il avait la forme et le volume d'un cocon de vers à soie; sa cavité contenait encore un peu de matière épaissie, était anfractueuse; l'extérieur était entouré d'un cercle inflammatoire, dont il était isolé, dans le bout inférieur, par une couche purulente; en le saisissant avec une pince on l'a facilement enlevé. Dans l'endroit isolé, le poumon présentait déjà l'apparence d'une membrane rose et suppurante. Nous trouvâmes le corps de l'utérus peu bombé, peu volumineux, grisâtre, son col assez gros, gris jaunâtre, le museau de tanche légèrement ouvert, la surface interne d'un pâle jaunâtre et couverte d'un enduit collant, jaune, les ovaires petits et mollasses; l'intérieur, moins humide, d'un jaune verdâtre et plus gluant qu'à l'état normal.

Chez cette malade les symptômes précurseurs de la première menstruation se montrèrent d'abord sans être suivis de résultat. A la troisième reprise, un sang décoloré parut pendant un jour. Ces symptômes ne se manifestèrent pas les mois suivants. Alors la santé s'altéra, les scrofules se déclarèrent et firent naître des tubercules dans les poumons. Les scrofules ne peuvent pas avoir arrêté la marche de la puberté, puisque cette malade n'en présentait aucun symptômes six semaines après que les menstrues eurent manqué, et que c'est depuis ce moment que la santé s'est altérée. Il paraît que les scrofules, dont la naissance fut très-postérieure, furent causées par le dérangement de la puberté.

L'état de l'utérus et des ovaires, qui n'étaient pas à l'état normal, indique bien qu'ils ont participé d'une manière plus ou moins indirecte à la maladie. Ce changement dans ces organes est-il la cause ou l'effet? c'est ce qu'il ne nous est pas permis de juger.

L'état de la muqueuse et la disposition des tubercules que l'on observe ici, sont communs avec ceux des autres phthisies. Cet isolement des tubercules présente quelque chose de remarquable. Il indique aussi comment, après l'expectoration d'un tubercule, l'ulcère peut se cicatriser.

Observation XIV. — J'ai longtemps observé la fille

Caduceau, Marianne, âgée de 56 ans, demeurant à Saintes. Cette fille m'a montré, à diverses fois, dans le pus qu'elle expectorait, cinq coques de tubercules, grosses comme de petits cocons de vers à soie, à parois épaisses comme une feuille de gros papier. Ils conservaient leur forme. Cette malade guérit bien après avoir craché du pus continuellement et abondamment pendant plus de dix-huit mois. Sept ans se sont écoulés depuis, et cette malade, quoique toussant encore, mais sans expectorer du pus, conserve les apparences d'une santé passable.

OBSERVATION XV.—Mᵉ M., âgée de seize ans, blonde, nerveuse, d'une taille et d'une force moyennes, issue d'une mère très-fortement constituée et d'un père délicat, éprouve, entre treize et quatorze ans, des symptômes légers de chlorose, qui cessent par l'emploi du fer. Elle grandit, reste mince, et sa santé se soutient jusqu'à quinze ans. Alors le corps se fortifie, les seins se bombent, les membres s'arrondissent ; elle éprouve des tournements de tête, des pesanteurs générales, des douleurs gravatives dans les reins, les aines, les cuisses, des coliques ; elle saigne au nez de temps en temps. Un petit écoulement roussâtre paraît deux fois à deux mois de distance. A quinze ans et demi, elle reçoit un brouillard d'eau froide qui traverse ses vêtements ; sa figure perd de sa fraîcheur ; elle devient triste, morose, faible, lourde ; elle éprouve un malaise qu'elle ne peut définir ; la peau, sèche et froide d'abord, s'échauffe peu à peu ; le pouls prend de la fréquence, surtout le soir, et devient plus serré ; elle se plaint de chaleurs au ventre, à l'épigastre et sous le sternum, sans toux, sans expectoration. (Boissons adoucissantes, cataplasmes sinapisés placés à l'intérieur des cuisses et souvent répétés). Bientôt après vient une toux sèche, avec crachement de sang qui se renouvelle plusieurs fois dans le cours de trente-six heures, et cesse. Les pesanteurs des reins, des aines, des cuisses, et les coliques, passent ; la toux et la fièvre augmentent ; l'appétit se trouble ; une légère diarrhée a lieu parfois. La toux, vive et par quintes, est accompagnée de crachats muqueux, le matin : le soir et la nuit, elle est plus fréquente, plus sèche, et rarement suivie d'expectoration. Dix-huit jours après le crachement de sang, l'expectoration devient purulente et plus facile ; la toux est moins vive, moins fréquente, l'expectoration augmente : des sueurs abondantes et la diarrhée alternent.

Consulté par cette malade dix-sept jours après les premières expectorations de pus, je la trouvai dans l'état suivant : chaleur vive alternant de temps en temps avec un froid glacial et momentané de certaines parties ; pouls très-fréquent, petit, peu résistant, mais changeant à chaque instant de force, de fréquence et de volume sous l'influence de la plus légère impression ; muqueuse buccale rouge dans toute son étendue et présentant quelques aphthes en dedans des joues, irritation au larynx et voix rauque. La respiration, courte, précipitée, s'entendait bien vers le bas de la poitrine et faiblement à son sommet. La toux caverneuse, la pectoriloquie avec le souffle voilé, se faisaient entendre sous les troisième et quatrième côtes gauches, en devant et sous l'aisselle. Toux fréquente avec expectoration purulente et plus forte le matin ; sensibilité à l'hypogastre ; deux ou trois selles liquides par jour ; secousses nerveuses, sensibles à la figure, dans les membres, avec crampes se montrant surtout au moment où la malade va s'endormir. Le sommeil est troublé par une agitation continuelle. Le Sirop ferreux, mêlé avec quatre fois son volume d'une solution de gomme adragant, fut pris le premier jour à la quantité d'une cuillerée, les jours suivants à celle de deux cuillerées, et toujours à doses fractionnées dans le courant du jour. Pendant l'emploi de ce médicament, la diarrhée cessa, les sueurs et la douleur de l'hypogastre diminuèrent ; mais la fièvre, l'oppression, la toux et l'expectoration continuèrent, et la malade, réduite au marasme, mourut à la suite de convulsions répétées.

A l'ouverture du cadavre, faite vingt-quatre heures après la mort (la tête ne fut pas ouverte par l'ordre des parents), le cœur ne présentait à noter que du liquide dans le péricarde; la muqueuse du larynx était rouge et simplement épaissie; les poumons n'avaient aucune adhérence avec les plèvres. Le poumon droit était parsemé d'un grand nombre de petits tubercules grisâtres, disposés en paquets, et réunis par un tissu cellulaire dur, enflammé. Cette disposition était plus remarquable au lobe supérieur. En pressant le poumon après l'avoir incisé, il en sortait, comme d'une éponge, de petites gouttelettes d'un pus grisâtre. Le poumon gauche présentait la même disposition; mais au lobe supérieur on voyait, au milieu d'un paquet endurci, une caverne anfractueuse recevant facilement trois doigts réunis, et où venaient se terminer plusieurs divisions des bronches. La muqueuse bronchique était rouge. La muqueuse intestinale peu rouge présentait, vers la fin de l'ileum, un certain nombre de petites plaques du volume de fortes lentilles entièrement formées par la muqueuse épaissie et ulcérée au milieu. Le mésentère offrait plusieurs petits noyaux d'engorgement. Le péritoine, qui contenait un peu de liquide ne montrait rien de remarquable. L'utérus, d'une longueur ordinaire à cet âge, était plus mince, plus étroit, plus flasque dans son corps et dans son col. Les ovaires étaient moins ridés, plus allongés, plus moux, jaunâtres à l'extérieur, à l'intérieur d'un gris jaunâtre et marbré, plus onctueux, plus adhésifs et plus mollasses qu'à l'état normal; le droit présentait un petit noyau tuberculeux à son extrémité supérieure.

Le sujet de cette observation éprouve, à treize ans, des symptômes de chlorose qui cessent par l'emploi du fer ; ensuite la santé se soutient faiblement jusqu'au moment de la puberté. Alors il se fortifie promptement. Les efforts de l'économie, impuissants pour produire l'écoulement menstruel, sont suivis d'un commencement de menstrues. L'eau froide dont elle fut mouillée modifia le mouvement de l'organisme, et les poumons devinrent le point sur lequel se concentra le mouvement fluxionnaire. La phthisie n'est pas la suite d'une inflammation à la poitrine produite par le froid ; car, d'abord, cette malade n'eut ni dyspnée, ni toux, ni douleur, ni chaleur à la poitrine. Ainsi tout nous porte à croire que cette phthisie est le résultat d'un mouvement vicieux de la puberté. La matrice et les ovaires n'avaient pas acquis toutes les dimensions ordinaires à cet âge, ou bien s'étaient flétris par suite de la maladie. Leur couleur et le petit tubercule qu'on a trouvé sur le droit, nous indiquaient qu'ils avaient souffert. La forme des tubercules et la disposition du poumon sont un sujet curieux d'observation. Les premiers détails de cette observation m'ont été communiqués par M. Coulon, de Saujon, avec qui j'ai vu la malade.

Observation XVI. — Mlle D..., grande, mince, brune, nerveuse, à traits délicats, à peau fine et douce, issue de parents bruns, vigoureux et bien constitués, reste bien portante jusqu'à treize ans, sans avoir eu de glandes engorgées. De treize à quatorze ans, elle grandit beaucoup et reste faible. De quatorze ans et demi à seize ans ; elle se fortifie, prend du corps ; les seins se prononcent ; ses yeux s'animent ; les nerfs s'agitent. A seize ans, elle a des coliques suivies d'un léger écoulement blanc, pendant lequel, dans les premiers jours de mars, elle tombe dans l'eau jusqu'à mi-cuisse, et reste mouillée pendant près d'une heure. La perte blanche cesse ; le bas ventre est douloureux et gonflé. Quelques bains de siége tièdes font cesser les accidents ; le ventre redevient indolent et souple ; mais la malade perd de sa fraîcheur, est plus molle, plus faible, plus apathique, sans présenter les signes de la chlorose. L'appétit diminue ; les glandes du cou gonflent ; les paupières supérieures, le nez, la lèvre supérieure s'engorgent. Un mois après, la peau, froide d'abord, s'échauffe ; le pouls prend de la roideur, de la fréquence ; une petite toux sèche et légère se fait entendre le soir. Trois jours seulement elle expectore quelques crachats rouillés ; l'expectoration cesse ; la toux, la chaleur et la fièvre augmentent ; la malade maigrit. (Béchique, cautères aux cuisses). Un mois plus tard, il paraît une expectoration purulente ; faible d'abord, elle augmente beaucoup ; une diarrhée venant tout-à-coup abondamment, alterne avec une douleur vive à l'épigastre et des vomissements verdâtres. Quand l'une augmente, l'autre cesse.

M. le médecin Reddon, de Pisany, à qui je dois les premiers détails de cette observation, me fit appeler pour cette malade, dix-neuf jours après la première apparition du pus dans les crachats, et treize après celle des vomissements verdâtres.

Je la trouvai dans l'état suivant :

Pouls très-fréquent, petit, peu résistant à la pression du doigt ; fièvre vive, avec des redoublements irréguliers dans le courant du jour ; engorgement des glandes du cou ; sueurs le matin à la tête, à la poitrine, au cou ; langue et muqueuse buccale d'une rougeur peu vive ; thorax faiblement sonore, et le son qu'il rendait était sourd dans la partie supérieure, surtout du côté gauche ; le bruit respiratoire, peu distinct dans le sommet du poumon gauche, s'entendait bien dans tout le reste de la poitrine. En appliquant le stéthoscope sur la partie antérieure et latérale de la poitrine, au niveau des troisième et quatrième côtes, on entendait une pectoriloquie bien caractérisée, la toux et la respiration caverneuse. Décubitus habituel sur le dos et la tête élevée, augmentation de la dyspnée et de la toux en se couchant sur l'un des côtés; épigastre douloureux avec vomissements verts; ventre légèrement ballonné avec diarrhée par moments; extrême sensibilité de toute l'habitude du corps. Le Sirop ferreux fut pris d'abord à la dose d'une cuillerée étendue dans huit fois son volume d'eau gommée, que la malade prit par cuillerée dans le courant du jour; le troisième jour elle en prit deux cuillerées. Dès les premiers jours la douleur à l'épigastre diminua, les vomissements s'éloignèrent, puis cessèrent au bout de dix jours, ainsi que la diarrhée; le ventre devint souple et sans douleur; mais l'oppression, la fièvre, la toux et l'expectoration continuèrent. Neuf jours après la cessation des vomissements, il survint des douleurs atroces aux pieds, avec des crampes affreuses que rien ne put calmer, et qui ne cessèrent qu'avec la vie.

A l'ouverture faite vingt-quatre heures après la mort, les glandes du cou étaient dures en dehors, ramollies et grumeleuses au centre; les poumons étaient farcis de petits tubercules excessivement durs. Le poumon gauche présentait à son lobe supérieur deux cavernes recevant facilement les doigts index et medius, et tapissées d'une espèce de membrane dans leur partie supérieure. On voyait en bas une surface grise et villeuse comme les ulcères de mauvais caractère; le tout était entouré d'une couche bleuâtre épaisse et dure formée par le tissu pulmonaire engorgé. Le poumon droit avait à son sommet trois tubercules gros comme une aveline, ramollis au centre, et enveloppés par un engorgement moins épais, mais semblable à celui qui entourait les ulcères de l'autre poumon. Les trompes n'offraient rien de remarquable. Les ovaires ridés, bosselés, avaient plus de consistance sur les bosselures, au-dessous desquelles le tissu de l'ovaire était d'un blanc jaune nacré et d'une consistance ferme ; ailleurs le tissu de l'ovaire était mollasse, pulpeux et d'un gris jaunâtre ; la matrice d'une longueur normale, mais plus étroite, moins épaisse, grise jaunâtre à l'extérieur, blanche jaunâtre à l'intérieur, où sa surface était couverte d'un enduit peu tenace et d'un jaune rouillé.

Cette jeune fille grandit, reste faible, mais à mesure que la puberté se prononce, elle prend de la force ; tout son être s'anime ; les coliques et l'écoulement, précurseurs ordinaires du sang menstruel, indiquent qu'il va paraître, quand l'immersion des cuisses et des jambes dans l'eau froide trouble le mouvement de l'organisme, supprime l'écoulement blanc. La santé s'altère, et la phthisie paraît. Ici, les ovaires et la matrice étaient plus sensiblement affectés. Le noyau cartilagineux et tuberculeux trouvé dans l'ovaire avait-il précédé ? et peut-il être la cause première de cette affection ? Mais tout allait bien, quand l'accident vint troubler l'harmonie de l'organisme. Aussi je pense que les tubercules se sont développés dans l'ovaire, en même temps que dans les poumons. La forme, la consistance des tubercules, l'organisation d'une membrane tapissant les cavernes du poumon, et dans certaine portion l'aspect des ulcères, la consistance et la couleur du tissu les environnant, présentaient beaucoup d'intérêt pour un genre d'observation qui sort de mon sujet.

OBSERVATION XVII. — Mlle B...., grande, replète, à cheveux roux, vive, active et très-irascible, à membres gros et forts sans être durs, née d'un père vigoureux mort des suites d'une chute, et d'une mère jadis forte, devenue chétive à la suite de la suppression des menstrues, arrivée dès l'âge de trente-neuf ans, par suite de chagrins. Cette demoiselle n'a pas éprouvé de maladie dans son enfance. A quinze ans, les seins se bombent ; il paraît des symptômes d'hystérie ; le ventre devient sensible, se tend et se détend alternativement : elle a des coliques sensibles à l'ombilic, de la chaleur et de la pesanteur à la vulve, dans les fosses éliaques, dans les reins, à la tête avec somnolence, des chaleurs à la face et des saignements au nez qui font disparaître ou diminuent ces accidents. Ceux-ci se faisaient sentir depuis deux mois, quand elle éprouva de fortes commotions morales suivies de chagrins prolongés. Elle devint sombre, mélancolique ; les forces et la fraîcheur diminuèrent : elle eut des lépothymes, des battements et une extrême sensibilité à l'épigastre, des palpitations de cœur très-vives à la moindre impression. Les chaleurs à la face, les pesanteurs à la tête, à la vulve, au bas ventre, dans les reins cessèrent; son appétit, en général peu prononcé, devint irrégulier et ses goûts bizarres. Après six mois de souffrance, cette fille, déjà fort maigre, éprouve de temps en temps de la fièvre le soir; le pouls, faible et mou depuis quelque temps, prend de la fréquence et de l'ampleur sans beaucoup de dureté. La fièvre se prononce de plus en plus ; la peau s'échauffe ; il vient une toux sèche, fréquente le soir et la nuit ; les crachats sont muqueux, gros et abondants, surtout le matin. Six semaines après, ils sont purulents. Chaque redoublement de fièvre est souvent accompagné de quintes de toux très-vives et de secousses nerveuses dans les membres. Seize jours après, les quintes de toux n'ont plus lieu ; l'expectoration fort abondante sort facilement ; les mouvements convulsifs cessent dans les bras, mais la plante des pieds est légèrement rouge et tendue; les doigts gonflés, légèrement rouges et convulsivement fléchis, font sentir une douleur insupportable, et sont tellement sensibles que le

plus petit contact de vêtements est horriblement douloureux.

Je fus alors consulté par M. Reddon, de Pisany, qui m'a
donné la première partie de cette observation. Quand je
vis la malade, le pouls était petit, très-fréquent, la peau
chaude et très-sensible, la langue et la muqueuse buccale
rouges, le thorax peu sonore, et presque mat au-dessous de
la clavicule droite, l'oppression forte, la respiration râleuse,
la toux fréquente, et l'expectoration abondante et facile.
Sur le devant de la poitrine et sous la troisième côte droite,
au-dessous de l'aisselle et sous le milieu des troisième et
septième côtes, on entendait, à l'aide du stéthoscope, une
respiration caverneuse et une pectoriloquie bien prononcée.
Maigreur et faiblesse excessives; une ou deux selles liquides
par jour. Nous prescrivîmes le Sirop ferreux, à la dose
d'une demi-cuillerée, matin et soir, en y ajoutant huit
grammes de sirop diacode. Le lendemain on doubla la
quantité du sirop de fer. Les premiers jours, ce médicament, que la malade prenait avec plaisir, ne produisit
aucun changement; mais ensuite le gonflement et les douleurs aux pieds diminuèrent, cessèrent et furent, quelques
jours après, remplacées par des convulsions générales
affreuses, qui redoublèrent de temps en temps, durant cinq
jours, et ne cessèrent qu'avec la vie.

A l'ouverture, le cerveau ne présentait rien à noter. Le
cœur, entouré d'une sérosité claire, épanchée dans le péricarde, paraissait sain. Les deux poumons n'avaient aucune
adhérence avec les plèvres. Ils étaient garnis de tubercules
d'un blanc jaune, fermes, grumeleux, du volume d'une
lentille à celui d'un gros gland. Le parenchyme qui les entourait était engorgé, dur à une profondeur d'autant plus
grande que les tubercules étaient plus gros et plus ramollis.
Hors de ce cercle inflammatoire, le tissu du poumon était

sain et crépitant. Le lobe supérieur gauche contenait trois tubercules plus gros, bien ramollis au centre sans être ulcérés. Le droit avait aux lobes supérieur et moyen deux cavernes où l'on pouvait introduire deux doigts. Elles se dégorgaient dans les bronches par quatre ouvertures rondes de la largeur d'un tuyau de plume d'oie. Le foie, plus jaunâtre, plus mou, plus volumineux qu'à l'état normal, avait deux petits foyers purulents dans son lobe inférieur. Les intestins, grêles et gros, étaient très-légèrement rouges sur plusieurs points. La matrice, d'un volume ordinaire, d'un brun rougeâtre à l'extérieur, avait sa surface interne d'un rouge grisâtre nuancé, et tapissée par une matière épaissie en fausse membrane peu consistante et facile à détacher. Son tissu était d'un rouge clair terne jaunâtre ; les ovaires étaient durs, bosselés, d'un gris rougeâtre à l'extérieur, d'un blanc jaune grisâtre à l'intérieur ; chaque bosselure était formée par un petit noyau tuberculeux grumeleux, dont deux étaient ramollis et prêts à s'ulcérer : le museau de tanche et le vagin étaient très-légèrement rouges, bleuâtres et marbrés.

Cette demoiselle, après avoir été bien portante pendant son enfance, sent à quinze ans les prodromes de la puberté. Le molimen menstruel se montre pendant quelque temps sans produire les menstrues et puis est vivement troublé par une commotion morale ; le système nerveux s'agite. Les chagrins, la cause la plus perturbatrice et la plus débilitante, troublent toutes les fonctions. La malade maigrit ; l'équilibre général se détruit ; les poumons s'affectent, et la phthisie tue la malade à la suite d'horribles souffrances aux pieds et aux jambes. Les convulsions de cette malheureuse et les douleurs des extrémités étaient-elles déterminées par la maladie de l'utérus et des ovaires ?

Observation XVIII. — Mlle M..., grande, brune, peu colorée, peau jaunâtre, assez bien constituée, d'un caractère doux et tranquille, issue d'une mère bien constituée et d'un père peu fort, éprouve à quatorze ans et demi, du malaise, des coliques sourdes, des douleurs dans les jambes, les cuisses, un état de somnolence ; les seins légèrement gonflés font sentir des tiraillements douloureux. Ces accidents passent et se répètent six ou sept fois dans les six mois suivants, pendant lesquels elle prend de la force, un peu d'embonpoint ; les seins grossissent. Après l'âge de quinze ans, les symptômes ci-dessus reparaissent encore une seule fois, mais bien moins sensiblement. Deux mois après, elle devient faible, plus molle; l'appétit se soutient; le pouls est plus fréquent, plus raide et plus serré ; la malade n'accuse aucune douleur; la respiration est facile; l'air traverse bien les poumons. Cette fréquence du pouls persiste pendant trois mois sans être accompagnée d'autres accidents. La malade maigrit peu; mais les seins s'effacent; la peau est pâle, blanche et sans chaleur. (Cautère aux cuisses, deux verres d'eau ferrée par jour, infusion de houblon et d'armoise, bains de pieds sinapisés.) L'appétit est passable, les forces diminuent, la maigreur augmente, la pâleur est très-grande. Enfin, après cinq mois d'une fièvre lente avec de très-légers redoublements le soir, il se manifeste une toux suivie, quelques jours après, d'une expectoration purulente, qui continue pendant quatre mois. La malade mange passablement, n'a pas de diarrhée, la fièvre n'est pas forte : pendant le sommeil, le front, la poitrine et le cou se couvrent de sueur : elle continue à se lever, et s'éteint insensiblement et sans secousses.

Le cadavre était d'une maigreur extrême et légèrement infiltré aux pieds. Le cerveau et ses membranes étaient sains. Les poumons, libres d'adhérences d'avec les plèvres, étaient parsemés de tubercules d'un blanc gris et durs. En comprimant des portions de poumon entre les doigts, on sentait les tubercules qui se trouvaient à l'intérieur. Ceux des lobes supérieurs des deux poumons étaient plus gros et plus ramollis. Un, du côté droit, et deux, du côté gauche, avaient fait place à de petites cavernes, où l'on pouvait introduire le bout du pouce, et se vidaient dans les bronches, qui contenaient encore du mucus purulent. Les muqueuses intestinales étaient très-pâles. Le mésentère avait plusieurs nadosités tuberculeuses. Le foie était petit, pâle. La matrice, blanche à l'extérieur, était d'un jaune rougeâtre, faiblement humide à l'intérieur, et son tissu d'un jaune brunâtre et mou. Les ovaires, flétris, ridés, mollasses, étaient pulpeux et d'un jaune grisâtre à l'extérieur, d'un pâle jaune à l'intérieur. Le droit avait un renflement dur, au milieu duquel se trouvait une matière comme du vieux suif. La vessie et le vagin étaient d'un pâle jaune.

Cette jeune fille éprouva, de quatorze à quinze ans, les signes précurseurs de la menstruation. Pendant les efforts de l'organisme pour compléter la puberté, le corps se fortifia ; mais quand ils cessèrent, l'économie s'affaiblit, la poitrine s'affecta sourdement, lentement et sans toux. La fréquence du pouls, le symptôme le plus constant et souvent le seul signe caractéristique que l'on puisse saisir dans ce cas, est le seul qui se montra d'abord.

OBSERVATION XIX. — Mlle C... blonde, nerveuse, douce et très-sensible, d'une taille et d'une constitution moyennes, issue de parents bien portants, a perdu sa sœur aînée morte de phthisie pulmonaire à l'âge de dix-huit ans. A quatorze ans, cette jeune personne présente successivement les divers prodromes de la puberté : les seins grossissent ; les yeux s'animent ; la poitrine s'évase ; les hanches et les membres se garnissent ; elle sent des coliques vers l'ombilic, des pesanteurs dans les reins, dans les cuisses, une exaltation passagère des nerfs. Pendant six mois, ces derniers symptômes paraissent pendant cinq ou six jours chaque mois, à des intervalles de vingt à trente-six jours. Aux deux dernières fois, ils sont accompagnés d'un léger écoulement blanc. Peu de jours après leur dernier retour, la malade éprouve de vifs chagrins. Des accidents hystériques violents d'abord se montrent, puis ils s'affaiblissent ensuite, mais se répètent souvent. Le chagrin persiste; l'appétit diminue; les chairs se ramollissent; des céphalalgies vives se font sentir; une faiblesse extrême alterne avec une vive exaltation de la sensibilité et le besoin irrésistible de mouvement. Elle ressent à la vulve une sensation douloureuse et fort incommode de rétractation en dedans. Le pouls, tantôt vif, tantôt lent, présente dans un jour bien des variations de volume, de fréquence et de force. Des mouvements irréguliers de fièvre ont lieu tous les deux, trois ou quatre jours. La fièvre, après être restée erratique et fugace pendant un mois, devient lente, continue avec un peu d'exacerbation le soir. Le pouls plus fréquent et plus serré éprouve bien moins les variations dont j'ai parlé : la peau s'échauffe et se sèche. Les accidents nerveux diminuent; la fièvre, la chaleur et la faiblesse augmentent. Une légère bouffissure de la figure et des chairs en général masque leur amaigrissement; la respiration devient plus courte; une légère toux sèche se fait entendre le soir et la nuit sans expectoration. Des douleurs vagues se font sentir sur toutes les parois de la poitrine, mais plus particulièrement sous les seins. Elle éprouve par moments de la chaleur sous le sternum, du gonflement à l'épigastre, des coliques quelquefois accompagnées d'une ou de deux selles en diarrhée. La fièvre, la toux et l'oppression augmentent le matin, sur les onze heures, et le soir, sur les dix heures. Pendant le sommeil, il paraît de la sueur à la poitrine, au front et au cou. L'expectoration, presque nulle ou muqueuse d'abord, devient purulente; alors la toux diminue de fréquence, l'expectoration se fait facilement.

Dix-neuf jours avant la mort de cette malade, son médecin, M. Guérin, à qui je dois les premiers détails de cette observation, lui prescrivit le Sirop de protoxide de fer, étendu d'eau gommée, et pris à doses très-fractionnées. Après huit ou dix jours de son emploi, les forces se relevèrent un peu, le système nerveux sembla se calmer, d'après le dire de ce médecin très-bon observateur ; mais l'oppression, la fièvre, la toux, l'expectoration ne furent pas ralenties. Bientôt des mouvements convulsifs se montrèrent de nouveau et de temps en temps à la figure, aux bras, et la malade réduite au marasme mourut à la suite d'horribles convulsions, plus sensibles à la figure, au cou et aux membres supérieurs.

A l'ouverture que nous fîmes ensemble, nous remarquâmes ce qui suit : la vessie et le vagin ne présentaient rien à noter. La matrice, d'un volume moyen pour cet âge et d'un gris jaunâtre à l'extérieur, présentait à la surface interne du corps une espèce de membrane d'un jaune rouillé, épaisse, ayant très-peu de consistance. Au-dessous, l'utérus avait une couleur jaune brunâtre ; son tissu ferme, mais facile à déchirer, était d'un rose brun. Le col était plus jaune, plus résistant, plus ferme. Les trompes étaient légèrement rougeâtres. Les ovaires, d'un blanc gris à l'extérieur, étaient arrondis, ridés, mous ; à l'intérieur, ils étaient d'un gris rougeâtre et très-humides. Les intestins étaient sains. L'estomac présentait à son grand cul de sac des marbrures violacées. Le thorax contenait un peu de liquide séreux dans ses plèvres. Les poumons étaient libres d'adhérences. Le droit avait beaucoup de tubercules durs, couleur de plâtre gris, du volume d'une lentille à celui d'une fève, autour desquels le parenchyme du poumon était dur, violacé. Trois tubercules réunis dans une portion du lobe supérieur , portion dure et très-violacée, étaient en suppuration, et communiquaient entre eux. Une portion de cette cavité était tapissée de bourgeons charnus, rouges bleuâtres. Ce foyer versait dans les bronches un pus très-blanc. Le gauche avait aussi des tubercules, moins nombreux et de même apparence. Deux, situés dans son lobe supérieur, suppuraient et présentaient la même disposition que ceux du poumon droit.

Dans cette observation, la puberté est lente à s'établir, et après plusieurs efforts de l'organisme pour opérer l'écoulement menstruel , toutes les fonctions sont dérangées par les chagrins. Divers organes sont plus ou moins affectés par suite du trouble et de l'exaltation générale des nerfs, et après ou pendant cet état de souffrance, les poumons se garnissent de tubercules remarquables par leur couleur, leur consistance et l'état du parenchyme qui les entoure. La matrice et les ovaires que nous avons trouvés dans un état pathologique étaient-ils les premiers affectés et la cause des désordres nerveux? ont-ils agi sympathiquement sur les poumons pour produire la phthisie? ou bien , n'ont-ils éprouvé que leur part du désordre général? A ces questions pleines d'intérêt, l'on ne peut répondre que par une masse de faits bien observés, qui manquent à la pathologie.

Dans ces huit observations la puberté commence, le molimen menstruel se fait sentir ; mais des causes viennent troubler cet effort de l'organisme ; le mouvement fluxionnaire se dirige sur le poumon et fait naître la phthisie. Chez toutes ces filles l'utérus et les ovaires n'étaient pas à leur état normal. Ces ovaires étaient mous, petits, à demi flétris; deux avaient des tubercules. La matrice était mince, molle. Chez deux, elle paraissait avoir souffert de l'irritation, comme l'indiquaient la membrane qui tapissait son intérieur , la couleur de sa surface interne et de son tissu. Les convulsions que ces deux dernières éprouvaient à la fin de la maladie tenaient-elles à l'état de l'utérus? Je le pense. L'état pathologique qui se montre en même temps aux organes génitaux et aux poumons , indique au moins qu'ils ont entre eux d'étroites liaisons.

Après avoir rapporté quelques observations chez lesquelles le traitement n'a pas réussi, je vais citer quelques-unes de celles où il il a été couronné de succès. Les parents et les malades m'ayant autorisé à citer leurs noms et le lieu de leur demeure, je le ferai pour quelques-unes.

Observation XX. — Mlle Brossard , du lieu de Chez-Richard, commune d'Ecoyeux, canton de Saintes, âgée de seize ans, d'une taille et d'une force moyenne, blonde , colorée , issue de parents vigoureusement constitués , éprouve à quinze ans divers symptômes indiquant le travail de la puberté. Alors elle se mouille; ces symptômes cessent; sa santé s'altère; la toux, l'oppression et la fièvre se manifestent. Au bout de trois mois de la durée de ces accidents, il vint une expectoration purulente qui bientôt augmenta. Vingt jours après l'apparition des crachats purulents , je fus consulté; voilà quel était son état : maigreur extrême, fièvre vive avec des sueurs au front, à la poitrine et au cou le matin; une diarrhée qui paraissait de temps en temps ; respiration râleuse, courte, précipitée, toux vive, surtout le soir et la nuit; pouls petit et très-fréquent. En appliquant le stéthoscope sur les troisième et quatrième côtes droites , on entendait la toux caverneuse et la pectoriloquie. Je prescrivis, sans beaucoup d'espoir , le Sirop ferreux. Elle le supportait fort bien; mais tout en soutenant les forces de la malade, il ne put pas enrayer la maladie, et la mort eut lieu quatorze jours après ma visite. Sa sœur cadette , grande, forte, vigoureuse, et le type d'un beau tempérament sanguin, âgée de quatorze ans et demi, avait les seins volumineux, la poitrine large et très-bombée, des douleurs de tête, des pesanteurs et de l'embarras dans le ventre, les reins et les cuisses, avec des coliques qui revenaient de temps en temps. Elle reçut une pluie d'orage pendant qu'elle transpirait. Bientôt sa santé s'altéra ; ses couleurs se fanèrent ; ses chairs se ramollirent sans palpitation de cœur et sans décoloration des muqueuses. Elle eut des douleurs erratiques partout le corps. Après vingt et quelques jours de ces accidents, elle fut prise d'une toux sèche et d'hémopthisie, qui reparut à plusieurs reprises dans les trois jours suivants, sans être accompagnée de fièvre. L'hémopthisie cessa; la toux devint plus vive; la fièvre se fit sentir progressivement de plus en plus ; la malade maigrit, perdit ses forces, sentit de la chaleur à la poitrine et dans le ventre, sans coliques, quoique les selles fussent presque liquides. Un mois après, les crachats étaient purulents le matin. Je fus alors consulté ; voilà quel était son état : pouls très-fréquent; fièvre plus forte le soir et la nuit; peau très-chaude ; langue un peu rouge dans toute son étendue ; soif légère ; gorge légèrement irritée; toux sèche, vive, le soir et la nuit, grasse le matin, et suivie de crachats purulents, plus rare dans le haut du jour; poitrine sonore sur tous les points , excepté sous les cinq premières côtes gauches, où elle rendait un son sourd; la respiration s'entendait bien dans tout le bas de la poitrine, mais elle était accompagnée de bronchophonie sous les clavicules, surtout du côté gauche. Après avoir appliqué le stéthoscope sur la quatrième côte gauche, en avant ou sous l'aisselle, on entendait pendant la toux un gargouillement d'une matière liquide, la respiration caverneuse et une pectoriloquie imparfaite ; le décubitus sur les côtés augmentait la toux. Je prescrivis de suite le Sirop ferreux à la dose de deux cuillerées par jour dans trois cuillerées d'une solution de gomme adragant. L'état de la malade ne changea pas pendant les quinze premiers jours; mais vingt jours après, la toux s'était ralentie; les crachats n'étaient plus parsemés de pus; la fièvre avait diminué; la respiration était plus longue, plus facile. Un mois plus tard, la fièvre, la toux et l'oppression avaient cessé. Tous les accidents avaient disparu après trois mois de traitement. Pendant les dix mois suivants, elle prit du Sirop, huit ou dix jours chaque mois, le corps se fortifia et les menstrues parurent neuf mois après le commencement du traitement. Douze ans se sont écoulés depuis; elle est mariée et mère de plusieurs enfants qu'elle a nourris, et n'a pas eu de rechutes.

Dans cette double observation, la sœur aînée sent, à quinze ans, les symptômes de la puberté; elle se mouille; les signes de la prochaine apparition du flux menstruel disparaissent, et la phthisie se manifeste. Les poumons désorganisés et la grande faiblesse rendaient le mal incurable. Nous n'avons prescrit le Sirop que pour obéir à notre conscience, dans la possibilité que nous pouvions nous tromper sur la gravité de cette maladie.

Chez la sœur cadette, douée d'un beau tempérament sanguin et d'une haute et forte stature, la puberté s'établissait régulièrement, quand elle s'est troublée par le saisissement que détermine l'eau froide. Cette fille, fraîche et rosée, perdit sa fraîcheur; puis, une toux sèche et une hémopthisie, indiquèrent que le poumon était devenu le centre où l'économie dirigeait son mouvement fluxionnaire. Par suite de l'incurie des parents, cette malade fut négligée jusqu'au moment où la maigreur et l'aspect des crachats excita leurs craintes. Malgré l'état avancé de la maladie, le Sirop enraya sa marche, la guérit, et la puberté s'établit bien ensuite. Cette maladie, arrivée au point où presque toujours elle est incurable, eût bien certainement fait périr cette fille sans le secours de ce médicament.

OBSERVATION XXI. — Mlle Bonnet, du Douhet, canton de Saintes, âgée de dix-sept ans, très-brune, vive, petite, forte, bien musclée, ayant la poitrine large et bien bombée, présentait, à seize ans, tous les attributs de la puberté, sans avoir vu ses menstrues. Le cinq mars, pendant qu'elle éprouvait des coliques ombilicales et des douleurs lombaires qui, depuis trois mois, se faisaient sentir tous les quinze ou vingt jours, elle fut saisie d'une vive frayeur, à la suite de laquelle elle resta triste, abattue ; l'animé des yeux et de la peau diminuèrent, sans présenter les signes de la chlorose ; ses chairs s'amollirent ; elle sentait une anxiété qu'elle ne pouvait définir et des douleurs erratiques dans les membres et à la poitrine ; sa gorge et son embonpoint s'écoulèrent. Cet état continua jusqu'au dix mai. Alors, elle fut prise d'une toux sèche, vive, et d'un crachement de sang qui se renouvela plusieurs fois dans les huit jours suivants. Ensuite l'émopthisie ne reparut plus ; la toux continua ; le pouls prit de la fréquence et de la roideur, bien plus sensibles le soir ; la peau s'échauffa ; la fièvre fit des progrès ; la toux devint plus fréquente, plus forte, et la respiration plus courte. La poitrine était sonore sur toute sa périférie, mais en plaçant l'oreille sur divers points de son pourtour, on sentait que l'air traversait difficilement les poumons et rendait un bruit de râle muqueux, plus sensible à gauche. L'expectoration, d'abord petite et muqueuse, devint purulente dans les premiers jours de juin. Les parents, effrayés, me firent consulter avec M. Balay, son médecin ordinaire.

Voilà l'état où je la trouvai : maigreur très-prononcée ; tête peu douloureuse ; fièvre vive ; pouls très-fréquent et serré ; langue légèrement rouge dans toute son étendue ;

soif légère; âcreur et chaleur à la gorge. Sous la percussion la poitrine rendait un son sourd jusqu'au niveau de la quatrième côte des deux côtés, surtout du droit; partout ailleurs elle avait un son très-clair. A l'aide du stéthoscope placé sous la clavicule gauche, on entendait une bronchophonie. En posant l'instrument sur la troisième côte droite, en avant ou sous le creux de l'aisselle, on distinguait une toux caverneuse et une pectoriloquie imparfaite. Expectoration purulente, jaune, verdâtre; sensibilité vive à l'épigastre; douleurs au ventre avec diarrhée passagère; peau sudorale pendant le sommeil. Nous conseillâmes le Sirop ferreux qui fut pris à la dose de deux cuillerées par jour, unies à deux cuillerées d'une solution de gomme adragant. La maladie changea peu jusqu'au premier juillet : quinze jours après, la toux, la fièvre et l'oppression avaient diminué. A la fin de juillet, l'oppression et la fièvre ne se faisaient plus sentir, la toux était légère. Tout avait cessé vers le quinze août. Le traitement fut encore continué pendant deux mois et demi, durant lesquels la gorge se releva; l'embonpoint reparut; les règles se montrèrent le trois septembre, et depuis huit ans sa santé s'est bien soutenue. Cette fille est mariée et mère de trois enfants qu'elle a nourris, sans que sa poitrine en ait reçu la plus faible atteinte.

Cette jeune personne présente à seize ans tous les attributs de la puberté, hors l'écoulement des menstrues. Elle éprouve au moment du molimen menstruel une frayeur qui bouleverse ce travail. La santé s'altère; l'animé général s'éteint; les chairs s'amollissent; les poumons s'affectent; la maladie marche et n'est attaquée par le Sirop qu'après l'apparition des crachats purulents. Comme dans le cas précédent, la maladie semble rester stationnaire jusqu'au moment où toute l'économie, imprégnée de fer, a pu réagir , soit en mettant l'organisme dans des conditions plus favorables pour obtenir la résolution des tubercules et la guérison dés ulcères, soit en ramenant l'utérus à son état normal ; et faisant ainsi cesser les sympathies vicieuses qui devaient agir sur les poumons.

Dix ans après la guérison de cette maladie, cette femme mourut à la suite d'une quatrième couche. J'en fis l'autopsie. Les poumons libres et sains ne présentaient aucun tubercule. Au lobe supérieur du poumon droit, je trouvai deux cicatrices parfaitement semblables à celles dont parle Laennec dans son excellent traité de l'Auscultation. Le poumon gauche n'avait aucune cicatrice, et cependant nous y avions reconnu la présence de tubercules crus.

Je vis avec la plus vive satisfaction que l'affection tubercule avait complètement cessé , et qu'ainsi ces maladies pouvaient être suivies d'une cure radicale et sans crainte de récidive.

Observation XXII. — Mᶫᵉ Dinant, à Annepont, arrondissement de Saint-Jean d'Angély, grande, grosse, forte, à membres gros et mous , est née d'une mère scrofuleuse et d'un père vigoureux. A seize ans , cette jeune personne a toute l'habitude du corps d'une fille pubère; les seins sont bien conformés ; la carnation belle , mais sans éprouver d'autres symptômes de la menstruation qu'un peu de colique et des pertes blanches paraissant, de temps en temps, depuis deux mois. En jouant dans un bateau elle tombe à l'eau , dans les premiers jours d'avril ; l'écoulement blanc cesse ; des coliques vives , un gonflement douloureux au ventre , et divers accidents nerveux se manifestent le lendemain et cèdent facilement à l'emploi de quelques bains ; mais les pertes blanches ne reparaissent plus, et sa santé ne se rétablit pas complètement. Elle ressent une anxiété générale , des douleurs vagues à la poitrine; elle est plus faible, plus pâle, plus triste ; l'appétit diminue. Du quinze au vingt mai, elle a des frissons passagers ; les glandes du cou s'engorgent, surtout du côté droit ; la figure et les lèvres gonflent ; il paraît à la joue gauche et à la paume de la main du même côté, une tumeur dure, indolente, légèrement bleuâtre, circonscrite, qui grandit lentement, sans douleur, et se ramollit au centre. Dans les premiers jours de juillet, le pouls s'accélère avec de petits redoublements soir et matin. Cet état se maintient jusqu'à la fin du mois. Alors il survient de l'oppression, de la toux avec expectoration muqueuse : la fièvre et la chaleur augmentent ; l'appétit diminue beaucoup ; la maigreur se prononce. Le vingt-cinq août, les crachats du matin sont purulents. Quelques jours après, je suis appelé en consultation par M. Balais, qui notait soigneusement et tous les jours ce qu'il observait sur cette malade. Voilà quel était son état, quand je la vis : langue peu rouge, avec un peu de soif le soir seulement, beaucoup de dyspnée, poitrine sonore sur tous ses points ; le bruit respiratoire, très-faible sous les quatre premières côtes, s'entendait bien dans tout le bas du thorax. En percutant la poitrine, elle donnait un son plus sourd jusque vers la quatrième côte surtout du côté droit ; plus bas, le son était clair jusqu'à sa base. Après avoir placé le stéthoscope sur la quatrième côte droite à son union avec son cartilage, ou vers le milieu de sa longueur, on entendait du gargouillement pendant la toux, la respiration caverneuse et une pectoriloquie incomplète. Le ventre était peu douloureux avec diarrhée ou constipation parfois. La fièvre était vive et redoublait surtout le soir. Nous prescrivîmes de suite le Sirop ferreux le premier jour à la dose de deux cuillerées étendues dans quatre cuillerées d'une solution de gomme adragant. La dose fut successivement augmentée jusqu'à trois cuillerées par jour. Les accidents augmentèrent encore jusqu'au quinze septembre, et semblèrent ensuite rester stationnaires jusqu'au vingt-cinq : ensuite les crachats devinrent muqueux ; la toux, l'oppression et la fièvre diminuèrent ; l'appétit s'améliora ; les évacuations alvines s'effectuèrent bien ; les forces revinrent ; la peau paraissait plus vivace et moins flasque. Dans les derniers jours d'octobre, la fièvre, l'oppression, la toux, l'expectoration et les tumeurs scrofuleuses avaient cessé. Ce traitement, joint à un régime très-analeptique qu'elle suivait depuis un mois, lui rendit bientôt la force et de l'embonpoint. Les règles parurent dans le courant de janvier, et depuis lors sa santé s'est bien soutenue.

Cette jeune malade était bien formée à seize ans, sans que l'action utérine se fît vivement sentir. Elle n'éprouvait que quelques coliques et un léger écoulement blanc qui se montrait de temps en temps. Elle tomba dans l'eau ; la perte blanche s'arrêta ; la santé fut altérée ; elle ressentit une souffrance générale, s'affaiblit, pâlit. Les scrofules se montrèrent à la figure, à la gorge, et firent naître des tubercules dans les poumons, lesquels arrivèrent à la suppuration. Le Sirop arrêta cette maladie, je pense, en guérissant les scrofules ; car chez les enfants des deux sexes, il produit cet effet, fait cesser les ophtalmes et les engorgements scrofuleux ; il fait passer aussi les catarrhes muqueux qu'éprouvent les enfants, et surtout les fortifie beaucoup. Un médecin, très-distingué de Paris, m'a dit que, chez les enfants, il obtenait d'excellents effets de cette préparation.

Observation XXIII. — Mlle Brunaud, de Saint-Romain, canton de Saujon, grande, brune, svelte, vive, sensible, ayant la poitrine large, les seins très-petits, les membres assez nerveux, est fille d'une femme bien constituée et d'un homme faible, mort d'une péripneumonie aiguë. A l'âge de quinze ans et demi, elle éprouva des douleurs, de la pesanteur dans les membres , dans les reins , des coliques tormineuses à l'ombilic , de la chaleur , du prurit à la vulve et des saignements au nez très-fréquents , lesquels furent toujours suivis de soulagements. Elle eut alors de vifs chagrins. Vingt-cinq jours après , ces préludes de la menstruation avaient cessé ; la figure pâlit ; son caractère agréable et doux devint triste, acariâtre ; le saignement au nez ne reparut plus ; l'épigastre était très-douloureux au toucher, et le ventre fort ballonné ; les fonctions alvines s'exécutaient mal ; l'appétit était mauvais et peu soutenu. Après six semaines de cet état , on vit la colonne vertébrale s'incliner à gauche et former une courbe dont le milieu répondait vers l'attache de la huitième côte. Cette courbure grandit rapidement ; le côté droit du thorax se bomba ; le gauche se rétrécit ; bientôt la malade sentit de la douleur dans ce côté. La respiration s'embarrassait pendant un faible exercice ; l'air traversait difficilement les poumons. Plus tard le pouls prit de la fréquence ; la peau s'échauffa ; les paumes des mains étaient brûlantes. Le seize mars , sept mois après le commencement des premiers accidents, elle eut des quintes de toux suivies d'un crachement de sang, qui, dans les huit jours suivants, se renouvela trois fois. Ensuite l'hémopthisie cessa ; la toux augmenta de fréquence, de force, et le matin surtout était accompagnée de crachats muqueux épais. Dix-sept jours après l'hémopthisie, son médecin, M. Coulon, de Saujon, aperçut dans les crachats du matin quelques petits flocons de pus larges comme une lentille. Je fus appelé le lendemain. Elle avait alors la tête peu douloureuse , le pouls très-fréquent et serré, la peau fort chaude , sudorale le matin, à la figure , à la poitrine, au cou, et sèche le soir, la langue légèrement rouge dans toute son étendue, la soif nulle dans le jour était plus sensible le soir avec le redoublement de fièvre.

Le bruit de la respiration, très-faible dans le bas du poumon gauche, s'entendait bien dans tout le poumon droit. Dans le haut du poumon gauche on distinguait une bronchophonie diffuse. En appliquant le stéthoscope sur les sixième et septième côtes près de l'angle inférieur de l'omoplate, on entendait pendant la toux un gargouillement d'une matière épaisse; l'épigastre était très-sensible, gonflé; le ventre souvent ballonné; la constipation alternait quelquefois avec un peu de diarrhée. Nous prescrivîmes le Sirop ferreux. Il fut commencé, le vingt-neuf avril, à la dose de deux cuillerées unies à quatre cuillerées d'une solution de gomme adragant, que la malade buvait par demi-cuillerée, répétées de temps en temps dans le courant du jour. Les accidents, après avoir augmenté progressivement pendant huit ou dix jours, restèrent stationnaires pendant huit jours encore. Du dix-huit au trente mai, la fièvre, l'oppression, la toux diminuèrent; l'expectoration devint facile et muqueuse. Au vingt-neuf juin, la fièvre et l'oppression avaient cessé; la toux était rare et peu forte; la colonne vertébrale s'était relevée; la poitrine était moins contournée. Le vingt-cinq juillet, le rachis n'était que légèrement incliné, le côté gauche bien moins creux, le côté droit moins bombé. La santé se rétablit, et l'embonpoint, qui vint après, fit disparaître toute la difformité.

Pendant les efforts répétés que fait l'organisme pour accomplir la puberté, de vifs chagrins viennent enrayer sa marche et font cesser les saignements au nez. Si cette hémorragie n'était pas une déviation des menstrues, elle était toujours le résultat de l'orgasme général qui s'opérait alors. Bientôt cette fille s'affaiblit; les fonctions se dérangèrent; la colonne vertébrale se dévia, et après, ou en même temps, les poumons s'affectèrent; des tubercules s'ulcérèrent. La malade prit alors le Sirop ferreux, qui triompha de la courbure vertébrale et de la phthisie, rendue au terme où généralement les médecins les regardent comme incurables, faute d'agents capables de les combattre avec succès. J'ai vu bien souvent cet effet sur des filles âgées de plus de trente ans, qui, pendant la chlorose, se contournaient dans l'espace de six semaines à trois mois, et se redressaient pendant le traitement. L'ossification était bien accomplie, et malgré cela les os se ramollissaient pendant la maladie et revenaient à leur état normal pendant le traitement.

Quels avantages ne doit pas donner un jour le fer et surtout cette préparation, quand son étude sera plus approfondie.

Observation XXIV. — Mlle R..., grande, forte, brune, d'un caractère irascible, sombre, née de parents trèsvigoureux, a perdu deux sœurs de phthisie pulmonaire. A seize ans, cette fille, dont la gorge était bien développée, sentait, depuis trois mois, et tous les vingt-trois à vingt-cinq jours, du malaise, de l'agitation nerveuse, des coliques ombilicales, des douleurs dans les reins, et des chaleurs à la vulve, accompagnés d'un léger écoulement blanc, quand elle eut de vifs chagrins qui l'obligèrent à se renfermer chez elle.

Cette demoiselle était fort triste. Les phénomènes dont nous venons de parler, et qui me paraissaient dus à l'action d'un molimen menstruel incomplet, ne se présentèrent plus. Cet état dura trois mois ; ensuite le pouls fut progressivement plus fréquent, plus serré ; la fièvre s'alluma ; une toux sèche se fit entendre, surtout le soir et la nuit ; la fièvre prit le type rémittent, avec des accès en froid trèsprononcés, qui cessèrent facilement sous l'action du sulfate de quinine en lavement, mais reparurent promptement : alors la toux devint plus forte, plus fréquente, l'oppression se fit sentir ; la fièvre augmenta. Cette fille, ennuyée de la vie, refusait avec opiniâtreté tout traitement. Les accidents augmentèrent de plus en plus ; l'expectoration , presque nulle d'abord, devint purulente. Six jours après, ses parents, aidés de ses amis et du curé , parvinrent à la faire consentir à suivre un traitement. Cette malade était dans l'état suivant, quand je lui prescrivis le Sirop ferreux : fièvre forte ; pouls très-fréquent et serré ; bouche sèche ; langue et muqueuse buccale rouges; oppression ; toux vive ; crachats purulents, plus abondants le matin. Pendant que je percutais la poitrine , elle rendait un son sourd sous les quatres premières côtes du côté gauche. Dans le bas de ce côté et dans tout le côté droit, le son était clair. Pendant l'auscultation , on distinguait au poumon gauche une bronchophonie diffuse , sensible sous les cinq premières côtes , en avant et sous l'aisselle. Dans le bas de ce poumon et dans tout le droit , le bruit de la respiration n'était pas altéré. Sous la quatrième côte gauche, et vers le milieu de sa longueur, on entendait, pendant la toux , un bruit de gargouillement d'une matière pas très-liquide , un râle muqueux ; elle avait une chaleur et une douleur passagère au ventre, avec une ou deux selles liquides dans le jour. Les forces et l'embonpoint n'avaient pas totalement cessé ; elle se levait dans le jour. Elle prit le Sirop seul le premier jour, dix novembre , à la dose d'une cuillerée, en deux fois ; le second jour, deux cuillerées ; le quatrième jour , trois cuillerées , qu'elle prenait , à doses fractionnées, dans le courant des vingt-quatre heures. Après dix ou douze jours de son usage , les forces se relevèrent un peu; l'appétit revint ; la diarrhée cessa; les fonctions alvines s'exécutèrent mieux. Dans les premiers jours de décembre, la fièvre , l'oppression, la toux et l'expectoration diminuèrent. Cette dernière disparut du vingt au vingt-cinq décembre. Vers le quinze janvier la fièvre s'éteignit ; la toux et l'oppression persistèrent encore pendant quelque temps ; puis la santé se rétablit complètement. L'embonpoint, les forces, la fraîcheur, et bientôt après l'apparition des menstrues, vinrent confirmer sa parfaite guérison.

Cette demoiselle, bien conformée, éprouvait à des époques presque régulières, un molimen menstruel bien prononcé, suivi seulement d'un léger écoulement blanc et pendant lequel la santé paraissait fort bonne; mais les chagrins dérangèrent les fonctions; le molimen menstruel ne reparut plus; les poumons s'affectèrent; quelques tubercules s'ulcérèrent. Le Sirop releva les forces; donna de l'appétit; fit cesser successivement la diarrhée, l'expectoration, la fièvre, l'oppression, la toux, malgré la disposition que cette fille avait pour cette maladie, comme le faisait penser la mort de ses deux sœurs aînées, victimes de phthisies pulmonaires, qui s'étaient développées absolument avec les mêmes symptômes, à l'âge de dix-sept à dix-huit ans.

Observation XXV. — Mlle R..., de Meursac, canton de Saujon, âgée de quinze ans, d'une constitution délicate, blonde foncée, née de parents bien portants, éprouvait, depuis six mois, une toux avec expectoration de mucosités épaisses. A quinze ans et demi, le sept mars, elle ressentit des coliques, une sensation de tortillement dans les seins légèrement tuméfiés, et vit paraître un léger écoulement blanc qui dura six jours, disparut et revint avec les mêmes phénomènes les six avril et trois mai. Après et pendant ces trois apparences du molimen menstruel, la toux augmenta beaucoup. Le trente mai, en traversant un ruisseau, elle tomba dans l'eau jusqu'au genou : le mouvement menstruel ne revint plus. Dans le courant de juin, la toux augmenta; la jeune personne perdit de son appétit, de sa fraîcheur, de sa gaîté. Vers le quinze de juillet, le pouls avait plus de fréquence et de roideur; elle avait des frissons passagers, de la fièvre, de l'oppression; la toux était plus sèche, l'expectoration moins abondante et plus claire. Tous ces accidents augmentèrent graduellement, et l'expectoration devint purulente le dix-sept août. La toux alors perdit de son acuité tout en conservant sa fréquence ; l'expectoration était plus facile. Le vingt-trois août je fus consulté par M. Coulon, son médecin ordinaire. Je la trouvai dans l'état suivant : fièvre forte redoublant sur les dix heures du matin et le soir ; pouls très-fréquent et petit ; sueurs abondantes la nuit ; langue légèrement rouge dans toute son étendue ; peu de soif dans le jour, un peu plus prononcée la nuit ; dyspnée plus forte par moments ; décubitus sur le dos et la tête élevée ; expectoration purulente, abondante le matin et d'un jaune verdâtre ; deux ou trois selles très-liquides de deux jours l'un. Le thorax sonore dans toute son étendue rendait un son plus sourd jusqu'au mamelon droit et sous les trois premières côtes gauches. Le bruit respiratoire, faible au sommet de la poitrine, s'entendait bien sur tout le reste du thorax. Après avoir placé le stéthoscope sur la troisième côte gauche en avant et dans le creux de l'aisselle, on entendait la toux et la respiration caverneuse, et la pectoriloquie imparfaite.

Nous prescrivîmes le Sirop ferreux à la dose d'une cuillerée le premier jour et de deux cuillerées les jours suivants ; le premier et le deuxième jour seul, uni à l'eau gommée pour les jours suivants. Pendant les huit ou dix premiers jours, la malade ne sentit aucune différence ; mais bientôt la diarrhée cessa ; l'appétit revint un peu. Le vingt septembre, la fièvre, l'oppression, la toux et l'expectoration avaient diminué. Le vingt-cinq, les crachats n'étaient plus que muqueux. Le quinze octobre, la fièvre avait cessé ; la toux et la dyspnée étaient moindres et continuèrent en diminuant jusqu'au dix-sept novembre. Depuis lors la santé s'affermit ; tout le corps se fortifia et les règles parurent le deux janvier. Le Sirop fut continué jusqu'à cette époque : ensuite la malade le suspendit pendant deux mois, et durant une année, le reprit tous les deux mois, chaque fois quinze jours consécutifs. Cette manière d'administrer le Sirop me paraît la plus convenable, et s'oppose constamment aux récidives de la maladie.

Cette jeune personne, atteinte d'abord d'un catarrhe pulmonaire, pendant lequel le molimen menstruel se montre trois fois, tombe dans l'eau vers l'époque où devait paraître le quatrième retour de l'orgasme menstruel : il ne reparaît pas, ainsi que l'écoulement blanc. Les fonctions s'altèrent; la toux augmente; les poumons irrités d'avance s'affectent très-promptement, et l'expectoration de pus devient abondante. Pendant les dix premiers jours du traitement la malade n'observe aucun changement; mais ensuite, la diarrhée d'abord, puis les autres accidents diminuèrent graduellement, cessèrent, et surprirent beaucoup deux médecins fort instruits et très-bons praticiens, à qui j'avais montré plusieurs fois la malade.

Observation XXVI.—Mlle B..., de Thézac, canton de Gemozac, brune, forte, très-sanguine, d'une taille moyenne, est née d'une mère bien constituée. Le père, quoique vigoureux, avait eu les scrofules dans son enfance. A l'âge de seize ans, cette jeune personne, dont la poitrine est large et bombée, les chairs fermes et les articulations moyennes, éprouve des coliques, des borborygmes, de la douleur à l'hypogastre, une douleur excessive dans les membres inférieurs, et un léger écoulement blanc. Un saignement au nez abondant dissipe ces phénomènes, qui se montrent de nouveau vingt-huit jours après, et se terminent encore par un saignement au nez. Au troisième retour de cette hémorragie, des personnes effrayées de l'abondance du sang perdu lui jettent des clefs dans le dos et de l'eau froide à la figure. Les phénomènes que je viens d'indiquer ne se présentèrent plus ; mais les deux mois suivants cette fille devint lourde, faible, plus lente, moins gaie ; elle perdit de sa fraîcheur et son embonpoint ; les seins se ramollirent et s'affaissèrent ; la tête était douloureuse avec somnolence. Le soir, après le coucher du soleil, elle distinguait à peine les objets, même pendant un beau clair de lune. Les articulations fémorotibiales et tibiotarsiennes s'engorgèrent ; les mouvements devinrent difficiles et firent sentir une douleur sourde. Vingt sangsues appliquées sur les quatre articulation firent disparaître le gonflement et la douleur ; la vue se rétablit. Quinze jours après, les articulations huméro-cubitales et radiocarpiennes s'engorgèrent de la même manière. Quinze sangsues mises sur ces articulations les firent désenfler. Des douleurs vagues sur la poitrine se firent sentir ensuite, et furent accompagnées du gonflement des glandes sous-axillaires. Des bains généraux tièdes, des cataplasmes sinapisés aux cuisses, suivis d'une application de quelques sangsues à la vulve, semblèrent améliorer son état : mais le six février, une fièvre lente, que l'on crut causée par l'irritation des articulations, se fit sentir, et persista malgré de nouvelles applications de sangsues, et l'emploi des émollients. La tuméfaction des articulations, les douleurs vagues à la poitrine passèrent ; la fièvre augmenta ; la langue rougit ; la gorge s'irrita ; la respiration devint plus gênée. Le quatre avril, une toux vive le soir se fit entendre et s'accompagna d'expectoration rare et muqueuse ; la fièvre, la dyspnée et la toux augmentèrent ; le ventre était douloureux et ballonné ; les selles étaient de temps en temps liquides. Le vingt-et-un avril, les crachats étaient purulents. Le vingt-huit avril, son médecin, M. Botton, me fit appeler en consultation ; nous trouvâmes la malade dans l'état suivant : douleurs aux membres ; fièvre forte, surtout le soir et la nuit ; toux vive plus fréquente et plus sèche le soir , plus grasse et suivie de crachats purulents le matin ; langue rouge dans toute son étendue ; soif très-sensible la nuit et peu le jour ; irritation au larynx ; la poitrine très-sonore vers sa base, avait un son plus sourd au sommet , surtout à droite ; le côté droit était douloureux au-dessus de la mamelle ; la respiration était précipitée ; en l'auscultant, on trouvait que le bruit respiratoire était altéré vers son sommet, plus particulièrement du côté droit, mais on l'entendait bien sur les trois quarts inférieurs du thorax. En posant le stéthoscope sur les troisième et quatrième côtes près du bord du grand pectoral , on entendait pendant la toux un bruit de gargouillement d'une matière liquide, un râle muqueux, une bronchophonie diffuse ; l'épigastre était très-sensible , et le ventre douloureux avec diarrhée. Nous prescrivîmes le Sirop ferreux , à la dose d'une cuillerée étendue dans quatre cuillerées d'eau gommée. Le lendemain nous doublâmes la dose de Sirop ; elle fut élevée à trois cuillerées les jours suivants. Le dixième jour , la toux , la fièvre et l'expectoration étaient les mêmes ; mais l'épigastre était moins douloureux ; le ventre souple et sans douleur, n'avait plus de diarrhée. Le vingt-cinq de mai , la fièvre et l'expectoration avaient diminué. Le quinze de juin , les crachats n'étaient plus purulents ; la fièvre avait cessé ; la dyspnée était légère, mais elle persista de même que la toux jusque dans les premiers jours de juillet. Depuis lors la santé s'affermit ; les forces, l'embonpoint revinrent , et le vingt-huit septembre, les règles parurent en quantité convenable. Depuis cette époque, les règles ont paru régulièrement, ce qui n'empêche pas le saignement au nez d'avoir lieu chaque fois qu'elle s'échauffe.

Cette malade, fille d'un scrofuleux, éprouve, à seize ans, des redoublements du molimen menstruel qui se terminent par des épistaxis. A la troisième reprise, on arrête cette hémorragie; le molimen ne reparaît plus; la santé de cette fille s'altère; sa vue s'affaiblit; des articulations se tuméfient, leur gonflement diminue; les glandes axillaires s'engorgent, et la phthisie se déclare. Pendant l'emploi du Sirop, la diarrhée et la douleur abdominale diminuent; le pus disparaît des crachats; la fièvre passe; la toux et la dyspnée sont plus lentes à passer; ce qui fait penser que les tubercules furent plus longtemps à se terminer par résolution, si toutefois, dans certains cas, les tubercules ne restent pas dans un état d'inaction pendant le reste de la vie, et prêts à se ranimer sous l'influence d'une nouvelle cause, et surtout au tour d'âge. Cependant j'ai plusieurs observations qui prouvent que dans la jeunesse et dans ce cas surtout, les tubercules disparaissent complètement.

OBSERVATION XXVII.—Mlle Raudet, demeurant à Rétaud, canton de Gemozac, âgée de seize ans, grande, bien proportionnée, à la poitrine large, bien effacée, les seins saillants, les membres assez charnus et mous. Elle est fille d'un père très-fort et d'une mère de constitution passable. L'un et l'autre ne portent aucune trace de scrofules. Cette fille éprouve, à la fin de mai, des coliques, des pesanteurs et de la chaleur dans les reins; les seins s'engorgent; les nerfs s'agitent; il paraît un écoulement blanc violacé, avec gonflement, chaleur et cuissons à la vulve. Ces phénomènes disparaissent après cinq ou six jours de durée; reviennent sept semaines plus tard et se terminent par un saignement au nez qui, quoique modéré, fut arrêté par de l'eau que l'on jeta sur la figure de la malade et qui ruissela jusque sur sa poitrine. Quelques jours après, elle était plus faible, plus lourde, plus triste, plus impatiente, avec des douleurs erratiques aux tempes et dans diverses parties du corps; mais bientôt le bout et les ailes du nez gonflèrent, devinrent

tendus, luisants, sans beaucoup de douleur ; les conjonctives des deux yeux présentèrent de petits boutons ulcérants;
les glandes sous-maxillaires s'engorgèrent. (Huile de foie de
morue, pommade avec l'hydriodate de potasse en frictions
sur les glandes engorgées). La maladie continua lentement
sa marche pendant trois mois; les glandes sous-maxillaires
fondirent, s'ulcérèrent, le paquet des glandes environnant
le foyer diminua beaucoup ; l'ulcère parut se cicatriser ;
mais bientôt la malade eut de la dyspnée et une toux sèche
avec un peu de fièvre le soir. Quelques jours après, à la
suite d'une quinte de toux, elle cracha du sang très-rouge
et bouillonnant, pendant plusieurs heures. La toux et
les autres accidents indiqués ci-dessus augmentèrent. Dix-
sept jours plus tard, elle expectora le matin seulement
quelques crachats purulents. Quatre jours après, je fus
consulté. Son médecin, M. Botton et moi nous vîmes que
les crachats gardés du matin contenaient du pus. La langue
était peu rouge, la soif légère, la respiration courte et
râleuse, la toux fréquente le soir et la nuit, la peau sudorale
au front, au cou et sur la poitrine ; peu d'appétit ; ventre
sans douleur, selles naturelles ; fièvre forte augmentant le
matin à onze heures et le soir sur les dix heures. Sous la
percussion la poitrine rendait un son sourd depuis la clavicule droite jusqu'au-dessous de la quatrième côte. Il était
clair partout ailleurs. Le bruit respiratoire, fort altéré sous
les quatre premières côtes droites, paraissait à l'état normal
dans tout le reste de la poitrine. Le stéthoscope posé sur la
troisième côte droite et sur l'espace intercostal suivant, en
avant et sous le creux de l'aisselle, laissait entendre, pendant la toux, un bruit de gargouillement d'une matière
liquide, une bronchophonie diffuse, une respiration
caverneuse.

Le premier juillet, nous prescrivîmes le Sirop ferreux,

à la quantité de deux cuillerées par jour , que l'on porta successivement à celle de quatre le dixième jour, et toujours à doses fractionnées. La maladie parut rester stationnaire jusqu'au vingt-cinq ou vingt-six juillet, mais ensuite les accidents diminuèrent, d'abord lentement, puis rapidement. Les conjonctives, les glandes sous-maxillaires, se dégorgèrent ; la cicatrice marcha rapidement ; la fièvre , la toux et l'expectoration diminuèrent; les sueurs disparurent; les forces se relevèrent ; la toux , la fièvre et les crachats finirent, peu à peu, du vingt au trente août. Le quinze octobre, l'ulcère du cou était cicatrisé ; les glandes avaient disparu ; les yeux étaient sans rougeur ; le nez avait repris sa forme, et les règles parurent un mois après. Depuis cinq ans cette demoiselle a pris beaucoup de force , de fraîcheur , et les menstrues ont toujours coulé régulièrement. Chez cette malade un molimem menstruel imparfait a lieu; l'épistaxis, qui paraît être une évacuation supplémentaire , est imprudemment arrêté : alors la santé s'altère ; de l'affaissement , des impatiences , des coliques se font sentir , et sont remplacés par l'apparition et le développement des scrofules à la figure, au cou. Ces engorgements paraissent diminuer par la suppuration; mais bientôt la poitrine devient le centre fluxionnaire, et la phthisie se déclare. L'huile de foie de morue et les préparations d'iode , employées régulièrement pendant trois mois, n'amendèrent pas la maladie, parce qu'elles n'attaquèrent que l'effet et non pas la cause. Le Sirop , en faisant cesser la cause, guérit rapidement. Dans tous les cas de phthisie que je viens de citer, le dérangement ou l'arrêt du molimen menstruel s'opère à la suite d'accidents arrivés dans un état de santé ; c'est seulement après que les fonctions s'altèrent, et plus tard, que la phthisie paraît : ainsi c'est bien au trouble de la puberté qu'est due cette maladie. Elle n'est pas la cause de cet arrêt , comme il arrive dans les phthisies d'un autre genre, et encore dans ce cas les règles ne se suppriment que quand les phthisies sont fort avancées.

Je pourrais citer un certain nombre d'autres faits où la phthisie n'était pas aussi bien caractérisée. La crainte d'allonger cet ouvrage, et d'inspirer au lecteur des doutes sur l'existence de la phthisie dans des observations moins caractérisées, m'engagent à ne pas en parler ici. Si ces faits suffisent pour fixer l'attention des observateurs, et les engager à faire de nouvelles recherches, j'aurai pleinement atteint le but que je me propose.

CHAPITRE II.

Des moyens à prendre pour prévenir ou guérir les maladies produites par le dérangement ou l'imparfait accomplissement de la puberté.

40.—Les soins à donner aux filles pendant que la puberté s'établit, sont une des tâches les plus difficiles et les plus délicates que les mères aient à remplir. Il est important de surveiller fort attentivement tout ce qui se passe chez ces jeunes personnes pendant cette révolution. Il faut beaucoup d'attention et de patience pour bien connaître leur état, vu la difficulté qu'elles ont à s'en rendre compte, et la répugnance qu'elles éprouvent à en parler.

41.—Quand la puberté s'établit convenablement, la jeune personne acquiert toute la taille, la force, la grâce, l'intelligence et la perfection de caractère que la nature lui avait dévolu. Mais si la puberté s'exécute mal, ou n'arrive pas à son but, la pauvre fille, loin d'acquérir de la grâce et de la taille, se contourne, se flétrit, et languit souvent toute la vie; triste et mélancolique, elle sent douloureusement tout ce qu'elle éprouve ; son caractère , aigri par les souffrances et les déceptions de l'amour-propre, devient désagréable pour les personnes qui l'entourent. Ce moment, le plus important pour les jeunes filles, exige d'autant plus toute la sollicitude des mères. qu'elles peuvent le plus souvent les soustraire aux tristes effets d'une mauvaise puberté, et les diriger de manière à conserver la force, la fraîcheur, les charmes de l'esprit et du corps , en suivant les préceptes que je vais indiquer.

42. — Ces soins doivent s'étendre au physique et au moral : pour le moral , il faut qu'elles surveillent avec indulgence , et sans cesse, les nouvelles sensations , les nouvelles idées et les nouveaux penchants de leurs jeunes filles, si faciles à s'émouvoir , à cet âge où tout est espérance et illusions; pour mieux en juger revenir souvent sur leur première jeunesse. Il faut, sans avoir l'air de les pénétrer, ni de trop les blâmer, capter leur confiance, devenir leurs amies , leurs confidentes ; sentir avec elles ce qu'elles éprouvent ; saisir toutes les occasions favorables de leur citer, dans les conversations familières et amicales , des exemples qui puissent les faire réfléchir et les mettre en garde contre les suites et les effets des idées auxquelles leur imagination s'abandonne, et donner ainsi une bonne direction à tout ce qui germe dans leur esprit : ce que l'on n'obtient jamais par les conseils secs et la sévérité. L'expérience acquise par ce qu'elles ont vu ou senti, peut seule agir fortement sur elles. En soignant ainsi le moral, on prépare leur bonheur, et l'on préserve le physique de toutes les secousses que les passions exaltées ou déréglées lui donnent.

43. — Quand la fraîcheur de la peau , le brillant des cheveux , la couleur rose des lèvres , le développement et la fermeté des chairs , la bonne exécution des fonctions, indiquent que la fille est en bonne santé, et que la nature n'est

entravée par rien dans sa marche vers la puberté ; tout se borne aux soins d'hygiène que je vais indiquer : Faire un exercice modéré dans un air pur ; varier un peu les travaux de l'esprit et du corps ; éviter les longues contentions de l'esprit, les secousses morales fortes, les contrariétés, la tristesse, les longues veilles souvent répétées, les privations, la position très-longtemps assise, le séjour dans un endroit humide, de toucher de l'eau froide, d'avoir froid aux pieds, de se refroidir quand le corps est échauffé ; il faut des vêtements chauds, de la distraction, suivre son régime habituel, en surveillant ce qui se passe, sans s'en laisser imposer par les agitations qui tiennent au développement régulier de la puberté.

44. — Quand les symptômes nerveux sont légers, la jeune fille doit se préserver de toutes les causes pouvant agiter les nerfs et gêner le travail qui s'opère. Quand ils sont violents, ils indiquent que tous les organes, et plus particulièrement l'utérus, sont dans un état d'excitation qui ne leur permet pas de bien exécuter leurs fonctions. Il faut alors les calmer, surtout la matrice, à l'aide des antispasmodiques appropriés à cet état, et plus particulièrement choisis dans ceux que je vais indiquer.

45. — En première ligne, je range les opiacés. Quand la jeune personne est faible, délicate, qu'elle a la fibre lâche et ne présente aucun éréthisme inflammatoire, je donne le laudanum à la dose de quatre ou huit gouttes sur du sucre. Dans un liquide aqueux, il perd assez promptement une partie de ses propriétés, se décompose et se précipite. Quand elle est forte, qu'elle a la fibre ferme, et que tout chez elle annonce beaucoup d'énergie, je prescris de préférence l'extrait aqueux d'opium, soit à l'état sec, soit en solution, à la dose d'un à trois centigrammes. *

* Ces deux préparations jouissent de propriétés différentes.

7

La malade peut répéter ces doses deux fois dans les vingt-quatre heures. On donne aussi des infusions de fleur de safran à la dose d'un à quatre grammes dans deux cents grammes d'eau, que l'on prend dans les vingt-quatre heures; des décoctions de feuilles de laitue, de fleurs d'oranger, de fleurs de tilleul, de feuilles d'armoise, dont la malade peut boire une tasse, deux ou trois fois par jour; le sirop diacode, à la dose de huit à douze grammes mis avec deux grammes de sirop d'éther, qui doivent être pris en deux ou plusieurs fois dans les vingt-quatre heures; un amandé fait dans les proportions suivantes : eau, un litre; laitue, une poignée; faites bouillir, passez et ajoutez gomme arabique, douze grammes; amandes douces bien pilées, vingt-quatre, et du sucre; passez encore et ajoutez sirop diacode, huit grammes; amandé que l'on continue pendant un certain temps, et dont on peut augmenter ou diminuer la quantité de sirop diacode, suivant que les nerfs sont plus ou moins agités. On n'y met pas de sirop diacode, quand on fait prendre séparément de ce sirop ou d'autres préparations d'opium.

46.—Quand il existe en même temps de l'irritation, soit aux muqueuses intestinales, soit à l'utérus, à la vessie, au vagin, etc., je prescris aussi des bouillons de veau avec de la

Le laudanum tout en calmant les nerfs augmente momentanément l'activité de tout l'organisme et des organes génitaux; il jouit de la propriété aphrodisiaque que possède l'opium, surtout dans les pays où il végète,

L'extrait aqueux ne stimule ni les organes génitaux, ni l'organisme en général; il jette de suite dans l'affaissement sans le faire précéder d'aucune excitation.

Il stimule peu l'estomac, diminue promptement la force contractile des intestins, produit vite la constipation et le ballonnement du ventre.

Le laudanum irrite plus le tube intestinal, diminue moins vite sa contractilité, et laisse plus facilement partir les gaz. J'ai souvent observé ces effets sur moi et sur divers hommes et femmes qui pouvaient rendre un compte exact de ce qui se passait chez eux.

laitue, des bains de siége, des lavements avec les décoctions de mauves, de graines de lin, un régime adoucissant. Quand la jeune personne a des coliques qui ne sont pas calmées par les linges très-chauds appliqués sur le ventre, par les opiacés seuls ou unis à l'éther, l'eau de laitue, de pourpier, etc., elle doit prendre de l'acétate d'ammoniaque liquide, à la dose de dix à trente gouttes que l'on met dans un demi-verre d'eau sucrée, qu'elle avale pendant qu'elle souffre, dose qu'elle peut récidiver deux ou trois fois dans les vingt-quatre heures. Si les accidents nerveux sont accompagnés de roideur, de crampes, de tremblements, de tension dans les membres, de tiraillements à la vulve, dans les aines, dans les reins, de spasme à la gorge, à la poitrine, ou dans le ventre, je prescris des bains de siége tièdes ou des bains généraux, des bains de vapeur dirigés sur le bassin et les cuisses, ainsi que les moyens calmants indiqués plus haut.

47. — Quand la figure est rouge, la tête lourde et les veines gorgées, qu'il y a de la pesanteur et de la chaleur au vagin, à la vulve, dans les reins, les cuisses, que le ventre est chaud et douloureux, surtout à l'hypogastre, il est utile de placer des sangsues à la vulve, ou en dedans des cuisses : on en proportionnera le nombre à la force du sujet.

48. — Mais si les veines sont gorgées, la respiration gênée, la tête lourde et embarrassée, les muqueuses et la peau rouges et injectées, sans agitations nerveuses et sans irritations à l'utérus, cet organe ne paraît pas être assez excité pour exécuter l'évacuation menstruelle, il faut faire prendre des bains de pieds sinapisés, placer en dedans des cuisses, et le plus haut possible, des cataplasmes poudrés avec de la farine de moutarde. On doit les laisser en place durant une heure, et les renouveler pendant plusieurs jours consécutifs, en les changeant chaque fois de lieu. Quand

ces moyens sont insuffisants, on fait, à la vulve, une application de sangsues, proportionnée à la force du sujet. On ne doit les renouveler que quand les accidents se présentent de nouveau. Il faut toujours éviter les grandes évacuations sanguines par les sangsues, et plus souvent encore par les saignées, qui, bien souvent, nuisent au développement de la puberté.

49. — Quand la malade sent de la douleur et de la chaleur à l'hypogastre, dans les reins, les aines, de l'irritation au vagin, à la vulve, avec ou sans écoulement blanc, jaune, verdâtre, etc., il faut des bains de siége, des lotions et des injections avec de l'eau de mauve et de ciguë, et recourir de suite aux sangsues à la vulve, sans placer la moutarde qui tend à gorger ces parties. Mais il faut toujours bien observer que les premières éruptions menstruelles sont souvent précédées ou accompagnées d'une irritation ou d'un trouble nerveux qu'il faut respecter.

Les fleurs blanches qui se montrent dès les prodromes de la puberté méritent beaucoup d'attention, pour les empêcher de continuer après son accomplissement. Lorsqu'elles coulent en petite quantité, qu'elles ne paraissent que parfois et à des distances éloignées ou rapprochées, elles sont le résultat d'un travail de l'utérus, se préparant à la menstruation. Quand la marche de ce travail est régulière, on ne doit y rien faire, dans la crainte de nuire aux efforts que cet organe fait pour arriver à son but. Si la leucorrhée augmente ou se prolonge, que l'écoulement tache le linge en jaune verdâtre, que la malade, bien portante d'ailleurs, éprouve à la vulve, au vagin, à l'hypogastre, dans les reins et les aines, de la chaleur vive et de la pesanteur, il y a beaucoup d'irritation qu'il faut diminuer, et dans ce but employer les bains de siége faits avec de l'eau de mauve ; bains que l'on répète et que l'on prolonge d'autant plus que la maladie est plus forte ; placer à l'hypogastre et au périnée des cataplasmes faits avec la farine de lin ; se laver souvent avec de l'eau tiède, et si la douleur est vive, faire deux ou trois fois par jour des injections avec la décoction de feuille de ciguë et de têtes de pavots, suivant cette formule : dans un litre d'eau, mettez une poignée de feuilles de ciguë, deux têtes de pavots cassées et dont on a enlevé la graine ; faites bouillir pendant demi-heure, passez et dissolvez-y quatre grammes de gomme adragant. Quand la douleur est très-vive et qu'il y a des accidents nerveux, j'y fais ajouter de deux à dix centigrammes d'extrait aqueux d'opium. Si l'on observe par intervalles quelques-uns des symptômes accompagnant ordinairement le molimen menstruel, et mieux encore, si l'on remarque que l'exacerbation de l'irritation coïncide avec l'effort encore impuissant pour faire couler les menstrues, il faut appliquer, à la vulve, des sangsues dont le nombre, sans être grand, doit être proportionné à la force de la malade. J'ai vu souvent cette application suivie de l'apparition du sang menstruel et de la cessation, ou de la diminution des fleurs blanches.

Quand la puberté est complète, si la leucorrhée continue avec de l'irritation, il faut continuer les bains tièdes, les injections, les lavements émollients, les boissons adoucissantes. Si, l'irritation passée, l'écoulement continue liquide et sans tacher le linge, la muqueuse vaginale est relâchée et nécessite l'emploi du Sirop de protoxide de fer ; si la puberté s'opère difficilement et lentement, si la fille est faible, languissante ; qu'elle n'éprouve ni chaleur locale, ni douleur dans les reins ; que l'écoulement empèse le linge, sans lui donner de couleur ; s'il y a mollesse des chairs, pâleur de la peau, langueurs d'estomac, sans rougeur à la langue, sans une forte altération, ni diarrhée, il est utile d'employer les toniques et surtout le Sirop de protoxide de fer, le meilleur tonique dans ce cas : il fortifie et favorise le travail de la puberté.

50. — Quand, avec ou sans accidents nerveux, il paraît des fluxions qui se portent tout-à-coup sur un organe essentiel, il faut se hâter de rappeler le sang vers l'utérus en plaçant, à la partie interne des cuisses et le plus haut possible, des cataplasmes faits avec la mie de pain et le vinaigre. On peut les poudrer très-légèrement avec la farine de moutarde et les laisser en place une ou deux heures au plus. Il faut les renouveler une ou deux fois par jour, en les changeant à chaque fois de place : ce qui ne doit pas empêcher de traiter la maladie de l'organe affecté par tous les moyens indiqués contre elle.

51.—Mais quand le mouvement fluxionnaire se dirige lentement et depuis longtemps sur la partie malade, la maladie n'est pas aussi facile à saisir parmi le trouble qui s'est établi dans l'économie et qui paraît dépendre, non seulement de l'organe affecté, mais aussi d'un défaut d'action des organes génitaux, ou d'une modification de leur sensibilité. On doit alors, tout en traitant la maladie chronique par les moyens convenables, faire cesser la cause en ramenant l'utérus à son état normal. Après avoir obtenu ce dernier résultat, les accidents cessent, si déjà l'organe n'est pas profondément affecté. Si le mal est à la peau, ou dans quelques parties où il puisse rester longtemps sans menacer l'existence, il faut le négliger, et surtout éviter les moyens répercussifs ; qui peuvent le faire porter sur une partie plus utile à la vie. Il cessera de lui-même aussitôt que la menstruation sera bien établie.

52. — Dans tous les cas où le molimen menstruel est remplacé par un mouvement fluxionnaire dirigé sur l'un des viscères, soit que la matrice manque d'action, de sti-

mulant, ou que sa sensibilité soit vicieusement affectée, il faut employer le fer. L'expérience a prouvé que ce métal fortifie toute l'économie et ramène l'utérus à son état normal. Quand la puberté se trouve enrayée par la faiblesse générale et par celle des organes génitaux, le fer seul peut relever les forces de tout l'organisme, au point de pouvoir opérer l'évacuation menstruelle.

55. — Quand les scrofules paraissent pendant ou avant le travail de la puberté ; qu'elles soient le résultat de ce travail, ou qu'elles en soient indépendantes, il faut se hâter de les attaquer par le fer pris à l'intérieur. Cette maladie retarde ou dérange ce travail. Les obstacles qu'éprouve ce dernier favorisent l'accroissement des scrofules, font naître des tubercules dans les poumons, et ces deux maladies s'entretiennent et s'augmentent ainsi mutuellement. Il faut que ce médicament soit continué à doses assez élevées pendant au moins six ou huit mois. Ici le Sirop de protoxide de fer jouit d'une immense supériorité sur les autres préparations ferrugineuses, par son action plus sûre, et parce qu'il n'irrite jamais l'estomac ni les autres organes : ce que font presque toujours les sels de fer. L'iode et ses préparations, que l'on emploie contre les scrofules, ne conviennent pas dans ce cas. Ce métal diminue l'action de la matrice et flétrit les mamelles, et si des praticiens très-distingués en ont obtenu de bons effets dans quelques aménorrhées ou dysménorrhées, c'est sans doute comme sédatif de l'utérus. MM. Lacunec, Récamier et Flandrin ont bien observé que l'iode et ses composés favorisent le développement des tubercules et de la phthisie.

54. — Dans le rachitis ou les déviations de la taille, si communes chez ces filles, le fer, et surtout le Sirop ferreux, est le seul moyen dont l'expérience ait constaté les bons effets. Il fait constamment cesser les progrès de la gibbosité

dans l'espace d'un à trois mois, et finit même souvent par détruire la difformité, quand elle est récente. (Voir l'article rachitis). Pendant son emploi, l'économie, en prenant plus d'énergie, résiste et repousse le principe délétère qui gêne son action et produit les résultats morbides dont nous venons de parler. Ce Sirop obtient également un constant succès contre les engorgements abdominaux, les hydropisies par faiblesse, et les odèmes qu'éprouvent ces filles.

Quand le travail de la puberté s'opère bien, il faut éviter la suppression du léger écoulement blanc et sans douleur qui précède et suit les menstrues.

55. — Si ces fleurs blanches sont accompagnées de chaleurs, de cuissons au vagin, de gonflement à la vulve, d'envies fréquentes d'uriner, de pesanteurs et de douleurs aux cuisses, aux aines, au périnée, aux reins, au bas-ventre, il faut que les malades boivent une tisane faite avec de l'orge perlé, du chiendent, et de la doucette velue; qu'elles suivent un régime sévère, s'abstiennent de vin, de liqueurs, de café, etc.; qu'elles prennent des bouillons rafraîchissants, des bains de siége une ou deux fois par jour, et si l'irritation est trop vive, il faut placer des sangsues à la vulve, et faire des injections avec une décoction de tête de pavot, à la dose d'une ou deux têtes pour cinq cents grammes d'eau, dans laquelle on fera fondre quatre grammes de gomme adragant.

Pour traiter la leucorrhée sans douleur, et qui paraît tenir à la faiblesse de la matrice et du vagin, il est dange-reux de recourir aux astringents. On ne doit employer que les fortifiants, au premier rang desquels est le Sirop ferreux que l'on prend comme je l'indiquerai dans son article.

56. — La phthisie qui sévit au moment de la puberté, paraît être déterminée plus particulièrement par les causes suivantes : 1° par une irritation ancienne, faible ou forte

et souvent inaperçue, siégeant sur les poumons, et attirant sur ces organes le mouvement fluxionnaire qui devait se diriger sur l'utérus ; 2° le développement des scrofules et leur extension dans les poumons, où elles s'établissent sous forme de tubercules ; 3° le défaut de sensibilité ou de force de l'utérus, qui n'étant pas en position d'exécuter l'évacuation menstruelle, résultat du molimen surexcité dans tout l'organisme par l'action des ovaires, obligent ce molimen à se diriger sur les poumons ; 4° l'excessive irritabilité de l'utérus ou la modification particulière de la sensibilité, laquelle en agissant sympathiquement sur les poumons, y provoque la naissance des tubercules, ou bien hâte leur fonte, si déjà ils étaient formés et restaient stationnaires, (voir les faits à l'appui de cette opinion à l'article phthisie, produite par la chlorose); 5° la langueur de toute l'économie pendant laquelle tous les organes exécutant mal leurs fonctions, sont disposés à s'engorger et par suite à se désorganiser. Dans le premier cas, il faut faire cesser cette cause de déviations en appliquant des vésicatoires aux cuisses, dans l'intention de déplacer le centre fluxionnaire et de le ramener à l'utérus ; faire prendre à la malade des boissons gommeuses; appliquer plusieurs fois, et à quelques jours d'intervalle, deux ou trois sangsues à la vulve, et diriger après ou avant, sur cette partie, des bains de vapeur faits avec la décoction d'armoise, de fleurs de safran, de matricaire, d'absynthe, de rhue ; faire boire soir et matin une tasse d'infusion d'armoise et de fleurs de safran, et de lui faire avaler, matin et soir, une pilule, selon cette prescription : aloès, deux grammes; myrrhe, deux grammes ; essence de sabine, douze gouttes ; essence de rhue, seize gouttes, faites dix-huit pilules. Ainsi, aux approches de la puberté, il est très-utile d'examiner l'état de la poitrine des jeunes filles, et de faire cesser les légères maladies qui s'y présentent. Quand la malade languit par la faiblesse de la constitution, il faut la fortifier à l'aide des préparations de fer, qui certainement sont les meilleurs toniques ; je dirai même les seuls dont l'action persiste, et ceux qui paraissent les plus convenables à l'état de ces jeunes filles. En les fortifiant, on favorise le développement de la puberté, l'on rétablit l'équilibre général, et l'on arrête ainsi la désorganisation des poumons et celle des autres organes.

57. — Quand la matrice seule paraît inactive, dans ce redoublement d'action de l'économie provoquée par l'animation des ovaires, il est très-utile de l'exciter à l'aide des moyens indiqués plus haut.

Si la phthisie tient à l'extension des scrofules se montrant d'abord à l'extérieur ; c'est contre ces dernières que doit être dirigé le principal traitement. Le Sirop ferreux n'irritant pas les poumons, est la seule préparation ferreuse qui puisse convenir dans ces deux cas.

Quand la surexcitation de l'utérus produit la phthisie , tout en combattant la phlegmasie pulmonaire avec tous les moyens possibles , il faut diminuer l'éréthisme de l'utérus , à l'aide des injections opiacées , des liniments faits avec l'huile d'olive camphrée , des bains de siége , des cataplasmes émollients.

Quand la déviation de la colonne vertébrale en contournant les côtes, rétrécit la poitrine, comprime les poumons et les irrite , il faut s'empresser de traiter le rachitis par le moyen du Sirop ferreux, qui , comme dans tous les autres cas de phthisie où je viens de l'indiquer , réussit parfaitement, quand cette maladie n'est pas trop avancée ; mais quand les tubercules ulcérés et fondus donnent une abondante expectoration de pus , le succès est loin d'être aussi sûr : chez quelques sujets , les ulcères se détergent, se ferment ; chez le plus grand nombre , les forces s'éteignent , avant que le médicament puisse agir. Mais cette maladie peut être prévenue par l'emploi de ce sirop pris dès le début de quelques-uns de ces accidents. Il favorise l'accomplissement de la puberté , empêche le développement des scrofules , les guérit , détruit la disposition qu'elles ont à former des tubercules dans les poumons , et j'ai la conviction qu'il peut empêcher cette maladie chez les sept dixièmes des personnes , qui , sans ce médicament , périraient de phthisie.

58. — Des filles ayant acquis la force , la taille qu'elles doivent avoir , et le développement normal des organes génitaux et accessoires, ne voient point arriver leurs règles. Chez quelques-unes, la santé ne paraît point en souffrir ; elles n'éprouvent ni coliques, ni maux de reins , ni pesanteurs dans les cuisses, dans les jambes, ni maux de tête, ni oppression , et ne sont sujettes à aucun écoulement , ou irritation qui puisse y suppléer. Cet état ne présentant aucune maladie n'exige aucun moyen curatif. A quoi tient cette rétention ? C'est ce qu'il est souvent très-difficile de distinguer , soit que le molimen menstruel ne soit pas mis activité , soit que les organes intérieurs ne soient qu'imparfaitement conformés. Le médecin , après avoir fort attentivement exploré tous les organes et les avoir trouvés à l'état normal, doit rester spectateur attentif de tout ce qui va se passer. Quelques femmes, quoiqu'ayant les seins et la vulve bien développés, manquent d'utérus , comme l'a vu Dupuytren , ou cet organe est trop faible, trop petit, pour exécuter ses fonctions, comme l'ont vu plusieurs observateurs. Ils ont aussi remarqué que quelques-unes d'entre ces dernières éprouvaient à des époques déterminées , des lourdeurs de tête, de l'irritabilité, des coliques, des maux de reins. Chez quelques-unes aussi, l'époque de la ménopause a été marquée par quelques-uns des accidents qui se mon-

trent habituellement à cette époque, comme l'a bien observé M. Brière de Boismont.

Beaucoup de ces filles éprouvent tous les mois, ou à des époques plus ou moins éloignées, des écoulements sanguins par l'anus, les yeux, la bouche, les gencives, le nez, ou de tout autre point, des crachements de sang, des hématémèses, des écoulements muqueux par le nez, des diarrhées, des fleurs blanches, diverses éruptions, des sueurs abondantes, etc. ; écoulements qui suffisent pour que la santé se maintienne, semblent remplacer les règles et peuvent continuer ainsi toute la vie.

Le plus souvent, ces écoulements sont précédés et accompagnés des symptômes du molimen menstruel. Ces cas doivent être considérés comme des déviations de la menstruation, et je renvoie à cet article pour en traiter plus longuement.

59. — Des filles présentant tous les attributs de la puberté, attendent inutilement leurs règles, et ressentent des lourdeurs à la tête, dans les membres, des rougeurs à la figure, de l'assoupissement, du gonflement à l'hypogastre, de la pesanteur dans les lombes, le bassin et les aines, un malaise général, de l'oppression. Ces accidents augmentent pendant quelques jours à certaines époques, et cessent ou diminuent beaucoup pour revenir ensuite. J'ai plus particulièrement observé ce cas chez les filles sanguines. Il m'a paru tenir à la pléthore ou à l'exacerbation d'un molimen menstruel infructueux. Le soulagement que j'ai presque constamment obtenu par des applications de sangsues mises à la vulve, dans le moment où les accidents étaient les plus prononcés, et que j'ai fait répéter à plusieurs époques successives, m'ont confirmé dans mon opinion. Quelques-unes de ces femmes, sensibles, irritables, ont des coliques plus vives, elles ont moins de lourdeur dans le bassin, plus

de tiraillements dans les aines, dans les cuisses, du gonflement au creux de l'estomac, des accidents nerveux à la tête,
à la poitrine, des envies fréquentes d'uriner ou des réten-
tions d'urine, de la tristesse, une exaltation de toutes les
sensations, diverses névroses, etc. Les accidents de ces femmes me paraissent tenir au spasme de l'utérus, cèdent facilement à l'emploi de bains de siége ou généraux tièdes
prolongés, à la suite desquels on fait des frictions à l'intérieur des cuisses ou sur l'hypogastre avec de l'huile
d'olive tiède, seule ou camphrée. Quelques-unes sont trop
faibles ou s'affaiblissent trop pour que la menstruation
puisse s'opérer, ou tombent dans un état de chlorose,
maladie dont je parlerai plus tard. Chez d'autres, cette
faiblesse, après avoir persisté plus ou moins de temps, est
suivie ou bien accompagnée d'une maladie chronique, soit
aux poumons, soit à toute autre partie. Cette nouvelle
affection augmente, et les premiers accidents sont bientôt
masqués par ceux de la seconde maladie, qui marche d'autant plus vite que sa cause est plus active. Il faut se hâter
de ramener le mouvement fluxionnaire à l'utérus, pour
éviter un résultat funeste bien difficile à conjurer.

Quand les filles éprouvent tous les symptômes accompagnant la menstruation, et qu'ils reviennent à des époques
périodiques avec pesanteur et tiraillement au périnée, à
l'hypogastre, à la vulve, sans apparition du sang, il faut
s'assurer si la jeune fille n'est pas imperforée. Ces symptômes peuvent se représenter à des époques régulières, et
pendant bien longtemps sans qu'il en résulte d'accidents
graves. La fille éprouve un sentiment de tension et de
pesanteur au périnée, quelquefois du ténesme, des coliques ; le ventre goufle, et peut donner lieu à des méprises.
Les douleurs abdominales sont plus marquées à chaque
période, et vont successivement en augmentant, à mesure

que les périodes se répètent. Elles sentent de la gêne dans le bassin, de la lourdeur au périnée, en palpant l'hypogastre on y sent une tumeur dure, indolente, ou peu sensible. En examinant la vulve, on la trouve bouchée par la membrane hymen qui, tendue et bombée, présente de la résistance ou de la fluctuation. Cet état peut durer plusieurs années et la tumeur acquérir un volume énorme.

OBSERVATION XXVIII.—La fille C., de Courcoury, grande, forte et sanguine, âgée de vingt-trois ans, éprouvait depuis l'âge de dix-sept ans, des douleurs aux reins, à l'hypogastre, au ventre et à la vulve, revenant à des époques périodiques, et devenues intolérables. Quand je la vis, la vulve était entièrement fermée par une membrane forte qui se confondait avec le périnée ; ils formaient entre eux et les lèvres déployées, une tumeur demi-sphérique, énorme, surpassant beaucoup la tête d'un enfant naissant : la cloison et les lèvres bleuâtres et luisantes étaient tellement tendues que la fluctuation était impossible. Le ventre gonflé présentait une tumeur dure, circonscrite, alongée, sans fluctuation, et remplissant tout le côté gauche du ventre, en s'étendant par dessous les muscles droits de l'abdomen jusqu'au bord externe du muscle situé du côté droit, et jusqu'au bord libre des côtes du côté gauche : le côté droit était mou, et s'affaissait au-dessous de la tumeur, qui ne changeait pas de place quand cette fille se couchait sur l'un ou l'autre côté. Quand elle était couchée sur le dos, ses cuisses fortement écartées ne pouvaient pas être portées en dedans. La membrane hymen très-étendue fut ouverte par une incision de trois centimètres et demi de long, qui se réduisit de moitié aussitôt et après l'évacuation. Il en sortit sept litres d'un liquide rougeâtre, sans odeur, parfaitement uniforme, sans grumeaux, de la consistance et couleur de la lie de vin. L'évacuation finie, la fille n'eut aucune faiblesse. Je palpai le ventre avec soin ; la tumeur avait disparu sans y laisser aucune trace ; je la touchai couchée, je ne pus pas atteindre le museau de tanche : vingt-quatre heures après, je la fis lever, je pressai fortement le ventre du haut en bas, alors j'arrivai jusqu'au museau de tanche, au col et un peu au corps, qui me parurent à l'état normal, et fortement portés à droite ; du côté gauche, je ne trouvai pas le fond des parois supérieures du vagin, qui, s'étendant progressivement, avait fourni l'énorme poche qui contenait tout le sang, comme je m'en assurai en y poussant une sonde de gomme élastique. Cinq jours après, cette fille avait repris ses travaux, sans avoir eu ni fièvre, ni douleur, ni écoulement purulent.

Observation XXIX. — Mlle D... , âgée de seize ans, brune et sanguine, éprouvait, depuis un an, des coliques , des douleurs sourdes au périnée, à l'hypogastre, de la pesanteur, du tiraillement à la vulve, la sensation d'un poids dans cette partie : ces douleurs devinrent assez vives pour la forcer à réclamer les soins d'un médecin. La vulve, écartée, présentait au centre une tumeur arrondie, dure, élastique, légèrement bleuâtre : en ramenant le bassin vers la poitrine, et en comprimant derrière le pubis, on sentait un corps qui se soulevait par la pression exercée sur la tumeur de la vulve. Cette tumeur , incisée dans le sens de celle-ci, fournit un litre et demi d'une matière liquide, brun marron, sans odeur, mêlée de quelques grumeaux noirs. Cette opération ne fut suivie d'aucun écoulement purulent. Les douleurs et le malaise cessèrent de suite. Les règles parurent vingt-six jours après, et coulèrent régulièrement ensuite. On trouve dans les auteurs un certain nombre de faits où le sang était retenu par des obstacles dans la matrice ou le vagin.

Observation XXX. — M. Brière de Boismont cite,

d'après Antonius Benevoli, une fille qui rendit seize kilogrammes de sang après la rupture de l'hymen. Une autre fille, observée par M. Vicla, en rendit quatre litres. Chez une autre fille, observée par le docteur Villaume, la rétention était la suite d'absence de vagin et fut opérée avec succès. Une fut observée par M. Amussat. Ruisch cite une observation où le vagin était obstrué par deux cloisons. Une autre fut observée par M. Moreau ; l'obstacle était produit par l'adhérence presque complète des parois du vagin, laquelle s'était faite à la suite d'un accouchement.

Des obstacles à la sortie du sang peuvent exister au col de la matrice, au vagin ou à la vulve. Mais ces difformités étant plus spécialement du ressort de la chirurgie, je ne m'en occuperai pas.

DEUXIÈME PARTIE.

MANIÈRE

DONT S'OPÈRE LA MENSTRUATION

DEPUIS

LA PUBERTÉ JUSQU'A LA MÉNOPAUSE.

CHAPITRE Iᵉʳ.

1ʳᵉ SECTION.

1.— Quand la puberté s'est accomplie, et que les règles
sont arrivées à leur état normal, quelques femmes présentent à chaque période un certain nombre de phénomènes qu'elles ont éprouvés avant et pendant leurs premières pertes menstruelles. Beaucoup de femmes bien
portantes et bien réglées, ont toujours leurs règles précédées et suivies d'un écoulement blanchâtre qui dure un,
deux ou trois jours, puis disparaît complètement pour
revenir à l'époque suivante. Chez quelques femmes il augmente quand l'écoulement rouge diminue, et diminue
quand le sang augmente. Ce petit écoulement, qui précède
ou suit pendant un, deux ou trois jours, la sortie du sang
menstruel, est habituellement blanc ou jaunâtre et sans
âcreur chez les femmes jouissant d'une bonne santé. Chez
celles qui portent un principe virulent, qui se livrent à
des excès, aux veilles, qui font usage d'une nourriture très-

stimulante ; chez celles qui sont sujettes aux dartres et aux boutons pustuleux, ou qui sont dans un mauvais état de santé, l'écoulement est souvent plus liquide, moins lié, plus verdâtre, plus âcre, d'une mauvaise odeur et provoque des démangeaisons, des cuissons et même des excoriations à la vulve et au vagin. Les femmes sentent dans ce conduit une sensation de chaleur incommode qui diminue par le lavage. Cet écoulement, quoique habituellement bénin, peut, à la suite de veilles, de fatigues, de commotions morales ou d'une cause inconnue, devenir, pendant quelques jours, âcre, irriter la vulve, et s'accompagner de chaleurs au vagin, à la vulve, de pesanteurs dans les reins, les aines. La plupart des femmes présentent plus ou moins complètement l'état suivant : céphalalgies nerveuses les plus variées, pesanteur à la tête, dans les reins, dans les aines, dans les cuisses, dans les jambes, flatuosités, borborygmes, coliques avec la sensation d'un tortillement à l'ombilic, bouche mauvaise, pâteuse, nausées, vomissements de mucosités, éructations, dévoiements, sensibilité, douleur à l'épigastre, pincements, resserrements, crampes à l'estomac, changement dans les appétits qui sont parfois singuliers, bizarres, digestions difficiles, etc. Il y a chez quelques-unes de l'altération, des maux de dents et des gencives, du gonflement à la face, une modification des sécrétions, des urines abondantes, une douleur locale fixe ou erratique, se renouvelant à chaque période surtout dans l'un des deux côtés, un malaise général ; les yeux humides et abattus ont les paupières supérieures légèrement bouffies au-dessus des cartilages tarses supérieurs ; les paupières inférieures sont faiblement bleuâtres ; les femmes sont moins gaies, plus irascibles ; elles ont des pendiculations, des bâillements, de la somnolence ou de l'insomnie, des frissons passagers et parfois un mouvement fébrile au début. L'haleine et la transpiration prennent de l'odeur, surtout chez les femmes rousses et celles de couleur ; la peau devient plus rugueuse, plus terne, moins fraîche; les lèvres se tuméfient ; les seins gonflent, s'engorgent, sont plus sensibles ; elles y ressentent des picottements, des élancements, du tortillement au mamelon. Il y a parfois de la chaleur et du prurit à la vulve, des boutons à la figure. Chez quelques sujets bien moins nombreux que les précédents, il paraît un gonflement œdémateux aux pieds et aux jambes, lequel se forme quelquefois aux approches des règles, chez les femmes pléthoriques, comme l'a remarqué Sauvage, et se dissipe avec cet écoulement. Quelques-unes ont une augmentation de sensibilité, de susceptibilité, une alternative de tristesse et de gaîté exagérée, des goûts bizarres, des envies de toute espèce, des caprices singuliers, une tristesse extrême, des envies de pleurer, des rêves effrayants, du cauchemar, des suffocations ; sont plus actives ou plus apathiques ; s'abandonnent sans motifs raisonnables à la frayeur, à la colère; deviennent plus bruyantes, plus tracassières. Ces femmes, emportées par une impulsiou irrésistible, sont à plaindre, ne doivent pas être contrariées et méritent d'autant plus les soins et les égards des personnes qui les entourent, que peu de gens peuvent apprécier leur état; il faut même l'avoir senti, pour bien en juger. Quelques-unes ont une exaltation de la sensibilité cutanée, une perversion du goût, de l'odorat, des palpitations du cœur, des sifflements dans les oreilles. J'en ai vu quelques-unes chez qui la vue s'affaiblissait, se troublait ou se suspendait momentanément pendant le début ou le cours d'une période.

Observation XXXI. — Chez l'une d'elles, chaque période était accompagnée par un trouble de la vue qui variait bien souvent, et semblait affecter toutes les erreurs de la vision. Chez quelques-unes, il y avait diminutiou de la

mémoire. Quand le sang paraît et coule convenablement,
les coliques, les pesanteurs et les douleurs lombaires
cessent chez quelques-unes ; chez d'autres, elles continuent
pendant tout le temps, en variant d'intensité; beaucoup ne
les éprouvent que parfois dans le cours d'une période, ou
à des périodes éloignées; enfin il en est qui, plus heureuses,
ne sentent rien, et ne s'aperçoivent de la menstruation qu'à
l'aspect du sang : les symptômes généraux sont aussi peu marqués. Le nombre des femmes fatiguées par des symptôme s
locaux ou généraux est bien plus grand que celui de celles
qui n'en éprouvent pas : ils attaquent les cinq sixièmes des
femmes. Quand le sang a cessé de couler, il ne reste plus
que de l'abattement, de la faiblesse, qui se dissipent plus
ou moins promptement ainsi que les autres symptômes.

2. — L'intervalle des périodes menstruelles n'est pas le
même chez toutes les femmes; il varie suivant leur tempérament, leur constitution et leur genre de vie. Chez les
unes, il est de vingt-six jours ; chez d'autres, de vingt-
huit, de vingt-neuf, de trente et même trente-et-un jours.
On trouve beaucoup de femmes qui sont bi-mensuelles :
elles perdent en général beaucoup plus et plus longtemps,
tout en conservant leur force et leur santé.

3. — Le sang menstruel à l'état normal est à sa sortie
rouge et consistant, liquide; quelquefois, et surtout le
matin, il est mêlé de caillots qui se forment dans le vagin,
ou sortent tout formés de la matrice, ce qui est plus rare :
chez quelques femmes, il est plus liquide et moins rouge
en commençant, plus brun ou plus noirâtre à la fin.

Le sang menstruel à l'état normal est rouge, liquide,
peu poisseux, reste rouge et liquide au contact de l'air,
se corrompt difficilement. On pense qu'il ne se coagule pas
et que, lorsqu'il est accompagné de caillots, il s'y mêle du
sang artériel qui les forme. Il a une odeur *sui generis*,

différent un peu sur chaque femme : habituellement il est doux et n'irrite pas ; mais quelquefois il acquiert une âcreté assez forte pour irriter le vagin , excorier la vulve , produire des démangeaisons, des cuissons, des rougeurs , des boutons. Cette âcreté paraît tenir au mucus qui s'y mêle , car ces accidents n'ont pas lieu à toutes les périodes ; souvent ils ne se montrent pas avec la même intensité dans tout le cours de la même période ; quelquefois sans irriter et sans enflammer les petites et grandes lèvres , il produit des écoulements non vénériens, des rougeurs, des inflammations à la verge des hommes ayant commerce avec les femmes pendant ce temps ; comme le font bien observer Swediaur , Hunter et autres. Les menstrues des femmes dartreuses , à sang âcre , de celles qui sont fortement échauffées par les marches , le travail, les veilles , les aliments excitants, le café, les liqueurs, les passions vives, les colères , l'abus du coït , le coït prolongé , produit souvent cet effet. Aussi les lois de Moïse défendaient de communiquer avec les femmes pendant qu'elles avaient leurs menstrues. Ces accidents sont plus à craindre, quand par suite d'un état maladif de l'utérus , le sang menstruel est plus changé de couleur et de consistance ; comme il arrive, le plus souvent , quand la menstruation est altérée. Dans ce cas, les qualités du sang menstruel varient à l'infini. D'après les analyses de MM. Denis, Bouchardat, il présente les éléments suivants :

4. — ANALYSE DE M. DENIS.		ANALYSE DE M. BOUCHARDAT.	
Eau.	825 00	Eau.	90 08
Globules.	64 40	Matières fixes.	9 92
Albumine.	48 30		100 00
Matières extractives.	01 10	Les matières fixes étaient ainsi	
— grasses.	3 90	composées : fibrine, albumine,	
— salines.	12 00	Matière colorante.	75 27
— mucus.	45 30	— extractive.	0 42
	1000 00	— grasse.	2 21
		Sels.	5 31
		Mucus..	16 79
			100 00

Voici les caractères microscopiques indiqués par M. le docteur Donné : 1° des globules sanguins ordinaires en très-grande quantité ; 2° du mucus vaginal composé de squammes épidermiques, provenant de l'épithélium de la muqueuse du vagin ; 5° des globules fournis par le col de l'utérus. Acide, suivant le Suédois Retzius ; d'après **M.** Brière de Boismont, il est alcalin. Nous ne nous arrêterons pas plus longtemps à ces discussions , mon but étant de m'occuper seulement de la partie pratique.

Il existe beaucoup de préjugés sur les qualités du sang menstruel. Quelques médecins ont dit qu'il pouvait guérir diverses maladies ; l'expérience n'a pas confirmé cette opinion ; quelques femmes m'ont affirmé que quand leurs menstrues coulaient , elles faisaient tourner le lait et d'autres substances fermentescibles.

5. — Il coule pendant une période de cinq à sept jours, et en quantité qui varie selon la saison , la constitution et l'âge des femmes. La quantité du sang évacué pendant chaque période, diffère tellement, suivant les constitutions, qu'il me paraît impossible de prendre un terme moyen. Quand une femme, dans les premiers temps de la menstruation, perd en quantité égale pendant douze à quinze périodes consécutives, en conservant sa fraîcheur , son embonpoint, sa force et sa gaîté, que les lèvres et les gencives sont roses , qu'il n'y a pas de palpitation de cœur pendant un léger exercice , elle est convenablement réglée , et cette quantité doit servir de terme de comparaison pour le reste de la vie , à part les variations dépendant de l'âge et des autres causes.

6. — Si la femme éprouve quelques symptômes de chlorose, elle ne perd pas assez ou trop. Si le sang n'a pas sa consistance et sa couleur normales, la menstruation est trop faible, quelquefois trop forte, ce que l'on observe bien plus

rarement. Si la femme, tout en conservant l'intégrité de ses autres fonctions, maigrit et reste très-faible pendant et après chaque époque menstruelle, elle perd trop.

7.—En général, les femmes perdent plus, de vingt-deux à trente-deux ans, qu'avant et après. Quelques femmes voient diminuer leurs règles à partir de trente-cinq ans. Les menstrues sont aussi plus abondantes au printemps et en automne, moins fortes en été et en hiver. Quelques femmes perdent moins en été, et d'autres en hiver. Ces variations sont bien plus sensibles chez les femmes nerveuses et délicates que chez les femmes robustes et peu sensibles.

8. — Les femmes dont la taille est bien prise et bien proportionnée, les mouvements assurés, libres et prompts, les membres assez musclés, la poitrine large, les mamelles moyennes et fermes, les chairs dures et peu grasses, l'œil plein de feu, les lèvres moyennes ou fortes, les couleurs vives ou basanées, les veines saillantes, la peau chaude et animée, brunes, châtaines ou blondes, perdent beaucoup. Les femmes très-vives, sanguines, colorées, à traits anguleux, à lèvres minces, à l'œil vif, aux membres secs et nerveux, aux veines saillantes, perdent beaucoup, et perdent plus à certaines époques qu'à d'autres. Les pertes remplacent chez ces deux genres de femmes, les saignements au nez auxquels elles ont été sujettes pour la plupart, et qui, chez quelques-unes, persistent encore pendant toute la jeunesse, quand elles s'échauffent, s'animent, et surtout au printemps : le flux menstruel augmente même chez elles à cette époque.

Les blondes ou brunes, dont l'œil est plus langoureux, les formes moins prononcées, plus arrondies, plus gracieuses, les chairs moins fermes, les mamelles plus grosses, plus molles, les couleurs vives et animées, la sensibilité exquise , perdent un peu moins. Sont peu au-dessous de celles-ci, les femmes très-vives, très-nerveuses, à membres et à corps maigres et grêles, mais durs et forts, à gorge petite, à taille moyenne ou petite, blondes foncées, brunes, châtaines ou à cheveux roux. Les femmes dont les membres sont gros et mous, les articulations volumineuses, le corps gros et chargé d'embonpoint, les mamelles fortes et molles, la carnation belle, perdent moins que les précédentes. Celles qui joignent à cette forme du corps, de la faiblesse, de la pâleur, et dont l'œil est sans expression, la peau molle, sans éclat et sans chaleur, blondes fades, cendrées, d'un rouge vif, ou brunes à traits boursouflés, arrondis, perdent bien moins.

Les femmes grandes, fortes, dont les goûts et l'aspect viril leur a fait donner le nom de virago , perdent généralement peu , relativement à leur grande taille. Il en est de même des femmes très-grosses, musclées, replètes, lourdes, molles, à caractère doux et tranquille, et celles surtout qui se livrent aux rudes travaux de la campagne. Quelques femmes à fibres lâches, mais replètes, rouges, vives et actives, perdent en petite quantité, et pendant deux , trois ou quatre jours seulement, un sang rouge et vif. Enfin viennent les femmes molles , à mouvements lents, peu susceptibles d'efforts, à l'œil terne et sans expression, facilement abattues par la chaleur, très-sensibles au froid ; leur peau, mollasse et sans chaleur, est injectée; sa couleur rouge très-légèrement violacée , cède facilement à la pression du doigt, et la pâleur qui en résulte est lente à disparaître. Sa couleur paraît tenir au gonflement variqueux de ses capillaires. Les lèvres, d'un gros rouge légèrement vineux, prennent, ainsi que les pommettes et les extrémités, une couleur bleue au moindre froid. Ces femmes , faibles et lourdes , à pouls lent , petit et sans résistance , perdent très-peu , ce qui paraît naturel chez elles, car si l'on active l'écoulement par un agent quelconque , il diminue quand la cause cesse d'agir. Les évacuations sanguines artificielles les affaiblissent beaucoup : les piqûres de sangsues saignent habituellement peu chez elles.

Pour ne pas trop multiplier les différentes séries, j'ai fait le tableau de celles dont les caractères sont les plus saillants, entre lesquelles il existe beaucoup de nuances qui sont encore faciles à saisir par l'œil exercé. Il y a des femmes chez lesquelles le sang menstruel paraît abondamment pendant deux ou trois jours et disparaît ensuite. Chez d'autres il coule lentement et en petite quantité, quoique l'écoulement dure huit jours : dans ces deux cas, les femmes annoncent par leur santé que leurs menstrues sont à l'état normal.

9.—Les femmes des campagnes, quoique généralement plus fortes que celles des villes , perdent habituellement moins. Leur nourriture peu succulente , leur continuel exercice, leurs grandes transpirations suppléent à la quantité des pertes qu'éprouvent les femmes des villes. Celles-ci plus oisives , presque continuellement assises sur des siéges chauds, les jambes, les cuisses et la vulve réchauffés par des chauffe-pieds, leur peu d'exercice, l'excitation plus fréquente des sens, leur imagination livrée à des idées plus lascives, peu détournées de ces rêves amoureux qui remplissent une partie de leurs jours, par l'uniforme et muette image de la chambre étroite qui les enveloppe ; tandis que le riant et mobile tableau de la nature présente des sensations continuelles et variées, qui ne permettent pas aux campagnardes d'arrêter longtemps leur esprit sur un sujet et d'activer journellement le feu qui les pénètre. Les lectures et les entretiens érotiques , les tableaux fictifs de l'imagination , excitent bien plus les organes de la génération que la présence des hommes. Ils exaltent tellement, que j'ai vu plusieurs fois des inflammations se développer aux parties génitales par cette seule cause , sans attouchements et sans l'action des agents extérieurs.

10.—Dans les villes surtout, on voit des femmes d'une petite stature, maigres, grèles et nerveuses , perdre beaucoup à chaque période, sans que la faiblesse apparente de leur constitution paraisse en dépendre , puisqu'elle n'a pas sensiblement changé depuis qu'elles sont réglées. Ces femmes, vives, irascibles, très-sensibles et dont les muscles sont très-forts relativement à leur volume , sont malades quand les pertes diminuent. Chez elles les pertes sont rarement régulières pour la quantité de chaque période : elles sont tellement sensibles aux impressions variées auxquelles il leur est impossible de se soustraire , que les menstrues en éprouvent toujours quelques augmentations ou diminutions. Chez ces femmes, le sang ne coule pas d'une manière uniforme; il vient par bonds; il est quelquefois deux ou trois heures sans couler, puis il sort avec force pendant quelques instants.

J'ai vu des femmes qui perdaient bien plus que les autres à des époques régulières et plus rapprochées, sans en être visiblement incommodées ; elles n'avaient que de la maigreur, tout en conservant leur force et leur vivacité. Chez elles, comme toujours, la quantité des pertes n'était pas en rapport avec leur volume et leur taille. La plupart de ces femmes étaient très-irritables : elles avaient le pouls vif et serré, la peau brûlante, les yeux vifs et enfoncés; la légère pâleur du pourtour des lèvres et des ailes du nez , contrastait avec la rougeur vive des lèvres et , chez plusieurs , des pommettes. J'ai souvent observé que ces femmes étaient très-disposées à la phthisie pulmonaire. Il semble que l'extrême action des ovaires tient tous les organes dans un état d'excitabilité permanente , à laquelle le poumon ne peut pas toujours résister.

11. — Si les femmes bien réglées sont moins malades que les hommes et résistent mieux aux changements de climats, aux maladies pestilentielles et aux épidémies de tous genres, celles qui le sont mal en sont plus promptement frappées et périssent plus vite.

12. — Quelques femmes perdent plus pendant la nuit dans des lits chauds, d'autres perdent moins la nuit. J'en ai vu qui ne perdaient pas, tant qu'elles étaient couchées. Mais en général elles perdent plus debout et pendant un temps tempéré. Ordinairement elles souffrent moins au lit quand cette évacuation est accompagnée de douleurs vives dans les reins, dans les côtés, dans les parties, au-dessus du pubis, de coliques et de tortillements autour de l'ombilic. Il est une infinité de choses qui paraissent fort innocentes et qui cependant font varier les règles de chaque femme ; les garnitures souvent les diminuent ou les suppriment. Les frictions, le chatouillement au ventre, à la vulve, aux cuisses, faits par les garnitures ou tout autre corps, les font varier. Pour perdre convenablement, les unes ont besoin d'une certaine chaleur, d'autres d'un peu de fraîcheur.

Il y a un certain nombre de femmes, et particulièrement celles des campagnes, qui perdent moins quand elles se livrent à des travaux qui les exposent à de grandes transpirations. Quelques-unes ne sont convenablement réglées que quand elles font un exercice modéré, et le sont moins pendant qu'elles se livrent à de grandes fatigues, ou bien au repos absolu. L'exercice pris avec modération favorise l'écoulement menstruel. Les forts exercices, pris vivement pendant la chaleur, l'augmentent quelquefois tout-à-coup. Les grandes fatigues le diminuent. La satisfaction facilite son cours. Les trop vifs plaisirs ordinairement les augmentent, quelquefois les diminuent et même les suppriment, ce qui est rare. Chez d'autres, le travail, en les échauffant, augmente beaucoup l'écoulement. J'ai vu souvent des femmes qui perdaient habituellement peu, avoir des règles très-abondantes quand elles se livraient fortement aux travaux des fauches et des moissons.

OBSERVATION XXXII. — Une fille de vingt-quatre ans, qui perdait habituellement peu, eut tout-à-coup des règles très-abondantes après avoir chargé une charretée de foin pendant la chaleur.

Les accidents nerveux modifient l'écoulement menstruel. J'ai vu plusieurs fois les règles cesser pendant une attaque de nerfs, même fort longue, et reparaître quand elle était finie.

Un préjugé populaire, qui se maintient depuis bien des siècles, est que la lune influe sur le temps et l'époque de la menstruation. Des médecins, même très-célèbres, Morgani, Ettmuler, Stahl, etc., le pensaient aussi. Mais une observation soutenue prouve que cette influence est bien faible, si toutefois elle existe. Les femmes ne sont pas plus abondamment, ni plus spécialement réglées à l'une des diverses phases de cet astre. J'ai questionné un bien grand nombre de femmes réglées, les unes tous les trente jours et les autres tous les vingt-six jours, et qui, dans l'espace d'un à deux ans, ont été réglées pendant chacun des jours lunaires : elles n'ont pas observé la moindre différence.

Hallé a remarqué que, chez une femme dont les nerfs étaient très-sensibles aux périodes lunaires, l'évacuation menstruelle n'en recevait aucune influence.

15. — On voit des femmes chez qui le molimen hémorragique mensuel dirige son mouvement fluxionnaire en même temps sur la matrice et sur un autre point. J'en ai vu qui crachaient un peu de sang chaque fois qu'elles avaient leurs règles ; d'autres éprouvaient en même temps des

hématémèses, des hémoptysies, des pissements de sang, un flux hémorroïdal, des taches à la peau, des éruptions pustuleuses, des transpirations abondantes, de la diarrhée, etc. Ces accidents disparaissent ensuite sans laisser de traces sur l'organe où ils avaient eu lieu. Quand ces écoulements étaient abondants, ordinairement ils diminuaient les règles, quand ils n'étaient pas produits par un échauffement passager.

14. — Beaucoup de filles ont des saignements au nez fréquents et très-copieux, qui paraissent au moment des menstrues, mais plus souvent peu de jours avant ou après ; habituellement ils diminuent la quantité des règles, surtout quand ils viennent deux, trois ou quatre jours avant, et qu'ils sont très-abondants ; mais pour l'ordinaire la durée de l'écoulement menstruel est la même. Quand les hémorragies s'opèrent au moment où les menstrues vont commencer, ou pendant leur cours, et qu'elles ne sont pas habituelles, souvent alors le sang menstruel est plus abondant. Dans ce cas, la grande quantité du sang évacué est souvent le résultat d'échauffement, suite de fatigues ou d'excès, etc.

15. — Les changements d'habitation, de régime, de travaux, de nourriture, d'habitudes, font constamment varier plus ou moins la menstruation. Ainsi pendant la diète prolongée et la faiblesse des convalescences, les femmes perdent moins ; tandis que celles qui se gorgent d'aliments stimulants, de café, de punch, de truffes, perdent plus. L'habitude de l'ivresse m'a paru diminuer les menstrues au bout d'un certain temps. Les demoiselles sorties de la campagne ou de petites localités, et mises en pension dans les grandes villes, les paysannes élevées et réglées à la campagne en s'y livrant aux travaux habituels, et venant ensuite habiter les grandes villes, éprouvent pendant les

deux premières années de leur séjour , de grands changements dans la menstruation , dont les causes paraissent
être la différence dans le travail , la nourriture et les habitudes, la température, les vêtements, la nostalgie , et puis
cette disposition particulière de l'organisation conformée
au pays natal ou que l'on habite depuis les premières
années , et que l'on ne laisse pas toujours impunément.

Les jeunes filles qui commencent la vie religieuse, éprouvent très souvent une diminution ou une suppression pendant la première année ; puis peu à peu les menstrues reviennent à leur état normal ; d'autres fois elles restent
longtemps irrégulières, ou continuent à couler toujours en
plus petite quantité. M. Brière de Boismont et plusieurs
autres médecins ont constaté que le séjour dans les hôpitaux
diminue ou supprime les règles. Le séjour des villes a quelquefois rétabli la menstruation de quelques femmes sorties
de la campagne où elles se livraient à de trop rudes travaux.

Le mariage rend les menstrues de quelques femmes plus
copieuses ; chez d'autres, il en diminue la quantité, il les
régularise. J'ai plusieurs fois observé des cas où il les supprimait, surtout à la suite des accidents des premiers jours
du mariage. Chez quelques femmes très-sensibles, très-irritables, après le mariage les règles reviennent de suite avant
l'époque ordinaire. Quelquefois elles deviennent plus abondantes, plus régulières , plus faciles ; d'autres fois aussi
elles restent plus irrégulières , plus douloureuses. L'abus
du coït augmente les règles. Tissot et Parent Duchâtelet
citent plusieurs femmes mortes à la suite des pertes produites par cette cause. Ce dernier dit que les pertes sont
très-communes chez les prostituées exerçant leur profession,
et qu'elles n'ont pas lieu chez celles renfermées dans des
maisons de détention. Ce savant auteur de l'ouvrage sur
la Prostitution dit aussi : Les prostituées sont quelquefois

bien réglées, mais les menstrues, après avoir suivi une marche régulière pendant quelque temps, finissent souvent par se déranger.

Habituellement les femmes enceintes ne sont pas réglées; cependant il y en a qui voient pendant les premiers mois de la grossesse, mais bien rarement au-delà de cinq ou six mois; elles perdent moins qu'avant la gestation. Quelques médecins en ont vu qui l'étaient pendant tout le temps; il y a même des femmes qui ne sont réglées que pendant la grossesse, comme l'ont observé Roderic à Castro, Stalpart, Vanderwielden et Hilden.

16.—Les femmes qui ne nourrissent pas, sentent revenir leurs règles de cinq semaines à deux mois après l'accouchement; chez quelques-unes, il devance ce temps. Celles qui perdent beaucoup pendant l'accouchement et après, ne voient souvent qu'au bout de deux à trois mois. Ce premier écoulement menstruel est quelquefois plus fort, d'autres fois plus faible qu'à l'état normal. Quand il est plus rapproché de l'accouchement, le sang menstruel est parfois mêlé de caillots; il est plus muqueux, plus clair ou plus noirâtre.

17. — Les règles ne paraissent ordinairement pas pendant que les femmes nourrissent; mais il y a de nombreuses exceptions; beaucoup perdent pendant l'allaitement, le plus grand nombre après quelques mois, d'autres pendant tout le temps; mais, en général, en plus petite quantité et moins régulièrement qu'après le sevrage.

18. — Les couches, et les blessures surtout, amènent souvent de grands changements dans la menstruation. A leur suite quelques femmes perdent plus; mais beaucoup perdent moins. L'écoulement alors paraît plus difficile, plus irrégulier, plus douloureux, ou se dérange. Chez d'autres, les menstrues se régularisent, deviennent plus

faciles, plus abondantes. Une grande perte à la suite des couches laisse, après le retour apparent des forces, une faiblesse de la matrice et de toute l'économie, laquelle fait diminuer beaucoup les règles pendant un certain temps, et quelquefois pendant toute la vie. Chez d'autres, cet organe est tellement affaibli, ou plutôt la sensibilité est tellement modifiée, qu'il y a toujours une disposition aux pertes. Elles reparaissent sous l'influence du plus faible agent et entretiennent la faiblesse de la malade, dont les forces sont très-difficiles à revenir, surtout quand ces pertes continuent dans un âge avancé.

19.—Il y a des femmes qui, jouissant d'une bonne santé, perdent à des époques fort éloignées et ne sont réglées que toutes les six semaines, deux mois, trois mois, six mois et même tous les ans. La quantité du sang évacué à chaque période est rarement régulière; elle est quelquefois faible et d'autres fois plus considérable. Des femmes perdent à des époques irrégulières, qui s'éloignent ou se rapprochent sans cause apparente. La quantité et même la qualité du sang évacué, varient beaucoup à chaque fois : il est plus ou moins consistant, plus ou moins coloré. Hors ces cas exceptionnels et très-rares, il en est d'autres plus communs qui tiennent au dérangement des menstrues, sous l'influence d'une modification de la sensibilité de la matrice.

20. — Il est des femmes qui ne sont jamais réglées, tout en conservant une bonne santé.

Observation XXXIII. — Je connais une femme de trente-six ans, d'une taille moyenne et bien faite. Ses mamelles, d'un volume ordinaire, ont des mamelons roses et saillants; sa figure, animée, est d'un coloris vif et beau; la muqueuse buccale est d'un beau rouge. Cette femme n'a jamais été réglée, et n'a même jamais présenté aucun des symptômes qui précèdent ou accompagnent l'évacuation menstruelle. Elle est mariée depuis six ans et n'a pas eu d'enfants.

21. — Quelques femmes n'ont été réglées qu'après plusieurs couches.

OBSERVATION XXXIV. — Je connais trois exemples de filles, de quatorze à seize ans, devenues mères avant d'avoir vu leurs règles ; mais chez toutes elles ont paru depuis.

Rondelet, Joubert, Pierre Franck, et M. Brière de Boismont, citent des femmes ayant eu plusieurs enfants sans jamais avoir été réglées. Kahley, Kleemann, rapportent l'observation de deux femmes, qui n'ont été réglées, l'une, qu'après trois grossesses, et l'autre, qu'après huit. M. Brière de Boismont cite, d'après M. Salomon, l'exemple d'une fille de quatorze ans, devenue mère avant d'avoir vu ses règles, qui coulèrent régulièrement après les couches.

OBSERVATION XXXV. — J'ai vu trois femmes qui, sans être réglées, ont eu des enfants bien portants et les ont nourris. Mais l'une d'elles avait une déviation de la menstruation sur un doigt. (Voyez l'observation, n. 102).

Une autre avait une diarrhée supplémentaire qui revenait assez régulièrement. La troisième avait tous les mois un mal de gorge, ou une ophtalmie, un érysipèle, ou diverses autres inflammations, mais toujours accompagnés d'une ophtalmie ou d'une angine légères.

OBSERVATION XXXVI. — Je connais cinq femmes qui n'ont jamais été réglées, tout en ayant tous les autres attributs de la puberté ; elles sont rouges, fraîches et animées ; quatre se sont mariées de dix-neuf à vingt-six ans et n'ont pas eu d'enfants. Trois ont souvent des maux de gorge qui cessent de suite après la saignée.

22. — Dans tous les cas dont je viens de parler, les règles doivent être considérées comme étant à l'état normal, malgré les changements et la variation que nous avons

observés, variations qui, se trouvant compatibles avec la santé de ces femmes, ne peuvent constituer un état pathologique, et n'exigent que des soins d'hygiène plus ou moins multipliés, suivant l'état de chacune.

23. — Les femmes sont averties qu'elles doivent avoir leurs règles par une infinité de remarques, qui varient sur chaque individu. Chez les femmes qui perdent beaucoup, il se présente souvent un, deux ou trois jours avant, une pléthore, surtout pendant les dix premières années, et dans les quatre ou cinq dernières de la vie utérine. Je l'ai remarqué chez des femmes de tous les âges. Des femmes ont des douleurs locales précédant chaque période et passant avec elle; d'autres ont des gonflements, des taches, des plaques, des boutons, des éruptions vésiculaires à la figure, aux parties; des lassitudes, des faiblesses, des chaleurs à la face; du picotement, du gonflement, de la douleur, du tiraillement dans les seins; de la somnolence, et tant d'autres signes que les femmes remarquent, et qui sont pour elles un avant-coureur certain. Le pouls s'accélère à l'approche des règles. Cependant beaucoup de femmes n'éprouvent rien de ce qui précède.

24. — Pendant l'écoulement menstruel, on remarque souvent des bruits des artères. A la carotide, on entend comme une forte ondée, un bruit de souffle, un bruit éclatant d'abord, puis sourd après. Dans les règles excessives et dans les pertes, ce bruit de souffle est plus sensible. On entend plusieurs de ces bruits dans le cœur.

25. — Pendant le cours des règles, le vagin et le col de l'utérus sont plus chauds et plus gonflés; les lèvres du museau de tanche sont plus bombées, plus tendues, plus rouges, l'ouverture est plus large. Le corps de la matrice paraît aussi plus gonflé : tout l'organe baisse et se rapproche de la vulve. Les grandes et petites lèvres, le clitoris,

toute la muqueuse de la vulve, du vagin, sont plus gonflés, plus rouges et plus chauds. L'intérieur du corps de l'utérus est plus rouge, plus mou, plus vasculaire que l'intérieur du col.

OBSERVATION XXXVII. — En pressant le premier, on voit le sang sortir par gouttelettes, comme l'ont vu MM. Brière de Boismont et Mauriceau, en disséquant chacun une femme morte pendant la période menstruelle. La surface interne de l'utérus, enduite d'une couche de sang mêlé de caillots, présentait des inégalités sensibles, des villosités. Toute la matrice et les ovaires étaient sensiblement plus rouges, plus tuméfiés ; les vaisseaux de l'utérus et des ovaires étaient plus distendus par le sang.

26. — Il est probable qu'à l'état normal, le corps seul fournit le produit de la menstruation, comme l'indique le fait que je vais citer. Cependant, dans plusieurs cas, le sang menstruel semble ne sortir que du col et du haut du vagin.

Quelques médecins célèbres jugeant sur quelques-uns de ces faits isolés, ont pensé que le sang menstruel sortait des parois du vagin et du col utérin.

OBSERVATION XXXVIII. — Il peut arriver qu'il coule de ces diverses surfaces, comme on le voit chez des femmes enceintes, même très-avancées ; comme l'ont remarqué Vieusseux sur une femme dont il avait enlevé le corps de l'utérus renversé et précipité, et M. Brière de Boismont sur une femme dont le vagin se terminait en cul de sac, des parois duquel suintait le sang. Mais ces cas exceptionnels ne peuvent établir une opinion contraire à celle basée sur ce qui se passe presque constamment, et je pense, comme M. Brière, que ces faits peuvent être considérés comme une déviation de la menstruation opérée sur un point très-rapproché de l'utérus, ou que la modification de la sensibilité qui produit l'hémorragie , peut s'étendre par contiguïté jusqu'aux parois vaginales. Mais à l'état normal, le sang sort de l'intérieur de l'utérus, comme l'ont vu Vesale, Litre, Mauriceau sur des femmes atteintes de prolapse de la matrice, et comme je l'ai vu plusieurs fois sur les femmes dont je vais parler.

OBSERVATION XXXIX.—La fille G..., âgée de trente-trois ans, eut dès l'âge de vingt-cinq ans, à la suite d'une troisième couche, une chute de l'utérus qui descendit au point que cinq ans après cet organe était presqu'entièrement sorti de la vulve, enveloppé par le vagin qui, retourné sur lui-même, servait de gaîne. Quand je la vis, la matrice n'avait pas été réduite depuis deux ans. Je parvins à la réduire ; mais les douleurs vives que cette fille éprouvait après la réduction et qui cessaient aussitôt que l'utérus était sorti, firent renoncer aux moyens de contention.

La matrice irritée par les urines et les frottements exercés pendant la marche devenue très-gênante, avait beaucoup augmenté de volume et présentait un ulcère à sa partie inférieure et postérieure. Son orifice plus large, à bords plus durs et plus rouges pendant la menstruation, laissait couler le sang menstruel ; je l'ai vu plusieurs fois sortir par très-petits grumeaux accompagnés de sang plus liquide : il venait plus fort par moments. Pendant les menstrues, le vagin était plus rouge, plus injecté, plus chaud et couvert de squammes, mais il n'en sortait pas de sang.

OBSERVATION XL. —Une femme de trente-neuf ans eut, à la suite de plusieurs couches, une chute de la matrice qui descendit au point de pendre entre les cuisses, enveloppée par le vagin renversé comme dans le cas précédent. La matrice réduite faisait sentir des coliques qui firent renoncer aux pessaires. La tumeur, irritée à sa face postérieure, y présentait un ulcère large, creusé dans la paroi vaginale, et produit par le frottement qui s'opérait en s'asseyant.

J'ai plusieurs fois examiné cette femme pendant les règles, alors le corps de la matrice était plus gros, plus rénitent et plus chaud. L'ouverture utérine, dont les bords étaient rouges, durs et gonflés, laissait sortir le sang menstruel, qui ne transsudait ni des parois du vagin, ni de la surface ulcérée qui s'y trouvait, quoiqu'il s'y montrât un surcroît d'inflammation pendant les règles, et que cet ulcère saignait par un faible choc.

Observation XLI. — Mme Q..., âgée de trente-cinq ans, fut affectée d'une tumeur fibreuse qui s'étant formée dans le fond de l'utérus, dilata et franchit l'ouverture utérine, entraînant avec elle le fond de cet organe qui se renversa complétement. Après avoir enlevé la tumeur fibreuse, il restait une tumeur ferme, rouge, un peu plus étroite en haut qu'en bas. Cette tumeur, irritée par le contact des urines et des linges, retient cette femme au lit depuis quatre ans. La disposition de la matrice, et plus encore les adhérences qui se sont formées à l'intérieur, empêchent la réduction.

Quand les menstrues vont paraître, dès la veille la tumeur prend une couleur rouge plus foncé, plus de tension, plus de chaleur. Le lendemain, on voit sur ses deux tiers inféférieurs répondant au corps de la matrice, le sang sortir par gouttelettes fines qui se réunissent ensuite. Cette partie de la tumeur se couvre de sang, qui va tomber par grosses gouttes de la partie la plus déclive ; en l'épongeant et en l'essuyant ensuite avec un linge sec et chaud, on voit les gouttelettes se former de nouveau.

2e SECTION.

Soins à prendre pour éviter les dérangements de la menstruation.

27. — Les femmes, après avoir soigneusement observé tout ce qui peut être utile ou nuire à la sortie de leurs règles, doivent régler leur conduite sur les connaissances qu'elles en ont acquises ; mais outre les choses agissant plus particulièrement sur chacune d'elles, pour troubler cette fonction, elles doivent éviter, quatre jours avant l'écoulement des règles, pendant tout le temps et durant trois jours après, toutes les impressions morales vives, que leur état leur fait sentir plus vivement encore, les trop fortes contensions d'esprit, d'avoir du froid, de boire des boissons froides pendant que le corps est échauffé, de s'asseoir sur des corps froids, d'appuyer les pieds sur des briques, le pavé, la terre fraîche, et surtout de toucher de l'eau froide. Il faut se tenir chaudement, se servir d'eau tiède pour tous les soins de propreté, prendre un exercice modéré, rechercher les distractions gaies, varier autant que possible les travaux. Les femmes, chez qui ces causes de perturbations agissent pendant tout le temps de l'intervalle des périodes menstruelles, doivent observer ces soins d'hygiène en tout temps.

Les habitudes prises dès l'enfance rendent les femmes moins susceptibles à l'action de ces agents : telles sont les baigneuses, les blanchisseuses, les habitantes des bords des rivières ou de la mer, lesquelles sont souvent dans l'eau pour la pêche des coquillages, etc. Les effets de l'eau froide sont d'autant plus sensibles, que les femmes y sont moins habituées. Cependant l'habitude ne les préserve pas toujours. Ainsi plusieurs femmes, livrées à ces professions, et les femmes qui, pendant six mois de l'année, marchent pieds nus sur la terre fraîche qu'elles labourent, et dans la boue, ont bien souvent la chlorose ; et presque toujours cette maladie provient de ce qu'elles ont eu les cuisses ou les jambes mouillées par une pluie froide, par la rosée du printemps, pendant qu'elles avaient chaud, ou de s'être mis les jambes dans l'eau pour laver, soit qu'elles eussent chaud, soit qu'elles fussent dans leur temps de susceptibilité.

28. — Quand la menstruation diminue par l'affaissement de la constitution, ou par toute autre modification opérée dans tout l'ensemble de l'organisme, la matrice n'a pas cessé d'être dans un équilibre passable avec les autres organes.

Le traitement doit être dirigé contre l'état général. Quand le corps se fortifie, la matrice reprend sa force et la plénitude de ses fonctions. Les règles coulent alors plus facilement et plus abondamment.

29. — Quand elles se suppriment, se dérangent, s'altèrent, elles constituent des états pathologiques que je traiterai dans des articles spéciaux.

CHAPITRE II.

Diminution des menstrues tenant à l'état constitutionnel, naturel ou acquis.

1. — Je ne m'occuperai pas ici des diminutions momentanées et pathologiques des menstrues ; j'en parlerai dans un autre article. Ici, je traiterai seulement de la diminution des règles, produite par un changement de régime, de profession, de climat, d'habitudes, par les couches répétées, les grandes pertes de sang, les longs chagrins, ou toute autre cause dont l'effet, en agissant sur toute l'économie,

affaiblit généralement toutes les fonctions sans troubler l'équilibre général des organes.

2. — Chez beaucoup de femmes, à la suite d'une ou de plusieurs de ces diverses causes, le sang menstruel, tout en venant à des périodes régulières et conservant sa couleur, sa consistance et ses autres qualités, coule en moins grande quantité, ou moins longtemps à chaque période, et continue de la même manière jusqu'à l'âge critique. Quelques femmes perdent moins pendant le mariage quand elles ont été épuisées par l'allaitement ; d'autres, sans causes appréciables, perdent moins après vingt-cinq, vingt-huit, trente, trente-cinq ans, et dans ces cas les femmes conservent leur santé. Des femmes, après avoir fait de grandes pertes de sang par le nez, les hémorroïdes, des plaies, ou par l'utérus à la suite de couches, des blessures, ou de toute autre cause, restent toujours faibles, et perdent habituellement peu. Quand, après avoir suivi toujours un régime très-nutritif et stimulant, elles sont réduites à des aliments peu nourrissants, et sont privées de vin, de café, de liqueurs, etc., auxquels elles étaient habituées depuis longtemps, la plupart des femmes perdent de leur vivacité, de leur force, deviennent plus molles, et sont réglées moins fort qu'avant. Dans ces deux cas, le sang est un peu plus aqueux, mais du reste il conserve son état normal. Quelques personnes, en prenant de l'obésité, perdent moins ; d'autres, en devenant plus nerveuses, perdent moins de sang, et sa sortie est souvent plus douloureuse.

Les diarrhées, les sueurs, les pertes blanches, ou d'autres écoulements anormaux devenus habituels, affaiblissent et diminuent beaucoup la quantité du sang menstruel. Quelques-unes voient les périodes menstruelles s'éloigner, sans que le flux menstruel augmente de quantité, et quoiqu'il conserve sa couleur et sa consistance. Les règles viennent

d'une manière régulière ou irrégulière , toutes les six semaines , deux mois , trois mois , et même plus longtemps;
quelques-unes perdent moins à une époque ; à la suivante,
le sang coule en quantité normale ; ensuite cette intermittence continue au même degré chez les unes , mais chez le
plus grand nombre , à la période la plus forte , le produit
menstruel diminue progressivement, et après trois, quatre
ou cinq mois, il est réduit au niveau de l'autre ; les règles
persistent ensuite à cette faible quantité.

Les écoulements de sang qui s'établissent d'une manière
régulière par le nez , les hémorroïdes , ou sur tout autre
point , font diminuer les règles : l'inaction , le séjour dans
des lieux bas , humides , mal aérés , et surtout privés des
rayons solaires , affaiblissent. Ces femmes, étiolées comme
les plantes privées de lumière , perdent peu , et leur sang
est moins consistant , moins rouge ; toutes leurs fonctions
languissent ; quelques-unes cependant perdent beaucoup
plus, ce qui tient alors à la faiblesse générale et à celle de
l'utérus; car en remédiant à la cause, et en prenant du Sirop
de protoxide de fer, la perte diminue à mesure que les forces
se relèvent, et après leur retour complet les règles reprennent leur état normal.

L'habitude de l'ivresse , qui , dans les premiers temps ,
augmente quelquefois les règles, finit toujours par les diminuer, quand la femme s'affaiblit et tombe dans une espèce
d'abrutissement , résultat de cette dégoûtante habitude.

La vie claustrale diminue les menstrues. Ma position
ne m'ayant pas permis de bien observer l'état de la menstruation chez les religieuses , je citerai quelques passages
d'un excellent article de M. Pidoux, cité par M. Brière de
Boismont.

ETAT DE LA MENSTRUATION CHEZ LES RELIGIEUSES CLOITRÉES.

« C'est lorsque les règles sont déjà bien établies , que la vie claustrale commence. Il est rare qu'après quelques années il n'y ait pas une diminution fort notable dans la quantité de l'hémorragie fonctionnelle de l'utérus.

» Je n'en ai observé aucune qui ne fût réglée très-exactement et à jour fixe ; mais chez la plupart, c'est une apparition qui tout au plus dure **24** heures , une véritable signature , laquelle pourtant conserve son importance vis-à-vis de la santé de ces personnes. Il semble que leur économie tout entière ait subi la même modification que l'appareil utérin , de manière à ce que l'harmonie des fonctions n'en soit pas troublée. Cet équilibre, ou plutôt ce consentement de tout l'organisme vivant à accepter la loi de l'appareil sexuel, ne s'établit pourtant que très-graduellement et souvent à travers mille accidents qui finissent par faire contracter, à certains appareils , des habitudes pathologiques parmi lesquelles se font surtout remarquer quelques affections que nous allons énumérer.

» Je n'ai pas encore vu chez les jeunes religieuses les fonctions digestives irréprochables. Ce ne sont guère les gastralgies exquises, les douleurs franches de l'estomac, en un mot , les névralgies pures et simples de ce viscère dont les descriptions sont stéréotypées dans les nosologies et les dictionnaires; c'est une paresse de l'estomac, une sensation de défaillance générale qui semble partir d'un vide , d'un besoin fatigant éprouvé dans la région épigastrique. Cet état s'accompagne de grande faiblesse et d'une impuissance d'action contre laquelle ces personnes, toutes très-fortes en volonté et en courage , luttent presque constamment. Les toniques, les stomachiques, tous les moyens , en un mot, qui conviennent si bien aux gastralgies franches , échouent et nuisent le plus souvent.

» Cet état peut s'accompagner d'un peu de rougeur papilleuse de la langue, qui laisserait volontiers croire à une légère nuance de gastrite subaiguë, ou plutôt d'hypérémie irritative de la muqueuse gastrique. Les laxatifs et les poudres absorbantes, les liqueurs alkalines, la rhubarbe en particulier, sont employés heureusement contre cette affection, qui alterne très communément avec la leucorrhée, et éprouve une sensible rémission pendant la durée menstruelle et les huit ou dix jours suivants.

» Les hémorragies supplémentaires se montrent chez les religieuses. Les plus communes se font par les bronches. Je les ai observées cinq fois sans tubercules, chez des personnes dont la constitution était opposée à la diathèse tuberculeuse, deux ont une bronchorrhée habituelle. Ces hémoptysies sont considérables, et ne nuisent en rien à la santé générale. Trois d'entre elles sont immanquablement aggravées par l'opium et le laurier-cerise qui ont un de ces deux effets : 1° ou de les activer, 2° ou de les empêcher, au grand préjudice des sujets, qui éprouvent alors une dyspnée, des ardeurs de poitrine et des toux suffocantes. Ces hémoptysies paraissent quelquefois à plusieurs reprises dans le mois, mais généralement on les observe à l'époque menstruelle qu'elles semblent remplacer en tout ou en partie. Trois de ces religieuses (celles que les stupéfiants indisposent) ont le teint haut, les pommettes très-colorées, le tempérament éminemment artériel. L'une d'elles a passé l'âge critique. Les hémoptysies s'affaiblissent et s'éloignent. Une autre a concurremment des varices à la partie interne et supérieure des cuisses, lesquelles s'ouvrent quelquefois après l'époque, quand celle-ci, comme c'est l'habitude, a été fort peu abondante. Deux fois j'ai observé chez elle une hématurie.

» Les signes de la phthisie pulmonaire peuvent être portés

beaucoup plus loin. Laennec raconte que dans un couvent dont la règle était fort sévère, les religieuses et les novices avaient l'esprit continuellement fixé sur les punitions et les châtiments de l'autre vie. Des contrariétés continuelles étaient suscitées pour briser la volonté ; les règles commençaient par se supprimer ; deux ou trois mois après, des signes de phthisie se manifestaient.

» Dans une ville de province que nous avons habitée, il y avait un couvent de fondation nouvelle, dont les religieuses, presque toutes jeunes, se distinguaient par leur zèle et l'observation rigoureuse de leurs statuts. En un an, dix de ces jeunes religieuses avaient succombé à la phthisie pulmonaire.

» Les affections herpétiques alternant avec des dévoiements, des écoulements otorrhéiques, sont plus communs que dans le monde. Toutes ces personnes souffrent plus de ces accidents, quand les règles coulent peu. Les céphalées (et non pas les névralgies de la face) s'observent fréquemment. Les exutoires (cautères ou vésicatoires entretenus) sont d'un emploi presque général, surtout contre les accidents dont je viens de parler, et j'avoue qu'avec les purgatifs et l'usage du tabac à priser, ils rendent d'éminents services.

» L'âge critique est peu redoutable; les religieuses vivent longtemps en se portant toujours mal ; une longue vie et une mauvaise santé habituelle, tel est leur sort. Le cancer est rare ainsi que les maladies aiguës ; la phthisie est assez commune ; la mort sévit surtout parmi les malades qui appartiennent à cette dernière catégorie. La dysménorrhée, les coliques cataméniales, l'hystéralgie de même nature s'observent pendant les premiers temps de la vie claustrale, et cessent bientôt de se faire sentir. On trouve peu de religieuses qui n'aient pas quelques servitudes organiques à la peau, alternant avec les lésions des fonctions digestives et la céphalée. Les servitudes sont presque toujours des dartres, des écoulements muqueux purulents, enfin des cautères. Peut-être faut-il attribuer en partie à cette diminution considérable des menstrues, à ces accidents dysménorrhéiques, la coloration blanc jaunâtre qui est particulière à un grand nombre de religieuses cloîtrées. »

3. — Dans tous les cas que je viens de signaler, la diminution des menstrues tenant à l'état général, c'est contre lui qu'il faut diriger le traitement; détruire la cause quand c'est possible; fortifier l'économie quand elle est affaiblie, en suivant un régime plus nutritif; faire cesser avec beaucoup de prudence les écoulements qui paraissent être la cause de cette diminution.

Toujours ici, le médecin doit agir avec la plus grande circonspection, et respecter ce nouvel ordre des diverses fonctions, quand il est compatible avec la santé. En voulant rétablir les choses dans leur premier état, on peut troubler l'équilibre général, ou bien produire dans la sensibilité et la vitalité de quelques organes, des modifications bien plus fâcheuses.

CHAPITRE III.

Diminution des menstrues tenant à l'état maladif des organes sexuels.

1. — Dans les cas qui font l'objet de l'article précédent, le sang menstruel a toujours sa couleur et sa consistance normales; le mauvais état qui s'opère chez les femmes ne tient pas à la diminution des menstrues, mais bien aux changements qui se font dans la constitution. La matrice

n'est pas plus malade que le reste de l'organisme; ses forces sont en rapport avec la faiblesse générale; la menstruation, restant au niveau des autres fonctions, s'affaiblit en même temps qu'elles. Dans les diminutions dont je vais parler, la santé des femmes s'altère par cette cause, et le produit des règles change toujours plus ou moins de consistance et de couleur. Tout annonce que la matrice souffre, qu'elle n'est plus en équilibre avec le reste de l'organisation, et que cette diminution ne dépend pas d'un état constitutionnel lentement ou nouvellement acquis et durable, comme dans l'article précédent.

2. — L'utérus, plus que les autres organes, ressent tout ce qui se passe dans l'économie et bien souvent est modifié dans sa vitalité, dans ses fonctions, par ce qui trouble la sensibilité des femmes. Cet organe alors exécute mal, ou vicieusement ses fonctions, laisse couler trop, ou bien plus souvent pas assez d'un sang qui n'a plus ses qualités normales. Alors l'ensemble de l'organisme entravé par l'action sympathique de l'utérus, ne conserve plus cette force et cet ensemble de mouvement nécessaire à la santé. L'économie languit, les organes s'affectent et produisent diverses maladies.

5. — Des causes très-multipliées exposent journellement les femmes à la diminution ou à la suppression des menstrues; surtout celles qui y sont tellement disposées que la plus petite secousse la détermine.

Les causes les plus fréquentes sont les impressions morales vives et subites, la colère, les chagrins longs et concentrés, les coups, les chutes, les vêtements trop serrés, les contrariétés répétées, la haine, la jalousie, la frayeur, la fatigue, le changement de vie, d'habitudes, la suppression de sueurs habituelles, la répercussion de dartres ou autres maladies de la peau, les indigestions, l'emploi des garnitures. (Je connais beaucoup de femmes qui perdent moins ou qui cessent de perdre aussitôt qu'elles se garnissent) ; l'emploi de certains médicaments astringents, le copahu, le cubèbe, etc. ; le refroidissement du corps pendant qu'il est échauffé, le contact des corps froids et humides, même au travers des vêtements ; l'immersion des pieds ou des mains dans l'eau froide. Cette dernière cause est une des plus actives et des plus fréquentes. Cette susceptibilité des femmes se maintient habituellement pendant trois jours avant, trois jours après et pendant tout le temps que les règles coulent ; il en est même chez lesquelles elle se maintient toujours.

4. — Quelques femmes peuvent impunément toucher l'eau froide en tout temps ; mais chez les neuf dixièmes la menstruation en est plus ou moins troublée, et ce dérangement est d'autant plus marqué, que l'impression a lieu plus près du moment où le sang paraît ou doit paraître. Après avoir mis les mains ou les pieds dans l'eau froide, elles ressentent, le jour et plus encore le lendemain, des frissons passagers, du malaise, une espèce de frémissement, la sensation d'un fluide qui, des extrémités, se rend au cœur ; comme dans la goutte ou dans l'aura de l'épilepsie. Cet état dure de six à trente-six heures, puis passe ou s'aggrave, et fait place à divers accidents.

5. — On trouve des femmes qui perdent beaucoup sous l'influence de causes qui font cesser les règles chez les autres. Ainsi quelques femmes perdent beaucoup plus, quand elles se mettent les pieds dans l'eau froide. Mais, dans ce cas, l'activité, tout-à-coup plus grande dans l'évacuation sanguine, montre que la matrice est sympathiquement modifiée dans sa sensibilité. La plupart de ces femmes, après avoir perdu copieusement pendant quelques heures, voient leurs règles diminuer ou cesser complètement. Souvent aussi à

l'époque suivante le sang menstruel paraît en petite quantité et de mauvaise couleur.

6. — Je me suis assuré que les quatorze quinzièmes des suppressions, ou des diminutions, arrivées aux femmes de campagne, et les trois cinquièmes de celles des femmes des villes, tiennent à ce qu'elles ont touché de l'eau froide, ou que leur chemise, humide de sueurs, s'est refroidie sur elles. Les filles surtout, jusqu'à l'âge de vingt-trois ans, en sont plus facilement affectées.

7. — L'augmentation de sensibilité de la matrice, survenue sans commotions, ou bien à la suite de secousses physiques ou morales, augmente, prolonge, diminue ou supprime l'évacuation du sang menstruel, et, dans ce cas, l'écoulement varie plusieurs fois en force et en qualité, même pendant le cours d'une période.

8. — Quand la puberté s'est accomplie, des femmes chez qui ce travail s'est opéré lentement par la faiblesse de leur constitution, par la présence d'une cause morbide, virulente, ou des scrofules, de l'épilepsie, d'irritations chroniques sur quelques points ; si la cause persiste, la diminution, et par suite la suppression des menstrues, ont une grande disposition à s'opérer, sans autre cause déterminante sensible.

9. — Des femmes fortes, d'une bonne constitution, ne se plaignant de rien, dont tous les organes paraissent à l'état normal, et chez qui la puberté s'est facilement et bien développée, ont aussi une telle disposition à la diminution et à la suppression des menstrues, qu'elle s'opère sans cause apparente ou sous l'influence de la plus légère, et sans que ces femmes jouissent d'une sensibilité bien exquise. Chez ces deux genres de femmes, la maladie commence à l'état chronique et passe presque toujours à la chlorose.

10. — Quelques femmes brunes, au teint basané, à fibre

dure, d'un embonpoint médiocre , vives , irascibles , avec l'humeur triste , l'imagination exaltée , l'œil noir et plein de feu , les passions ardentes , ont une disposition à la diminution et à la suppression des menstrues, qui m'a paru presque toujours tenir au spasme, ou bien à la surexcitation naturelle ou acquise de la matrice , surtout par les passions contrariées , les images fictives d'une imagination exaltée. Souvent. le mariage fait cesser les accidents chez ces filles , quand elles le désirent vivement ; plus souvent aussi il les augmente.

OBSERVATION XLII. — Mlle F..., brune, à teint olivâtre , grande, mince, à membres passablement musclés et secs, d'un caractère triste, irascible , très-impressionnable avec une imagination ardente, fut réglée à douze ans, à la suite de divers accidents nerveux. Les menstrues se régularisèrent à treize ans, et depuis coulèrent régulièrement pendant six ou sept jours chaque mois.

A seize ans et quelques mois, elle devient plus triste, plus rêveuse , plus exaltée ; recherche la solitude ; son appétit diminue ; ses digestions sont difficiles ; le ventre gronde, se ballonne de temps en temps ; elle pâlit , maigrit , et s'affaiblit. Les nerfs s'agitent , le sommeil est très-léger et souvent interrompu. Les menstrues sont noires, glaireuses, coulent peu, pendant deux jours seulement , et sont précédées et accompagnées de coliques très-vives à l'hypogastre, vers l'ombilic et dans les reins. Sa mère, inquiète de sa santé, la presse vivement , et la force de lui avouer que depuis la lecture d'un roman , où des lettres brûlantes avaient vivement exalté sa sensibilité, et fait naître le vif désir d'avoir un mari semblable à l'homme qui s'y trouvait dépeint, son imagination s'était fait une image à laquelle elle donnait tous les charmes qu'elle désirait, la contemplait sans cesse, et se livrait avec elle aux idées les plus douces et les plus délirantes. Cet état, en exaltant les passions, avait surexcité la matrice, diminué les menstrues et les rendait douloureuses. Dans l'intervalle des menstrues, elle avait, depuis quelques mois, un écoulement d'un jaune verdâtre, accompagné de démangeaisons et de cuissons à la vulve. Pour faire une diversion dans les idées de cette jeune personne, je conseillai : 1° un voyage à Paris avec son père et sa mère, qui ne devaient jamais la laisser seule, et sans cesse soutenir son attention en lui montrant toujours quelque chose de nouveau, susceptible de la distraire sans l'émouvoir ; 2° de lui frictionner, matin et soir, le bas ventre avec l'huile d'olive légèrement camphrée, et pour soutenir les forces, déjà fort affaiblies, je prescrivis de prendre le Sirop de protoxide de fer, à la dose de deux cuillerées par jour. A l'aide de ces moyens, des exemples et des avis donnés à propos, son esprit se calma, revint à des idées plus saines, et sa santé se fortifia beaucoup ; les menstrues reparurent à leur état normal, et l'écoulement jaune cessa. A dix-neuf ans, cette jeune personne se maria. Dès les premiers mois de son mariage, l'écoulement blanc, jaune, reparut ; les menstrues diminuèrent ; elle pâlit, maigrit et s'affaiblit. Consulté de nouveau, je prescrivis les frictions d'huile d'olive, les bains de siége, le Sirop de protoxide de fer, de mettre beaucoup de réserve et d'éloigner les unions conjugales. Sous l'influence de ces moyens, sa santé s'est rétablie : six mois après elle était enceinte. L'accouchement fut heureux, elle nourrit son enfant, et depuis six ans sa santé s'est bien soutenue.

11. — Enfin il est une disposition héréditaire que j'ai souvent observée dans certaines familles, laquelle, après avoir existé chez les mères, se présente aussi chez presque toutes les filles. J'ai connu des familles dont les mères avaient éprouvé des diminutions ou suppressions pour le

plus léger accident, et dont les filles avaient toutes la même susceptibilité.

12. — Quelques femmes, à la suite d'une impression morale ou physique, ont leurs règles, progressivement, de moins en moins fort à chaque période, tout en coulant pendant tout le temps ordinaire ; mais bien plus souvent la durée de l'écoulement se raccourcit en même temps ; il dure un jour, deux jours, rarement plus.

13. — Le sang conserve quelquefois sa couleur rouge pendant les premiers temps ; mais le plus souvent il perd de suite sa consistance et sa couleur. Ces changements s'opèrent toujours au bout d'un certain temps. A mesure que la quantité du sang menstruel diminue, il pâlit ou noircit, devient plus liquide ou plus poisseux, d'un rouge briqueté comme de la lie de vin gris.

Quand la cause persiste ou qu'elle a fait une impression profonde, les règles, après avoir beaucoup diminué, sont remplacées, à chaque époque, par un léger écoulement d'un liquide roussâtre, jaunâtre, blanchâtre ; et chez quelques femmes, il finit par se supprimer complètement : mais bien souvent il persiste très-longtemps, et même tout le temps que la femme doit être réglée. La santé de la malade s'altère progressivement, de plus en plus, à mesure que les menstrues diminuent, et qu'elles perdent leur caractère habituel. Ces changements sont bien plus sensibles au commencement de la maladie.

14. — Pendant la première, la deuxième, et même la troisième année qui suivent le dérangement des règles, les névroses, la chlorose, la phthisie pulmonaire, le rachitis, les fleurs blanches, les phlegmasies chroniques, les engorgements de toute espèce se déclarent. Quand la maladie dure trois ou quatre ans sans produire ces complications, l'économie semble s'y habituer, mais la femme reste dans un état

de chétiverie qui persiste ou s'aggrave lentement. On voit assez ordinairement, au printemps et en automne, une augmentation des symptômes qui s'amendent dans l'hiver et dans l'été. Ces femmes, d'un pâle jaune ou plombé, faibles, tristes, maigres ou bouffies, abattues ou très-irritables, toujours souffrantes, conçoivent rarement, se blessent pour la moindre cause, quoiqu'elles se portent mieux pendant la grossesse; les suites de l'accouchement sont ordinairement plus fâcheuses; leurs enfants sont le plus souvent débiles, rachitiques, scrofuleux. L'âge de la ménopause est plus dangereux chez ces femmes. Leur matrice est affectée de maladies chroniques qui peuvent produire des tumeurs fibreuses, les polypes, le squirrhe, le cancer, les ulcères du col, et tout ce cortège d'affreuses maladies qui terminent leur existence dans d'horribles douleurs.

Ce mauvais état des menstrues, et la chétiverie qui en résulte ou s'y trouve liée, est pris le plus souvent pour un changement de la constitution, auquel on n'oppose pas ou peu de remèdes, et pourtant il est presque toujours guérissable, en le traitant par les moyens que je vais indiquer : mais avant je citerai quelques observations, choisies dans ma pratique.

Observation XLIII. —Mme M..., brune, d'une taille et d'une force moyennes, très-sensible, eut ses règles à quatorze ans et sans accidents; elles coulèrent abondamment et très-régulièrement jusqu'à vingt-six ans. Mariée à vingt ans, elle avait eu trois couches heureuses, elle avait nourri ses enfants pendant un an chacun. A la veille d'avoir ses règles, elle monte en cabriolet avec son mari et ses filles. Le cheval s'emporte et court pendant un quart-d'heure. A chaque instant la voiture est sur le point de se briser contre des rochers. La frayeur qu'éprouva Mme M... retarda les menstrues pendant cinq jours; elles vinrent alors moins rouges et bien moins abondamment. Depuis cette époque, elles n'ont plus paru que pendant deux jours, au lieu de six pendant lesquels elles coulaient d'abord. Le sang a progressivement diminué de consistance, de couleur et de quantité, et six mois plus tard cette dame a pâli, maigri ; sa sensibilité s'est augmentée ; les digestions sont devenues difficiles et accompagnées d'éructations continuelles, de météorisme ; des douleurs névralgiques se faisaient presque continuellement et successivement sentir dans diverses parties du corps ; elle avait des langueurs, des défaillances d'estomac et une légère leucorrhée continuelle ; la figure était pâle sans avoir la couleur jaune, verte, des chlorotiques ; le pouls était faible, petit et lent ; les muqueuses étaient encore un peu vermeilles, mais elle avait beaucoup de faiblesse générale ; elle sentait dans les jambes des douleurs très-vives et plus fortes la nuit. Cet état existait depuis quatre ans quand je fus consulté ; cette femme, alors âgée de trente ans, était pâle, très-maigre, très-faible, sans cesse atteinte de douleurs erratiques au corps, et de douleurs fixes dans les jambes ; l'appétit, presque nul certains jours, était plus prononcé dans d'autres ; les digestions étaient très-difficiles, accompagnées de flatuosités, de borborygmes ; les selles étaient très-rares et la peau sèche et molle. Dans le but de remonter les forces de l'utérus et de toute l'économie, M. Balais, son médecin ordinaire, à qui je dois les premiers détails de cette observation, et moi, nous prescrivîmes le Sirop de protoxide de fer à la dose de trois cuillerées par jour. Bientôt l'appétit revint ; les forces se relevèrent ; la peau devint plus vivace et plus belle ; l'embonpoint se rétablit ; les douleurs erratiques et celles des jambes cessèrent ; les fonctions s'opérèrent mieux ; le sang menstruel devint plus rouge et plus consistant. A la troisième époque depuis le traitement, il fut tout aussi rouge et tout aussi copieux qu'avant la maladie. Depuis six ans il n'a pas subi de variation et la santé s'est bien soutenue. Le traitement a duré quarante jours, et les six mois suivants, la malade a pris du Sirop pendant huit jours chaque mois.

OBSERVATION XLIV. — Mme C..., blonde, d'un beau tempérament sanguin, bien constituée, d'une taille au-dessus de la moyenne, vive, active et d'une humeur très-gaie, fut réglée à treize ans et demi. Les règles coulèrent régulièrement et abondamment jusqu'à vingt-trois ans : mariée à dix-neuf ans, elle devint mère à vingt ans; à vingt-trois ans, elle perdit son mari qu'elle aimait beaucoup. Depuis lors, elle resta fort triste ; sa fraîcheur passa ; la maigreur se prononça progressivement ; toute la peau se flétrit, devint sèche, mollasse; l'appétit diminua beaucoup; les digestions étaient difficiles et accompagnées de chaleurs et de rougeurs à la face, de pesanteurs à la tête, et de lourdeurs dans tous les membres, de borborygmes et de coliques sourdes. Les selles étaient rares et dures; la transpiration habituellement abondante et sans odeur diminua et prit une odeur d'aigre. Le sang qui coulait pendant six jours et fort rouge, avait pâli, ne paraissait plus que pendant un jour, avec des coliques très-fortes, des nausées, et une céphalalgie vive. Cette dame, âgée de vingt-sept ans, souffrait depuis trois ans, quand elle me consulta. Pensant que les chagrins avaient d'abord affaibli l'économie, et que cette faiblesse mettait l'organisme dans l'impossibilité d'exécuter complètement ses fonctions, je prescrivis de suite le Sirop ferreux, à la dose de trois cuillerées par jour, et pour fortifier encore le système nerveux abattu, elle prit matin et soir une infusion de feuilles d'oranger et de racine de valériane, faite comme il suit : eau, un demi-litre; feuilles d'oranger, sept ; racine de valériane, de six à sept grammes, avec sucre Q. S. Huit jours après l'appétit s'améliora ; les digestions s'exécutèrent mieux ; les selles, d'abord noires, sèches, devinrent plus molles et plus journalières ; les borborygmes diminuèrent ; les forces augmentèrent ; la peau devint plus vivace, plus belle, plus douce, plus alitueuse; l'embonpoint reparut; l'humeur fut plus gaie, plus facile, et deux mois après cette dame avait repris son premier état. Le sang menstruel était plus rouge, plus consistant ; à la troisième période il augmenta ; à la quatrième, il coula pendant six jours et continua de même aux époques suivantes : la valériane fut continuée pendant deux mois, et le Sirop pendant quatre mois à la même dose ; les trois mois suivants, elle le prit pendant dix jours chaque mois, et depuis cette époque, il y a six ans, la santé de cette dame s'est très-bien soutenue ; elle s'est remariée il y a deux ans; elle est accouchée heureusement d'un enfant bien portant.

OBSERVATION XLV. — Mlle D..., âgée de trente-six ans, taille moyenne, constitution délicate, cheveux châtains, fut réglée à quinze ans, avec divers accidents. Ses règles ne se régularisèrent qu'à dix-sept ans : ensuite, jusqu'à vingt-trois ans, elles coulèrent régulièrement et abondamment pendant cinq ou six jours. A cet âge, au mois de février, cinq jours avant l'arrivée de ses menstrues, elle fut mouillée par une pluie froide. Sept jours après, les règles vinrent, mais pâles et pendant un jour seulement, avec des coliques, du malaise, de la somnolence, de la lourdeur et des douleurs très-vives dans les cuisses et dans les jambes. Cet état a persisté jusqu'à l'âge de trente-six ans. Dans la première année la santé s'altéra beaucoup; la seconde année les symptômes diminuèrent et restèrent depuis dans l'état suivant : peau pâle, terne, yeux abattus et cernés d'un cercle bleuâtre, muqueuses légèrement colorées, corps et membres maigris, mous, flasques et faibles, appétit variable, digestion difficile, affaissement complet des seins. Le creux de l'estomac est sensible et gonflé ; elle ressent des langueurs, des défaillances ; le ventre gronde souvent ; les selles n'ont lieu que tous les trois ou quatre jours. Depuis longtemps on n'oppose plus de remèdes à cet état que l'on regarde comme habituel. Cette demoiselle m'ayant consulté pour sa nièce, jeune chlorotique dont beaucoup d'accidents ressemblaient aux siens, fut frappée du changement avantageux qui s'opéra chez cette jeune personne, et vint me consulter pour elle-même. Je lui prescrivis le Sirop de protoxide de fer à la dose de trois cuillerées par jour. D'abord l'appétit et les digestions s'améliorèrent, les forces, la fraîcheur, l'embonpoint revinrent; les seins se relevèrent ensuite. Pendant les trois périodes suivantes, le sang menstruel, sans être plus abondant, parut plus rouge, plus consistant ; les coliques et autres douleurs qui l'accompagnaient cessèrent. A la quatrième époque le sang menstruel coula quatre jours ; à la cinquième, cinq, et aux époques suivantes il continua le même temps, sans être accompagné de douleurs ni de coliques. Le Sirop fut pris pendant cinq mois consécutifs. Pendant les sept mois suivants la malade en prit dix jours chaque mois. Depuis quatre ans sa santé s'est parfaitement soutenue comme dans sa jeunesse.

Observation XLVI. — Mme O..., petite, très-vive, fort brune, bien constituée, fut réglée à douze ans et demi, avec des accidents nerveux ; les accidents cessèrent et les règles étaient régularisées à quatorze ans et demi. Depuis ce moment, jusqu'à l'âge de vingt-deux ans, la menstruation s'opéra d'une manière fort régulière. Alors, et au deuxième jour de ses règles, elle eut une très-vive frayeur. Les menstrues se supprimèrent. Les accidents qui en résultèrent furent calmés par des bains généraux, les calmants et les boissons adoucissantes ; mais à l'époque suivante, le sang menstruel, fort décoloré, coula lentement et parut pendant deux jours seulement, diminua pendant six mois, et ne parut plus après que pendant un jour. Cette femme, très-vive, très-alerte, fut progressivement plus lente, plus apathique, plus faible et la peau devint grosse, pâle, mollasse et flétrie : la graisse s'écoula ; les membres diminuèrent beaucoup de volume et de fermeté ; les seins s'effacèrent ; la poitrine se courba, parut se rétrécir ; les épaules s'élevèrent et le corps prit toute l'apparence de la caducité. L'appétit était fort irrégulier, et le plus souvent les digestions étaient laborieuses. Voilà l'état dans lequel cette dame se trouvait depuis huit ans. Elle avait alors près de trente-deux ans et n'avait pas eu de grossesse. Cette dame, devenue triste, acariâtre et fatiguée de l'existence, languissait dans une espèce d'apathie, sans chercher les moyens d'en sortir; quand son mari me pria de lui donner des soins. Je prescrivis le Sirop de protoxide de fer, à la dose de deux cuillerées les deux premiers jours et de trois cuillerées les jours suivants. Pendant douze jours, le Sirop ne semblait produire aucun effet ; les selles étaient très-noires et le fer paraissait sortir en entier avec elles ; mais, quelques jours après, l'appétit augmenta ; les digestions se firent mieux ; les selles étaient moins noires ; peu à peu la peau prit d'abord plus de fraîcheur et de coloris, et plus tard devint douce et moëlleuse ; les forces augmentèrent ; les chairs s'affermirent; l'activité et la gaîté revinrent, et cette femme reprit son premier état de santé. Le sang menstruel rougit d'abord, puis augmenta successivement aux quatre périodes suivantes. Le Sirop fut continué sans interruption pendant quatre mois ; les quatre mois suivants elle en prit huit jours chaque mois. Le huitième mois elle devint enceinte, eut une couche heureuse, nourrit son enfant, et sa santé s'est bien soutenue depuis.

Observation XLVII. — Mlle R...., grande, mince, à membres peu musclés, secs et durs, cheveux châtains foncés, douce, bonne, quoique vive et fort active, fut réglée à treize ans et demi. Les menstrues, après avoir été accompagnées d'accidents nerveux très-variés, de coliques, etc., se régularisèrent et s'opérèrent sans douleur au bout de seize mois. A vingt ans, pendant les deux ou trois premiers jours de ses règles, elle tomba dans l'eau. Cet écoulement s'arrêta. Dès le soir, le bas ventre était douloureux et gonflé : la fièvre eut lieu dans la nuit avec une forte céphalalgie et de vives secousses dans les membres. Des sangsues placées à la vulve, des cataplasmes légers mis sur le ventre, une potion opiacée et les bains calmèrent les accidents ; mais à l'époque suivante, les règles plus pâles ne parurent que pendant dix-huit heures avec quelques secousses dans le tronc et dans tous les membres. Après la période menstruelle, les secousses et les divers symptômes d'hystérie cessaient ; mais alors des douleurs vagues et aiguës parcouraient tout le corps, surtout la tête. Il y avait souvent du malaise, des frissons passagers, des mouvements fébriles venant parfois le soir ou la nuit, un froid occupant les pieds et les jambes. Bientôt la peau grossit, se fane, se ride ; les muqueuses restent légèrement roses, le pouls faible et fréquent présente beaucoup de mobilité dans sa force et sa fréquence. Le corps maigrit, les membres diminuent et s'affaiblissent progressivement et fort lentement.

Quand je fus consulté, cette demoiselle, âgée de vingt-six ans, était restée dans ce misérable état, après avoir renoncé aux divers traitements que l'on avait dirigés contre ses douleurs, que l'on pensait être des rhumatismes, et qui me parurent dépendre du mauvais état de la menstruation, quoique cette demoiselle ne présentât pas les symptômes caractéristiques de la chlorose. Je prescrivis de suite le Sirop de protoxide de fer à la dose de deux cuillerées par jour pendant trois jours, et à celle de trois cuillerées les jours suivants. Pendant les huit ou dix premiers jours de son emploi, les nerfs s'agitèrent ; la figure et les mains se gonflèrent ; le corps devint plus lourd, plus pesant ; mais huit ou dix jours plus tard, ces accidents cessèrent insensiblement ; l'appétit augmenta ; les aliments légers étaient facilement digérés. Bientôt la figure s'anima ; la peau devint plus claire, plus belle, plus vivace, le pouls plus lent et plus plein ; les forces se relevèrent ; les chairs s'affermirent ; les seins qui s'étaient effacés gonflèrent ; l'embonpoint et la gaîté revinrent, et quatre mois après cette demoiselle était plus forte et mieux portante qu'elle n'avait jamais été. Elle continua le Sirop sans interruption pendant quatre mois, et pendant les six mois suivants, elle le prit huit ou dix jours chaque mois, vers le milieu de l'intervalle menstruel.

OBSERVATION XLIII. — Mlle D..., d'une taille moyenne, faible, blonde, à chairs molles et à poitrine courbée, fille de parents forts et sanguins, s'est bien portée jusqu'à l'âge de quinze ans. Sa poitrine large, sa figure animée, colorée, ses membres nerveux, ronds et bien développés, semblaient annoncer une forte et belle constitution. A quinze ans, les règles parurent abondamment et sans le moindre accident. Vingt-deux jours plus tard, après avoir beaucoup couru, elle reçut une pluie d'orage qui la mouilla jusqu'à la peau. Les règles ne coulèrent que deux mois après, et pendant un jour seulement le sang sortit en petite quantité, clair et très peu coloré avec des douleurs dans les reins, à l'hypogastre et dans les cuisses. Depuis ce moment jusqu'à l'âge de vingt-huit ans, les règles ont paru régulièrement tous les mois pendant un seul jour, et toujours avec des coliques, des douleurs dans l'hypogastre, les reins et les cuisses. Le sang menstruel s'est successivement décoloré de plus en plus au point de ressembler à de la lavure de viande peu fraîche. La croissance s'est arrêtée; la poitrine large et bombée s'est affaissée; les épaules se sont rapprochées en devant, éloignées et élevées en arrière ; les membres déjà fermes et gros se sont ramollis ; la peau vivace et belle est devenue grosse, pâle, mollasse et sèche. L'habitude du corps est restée faible et souffrante. Cette pauvre fille qui , selon les apparences , était disposée à devenir une forte et belle femme, a gardé cet état de langueur jusqu'à vingt-huit ans. Alors elle vint me consulter pour des maux d'estomac. Après avoir soigneusement examiné tout ce qu'elle ressentait, je prescrivis le Sirop de protoxide de fer à la dose de trois cuillerées par jour, un régime fortifiant, un léger exercice, des occupations et une société susceptibles de l'égayer. Au bout de dix jours , les maux d'estomac n'étaient presque plus sensibles ; les mains, les pieds et la figure étaient légèrement bouffis ; les cuisses et la tête étaient lourdes ; mais dix jours plus tard , ces accidents avaient disparu ; l'appétit était bon , les digestions faciles , la peau plus souple et plus vivace , la figure plus animée. Bientôt après elle se fortifia ; ses membres grossirent ; la poitrine se releva ; les joues se colorèrent ; les muqueuses prirent un rouge plus vif, les seins bombèrent ; l'embonpoint se manifesta , et , quatre mois après , cette demoiselle était plus forte qu'elle n'avait jamais été. Le Sirop fut continué sans interruption pendant cinq mois. Les sept mois suivants elle en prit dix jours chaque mois.

OBSERVATION XLIX. — Mlle M..., âgée de trente ans , brune, grande, maigre, vive, irascible, d'un caractère mélancolique, fut réglée à treize ans. Les menstrues, d'abord régulières, précédées et accompagnées de divers accidents nerveux , se régularisèrent après quatorze ans , et s'opérèrent ensuite tous les vingt-huit jours, sans douleurs et régulièrement pendant six à huit jonrs , plus copieusement à certaines époques qu'à d'autres , jusqu'à vingt-deux ans. La peau, vivace, souple et chaude, les yeux animés, la figure assez pleine , les membres fermes , forts et garnis de veines saillantes , la poitrine large, les seins fermes, son activité et le plein exercice de ses fonctions témoignaient qu'elle jouissait d'une bonne santé. Trois jours avant d'avoir ses règles, elle fut prise d'une violente colère qui lui donna plusieurs mouvements convulsifs , des nausées et des vomissements ; les jours suivants , toujours en proie à des contrariétés , elle fit , en courant , une course qui la mit toute en sueur ; en arrivant elle but beaucoup d'eau froide. Dès le lendemain , elle eut des frissons, de la fièvre , des chaleurs, des douleurs dans le ventre , les reins et dans toutes les articulations; des douleurs vives , très-aiguës occupaient le dedans de la cuisse et le genou gauche. On lui prescrivit des remèdes dont elle ne se rappelle pas. La fièvre se calma; les douleurs persistèrent ; six jours après , les règles parurent quelques heures et cessèrent aussitôt ; elle sentit dans tout le côté gauche une agitation convulsive, qui prit la forme de chorée, occupant le bras , la jambe et presque tout le côté gauche, revenant par crises pendant lesquelles elle pouvait difficilement se tenir debout. Depuis ce moment, les règles sont revenues régulièrement tous les mois pendant un jour seulement, le sang était en très-petite quantité, fort peu coloré , gluant ; le corps s'affaiblit , maigrit, s'affaissa , se courba sur le devant; la peau rugueuse était sèche et d'un pâle jaune ocre ; les muqueuses restaient colorées ; le pouls était faible et lent, l'appétit fort irrégulier , les digestions lentes; il existait une espèce d'apathie et de tristesse profonde produite par le chagrin de n'avoir pu guérir , après avoir employé pendant deux ans tous les remèdes anti-spasmodiques.

La maladie durait depuis huit ans quand je fus consulté. L'inutilité des anti-spasmodiques employés, l'état général, celui des menstrues et le point de départ de cette maladie, me firent penser qu'elle était entretenue par le dérangement de la menstruation, accompagné d'une faiblesse générale. Je prescrivis le Sirop de protoxide de fer, à la dose de trois cuillerées par jour. Pendant dix-huit à vingt jours, la malade n'éprouva d'autres soulagements qu'une augmentation d'appétit avec des digestions plus faciles. Le sommeil, ordinairement interrompu par des rêves très-fatigants fut plus calme. Du trente au quarante-cinquième jour les forces augmentèrent; l'esprit se calma; les yeux s'animèrent; la peau s'éclaircit, devint plus chaude, plus souple, plus douce; le pouls prit plus de résistance, plus d'ampleur; le corps se releva. Le quarante-sixième jour elle eut ses règles qui, sans être plus copieuses, étaient beaucoup plus rouges. Le mois suivant, la malade prit plus de force et d'embonpoint. La chorée diminua d'abord à la jambe, puis au bras; les règles suivantes furent d'un beau rouge et durèrent trois jours; ensuite la santé s'améliora de plus en plus; la chorée cessa, d'abord dans la jambe au bout de quatre mois et demi, et dans le bras au bout de cinq mois. Mlle B.... prit le Sirop ferreux pendant six mois sans interruption, et pendant huit mois ensuite elle en prit huit ou dix jours par mois. Mlle B.... n'a pas eu de rechutes ni la moindre atteinte de cette chorée, qui menaçait sans cesse de la faire tomber, et ne lui permettait pas de porter des objets avec la main gauche. Seize ans se sont écoulés depuis sa guérison.

Observation L. — Mlle M..., d'une taille moyenne, blonde, grosse, molle, nerveuse, douce, bonne et sensible, fut réglée sans accidents à dix-sept ans. Ses règles peu copieuses coulèrent régulièrement pendant cinq jours chaque mois jusqu'à l'âge de vingt-trois ans. Alors cinq jours avant ses règles, son père mourut par suite d'un accident. Le vif chagrin qu'elle en éprouva, la jeta dans un abattement tel et accompagné de suffocations si fortes, que l'on craignit pour sa vie. Les règles ne parurent pas. Sous l'influence des moyens employés, l'abattement et les suffocations diminuèrent ; mais il resta toujours une gêne dans la respiration qui redoublait parfois, et pendant ces redoublements la respiration très-courte, la poitrine serrée fortement faisait entendre un bruit de sifflement tout particulier avec une toux sèche. Les règles revinrent le mois suivant et pendant un seul jour ; le sang était noir et poisseux ; elles continuèrent ainsi pendant cinq ans. Le sang menstruel fut successivement plus liquide et moins noir. Son approche était annoncée deux jours à l'avance par des accès de suffocations plus vifs et accompagnés d'une toux sèche et par quintes, à la suite desquels elle avait une expectoration rouillée ; ces accès duraient deux ou trois jours, après quoi l'oppression diminuait ; la toux et l'expectoration cessaient. Quand elle vint me consulter, elle avait vingt-huit ans ; sa figure était pâle, légèrement bouffie ; ses yeux injectés, fatigués, larmoyants, étaient entourés d'un cercle bleuâtre ; sa peau était terne, épaisse, ridée ; elle avait les muqueuses rouges, les chairs flasques, molles et maigres, la poitrine courbée en devant, la parole faible, haletante ; elle était maigre, faible ; ses seins avaient disparu, le pouls était petit et fréquent, l'appétit peu prononcé ; les selles très-dures n'avaient lieu que tous les trois ou quatre jours. Pensant que la commotion morale qui paraissait être la cause de cette maladie avait d'abord agité le système nerveux, par suite altéré la menstruation, et que le dernier accident joint à la faiblesse, était devenu la cause entretenant cette maladie, je prescrivis une infusion de valériane et le Sirop de protoxide de fer, à la dose d'une cuillerée matin et soir les deux premiers jours, et d'une troisième cuillerée à midi les jours suivants. Pendant les douze premiers jours, la malade paraissait insensible à l'action du médicament ; mais du douzième au vingtième jour, l'appétit se prononça ; les digestions furent meilleures, les selles plus fréquentes ; les forces se relevèrent un peu. Du vingtième au trente-cinquième jour, les forces augmentèrent ; la respiration devint plus longue, plus facile, bien moins bruyante ; les chairs s'affermirent ; la peau s'anima ; les yeux moins injectés, prirent plus d'expression ; les menstrues parurent un jour, le sang fut plus rouge. Du trente-cinquième au cinquantième jour, les forces augmentèrent encore ; les membres s'arrondirent, s'affermirent ; la poitrine se releva ; la respiration fut libre, facile et sans être accompagnée de bruit. A l'époque suivante, le sang menstruel était rouge et plus abondant, coula trois jours sans être précédé d'oppression ; le mois après, les seins et l'embonpoint augmentèrent. Le Sirop fut continué pendant cinq mois sans interruption ; ensuite la malade le prit dix jours chaque mois pendant les six mois suivants ; la santé s'est parfaitement soutenue depuis cinq ans.

Observation LI. — Mlle B..., âgée de vingt-quatre ans, grande, mince, très-sensible, assez passablement constituée, blonde, peu colorée, fut réglée à seize ans. Les menstrues coulèrent régulièrement pendant quatre ou cinq jours chaque mois, jusqu'à dix-neuf ans; alors la pauvre fille trop adonnée à la lecture des romans, se prit d'amour pour un jeune homme qui ne répondit pas à ses vues ; elle devint triste, mélancolique; les digestions s'altérèrent; l'appétit se perdit; toute l'habitude du corps sentait douloureusement la plus légère pression; l'abdomen et surtout l'épigastre pouvaient à peine supporter le poids des couvertures; les règles diminuèrent à chaque période, à la quatrième elles ne parurent qu'un jour et demi. Elles s'étaient aussi successivement décolorées : les membres étaient maigres et mous, la peau pâle et blafarde; les muqueuses étaient d'un rose terne. Le pouls avait peu d'ampleur, point de fréquence, s'effaçait facilement sous la pression du doigt. Certains aliments furent d'abord vomis. La susceptibilité de l'estomac augmenta graduellement au point que deux mois après elle ne pouvait plus rien supporter. L'eau de riz et le lait étaient les seules boissons qu'elle pouvait garder ; encore souvent en vomissait-elle une grande partie. Cet état de souffrance durait depuis dix-huit mois, quand on me fit appeler : sa faiblesse et sa maigreur n'étaient pas très-grandes pour une aussi longue diète. Elle n'avait ni soif, ni rougeur à la langue ; la bouche était pâteuse, gluante, l'appétit nul, les selles rares, le sang menstruel avait la couleur de lie de vin blanc. Dans l'intervalle, elle perdait légèrement en blanc. L'impression morale, en affaiblissant toute l'économie, avait dérangé la menstruation ; la première cause s'était anéantie, celle-ci me parut alors être la principale. Je prescrivis le Sirop de protoxide de fer à la dose d'une cuillerée à café dans deux cuillerées à bouche d'une solution de gomme adragant, prises en quatre fois ; j'augmentai chaque jour matin et soir d'une cuillerée à café de Sirop dans la même quantité d'eau gommée. Le premier et le second jour seulement, elle en vomit un peu; le cinquième jour, elle en prenait deux cuillerées à bouche. Au bout de treize jours, elle ne vomissait plus le bouillon. Quatre jours plus tard, elle ne vomissait pas la soupe. Au vingt-deuxième jour, elle mangea et digéra facilement du pain et du veau. Le troisième jour après, elle prenait et digérait bien tous les aliments qui lui faisaient plaisir. Un mois plus tard, ses forces étaient revenues ; elle paraissait jouir d'une bonne santé. Le sang menstruel était plus rose, mais pas beaucoup plus abondant. Alors elle cessa le Sirop ; trois mois après, sa santé s'altéra progressivement ; les vomissements reparurent : elle revint au Sirop qui produisit les mêmes effets. Elle cessa d'en prendre au bout de deux mois. Quelques mois plus tard, retour des mêmes accidents, mêmes succès obtenus par le Sirop. Après quatre rechutes successives, cette demoiselle résolut enfin de continuer à prendre ce médicament, jusqu'à ce que les menstrues fussent retournées à leur état normal, ce qui n'eut lieu qu'après quatre mois de traitement ; ensuite pendant cinq mois, elle en prit tous les mois pendant dix jours. Depuis son dernier traitement, cinq ans se sont écoulés et la santé s'est toujours très-bien soutenue.

OBSERVATION LII. — Mlle T..., d'une taille moyenne, assez bien constituée, cheveux châtains, colorée, régulièrement réglée depuis l'âge de quinze ans et demi, après avoir perdu ses parents, entra au couvent à l'âge de vingt-deux ans. Son nouveau genre de vie, où le travail était remplacé par des occupations très-sédentaires, et les abstinences, les jeûnes, les veilles, dérangèrent bientôt sa santé : l'appétit diminua ; les digestions devinrent lentes, difficiles, accompagnées de beaucoup de flatuosités. La fraîcheur passa ; les chairs s'amollirent ; elle était plus faible, plus lente, plus apathique ; ses yeux perdirent de leur expression et de leur vivacité. Les règles diminuèrent progressivement de couleur et de quantité, et s'accompagnèrent de douleurs à l'ombilic, à l'hypogastre et dans les reins, de borborygmes, de nausées, de vomissements d'un mucus clair et filant. Bientôt ces vomissements se répétèrent souvent, quand elle prenait des aliments, même légers. Enfin elle finit par vomir tout ce qu'elle prenait excepté la décoction de mie de pain, qui, quelquefois même, était vomie. Cet état durait depuis deux ans, quand je fus consulté. La figure et toute la peau étaient d'un pâle terne, les muqueuses d'un rose bleuâtre ; ses chairs étaient flasques sans être très-maigres. Elle conservait encore un peu de force, quoique les jambes fussent légèrement infiltrées. Le pouls était assez large, très-mou, fort régulier, sans fréquence et très-facile à déprimer. Chaque mois, elle perdait, un jour seulement, un sang qui tachait la chemise comme la viande peu fraîche tache le linge qui la couvre. Je prescrivis le Sirop de protoxide de fer à la dose d'une cuillerée à café par jour. Elle augmenta chaque jour d'une cuillerée à café jusqu'à celle de deux cuillerées ordinaires par jour. Les deux premiers jours, le Sirop produisit des nausées qui ne se répétèrent plus les jours suivants. Au bout de quatorze jours, l'appétit revint : elle supporta, sans fatigue à l'estomac, des bouillons gras ou maigres. Après vingt jours, elle mangea du pain, de la viande. Dix jours plus tard, elle digérait tous les aliments qui lui plaisaient ; ensuite son appétit fut bon, ses digestions faciles ; les forces se relevèrent ; sa peau s'anima ; ses joues se colorèrent ; les muqueuses rougirent plus vivement ; l'embonpoint reparut. Depuis les six premières semaines de son traitement, dans le but de se guérir plus vite, elle buvait cinq ou six cuillerées de sirop par jour ; ensuite elle se réduisit à trois cuillerées par jour. Elle le prit pendant cent jours sans interruption, et pendant les cinq mois suivants, elle en prit dix jours chaque mois. Son corps s'est conformé à son nouveau genre de vie, qu'elle a modifié en se donnant plus d'exercice, et sa santé s'est bien soutenue depuis cinq ans. Ses règles sont revenues à l'état normal.

CHAPITRE IV.

De la suppression des menstrues.

1. — Je distingue deux espèces de suppressions : l'une s'opère lentement, graduellement ; les maladies qui en résultent prennent une forme chronique ; l'autre a lieu subitement, les accidents qui la suivent se montrent bien plus vite, suivent le plus souvent une marche aiguë. Ces deux genres de suppressions, que l'on peut appeler, l'une, aiguë, et l'autre, chronique, ont des résultats bien différents, sont accompagnés d'une série de symptômes qui diffèrent dans les deux cas, et nécessitent un traitement quelquefois tout opposé : ce qui m'oblige de les ranger dans deux articles séparés

Ire SECTION.

Des suppressions chroniques.

2. — Les suppressions chroniques ne sont qu'un degré de plus que les diminutions pathologiques de règles. Elles résultent des mêmes causes, produisent les mêmes effets : la suppression succède souvent à la diminution, exige les mêmes moyens. Aussi je réunirai leur traitement dans un même article. A la suite de l'une ou de plusieurs des causes indiquées plus haut, chez quelques femmes l'écoulement perd tout-à-coup de son intensité et se réduit à un suintement rouge ou roussâtre, qui bientôt cesse, ou diminue encore jusqu'à la fin de la période ; ou bien il ne fait plus que marquer très-légèrement une ou deux fois par jour. Chez plusieurs, l'écoulement ne revient plus à l'époque suivante. Chez les autres, il reparaît en petite quantité, qui diminue progressivement chaque mois et disparaît com-

plètement après avoir reparu deux, trois, quatre, cinq ou six fois. Quelquefois la cause est immédiatement suivie d'une perte momentanément plus grande, qui s'arrête peu de temps après pour ne plus reparaître. C'est ce que l'on voit surtout chez quelques-unes de celles qui se mettent les pieds ou les mains dans l'eau froide, ou qui sont soumises à une commotion morale. D'autres fois, les règles reparaissent encore à deux ou trois époques consécutives, en diminuant à chaque fois, et cessent ou font place à un écoulement plus blanc, jaunâtre, grisâtre. Quand la suppression a lieu par l'action d'une cause agissant, un, deux ou trois jours avant l'époque menstruelle, ses effets sont sensibles de suite, soit que le sang ne vienne pas, soit qu'à l'époque ordinaire il paraisse en petite quantité et de mauvaise couleur. Quand elle agit, un, deux ou trois jours après la fin de l'écoulement, souvent le malaise ne se fait sentir qu'un ou deux jours avant le temps des règles, qui ne viennent pas, ou qui paraissent au terme ordinaire, mais dont le sang, réduit à peu de chose, est de mauvaise qualité, et, comme dans le cas précédent, il diminue grogressivement et disparaît, ou peut-être remplacé par un léger écoulement jaunâtre, blanchâtre, qui ne préserve pas des accidents causés par la suppression. Les règles se suppriment aussi sous l'action de causes agissant lentement et continuellement. Les chagrins prolongés diminuent les règles, et les suppriment après un temps plus ou moins long, suivant la suscep-tibilité des femmes. Les contrariétés souvent répétées, produisent quelquefois le même effet. La même marche décroissante, terminée par la suppression, a souvent lieu chez des femmes renfermées dans des endroits humides, sombres, dans les hôpitaux, dans les couvents, et surtout pendant les premières années de la vie claustrale ; chez les femmes habituées à se gorger d'aliments très-nutritifs, et qui sont réduites à un régime débilitant, ou supportent de grandes privations ; chez celles atteintes de maladies chroniques, qui minent sourdement toute l'économie, ou de grands écoulements, d'abondantes sécrétions, de diarrhées chroniques. Les maladies chroniques, surtout celles dont le siége est à la poitrine, finissent constamment par supprimer les menstrues : ainsi, chez les phthisiques, les règles cessent toujours vers le deuxième ou troisième degré. Il existe une infinité d'autres causes particulières à chaque individu, qui peuvent arrêter les menstrues.

5.—Les fleurs blanches si communes dans les villes, sont une des causes très-fréquentes des suppressions chroniques des règles. Il arrive souvent aussi que la diminution des menstrues fait naître les fleurs blanches ; ainsi ces deux causes peuvent être seules, unies ou consécutives. Cette leucorrhée qui commence à l'état chronique, affaiblit les femmes et altère de plus en plus les menstrues qui diminuent à mesure que l'écoulement augmente et que le sujet s'affaiblit. Ces fleurs blanches peuvent se mêler en grande proportion dans le produit menstruel ou le remplacer totalement. Elles portent plus spécialement leur action sur l'estomac ; les malades y sentent des langueurs, des défaillances, du tiraillement, une espèce de vide ; les digestions sont lentes et difficiles ; l'appétit diminue ; les intestins sont paresseux ; il y a des constipations, des borborygmes ; les nerfs sont aussi plus ou moins affectés ; les femmes deviennent plus tristes, plus faibles, plus abattues, plus apathiques, plus frileuses, plus sensibles, plus irritables ; toute l'organisation paraît altérée ; la peau est pâle, molle et froide ; les muscles sont faibles ; toutes les fonctions languissent. Après un certain temps, les yeux se creusent, se cernent ; la figure est pâle et tirée ; les seins s'affaissent ; la peau pâle, sèche et terne, prend une odeur d'aigre ou fade ; les chairs sont maigres, molles et flasques ; la malade sent à l'estomac des défaillances, des tiraillements accompagnés du besoin de prendre souvent quelque nourriture ; la faiblesse augmente ; l'exercice est pénible ; la fatigue, les impressions même légères agitent les nerfs : Il y a du malaise, des douleurs dans les membres. Quand la femme est épuisée par la leucorrhée, qui détériore bien plus la constitution que les grandes pertes sanguines, la figure pâle et plombée, les yeux éteints et cernés d'un cercle noirâtre, la peau froide, molle et d'une odeur aigre, l'affaissement de tous les traits, la faiblesse, la maigreur, la tristesse, l'apathie et la diminution des facultés intellectuelles, viennent témoigner jusqu'à quel point, dans ce cas, cet écoulement peut affaiblir, combien il est utile d'y remédier et de fortifier l'état général, pour obtenir les menstrues qui ne peuvent revenir sans cela. L'expérience prouve combien il est pressant de faire cesser cet état de la matrice, qui, sous cette influence, peut être frappée d'ulcères, de cancers, de polypes, de tumeurs fibreuses, etc.

4. — Les grandes pertes de sang, quelle que soit leur origine, suppriment souvent les menstrues.

5. — Quand la suppression s'opère lentement et se complète longtemps après la première action de la cause déterminante, les inflammations aiguës ont rarement lieu. Il paraît des accidents nerveux très-variés, que l'on observe le plus souvent pendant les premières ou les dernières années de la vie utérine ; des irritations chroniques, principalement aux poumons sur les jeunes filles ; des engorgements abdominaux chez les femmes de trente et quelques années, ainsi que des amas de gaz dans l'abdomen, dans l'utérus, ou de l'eau s'accumulant lentement dans la matrice et simulant la grossesse : des affections chroniques fort diverses peuvent siéger dans l'abdomen, et dans ces cas la matrice et les ovaires sont de tous les organes ceux qui s'affectent le plus

souvent. Ces dernières maladies sont d'autant plus graves qu'elles restent souvent ignorées pendant le temps qu'il serait possible de les guérir. La malade ne se rendant pas assez compte de ce qu'elle éprouve, la maladie marche lentement, sourdement, et dégénère en cancer.

6. — Ordinairement, et sans la présence des maladies précédentes, la fraîcheur passe, la peau sèche, jaunit, se durcit, se ride, devient terreuse, écailleuse, et présente souvent des éruptions sous formes de boutons, de plaques, de phlyctènes, de croûtes. Il se manifeste quelquefois une diarrhée chronique, ou revenant souvent, un coryza avec flux abondant, de la dyspnée, de la toux, des palpitations de cœur, des érysipèles, des fluxions, de gonflements œdémateux à la figure, aux mains, aux jambes ; des gonflements érysipélateux et emphysimateux aux paupières, au cou, à la poitrine, et quelquefois aux extrémités ; la vue, l'ouïe, le cerveau, s'affectent aussi. Enfin cet état peut devenir la source de toutes les maladies, mais le plus souvent il produit les scrofules, les rachitis, la chlorose et ses complications.

7. — Je ne ferai pas ici la description, ni même l'énumération des diverses maladies aiguës ou chroniques qui peuvent en être la suite. Je traiterai seulement, dans des articles particuliers, de la chlorose, du rachitis et des scrofules résultant du trouble, de la diminution, ou de la suppression des menstrues, parce que ces maladies prennent une marche assez constante, et qu'elles nécessitent un traitement particulier.

8. — Quand cet état dure longtemps sans produire d'accidents graves, l'économie semble s'y habituer. Les plus forts accidents diminuent, mais la malade reste maigre, chétive, souvent affectée d'accidents passagers, résultat de son peu de résistance à l'action des agents extérieurs. La figure,

terne, pâle et ridée, porte l'empreinte d'une vieillesse prématurée.

9. — A la suite d'une diminution ou d'une suppression chronique des menstrues, un petit nombre de femmes, en conservant la rougeur et la fraîcheur des muqueuses et le calme du pouls, éprouvent du malaise, des douleurs erratiques, des névralgies sensibles surtout à la figure, à la poitrine, dans les reins, les côtés, les cuisses, les jambes et une foule d'accidents qui, chez la même personne, changent journellement de siége, de forme, de marche, et trompent souvent le diagnostic d'un médecin attentif et fort exercé.

10. — J'ai souvent observé des diminutions ou des suppressions qui tenaient à une irritation chronique inflammatoire, ou nerveuse, plus particulièrement fixée sur le tube intestinal et surtout sur l'estomac. Cette irritation, quoique légère et souvent ignorée, agit sympathiquement sur l'utérus. La malade sans avoir de fièvre continue, a parfois quelques mouvements fébriles passagers, du malaise dans diverses parties du corps. Les accidents qu'éprouvent ces femmes varient beaucoup sur chaque individu. Elles maigrissent en conservant la couleur rouge des joues et des muqueuses. Quand les menstrues ne font que diminuer, le sang menstruel est rouge et vermeil; elles n'ont pas de bouffissures à la face et aux extrémités, que l'on observe souvent dans d'autres cas de diminutions ou de suppressions. Elles ont souvent des palpitations de cœur déterminées par la plus légère impression morale, elles les sentent moins par suite d'exercices fort actifs. L'épigastre est très-sensible, gonflé; la malade y ressent de la chaleur, une douleur plus aiguë par moment ou pendant quelques instants. Cette douleur, vive durant la vacuité de l'estomac, cesse pendant le repas, augmente une heure après; elle est

quelquefois accompagnée de soif vive, d'autres fois il n'y en a pas. La plupart ont de temps en temps des coliques, de la diarrhée qui continuent pendant un ou plusieurs jours et souvent alternent avec la constipation. Les nerfs s'agitent, surtout chez les femmes nerveuses, et divers accidents hystériques s'ajoutent à ceux que je viens d'indiquer.

11.—Quand il y a seulement diminution, l'écoulement est souvent accompagné, précédé ou suivi de coliques, de tranchées, de maux dans les reins, à l'hypogastre, aux aines, au périnée, des douleurs gravatives, lancinantes dans les cuisses, de douleur, de picotement dans les seins.

12.— Les inflammations chroniques qui causent cette diminution, sont ordinairement peu fortes et ne cèdent pas par l'emploi des sangsues ou des saignées. Je combats celles de l'estomac et des intestins, en mettant la malade à l'usage longtemps prolongé d'une solution de gomme adragant, à la dose de quinze centigrammes par trente grammes d'eau ; si cette boisson et la diète blanche ne suffisent pas pour la faire disparaître, je prescris la pommade stibiée sur l'épigastre ; on la continue pendant un certain temps. Après la cessation de la phlegmasie, les menstrues reviennent ordinairement à leur état normal. Je favorise leur retour par des pédiluves sinapisés, des cataplasmes irritants placés en dedans des cuisses. Avec le retour des menstrues, disparaissent les accidents secondaires. Quelquefois les femmes restent plus irritables et plus disposées aux dérangements des règles.

OBSERVATION LIII.—Mᴵᴵᵉ B..., âgée de dix-neuf ans, d'une taille moyenne et bien constituée, le teint brun, les cheveux noirs, le système nerveux très-irritable, l'imagination exaltée, est souvent affectée de divers accidents nerveux. A sept ans, elle eut au tube intestinal une irritation chronique qui dura huit mois. Elle resta petite, chétive, jaune et faible jusqu'à douze ans. Alors elle grandit un peu, et devint chlorotique. Traitée par le Sirop de protoxide de fer, elle guérit et prit rapidement de la taille, de la force et de l'embonpoint. A treize ans, les menstrués coulèrent rouges, copieuses, et vinrent régulièrement; mais son imagination était toujours fort exaltée et sa sensibilité exquise. A quatorze ans, elle eut une forte gastrite qui céda facilement sous l'action d'une application de dix sangsues mises à l'épigastre. A dix-sept ans, les règles diminuent; mais le sang conserva sa consistance et sa couleur : le teint était pâle, la langue et les muqueuses étaient fort rouges avec soif, appétit irrégulier et sans fièvre; l'épigastre était très sensible, gonflé ; de temps en temps la malade y sentait des douleurs vives sans élancements et se répandait de là dans le ventre ; elles augmentaient, quand l'estomac était vide ; diminuaient pendant le repas ; augmentaient une heure après, accompagnées de sensations diverses. Elle maigrit beaucoup. Les seins très-saillants s'effacèrent sans fièvre, sans toux. Des sangsues, mises à la vulve pendant trois mois consécutifs, n'augmentèrent pas l'écoulement. Pour boisson, je la mis de suite à l'usage d'une solution de gomme adragant dans la proportion de vingt centigrammes de gomme pour trente-deux grammes d'eau et de petits lavements faits avec la même solution ; pendant la nuit, on couvrait le ventre avec des cataplasmes légers faits avec la farine de lin et l'eau de mauve : pour nourriture du riz, des fécules, la décoction de pain, du bouillon de veau, des viandes blanches. Vingt-cinq jours après l'emploi régulier de ce traitement, la langue avait perdu de sa rougeur ; la soif avait diminué ; l'épigastre était moins douloureux et moins gonflé ; les selles étaient moulées et plus faciles ; les digestions s'exécutaient mieux. Quinze jours après, le mieux avait continué sans augmenter. Il restait toujours un peu d'altération, de chaleur, de sensibilité, de douleur à l'épigastre ; quelques selles liquides revenaient de temps en temps. Alors je plaçai sur l'épigastre un emplâtre chargé de pommade stibiée. Un mois après, tous les symptômes d'irritation gastrique avaient cessé. Quinze jours plus tard les règles coulèrent plus abondamment et plus longtemps. Depuis cette époque elles sont revenues régulièrement et en quantité normale : la santé s'est améliorée ; l'embonpoint est revenu.

15. — Quelques femmes conservent après des couches ou des blessures, de l'irritation, de la chaleur, de la pesanteur au vagin, du gonflement et de la sensibilité dans le ventre, surtout à l'hypogastre. L'écoulement menstruel diminue, et quelquefois même se supprime pour toujours, chez des femmes de trente et quelques années. Quelques-unes de ces femmes conservent une santé passable, et n'ont aucun symptôme de chlorose, mais elles éprouvent habituellement et à des degrés variés, jusqu'à l'époque où les règles devaient cesser, de la sensibilité au ventre, qui devient plus gros, plus ballonné, des douleurs et des pesanteurs dans les lombes, les fesses, les cuisses, des bouffées de chaleur qui montent souvent à la figure ; la tête est souvent lourde ; il y a parfois des palpitations de cœur sans être provoquées par le mouvement. Dans ce cas, comme dans tous ceux de suppressions, il existe presque toujours une recrudescence des accidents répondant au temps où le molimen menstruel devrait avoir lieu. J'ai bien observé que cette exacerbation était d'autant plus faible que l'on était plus éloigné du commencement de la suppression. Quand cette dernière dure plus de trois ou quatre ans, que la femme est débilitée ou soumise à une maladie chronique, on ne distingue plus aucuns symptômes du molimen mens-

truel. La guérison de cette aménorrhée m'a paru difficile; elle ne peut avoir lieu qu'après un traitement bien long-temps soutenu, un bon régime, l'abstinence de tout excès, et une observation stricte de l'hygiène.

14.—J'ai plusieurs fois observé des femmes qui n'avaient eu ni couches ni blessures, et dont l'aménorrhée paraissait tenir à l'engorgement de la matrice. Cet organe était plus abaissé; son col était plus chaud, plus sensible, ainsi que le vagin; quelques-unes avaient de vifs désirs vénériens, quoique le coït fût douloureux. Dans ce cas, les saignées du bras m'ont mieux réussi que les sangsues, excepté chez une femme.

Observation LIV. — Cette femme, âgée de trente-trois ans, brune, forte, et qui jusqu'alors avait été bien réglée, sentit, à la suite d'une grande fatigue, une pesanteur dans le petit bassin et sur le périnée, des douleurs sourdes dans les reins et dans les flancs, sans fièvre. Vingt-sept jours après, les symptômes lui semblèrent augmenter au moment habituel des règles, mais elles ne parurent pas. Cette femme, ennuyée de son état, me fit appeler sept semaines après le commencement de la maladie. Le toucher me fit connaître que la matrice était plus grosse, plus lourde, plus chaude, le col du double de son volume ordinaire, assez rénitent, descendait au point de toucher presque le périnée. Deux saignées, de trois cent soixante-quinze grammes chaque, pratiquées à vingt-quatre heures de distance, ne produi-sirent aucun soulagement. Deux jours après, deux sangsues placées au museau de tanche donnèrent beaucoup de sang et firent cesser le gonflement; dix jours plus tard, la ma-trice avait repris sa position normale. La malade fut tou-jours couchée pendant ces dix jours. Deux mois après, les menstrues reparurent sans douleur, et la matrice n'a pas redescendu.

15. — Dans ces cas, je prescris les bains généraux, les injections émollientes ; je me sers aussi avec avantage des injections faites avec la décoction de ciguë verte. Dans trois cas les injections seules ont suffi pour dissiper les accidents.

Observation LV. — Mme G..., âgée de trente-six ans, grosse, forte, replète et très-fraîche, avait, depuis deux mois, une douleur sourde et une pesanteur au petit bassin, des douleurs dans les reins, les aines ; elle ne pouvait rester longtemps debout sans éprouver une augmentation de la douleur. Au toucher je trouvai la matrice très-descendue, plus chaude, plus sensible ; le col de l'utérus arrondi, renflé, était six ou sept fois plus gros qu'à l'état normal. Je prescrivis un grand bain par jour; des injections avec la décoction de ciguë verte que l'on répéta le plus souvent possible ; la position toujours couchée sur un matelas de crin ; point de vin, une nourriture légère et sans aucune substance irritante. Dix-huit jours de ce traitement suffirent pour dissiper l'engorgement. Les règles reparurent ; cette femme, boulangère et fort active, éprouve encore un peu de pesanteur quand elle se fatigue trop ; mais le repos la fait promptement cesser.

Observation LVI. — Une fille de vingt-six ans, d'une taille moyenne, brune à teint jaune, n'était pas réglée depuis cinq mois. Dès-lors elle sentit de la douleur et de la pesanteur dans le petit bassin et les reins, des douleurs à l'estomac et dans diverses parties du corps ; les nerfs s'agitèrent, et depuis quelque temps elle avait une tristesse des plus grandes. Le toucher me fit connaître que le col de l'utérus était descendu, très-gros, arrondi, dur ; la position couchée, les bains, les injections avec la décoction de ciguë verte, et le régime adoucissant, suffirent pour guérir cette malade dans l'espace de vingt-neuf jours.

16. — J'ai quelquefois observé des suppressions, ou des

diminutions considérables des menstrues, déterminées par une irritation vive du vagin et du col de l'utérus, sans gonflement. Le vagin est chaud, la vulve est rouge, chaude, avec des démangeaisons très-incommodes : la muqueuse est quelquefois sèche, d'autres fois couverte d'un enduit jaunâtre, verdâtre ; ces femmes ont de vifs désirs vénériens, qui s'augmentent encore par les frictions, que les démangeaisons les obligent de faire. Le toucher et le coït sont douloureux : les nerfs s'irritent, l'imagination se montre, et les pousse à la recherche de sensations vives. La musique, la danse, les spectacles, les exaltent. Quand la masturbation vient augmenter cet état, elles deviennent plus sombres, plus taciturnes, sont plus disposées aux passions haineuses, recherchent la solitude. Leur esprit, toujours occupé des mêmes idées, s'aliène quelquefois. Chez le plus grand nombre les fonctions s'altèrent ; la malade devient maigre, chétive, et souvent cette irritation finit par déterminer, au col de l'utérus, des ulcères très-difficiles à guérir, ou l'irritation se prolonge à l'intérieur de la matrice, d'où sortent des mucosités jaunes, verdâtres, grisâtres, lesquelles surexcitent encore la vulve.

Observation LVII.—Deux femmes m'ont dit qu'elles ne savaient pas ce qui pouvait avoir fait naître cette maladie : trois disaient avoir eu des dartres que l'on avait fait guérir avec des pommades, peu de temps avant le début des accidents. Chez une, elle paraissait tenir aux excès du coït. Chez une autre, l'irritation à la vulve parut aussitôt la cessation d'un mal de gorge qui durait depuis six ans. Chez trois femmes, elle m'a paru produite par l'exaltation d'une imagination brûlante en contemplation des tableaux érotiques qu'elles se formaient, et continuellement bercée de sensations voluptueuses, auxquelles venaient peut-être se joindre des habitudes plus fâcheuses. J'ai vu plusieurs fois les passions exaltées par les tableaux fictifs d'une imagination ardente, produire l'inflammation assez vive du vagin, de la vulve. Ces inflammations sont ordinairement longues et difficiles à faire passer, et quand elles ont duré plusieurs années, elles sont quelquefois incurables. Pour guérir cette maladie, il faut rechercher la cause avec le plus grand soin; quand après avoir fait aux malades et avec la plus grande circonspection un certain nombre de questions auxquelles le plus souvent elles répondaient d'une manière évasive et fatigante pour elles ; quand dans l'examen de la constitution et des habitudes, je parvenais à la saisir, je m'efforçais de la combattre par les moyens appropriés et le régime convenable. En outre des moyens urgents pour faire cesser la cause première, je prescrivais contre l'irritation le repos, des bains généraux prolongés et souvent répétés, des imbrocations continuelles sur le bas ventre, soit avec l'huile d'olive, soit avec le baume tranquille, des injections répétées plusieurs fois le jour et faites avec une décoction de ciguë verte, dans laquelle on dissolvait cinq centigrammes d'extrait aqueux d'opium pour trois injections, ou bien avec une solution de gomme adragant, dans laquelle on dissolvait aussi la même quantité d'extrait aqueux d'opium. Ce traitement doit être continué longtemps et jusque même à l'apparition du flux menstruel à l'état normal; car ces maladies ont beaucoup de tendances aux récidives. Elle est bien souvent entretenue par un principe dartreux, virulent. Quand cette inflammation est le résultat d'une répercussion, je cherche à ramener la maladie à son siége primitif, par des irritants placés sur ce lieu, et je combats le principe dartreux ou virulent par tous les moyens indiqués dans les maladies.

17. — La diminution et la suppression sont quelquefois produites par l'extrême sensibilité des nerfs et de la

matrice en particulier, soit à la suite de fortes impressions morales, d'une perte ou de saignées trop copieuses, comme je l'ai vu six fois à la suite des péripneumonies combattues par de fortes et nombreuses saignées. J'ai pu l'observer deux fois causées par le refroidissement du corps joint à la frayeur.

Cet état, dans lequel la matrice et les autres organes présentent une modification de sensibilité très-difficile à saisir et plus difficile à guérir ou à changer, exige beaucoup d'attention et de réserve. C'est en étudiant bien l'état de la malade et en examinant le passé, pour trouver la cause, que l'on peut parvenir à combattre cette maladie et rappeler les menstrues à leur état normal. Le traitement doit varier tellement suivant la cause, que je ne puis indiquer de moyens curatifs particuliers ; mais je citerai des observations qui pourront mettre sur la voie et servir de comparaison.

OBSERVATION LVIII. —- Mlle R... , âgée de dix-huit ans, d'un tempérament sanguin, très-sensible, d'une taille moyenne et bien constituée, après avoir fait une lieue à pied, s'embarqua dans un petit bateau pour passer un bac fort long. Pendant le trajet, il vint un vent très-fort et suivi d'une pluie froide. Elle et son père luttèrent longtemps contre la vague et furent à chaque instant sur le point de périr. En arrivant, cette fille était froide, mouillée et dans un état d'agitation extrême. Les règles, qui devaient paraître six jours après, ne vinrent pas. Cette malade, sans beaucoup pâlir, ni maigrir, resta plus de trois mois dans l'état suivant. Toute l'habitude extérieure du corps était endolorie, au point qu'il était impossible de la toucher sans la faire souffrir. La plus légère impression la faisait trembler ou pleurer ; la figure, dont l'expression peignait la frayeur, l'inquiétude et la douleur, présentait une extrême mobilité ;

le plus léger bruit la faisait tressaillir et s'agiter. Le sommeil était très-léger et troublé par des rêves fatigants ; toutes les odeurs la fatiguaient ; les urines étaient sans couleur, claires et abondantes. Son appétit était irrégulier et fantasque. Elle avait souvent des sueurs fort abondantes. La figure était légèrement pâle ; les muqueuses étaient colorées ; elle avait maigri. A l'époque où les règles devaient paraître, elle devenait plus triste, plus mélancolique, plus apathique , et pleurait presque continuellement. Je prescrivis de prendre, matin et soir, une pilule faite comme il suit : extrait aqueux d'opium, vingt centigrammes ; extrait de grande valériane , quatre grammes ; poudre de safran , deux grammes ; assa fœtida, deux grammes; mêlez et faites vingt-quatre pilules ; deux tasses par jour d'une infusion d'armoise , de feuilles d'oranger et de feuilles de pêcher , un léger exercice, une nourriture saine et d'avoir pour elle toutes les prévenances possibles. Pendant l'usage de ces moyens, les sueurs augmentèrent beaucoup et parurent soulager; les nerfs se calmèrent lentement après des alternatives d'augmentation et de diminution, et ne revinrent à leur premier état qu'après trois mois de traitement régulièrement suivi. Les règles reparurent alors pendant trois jours la première fois, et six jours les suivantes. Cette fille a repris sa santé, sa force d'intelligence et de fermeté de caractère. Elle est mariée, mère, et n'a pas eu d'accidents nerveux depuis.

OBSERVATION LIX. — Mlle F..., grande, brune, a le teint basané , le corps et les membres maigres et forts , l'esprit triste, l'imagination ardente, féconde, exaltée, les passions vives. Ses règles coulèrent à douze ans ; furent abondantes et accompagnées de coliques vives ; elles ne reparurent que trois mois après, et vinrent ensuite régulièrement pendant six jours chaque mois jusqu'à seize ans. Son corps acquit bientôt de la taille et des formes. Son esprit s'exalta ; les passions se développèrent vivement ; alors les menstrues varièrent beaucoup dans la force et la régularité de l'écoulement ; les nerfs devinrent plus irritables ; des douleurs erratiques occupèrent le plus souvent les côtés de la figure, les seins et la base de la poitrine. A dix-sept ans, à la suite de quelques peines de cœur, les règles diminuèrent, devinrent douloureuses pendant toute leur durée réduite à trois jours au plus. La plus petite impression morale les supprimait tout-à-coup : ensuite des accidents se faisaient sentir pendant trois ou quatre jours, à la suite desquels elle sentait un malaise qui persistait jusqu'au retour des menstrues à l'époque suivante. Cet état continua jusqu'à dix-huit ans et demi. Alors un nouvel amour enflamma cette âme brûlante. Mais bientôt les règles diminuèrent et se supprimèrent ; elle devint morose, maigrit, jaunit, perdit le sommeil ; les nerfs s'agitèrent. Les parents craignant de la perdre consentirent à la marier. Cette promesse lui rendit le bonheur et la gaîté ; les fonctions s'exécutèrent mieux ; les règles coulèrent passablement à l'époque suivante ; mais aussitôt après son mariage, les menstrues ne parurent plus ; les nerfs s'agitèrent encore ; le bas ventre et les reins étaient douloureux ; le vagin devint très-sensible. Chaque rapprochement était suivi d'une crise nerveuse vive. Cette dame maigrit, pâlit, perdit de ses forces. Quand je fus appelé, dix-huit mois après son mariage, elle était maigre, jaune, fort triste, très-sensible. Ses nerfs s'agitaient pour la plus légère impression ; le ventre ballonné était fort sensible au toucher, surtout vers l'hypogastre. La vulve éprouvait une espèce de sensation de rétraction du dedans. La plus légère pression des chairs était fort douloureuse, et la sensibilité fort exaltée. Je prescrivis des bains généraux tièdes, un par jour, au sortir desquels on frictionnait le bas ventre avec le baume tranquille dans lequel on avait dissous quatre grammes de camphre pour trente-deux grammes de baume ; une tisane faite avec de l'orge , du chiendent, de la laitue et des amandes douces, des lavements avec de la décoction de mauves , l'abstinence du coït, du café , des aromates , du vin blanc , des liqueurs , des substances excitantes pour lesquelles elle avait du goût ; une nourriture avec les fécules, les viandes blanches, les laitages, du vin rouge avec deux fois son volume d'eau , un exercice léger , point d'échauffement , des vêtements chauds. Je conseillai d'éloigner tout ce qui pouvait émouvoir les sens et d'avoir des prévenances , des soins attentifs , de lui procurer de la distraction. Peu à peu la sensibilité diminua ; le sentiment de rétraction de la vulve cessa ; les chairs perdirent de leur sensibilité et purent, sans faire sentir de douleur, supporter une légère pression : l'appétit s'améliora ; les digestions s'exécutèrent mieux ; les menstrues reparurent après trente-huit jours de traitement ; d'abord peu copieuses, peu colorées ; mais à la période suivante, elles coulèrent comme elles le faisaient autrefois. Depuis ce moment, la santé de cette dame s'est beaucoup fortifiée : l'embonpoint a reparu ; la peau est devenue plus vivace , plus belle ; mais les rapprochements un peu répétés sont toujours suivis de quelques-uns des accidents ci-dessus, et quand ils ont lieu un ou deux jours avant les menstrues , ils les empêchent de paraître , les retardent , ou les font varier.

OBSERVATION LX. — Mme D..., d'une forte constitution, bien réglée, et mère de six enfants, se mouille pendant qu'elle a chaud, les menstrues s'arrêtent; du malaise, des douleurs à l'hypogastre, après s'être fait sentir pendant quelques jours cessent; mais la santé ne se rétablit pas complètement. Deux mois plus tard elle maigrit ; son appétit se dérange ; les digestions se font mal , et sont souvent accompagnées de faiblesses, de nausées, surtout le matin et le soir. Cette dame se croyant grosse ne consulta pas; le ventre grossit, et sept mois après, voyant son ventre d'une grosseur bien supérieure à celle que doit avoir une femme enceinte de neuf mois, terme qui s'était écoulé depuis le commencement de la maladie, et ne sentant pas l'enfant, elle me fit appeler; elle était pâle et maigre. En palpant le ventre, je trouvai la matrice énormément descendue; je la pressai successivement sur divers points sans trouver ces corps arrondis qui fuient sous la pression, sensation que donnent toujours les genoux, les coudes d'un fœtus, depuis le terme de six mois; ne sentant pas aussi le durcissement momentané produit par les légères contractions de la matrice, que l'on observe toujours sur les femmes enceintes de plus de sept à huit mois, en remuant un peu la matrice et en plaçant ensuite et pendant un certain temps la paume de la main sur son contour, je la touchai par le vagin; son orifice n'était pas ouvert; le col réduit à une longueur d'un centimètre n'était pas dilaté; tout autour la matrice cédait facilement à la pression du doigt et paraissait très-mince. Je crus reconnaître une hydropisie de la matrice, mais je remis à un autre examen, pour introduire un stylet dans l'ouverture du museau de tanche. Deux jours avant le moment fixé, cette malade me fit appeler pour me raconter qu'ayant fait un faux pas qui l'avait forcée de se baisser vivement, elle avait de suite perdu six ou sept litres d'un liquide jaune et glaireux, sans odeur et sans la plus petite teinte de sang. En la touchant douze heures après cette évacuation, le ventre très-mollasse ne présentait aucune dureté; la matrice ne formait pas à l'hypogastre la tumeur dure que l'on rencontre chez les nouvelles accouchées; le doigt introduit par le vagin trouvait la matrice mollasse, peu contractée, plus descendue dans le petit bassin. Six semaines plus tard, en la touchant de nouveau, la matrice ne me parut pas encore revenue à son état normal.

 OBSERVATION LXI. — Mme R..., âgée de trente ans, d'une taille moyenne, brune et bien constituée, eut un enfant à vingt-trois ans. Hors le temps de la grossesse et de l'allaitement, les menstrues ont toujours coulé régulièrement. A vingt-neuf ans elle éprouva pendant deux mois un violent chagrin qui supprima les règles; il survint divers accidents nerveux que l'on rapportait à sa peine, et qui cédèrent lentement par l'emploi des calmants et des opiacés ; mais peu à peu le ventre gonfla ; la malade y sentit une tension sourde, douloureuse. Au bout de cinq mois, le ventre était d'une énorme grosseur, très-sensible au toucher, dur, élastique, sonore dans tous ses points; il paraissait très-léger, soit à la malade, soit à la main, qui, placée vers le pubis, cherchait à le soulever. Le doigt introduit dans le vagin, trouvait le col très-élevé, très-court, pas dilaté; son ouverture était fermée; autour du col, la matrice paraissait dure, élastique. Pensant qu'elle était distendue par des gaz, j'introduisis par l'ouverture du col, une sonde de gomme élastique très-mince, que je poussai jusque dans l'utérus en me servant d'un stylet comme mandrin et conducteur. Ce tube introduit, je retirai le stylet, il sortit avec bruit du gaz très-fétide ; ensuite je laissai la sonde en place pendant trois jours, la tenant fermée pour empêcher le contact de l'air, et l'ouvrant trois fois par jour pour laisser sortir les gaz qui s'y formaient. Le ventre s'affaissa, devint très-mou. Aussitôt après l'évacuation, on ne trouvait pas à l'hypogastre le corps dur et rond formé par la matrice revenue sur elle-même ; la matrice touchée par le vagin paraissait mollasse et peu contractée. Je ne fis pas d'injection dans l'utérus de peur de l'irriter ; mais je fis faire dans le vagin, des injections avec la décoction de ciguë. La malade étant très-faible, je lui prescrivis un régime analeptique et très-nutritif. Deux mois après, l'utérus paraissait revenu presqu'à son état normal et les règles reparurent.

IIe SECTION.

De la suppression prompte des menstrues, et suivie des maladies à l'état aigu.

1. — Les règles peuvent se supprimer tout-à-coup, sous l'influence d'une des causes indiquées plus haut : le refroidissement du corps pendant qu'il est réchauffé, le contact de l'eau froide, une impression morale qui frappe instantanément et vivement les femmes pendant qu'elles ont leurs règles.

2. — Ces femmes éprouvent de suite un plus ou moins grand nombre des symptômes suivants : frissons passagers, sensation d'une goutte d'eau qui, des extrémités, se rend au cœur ; sensations de froid et de chaleur qui se succèdent momentanément ; malaise, somnolence, pesanteurs et douleurs à la tête (voir l'observation n° 64), à l'épigastre, au bas ventre, douleurs lancinantes dans les flancs, à la fausse iliaque ; borborygmes ; douleurs gravatives dans les reins, les aines, les cuisses, les jambes ; la sensation d'un gonflement à la vulve ; envies fréquentes d'uriner ; du ténesme ; palpitations du cœur, douleurs, anxiétés vers cet organe, coliques vers l'ombilic, tranchées utérines, spasmes, hystérie (observation n° 65), délire (observation n° 69), convulsions partielles ou générales, aberrations de la vue, épilepsie, apoplexie, paralysie (voir l'observation n° 65), étourdissements (voir l'observation 64), toux sèche et convulsive, soupirs, oppressions, douleurs vagues et contu-

sives partout le corps, et surtout aux articulations, avec ou sans gonflement ; peau sèche. Cet état augmente ou persiste encore pendant de douze à trente-six heures. J'ai vu plusieurs fois ces accidents diminuer ensuite, et disparaître sans traitement, surtout à la suite d'un saignement au nez, d'un flux hémorroïdal abondant, d'une hémoptysie, d'une forte diarrhée, de sueurs abondantes, d'un gonflement à la figure, aux mains et aux pieds (gonflement insensible, élastique et mou), d'un coryza, d'un érysipèle, d'un mal de gorge, d'un gonflement à une ou plusieurs articulations, de plaques rouges, ternes, aplaties, épaisses au centre, circonscrites, douloureuses, se montrant surtout à la peau des jambes et de l'avant-bras.

4. — Le plus souvent, j'ai vu la fièvre s'allumer, l'hypogastre devenir douloureux et gonflé, la douleur augmenter à la tête, dans les reins, les cuisses, les jambes, les articulations. Alors paraissaient les symptômes de la métrite, de l'antérite, de péritonite (voir l'observation n° 68), de céphalite, de péripneumonie, ou de diverses autres maladies, suivant l'organe sur lequel le mouvement fluxionnaire s'était porté. La maladie changeait d'aspect, prenait alors une forme relative à l'organe affecté. Cette flegmasie, se développant largement, venait masquer les premiers accidents. Je ne les suivrai pas dans ces diverses formes et complications, aussi multipliées que les individus. Je sortirais de mon sujet pour embrasser toute la pathologie. D'ailleurs je ne pourrais pas indiquer de traitement particulier, car il doit toujours être modifié par les complications qui se présentent.

J'espère publier plus tard le résultat de mes recherches sur ce sujet.

5. — Les accidents qui suivent la suppression ne marchent pas toujours aussi vite, et ne se présentent pas con-

stamment avec cette gravité. Chez quelques femmes fortes, sanguines, vives, brunes ou blondes, et qui perdent beaucoup, la suppression est suivie de douleurs et d'embarras à la tête, d'assoupissement (voir l'observation n° 64) ; les membres sont pesants ; le ventre, gonflé, devient sensible, avec coliques et pesanteurs dans les reins, sans fièvre ; les yeux s'injectent ; la pléthore se prononce. Comme Sauvage, j'ai remarqué dans ces cas une espèce d'anasargue qui se dissipait aussitôt que le sang reparaissait. Cet auteur a remarqué ce même état, chez quelques-unes de ces femmes, la veille de leurs règles, lequel cessait après l'apparition de cet écoulement. C'est un des cas rares où la pléthore se prononce après la suppression, mais cet état ne continue pas. Il paraît quelques évacuations sanguines ou autres, quelques inflammations aiguës ou chroniques, qui font cesser les accidents, ou la chlorose remplace l'état que je viens d'indiquer, et l'on voit chez ces femmes pléthoriques les veines grosses et saillantes diminuer peu à peu ; le pouls, large, dur, résistant, devenir plus souple, plus bondissant ; la peau, perdre son coloris, son éclat, et ces femmes fortes, vives, enjouées, devenir faibles, tristes, et leur vie sembler s'éteindre lentement.

6. — Les maladies aiguës font parfois paraître les règles avant le temps ordinaire, habituellement en petite quantité dans le début de l'affection et dans son cours, très-rarement avec abondance, et seulement quand elles viennent dans les jours critiques de la maladie. Mais le plus souvent elles empêchent leur apparition, ou les font cesser quand la maladie paraît pendant qu'elles coulent.

7. — J'ai vu l'inclinaison de la matrice produire la suppression des menstrues.

OBSERVATION LXII.—Une femme âgée de vingt-quatre ans, mère de deux enfants, le troisième jour de ses règles, en voulant charger vivement un fardeau sur son épaule gauche, sentit une vive douleur dans les reins et dans le petit bassin; les règles cessèrent de couler ; la douleur resta toujours vive avec des tranchées très-douloureuses de temps en temps. Je visitai la malade trente-six heures après ; je trouvai la matrice fortement inclinée en arrière, au point que la face postérieure était horizontale. Le bord supérieur était retenu en arrière par des matières fécales, distendant fortement le rectum ; le museau de tanche touchait à l'arcade pubienne. Deux doigts portés vers le fond de l'utérus, le relevèrent ; peu de temps après qu'elle eut repris sa position, les douleurs cessèrent, et dans la soirée les règles reparurent.

A l'appui de ce que je viens de dire, je cite ici quelques observations qui m'ont paru mériter l'attention.

Observation LXIII. — La fille R...., âgée de dix-neuf ans, d'une taille moyenne, bien constituée, d'un tempérament sanguin, nerveux, ayant ses menstrues depuis deux jours. Au mois de mars, par un temps froid, elle prend un panier de linge et se rend à la rivière. En son chemin elle trouve quelqu'un et cause longtemps ; elle court ensuite pour rattraper le temps perdu ; en arrivant, et le corps échauffé, elle se met les jambes dans l'eau pour y laver. Vingt minutes après, elle éprouve une faiblesse et tombe ; on l'emporte chez elle ; le médecin reconnaît une paralysie de tout le côté gauche. La tête étant embarrassée, il lui fit une saignée de bras. Les menstrues avaient cessé de couler dès l'accident. Je vis la malade deux jours après ; les menstrues n'avaient pas reparu ; la tête était moins embarrassée ; la paralysie était au même degré ; les membres du côté droit avaient, de temps en temps, des secousses convulsives. Je fis placer huit sangsues à la vulve ; elles saignèrent passablement. Je prescrivis ensuite la potion suivante : Sirop diacode, quarante-huit grammes; sirop de fleurs d'oranger, soixante-deux grammes ; sirop d'éther, huit grammes.

La malade en prenait une cuillerée matin et soir, et dans la journée buvait plusieurs tasses d'une infusion de feuilles d'oranger, d'armoise et de fleurs de tilleul. Au bout de trente-six heures, le côté droit n'éprouvait plus de mouvements convulsifs et le gauche commençait à se mouvoir. Trois jours plus tard, la malade pouvait marcher, et le douzième de ce simple traitement, le côté gauche avait repris le libre exercice de ses mouvements. Le mois suivant les menstrues reparurent et sa santé revint complètement. Deux ans plus tard, cette fille se mouilla pendant qu'elle avait ses menstrues ; l'écoulement s'arrêta, et de suite elle fut prise de mouvements convulsifs du côté droit et de paralysie du côté gauche. Ne pouvant me rendre près d'elle, je prescrivis la potion indiquée plus haut, à prendre une cuillerée de quatre heures en quatre heures, des pédiluves chauds et des fumigations dirigées sur la vulve. Seize heures après, tous les accidents avaient cessé ; les règles reparurent, et deux jours après, elle reprit ses travaux.

Observation LXIV.—La fille D...., grande, forte, d'un tempérament sanguin et bien musclée, a les cheveux bruns, l'œil vif, les mouvements prompts et faciles, âgée de vingt-et-un ans, elle a toujours été bien réglée depuis l'âge de seize ans. Ayant ses règles et le corps échauffé par suite d'une longue course, elle reçoit une pluie froide, qui mouille les jambes et le devant des cuisses ; l'écoulement cesse ; mais quelques heures après, la tête s'embarrasse ; les réponses sont lentes ; elle saisit lentement et difficilement ce que l'on dit ; sa marche est vacillante, son regard hébété ; ses traits prostrés ; le pouls est lent et faible ; la figure est plus pâle que rouge ; les extrémités et surtout les jambes sont froides jusqu'au genou. Je prescris

un sinapisme à chaque jambe et à chaque cuisse, et fais
ensuite placer huit sangsues à la vulve; le soir, légère amélioration. Le lendemain matin, six nouvelles sangsues précédées de quatre autres sinapismes, infusion chaude d'armoise et de rhue. Dans la journée les règles reparurent, les
accidents cessèrent rapidement et n'ont pas reparu.

OBSERVATION LXV.—Mlle B...., brune, vive, d'une taille
et d'une constitution moyenne, réglée à quinze ans sans
accidents, l'a toujours été régulièrement depuis. Le deuxième jour de ses règles, elle est frappée de terreur à la vue
d'un animal qui la poursuit. Les règles se suppriment.
Quatre heures après, le bas ventre se ballonne et fait éprouver
des coliques très-vives. L'épigastre douloureux et gonflé bat
avec force ; la poitrine se resserre, la malade suffoque par
moments ; des mouvements convulsifs des membres se
montrent ensuite et paraissent alterner avec le resserrement
de la poitrine. La malade dit que la vulve semble se retirer
en dedans ; elle a des émissions très-fréquentes d'urines
claires; le pouls est vibrant et plus fréquent. Je prescrivis
l'extrait aqueux d'opium à la dose de deux centigrammes
le matin et autant le soir ; une infusion d'armoise, et de
soixante centigrammes de safran, à prendre dans la
journée; un bain de vapeur dirigé vers la vulve à laquelle
j'avais fait placer, avant, six sangsues. Le soir, les accidents nerveux cessèrent et les règles reparurent le lendemain. Pendant tout le mois elle eut toujours du malaise,
des tiraillements, des bâillements, des frémissements dans
les membres, de la sensibilité à l'épigastre ; les règles coulèrent bien à la période suivante et tous les accidents
cessèrent.

OBSERVATION LXVI. — La fille G..., de Nieul, pendant
ses règles, se mit dans l'eau pour trier du chanvre. L'écoulement s'arrêta ; dès le soir et dans la nuit, elle fut atteinte

de coliques et de douleurs dans les reins. Le lendemain , elle eut un saignement si abondant qu'elle mourut la nuit suivante.

OBSERVATION LXVII. — La fille B..., de Préaut, âgée de vingt-deux ans, cheveux châtains , bien constituée , eut les jambes mouillées pendant que ses menstrues coulaient, elles s'arrêtèrent. Dès le soir , elle fut prise d'un délire suivi d'une hémorragie nasale qui fit mourir la malade au bout de deux jours. Quand j'arrivai pour la temponer , elle venait d'expirer.

OBSERVATION LXVIII.—Mme L.., grande, forte, d'un beau tempérament sanguin, âgée de trente-trois ans, bien réglée depuis l'âge de quinze ans, mariée et sans enfants, lave par un temps froid , le deuxième jour de ses règles , et se mouille le devant des cuisses. Cet écoulement s'arrête. Pendant la nuit suivante, frissons , douleurs convulsives dans tous les membres , douleurs dans les reins, les aines et l'hypogastre. Bientôt la fièvre se déclare ; le ventre devient très-douloureux et gonflé ; une péritonite intense se développe et la malade meurt , quatre jours après s'être mouillée.

OBSERVATION LXIX.—Mlle G..., à la Pommeray, âgée de trente ans, assez forte, brune, très-vive et sujette à des agitations des nerfs, assez régulièrement réglée , se met dans l'eau froide le matin, premier jour de ses règles. Elles se suppriment de suite. Dès le soir , une douleur vive se fait sentir à la tête avec des frissons continuels , des pendiculations et des secousses nerveuses dans les membres avec un peu de fièvre. Le lendemain, elle a beaucoup d'agitation et de délire sans augmentation de fièvre. (Saignée, bains de pieds sinapisés, potions purgatives.) Le second jour, agitation, délire violent , yeux hagards , extrême agitation des membres, figure pâle, tirée, sans chaleur à la tête et presque sans fièvre. (Sinapismes, réfrigérants sur la tête). Augmentation des accidents. Le quatrième jour, je fus consulté, et nous prescrivîmes huit sangsues à la vulve, cataplasme sinapisé en dedans des cuisses, frictions sur l'hypogastre avec le baume tranquille et une potion de 200 grammes faite avec une décoction de laitue et de valériane, dans laquelle étaient dissous dix centigrammes d'extrait aqueux d'opium à prendre dans les vingt-quatre heures.

Le lendemain soir, le délire avait cessé, la nuit fut tranquille. La même potion fut continuée le lendemain et prise dans les trente-six heures. Le mieux ayant continué, on la cessa le surlendemain ; le délire et les accidents reparurent avec des accès de fièvre intermittente ; la même potion fut reprise, et trois lavements, contenant chacun 25 centigrammes de sulfate de quinine, lui furent administrés dans les vingt-quatre heures. Cessation de la fièvre et du délire qui, pendant huit jours, reparut de temps en temps, quand elle négligeait de prendre de la potion. Le quatorzième jour, à la suite d'un courant de fumigation dirigé sur la vulve, il parut pendant deux jours un écoulement roussâtre qui soulagea et permit de suspendre la potion, à laquelle elle fut obligée de revenir parfois dans le courant du mois suivant, au bout duquel les règles reparurent rouges pendant trois jours et furent le signal de la fin des accidents. Le mois après, elle perdit cinq jours, ensuite sa santé revint à son premier état.

IIIe SECTION.

Traitement des suppressions promptes et suivies d'accidents
à l'état aigu.

1. — Quand la suppression est subite, pendant le temps que dure le malaise général, on obtient presque constamment une diminution et bien souvent la cessation de tous

les accidents, en plaçant à la vulve des sangsues dont le nombre doit être proportionné à la force de la malade, et à la durée que les règles devaient encore avoir, en prenant des bains de siége, ou des bains de vapeur dirigés sur la vulve et le bassin. Ces moyens conviennent plus particulièrement dans les suppressions déterminées par le contact des corps froids, lesquelles sont plus habituellement accompagnées d'une réaction inflammatoire de la matrice et de ses annexes. Ils m'ont paru surtout fort utiles lorsque le pouls était plein et dur, qu'il existait une flegmasie imminente ou développée. Quand des circonstances s'opposaient à l'application des sangsues, ou des ventouses scarifiées, je pratiquais au pied une saignée de deux cents à deux cent cinquante grammes, sur les sujets forts. J'ai remarqué que la saignée de la saphène était bien plus avantageuse quand les frémissements, les frissons erratiques, l'état frileux, la sensation d'une goutte d'eau qui, des extrémités, se rend au cœur, accidents que les malades éprouvent toujours au début, étaient passés, que pendant qu'ils existaient ; tandis que, dans ce dernier temps, les sangsues font un meilleur effet.

2. — Quand cet état était compliqué d'accidents nerveux, je prescrivais des lavements faits avec la décoction d'une ou deux têtes de pavots, dans cinq cents grammes d'eau, où l'on dissolvait cinq grammes de gomme adragant. On les prenait à la dose de cent grammes. On les répétait quatre ou cinq fois par jour. Quand les accidents nerveux étaient plus intenses, j'y faisais dissoudre de deux à cinq centigrammes d'extrait aqueux d'opium. On faisait aussi trois ou quatre injections dans le vagin avec cette solution.

5. — Quand il existait beaucoup de chaleur et de douleur à la matrice et à la vessie, des envies fréquentes d'uriner, et des cuissons en urinant, des douleurs dans les reins, les

aines, les cuisses, je prescrivais des sangsues à la vulve, et trois ou quatre fois par jour de petits lavements faits avec cent vingt-cinq à cent cinquante grammes d'une décoction de mauves ou de graines de lin, des bains de siége. La malade, en sortant du bain, était frictionnée pendant cinq minutes à l'intérieur des cuisses et au bas ventre avec un tampon de linge imbibé d'huile d'olive tiède. Le linge qui venait de servir à la friction était ensuite étendu sur l'hypogastre, ou bien je faisais couvrir tout le bas ventre avec un léger cataplasme de farine de lin, ou des flanelles imbibées de décoction de mauves ou de graines de lin, lesquelles sont moins lourdes. On les pressait avant de les appliquer dans la crainte de mouiller le lit. Quand l'érétisme de la matrice et de la vessie sont très-forts, je fais dissoudre un gramme de camphre dans chaque dix grammes d'huile qui doit servir aux frictions.

4. — Si les nerfs sont agités sans érétisme, ni chaleur à l'utérus; il faut recourir aux préparations que je vais indiquer, et qui paraissent le mieux convenir à cet état. Ce sont les infusions de fleurs de safran à la dose de deux grammes, que l'on fait infuser pendant deux heures dans cent cinquante grammes d'eau bouillante, et que la malade prend ensuite en deux fois, à cinq heures de distance l'une de l'autre. On peut réitérer cette infusion pendant deux ou trois jours de suite; une décoction de feuilles d'armoise et d'oranger, dont la malade peut prendre deux ou trois tasses par jour; le sirop diacode, à la dose de quinze grammes, mêlé avec de quatre à huit grammes de sirop d'éther qu'elle prend en une ou deux fois dans les vingt-quatre heures. Quand elle a beaucoup de soif, elle doit boire une décoction de feuilles de laitue et de doucette velue (*Valerianella eriocarpa*) faite avec une poignée de chaque dans un litre d'eau, que l'on fait bouillir pendant

vingt minutes, et dans laquelle on met au moment de la boire une cuillerée de sirop d'orgeat par verre de tisane.

5.—Si la malade n'éprouve ni chaleur ni douleur à la vulve, à la vessie, à la matrice et au rectum ; s'il n'existe pas de sensibilité, ni de gonflement au bas ventre, lorsqu'il se manifeste de l'embarras à la tête, à la gorge, à la poitrine, de l'abattement, de la pesanteur générale, on fait appliquer un petit nombre de sangsues, et quand elles sont tombées on place à la partie interne des cuisses, et le plus haut possible, des cataplasmes poudrés avec la farine de moutarde, qu'il faut laisser en place pendant d'une demi-heure à deux heures. On peut les répéter deux fois dans les vingt-quatre heures, en les changeant à chaque fois de place. Les femmes nerveuses qui ne peuvent pas soutenir l'action de la moutarde, emploient des cataplasmes faits avec la mie de pain et le vinaigre, et les laissent en place de six à douze heures.

6. — Lorsque le malaise général est suivi ou remplacé par une céphalalgie, une gastralgie, un crachement de sang, une hématémèse, ou par une inflammation siégeant à la poitrine, à la gorge, vers la tête ou l'épigastre, on emploie les sangsues en plus grand nombre et les cataplasmes sinapisés placés au-dedans des cuisses, en y joignant le traitement convenable à la maladie secondaire. Mais si c'est une péritonite, une entérite, une métrite, ou toute autre inflammation dont le siége est à l'hypogastre, on place un très-grand nombre de sangsues, et l'on n'emploie pas les cataplasmes sinapisés, qui tendent à faire gorger la matrice et les organes voisins. Dans ces derniers cas, j'ai remarqué que les sangsues à la vulve réussissaient beaucoup mieux que la saignée du bras. Ici surtout, une longue expérience et un bon tact médical sont d'un grand secours pour le médecin.

7. — J'ai bien souvent observé que les suppressions produites par des secousses morales ou nerveuses étaient suivies promptement d'accidents plus douloureux, mais moins inflammatoires. Il se manifeste des douleurs vives et du spasme à la matrice, à la vessie, des coliques et des tranchées très-fortes avec ou sans ballonnement du ventre, des gastralgies, des nausées, des vomissements répétés, de la toux, de l'oppression, des palpitations du cœur, des douleurs de tête intenses, des convulsions, du délire. Si quelquefois, dans ce cas, le pouls est fébrile au début, le plus souvent il est seulement un peu plus roide, plus serré. Chez quelques-unes, il acquiert de la fréquence, et chez d'autres, il devient plus lent : toujours ceci se passe dans le premier temps de la maladie. Dans cet état, quelques sangsues à la vulve, les bains de siége ou généraux longtemps continués, de petites injections avec la décoction de ciguë, m'ont paru très-avantageuses, ainsi que celles faites avec une solution d'extrait aqueux d'opium. J'ai prescrit avec succès l'union de ces deux médicaments dans la même injection, les petits lavements faits avec la décoction de graines de lin, de mauves et de têtes de pavots, des embrocations sur l'hypogastre et à l'intérieur des cuisses avec le baume tranquille, une infusion de feuilles d'oranger, de feuilles de laitue, un mélange fait avec trente grammes de sirop diacode, soixante grammes de sirop de fleurs d'oranger, huit grammes de sirop d'éther, dont la malade prenait de demi-heure en demi-heure une cuillerée à café jusqu'à la diminution de la douleur. Quand les coliques étaient très-vives, j'obtenais souvent du soulagement avec cent cinquante grammes de décoction de laitue, dans lesquels on mettait quatre grammes d'acétate d'ammoniaque, et que l'on prenait par cuillerées dans l'espace de vingt-quatre à trente heures. Ce traitement doit être modifié suivant la

constitution et la force de la malade, les diverses formes que peut revêtir la maladie et les complications qui viennent s'y joindre. On peut remplacer la potion que j'indique par cinq ou six gouttes de laudanum, que l'on prend sur du sucre et que l'on peut répéter trois fois par jour quand la douleur se maintient, ou bien par vingt grammes de sirop diacode que l'on prend dans les vingt-quatre heures. J'ai quelquefois employé les lavements d'assa fœtida avec succès. Quelquefois aussi ils n'ont rien produit ; parfois même ils ont augmenté les accidents. J'ai vu plusieurs fois les règles revenir et les accidents se calmer promptement à l'aide de deux ou trois petits lavements pris dans les vingt-quatre heures, et faits chacun avec une infusion de cinquante centigrammes à un gramme de fleurs de safran du Gatinais, que j'employais toujours avant l'arrivée des accidents inflammatoires.

Dans les mêmes circonstances, j'a retiré des avantages des infusions d'armoise, de fleurs de soucis, et même d'une infusion légère de rhue.

8. — Dans les cas de surexcitation inflammatoire ou nerveuse de l'utérus et de la vessie, j'ai souvent employé avec avantage l'huile camphrée ou la teinture de camphre en frictions ; le camphre en lavements ne produit pas d'aussi bons effets. Chez deux femmes très-nerveuses, dont l'une était atteinte d'un pthialisme très-abondant avec douleurs spasmodiques à l'utérus et à la vessie, et l'autre des mêmes douleurs sans pthialisme, vingt centigrammes de camphre dissous et incorporés dans cent vingt-cinq grammes de solution de gomme adragant, augmentèrent les accidents, qui furent promptement calmés par un lavement fait avec une solution de gomme adragant, dans lequel on avait dissous trois centigrammes d'extrait aqueux d'opium. On peut observer que le

camphre est comme l'opium, dont les effets varient suivant les sujets.

9. — J'ai vu des femmes douées d'une bonne constitution tomber dans la faiblesse et la torpeur, par l'effet d'un centigramme et demi d'opium , tandis que d'autres beaucoup plus faibles , et sans être habituées à ce médicament, n'obtenaient d'effets calmants qu'en prenant un décigramme d'opium. Je soigne habituellement une dame très-nerveuse qui toujours est surexcitée par l'opium , quelle que soit la dose qu'elle prenne, et quelle que soit l'une de ces préparations qu'elle emploie ; tandis que sa mère et sa sœur, souvent atteintes de crises nerveuses, ne sont calmées que par l'opium. Chez les personnes dont on ne connait pas la susceptibilité, on évite tout inconvénient , en le donnant par petites fractions répétées jusqu'à ce que l'on obtienne les effets que l'on veut avoir. Au reste la manière d'agir de ces deux médicaments est commune à tous les autres, dont l'action varie toujours plus ou moins suivant les sujets.

10. — Ce trouble nerveux qui persiste plus ou moins, se dissipe quelquefois de lui-même , bien souvent à l'aide des calmants , mais plus souvent encore à ce trouble nerveux se joint une réaction inflammatoire avec chaleur, fièvre , soif et fréquence du pouls , symptômes d'une phlegmasie locale, qui marche plus rapidement que dans le premier cas, et dont le traitement est relatif à l'organe affecté, en ne perdant jamais de vue la cause.

11. Quand les accidents qui suivent la suppression , n'ont été ni prévenus, ni arrêtés par l'effet de ces moyens, le trouble général diminue ; un ou plusieurs organes deviennent le centre fluxionnaire sur lequel toute l'économie semble se décharger du principe morbitique qui la trouble. La maladie locale devient souvent alors la plus grave,

suivant l'importance de la partie ou des parties affectées, et nécessite un traitement dont je ne parlerai pas, parce qu'il sort de mon sujet.

IVe SECTION.

Traitement des diminutions et des suppressions accidentelles des menstrues, lesquelles se sont opérées lentement, et sont suivies de maladies à l'état chronique.

1.—Je réunis le traitement des deux divisions de cette maladie dans le même article, parce que les mêmes causes produisent l'une ou l'autre, suivant leur plus ou moins d'action, ou la plus ou moins grande réaction de l'organisme, et que le même traitement convient dans la plus grande partie de ces deux cas.

2. — Dans les premiers temps de la suppression, la maladie guérit quelquefois par le seul secours de la nature ; les règles se rétablissent, les accidents cessent; la fraîcheur et la force reviennent ; mais après trois ou quatre ans d'existence de la maladie, l'organisme est tout à fait impuissant pour s'en débarrasser sans le secours de l'art, elle dure jusqu'au tour d'âge et rend cette époque bien dangereuse.

3. — Quand les diminutions ou les suppressions des menstrues s'opèrent d'une manière lente et graduée, que le produit de la menstruation a perdu de sa consistance, de sa couleur, ou quand les accidents, après avoir passé de l'état aigu à l'état chronique, paraissent entretenus par la faiblesse de l'utérus, et par suite de tout le reste de l'économie, sur lequel cet organe agit sympathiquement, et cause le changement vicieux qui s'y manifeste, on a recours aux préparations de fer.

4. — Quand il existe quelques inflammations chroniques, après avoir fait cesser les principaux accidents de la maladie chronique, et tout en la combattant par tous les moyens possibles, le Sirop de protoxide de fer est encore l'unique médicament que l'on puisse employer contre l'aménorrhée, c'est la seule préparation ferrugineuse qui n'irrite pas les organes, et fait cesser presque constamment les foyers de la maladie, non seulement en détruisant la cause, mais en agissant favorablement sur eux. Car dans les maladies du poumon, suite de l'état précédent, la toux et l'oppression diminuent, et cessent même à mesure que le corps reprend sa force et sa fraîcheur, et avant même l'apparition des règles.

5. — Quand l'aménorrhée est la suite de la faiblesse de la constitution, des scrofules, des névroses, et autres maladies chroniques, etc., c'est contre la cause qu'il faut diriger le traitement. La faiblesse de la constitution, la trop grande mollesse de la fibre, les scrofules, sont très-avantageusement combattues par le fer, le meilleur tonique et le seul même persistant que possède la thérapeutique.

6. — Quand les névroses ont précédé la puberté, et paraissent être la cause de son retard ou de son imparfait développement, et continuent après, il faut faire marcher de front le traitement de la névrose et l'administration du Sirop de protoxide de fer. Quand les névroses ont paru depuis et paraissent être la suite de l'aménorrhée, il faut traiter de suite cette dernière affection, car l'expérience a montré que très-ordinairement ces névroses cessent avec leur cause. Au reste, je reviendrai sur le traitement de ces maladies quand elles compliquent la chlorose.

7. — Quand l'aménorrhée produit la chlorose, le rachitis, les scrofules, la phthisie, le pica, la leucorrhée, ces maladies se montrent par une suite de symptômes, et

prennent une marche que j'indiquerai dans un article spécial pour chacune d'elles.

8. — Le Sirop de protoxide de fer, dont on peut graduer les doses, suivant les forces de la malade et la durée de la maladie, doit être continué sans interruption jusqu'à ce que les règles aient coulé d'une manière convenable pendant deux périodes consécutives. Dans les maladies anciennes, où l'économie s'est conformée à leur existence, il faut le continuer fort longtemps pour empêcher les rechutes qui, bien souvent, ont lieu sans cette précaution. Ce Sirop fortifie la constitution, augmente l'activité de toutes les fonctions, donne de l'appétit et facilite les digestions, donne de l'embonpoint, empêche ou fait cesser les engorgements glandulaires, les boutons et les efflorescences à la peau, etc.

9. — Quand les préparations de fer ont remonté les forces de toute l'économie, que tous les organes exécutent bien leurs fonctions, et que la matrice, sans donner aucuns symptômes d'irritation nerveuse ou d'inflammation, n'exécute pas bien la fonction menstruelle, soit que le molimen hémorragique n'ait pas lieu sur l'utérus, soit que la matrice n'ait pas assez d'érétisme pour le provoquer, je prescris de mettre en dedans des cuisses des cataplasmes sinapisés que l'on laisse en place pendant une ou deux heures, et que l'on renouvelle tous les jours, en les changeant de place à chaque fois; des frictions en dedans des cuisses avec l'essence et les huiles ou les teintures de rhue, de sabine, de cantharides; des lavements d'assa fœtida, à la dose de deux à huit grammes, dissoute, à l'aide d'un jaune d'œuf, dans cent vingt-cinq grammes d'eau ; l'aloès en pilules, à la dose de dix centigrammes matin et soir. On peut employer une solution de gomme adragant contenant de deux à quatre gouttes d'huile essentielle de rhue ou de

sabine, et que l'on prend moitié le matin et moitié le soir, à deux heures de distance des repas; pour tisane, une décoction d'armoise à la dose d'un verre matin et soir.

10. — Quand la suppression est suivie d'hémorragies supplémentaires et revenant à des époques fixes ou irrégulières, de diarrhées, de coryza, ou d'autres écoulements qui tempèrent les accidents de la suppression, et paraissent remplacer les règles ; d'irritations de toutes espèces, de phlegmasies chroniques qui paraissent pendant quelques jours, passent et reviennent à plusieurs reprises successives, on peut considérer cet état comme une déviation des règles ; aussi je renvoie à cet article pour en traiter.

11. — Les suppressions déterminées par de longs chagrins, un amour contrarié et toutes les affections morales tristes, agissant continuellement, sont plus graves, bien plus souvent suivies de lésions organiques, plus difficiles à traiter et bien plus rebelles aux divers traitements. Les forces reviennent plus lentement : les organes ont subi de telles modifications dans leur sensibilité, qu'ils reprennent avec peine leur premier état. Le fer fortifie, ranime l'organisme, mais il faut faire cesser la cause qui toujours agit dans le même sens, et si l'on ne peut y remédier, faire diversion par d'autres impressions : des occupations agréables, des voyages, etc.

12. — La phthisie pulmonaire est souvent la suite des suppressions à l'état chronique ; mais comme dans ces cas il s'y mêle toujours un peu de chlorose ; que la phthisie marche de la même manière, et que ces accidents sont les mêmes que dans celles qui sont la suite de la chlorose, je renvoie à ce dernier article pour en parler.

13. — Pour combattre les fleurs blanches produites par le dérangement des menstrues, il faut faire cesser la cause, sans la destruction de laquelle le traitement est infructueux.

Si la leucorrhée persiste ensuite, il faut la traiter comme je vais le dire : quand les fleurs blanches, après s'être prolongées de plus en plus après chaque période, remplissent tout ou presque tout leur intervalle, en affaiblissant beaucoup la malade, il faut recourir à l'emploi du Sirop de protoxide de fer, et quand les forces sont remontées, que l'appétit est bon, que la digestion s'opère bien, que la peau reprend de l'éclat et du coloris, que l'évacuation menstruelle est d'un beau rouge, si les fleurs blanches ne diminuent pas et paraissent entretenues par la faiblesse de la muqueuse, il faut alors employer les toniques astringents à l'intérieur et en injections.

Mais si la maladie, passée à l'état chronique, dure depuis plusieurs années, l'économie s'est conformée à la présence de cet écoulement, et sa suppression brusque peut être la cause d'un grand nombre d'accidents ; j'en ai vu beaucoup d'exemples. Dans ce cas, avant de recourir aux astringents, il faut ouvrir un cautère.

Mais, je le répète, les astringents ne doivent être mis en usage que lorsque la personne a repris une partie de ses forces ou que les moyens employés dans ce but ont échoué. Ils doivent être administrés dans l'intervalle des périodes menstruelles. On les cessera trois jours avant, et on ne les reprendra que trois jours après les menstrues ; la malade devra boire, en même temps, une tisane ou une potion astringente. Voilà la formule qui m'a le mieux réussi :

Eau, trois cent soixante-quinze grammes ; cachou, de quatre à huit grammes ; ratanhia en poudre, seize grammes. Faites bouillir, passez, et ajoutez sirop simple ou de vinaigre, vingt grammes ; gomme adragant, trois grammes ; à prendre six ou huit cuillerées par jour.

Injection : Ratanhia en poudre, trente grammes ; écorce de chêne, trente grammes ; eau, un litre. Faites bouillir, passez et dissolvez dix centigrammes d'extrait aqueux d'opium et quatre grammes de gomme adragant. On fait quatre injections par jour : chaque injection doit être de la valeur d'un demi-verre. La femme doit la prendre couchée, le siége plus élevé que la poitrine, et garder cette position pendant quatre ou cinq minutes, en appuyant un tempon de linge sur la vulve pour empêcher l'injection de sortir. J'ai plusieurs fois obtenu des succès à l'aide d'injections avec l'acétate de plomb et l'opium, dans la proportion de trois à quatre gouttes d'acétate de plomb et de quatre gouttes de laudanum pour trente-deux grammes d'eau ; avec celles faites avec la teinture de mars tartarisée, unie à dix fois son poids d'eau ; avec celle de sulfate de zinc à la quantité de soixante à quatre-vingts centigrammes, et de laudanum de quinze à trente gouttes pour cent vingt-cinq grammes d'eau. Le Sirop de protoxide de fer en injection m'a bien souvent réussi. Il n'irrite pas la muqueuse et paraît être un très-bon astringent. Les tisanes faites avec l'ortie blanche, le marrube noir, m'ont paru fort utiles pour assurer l'effet de ces moyens.

Quand les fleurs blanches, après avoir été produites par le dérangement de la menstruation, continuent ensuite, entretenues par un principe morbifique, c'est contre lui qu'il faut diriger les moyens curatifs. Quand l'écoulement est entretenu par une irritation chronique survenue à la suite de couches, de blessures, il faut attaquer cette irritation par tous les moyens convenables. Je n'en parlerai pas parce qu'ils sortent de mon sujet.

CHAPITRE V.

De la trop grande quantité du sang menstruel. (*Ménorragie.*)

Ire SECTION.

1. — Dans cet article, je ne parlerai que des femmes chez lesquelles le flux menstruel est ordinairement trop abondant, ce qui paraît tenir à leur constitution primitive ou modifiée, à l'excessive sensibilité de l'utérus, à son érétisme, à sa faiblesse, ou bien à divers états morbides de cet organe et de tout l'organisme, sans inflammation prononcée et sans lésions organiques. Dans l'article *Perte*, je parlerai de celles qui, parfois, ont, à l'époque menstruelle, des pertes plus ou moins fortes.

2. — La trop grande ou la trop petite quantité du sang évacué pendant chaque période de la menstruation, est toujours relative à la personne; une quantité de sang étant donnée, serait trop forte pour l'une et trop faible pour l'autre. Il y a des femmes qui perdent toujours abondamment, en conservant une bonne santé, de la force, de la fraîcheur et de l'embonpoint; c'est leur état normal. D'autres perdent peu et jouissent aussi d'une bonne santé. C'est en comparant l'état habituel des menstrues depuis la puberté, et surtout en examinant bien tout ce que le sujet éprouve avant, pendant et après la période, que l'on peut juger si la perte est trop forte ou trop faible.

5. — Chez quelques-unes de ces femmes, les règles reparaissent régulièrement tous les mois et pendant la période ordinaire de cinq à sept jours; mais elles perdent en grande quantité du sang vermeil, consistant, et dont une partie est concrescible. Chez d'autres, les règles se montrent également tous les mois, mais elles coulent avec force pendant huit, dix ou douze jours. D'autres ont leurs règles tous

les douze, quinze, dix-huit, vingt, vingt-cinq jours, et perdent abondamment pendant trois, quatre, cinq, six ou sept jours. On est tout étonné de la quantité de sang que ces femmes peuvent perdre sans en être très-affaiblies.

4. — La quantité de sang qu'elles rendent à chaque période varie beaucoup. Ces femmes, pour la plupart vives, sensibles, irritables, sont souvent dans un état d'excitation qui modifie beaucoup la force de l'écoulement. Quelques-unes perdent plus de la moitié du temps. L'écoulement s'opère largement pendant quelques instants, quelques heures, s'arrête ou diminue, reprend ensuite ; quelquefois il s'arrête six, douze, dix-huit, vingt-quatre heures, pour reprendre avec plus d'activité, sans cause apparente. Il y en a qui sont si longtemps et si abondamment réglées, qu'elles s'affaiblissent progressivement, et que le peu de temps qui s'écoule entre chaque période, ne suffit pas pour régénérer le sang perdu. Le trop d'abondance des menstrues affaiblit les femmes, les maigrit, les seins s'effacent, la poitrine se courbe, la peau pâlit, sans prendre la teinte jaune, verdâtre, des chlorotiques ; la figure s'allonge, se tire, s'affaisse ; les femmes deviennent plus faibles, plus sensibles, plus irritables, souvent aussi plus tristes ; après chaque période menstruelle, elles restent plus faibles pendant quelques jours ; ensuite les forces se relèvent peu à peu jusqu'à la période suivante. Chez quelques filles, cette forte évacuation se manifeste dès les premiers écoulements menstruels, puis diminue à mesure que les époques se régularisent. Chez d'autres, les menstrues se maintiennent à ce degré de force, ce sont ordinairement des femmes vives, irascibles, à fibres sèches, dures. Elles maigrissent d'abord, puis s'affaiblissent. Le plus souvent les nerfs s'agitent, elles ont des convulsions, des attaques de nerfs, deviennent hystériques, ou restent dans une faiblesse et une susceptibilité nerveuse très-grande.

L'utérus paraît être atteint d'érétisme nerveux , qui probablement entretient la maladie. Cet érétisme m'a paru, chez
quelques femmes , être la cause première , et d'autres fois
le résultat de la maladie.

J'ai vu quelquefois , et dans les premiers temps , l'excès
du sang menstruel tenir à l'érétisme de l'utérus , et plus
tard continuer par faiblesse, suite de l'hémorragie. On peut
observer ces deux causes opposées de l'hémorragie, en examinant les malades dès le début de la maladie , et quand
ils sont arrivés à une grande faiblesse. Il se passe ici ce
que l'on voit sur les parties externes irritées ou enflammées;
l'organe après avoir été surexcité, enflammé, tombe, après
la chute de l'irritation, dans un affaissement bien au-dessous
du degré normal, auquel il revient ensuite progressivement,
suivant la force et l'âge de la malade, quand la cause débilitante a cessé. Quelques-unes sont constamment maigres ,
sans que les nerfs s'émeuvent, ni s'affaiblissent , quoiqu'elles
soient très-vives et fort actives. L'utérus chez elles paraît
jouir d'une plus grande activité; elles sont en général fortes,
ont la fibre ferme , les passions vives , et le caractère
énergique.

5 . —Il y en a qui sont d'abord ou qui deviennent faibles ,
lentes, apathiques, ce qui paraît bien plus sensible pendant
la période et les huit jours qui la suivent. La pâleur, la
mollesse du corps et des membres, la faiblesse d'action de
tout l'organisme , font penser que la matrice partage le
même état , surtout quand il ne s'y manifeste aucun
symptôme d'érétisme inflammatoire. Quelques-unes joignent
à l'inertie musculaire , une faiblesse nerveuse telle que la
plus légère impression physique ou morale suscite des
larmes , des soupirs et divers autres symptômes nerveux.

6. — Bien des femmes ne voient augmenter leurs règles
qu'après des blessures ou des couches. Quelques-unes n'en

sont affectées qu'après un changement de climat, d'habitudes, de régime : j'ai vu des femmes du Nord perdre très-fort, quand elles venaient habiter notre climat. Quelques femmes perdent beaucoup trop après le mariage. Tout ce qui modifie la constitution des femmes influe beaucoup sur la menstruation ; mais c'est surtout l'augmentation de sensibilité de toute l'économie, ou de la matrice en particulier, qui produisent le plus souvent les règles trop copieuses. Cette cause est d'autant plus grave que la perte augmente la sensibilité, et qu'ainsi la cause est entretenue par l'effet. La faiblesse locale ou générale primitive, ou la suite de quelques affections, produit fort souvent l'excès du sang menstruel.

IIe SECTION.

Traitement qu'il faut employer pour ramener à leur état normal les menstrues trop copieuses.

1. — Le traitement de cette maladie exige une attention bien soutenue. Je n'agis jamais sans avoir soigneusement recherché la cause présente ou éloignée, et sans que la femme en se recueillant avec soin, n'ait jeté sur sa vie présente ou passée un regard fort attentif, avant lequel je fixe son attention sur tout ce qui peut produire cette maladie.

2. — Il serait utile que les femmes connussent de bonne heure tout ce qui peut troubler les menstrues, dont le dérangement est la cause de la plus grande partie de leurs maladies, de la perte de leur fraîcheur, du changement de leur constitution, de leur caractère, de leurs goûts, et l'origine des fleurs blanches et de presque toutes les affections de la matrice. Leur ignorance sur ce point, la répugnance invincible que quelques-unes ont à en parler, et surtout à

révéler les choses qui peuvent affecter leur pudeur; l'espèce d'anxiété dans laquelle sont surtout les jeunes personnes en parlant à leur médecin, les engagent à garder le silence sur leur état, jusqu'au moment où souvent il est fort difficile à guérir, et quelquefois incurable. Dans cette conviction, je voudrais pouvoir mettre cet ouvrage à leur portée ; en le consultant avec soin, les femmes pourraient se préserver d'une grande partie de ces maladies, les arrêter à leur début, ou les faire traiter à temps. Il aurait de plus l'avantage de fixer la conduite hygiénique qu'elles doivent suivre, et de détruire beaucoup de préjugés et d'erreurs nuisibles à leur santé.

3. — La trop grande quantité du sang menstruel tient à beaucoup de causes différentes. Après avoir soigneusement examiné quelle est celle qui la détermine, et l'état dans lequel se trouve l'utérus, mes premiers soins sont dirigés contre l'agent provocateur. Quand il a cessé d'agir, et que la perte continue par la force de l'habitude, je prescris les moyens qui peuvent l'enrayer; mais cette cause n'est pas toujours facile à saisir, ou bien elle est de nature à ne pouvoir pas être combattue.

4. — Quand elle tient à la pléthore générale, elle doit fixer peu l'attention, tant qu'elle n'affaiblit pas la constitution; mais il peut arriver que l'excès du flux menstruel après avoir été produit par la pléthore, est plus tard entretenu par la faiblesse résultant des pertes.

5. — Quand elle paraît à la puberté, tous les soins se bornent à la modérer légèrement, par le repos et la cessation de tout ce qui peut exciter les sens, et surtout l'utérus, à fuir toutes les commotions morales. Quand les nerfs sont agités, la malade doit prendre des préparations opiacées à doses légères. Quand elle tient à la faiblesse, je prescris le fer à doses proportionnées à la force du sujet. Le plus or-

dinairement, à l'aide de ces moyens, chez les jeunes filles, les menstrues diminuent à mesure qu'elles se régularisent, ou bien quelques mois ou une année après.

6. — La matrice peut être atteinte d'une irritation inflammatoire ; ce que l'on observe à la puberté, sur les filles pléthoriques et fort irritables, sur celles chez qui l'utérus a été surexcité par la fatigue, les excès, les veilles, les aliments excitants, le coït trop souvent repété, les habitudes vicieuses, la présence d'une irritation dartreuse, d'un virus, etc. A la suite de couches, de blessures, de métrite forte ou faible, aiguë ou chronique, il persiste quelquefois très-longtemps une irritation chronique à l'utérus, laquelle augmente beaucoup ou diminue les règles. La sensibilité de la matrice peut être exaltée ou vicieusement modifiée comme je l'ai dit plus haut, ou bien atteinte de faiblesse ; comme il arrive à la suite de grandes pertes venues pendant ou après les couches, à la suite de copieuses saignées, de longues privations, de fortes pertes blanches, de grandes évacuations, de couches multipliées, de la privation d'une nourriture excitante à laquelle la personne était habituée, du séjour dans un endroit humide et sans air.

7. — Quand, dans le cours de la vie utérine, l'excès des menstrues est produit par un érétisme inflammatoire indiqué par une chaleur habituelle et de la pesanteur au bas-ventre, à l'hypogastre, au rectum, au vagin, avec une envie fréquente d'uriner, souvent cet érétisme finit par se calmer par suite de la perte, à mesure que la malade s'affaiblit, et les menstrues reviennent à leur état normal.

8. — Quand elle tient à une irritation chronique de la matrice, survenue à la suite des couches, cette irritation se maintient malgré l'affaiblissement de la constitution, comme j'en ai vu plusieurs exemples. Dans ces divers cas d'irritation, et surtout quand le col de l'utérus est plus

gros, plus chaud qu'à l'état normal , je prescris huit jours avant, et pendant l'écoulement , de faire trois fois par jour des injections avec une décoction de tête de pavots , dans cent vingt-cinq grammes d'eau , où on dissout quatre grammes de gomme adragant; des frictions sur le bas ventre et à l'intérieur des cuisses , faites avec l'huile d'olive tiède, seule ou camphrée. Quand l'irritation est plus vive, je pratique une légère saignée du bras cinq ou six jours avant l'époque menstruelle, je prescris des boissons émul-sionnées avec des pépins des cucurbitacées, une nourriture douce et composée de fécules et de viandes blanches ; je fais supprimer toutes les boissons et aliments stimulants , tous rapprochements, et tout ce qui peut exciter l'utérus , les chauffe-pieds, les longues courses à pied, l'équitation, les siéges trop chauds, les longues veilles, la danse, les courses en voiture, l'usage du café, des liqueurs, des truffes, des artichauts, du céleri, etc.; la malade doit prendre des vêtements aisés et légers. Ces moyens, continués pendant trois ou quatre mois, m'ont suffi souvent pour ramener les règles à leur état normal.

9. — Quand l'utérus est atteint d'une surexcitation ner-veuse, indiquée d'abord par des accidents nerveux généraux que l'on remarque presque toujours, puis par du spasme, du tiraillement à la vulve qui semble se retirer en dedans, des coliques habituelles, de la sensibilité au ventre, des envies fréquentes d'uriner, et l'émission d'une urine abon-dante, limpide et sans couleur, du serrement et des batte-ments à l'épigastre, j'emploie, pendant les huit jours qui précèdent, et tout le temps que dure l'évacuation, les amandés faits avec la décoction de laitue et une tête de pavot; des injections avec une solution d'extrait aqueux d'opium, à la dose de cinq à dix centigrammes dans deux cent cin-quante grammes d'eau, dans laquelle on fait aussi dissoudre

de six à huit grammes de gomme adragant ; des frictions sur le bas ventre et l'intérieur des cuisses avec l'huile d'olive camphrée, ou le baume tranquille ; en même temps, je fais prendre tous les soirs, trois heures après le repas, une pilule contenant d'un à trois centigrammes d'extrait aqueux d'opium, et cinq centigrammes d'extrait de nymphœa. Il ne faut jamais remplacer l'extrait aqueux par le laudanum, qui est loin de produire un aussi bon effet. Dans l'intervalle des périodes, la malade prend des bains généraux, des injections faites avec la décoction de feuilles de ciguë et les coques de pavot ; des tisanes d'orge, de chiendent, de laitue, de pourpier et d'amandes douces ; suit le même régime et les mêmes soins hygiéniques que dans le cas précédent. Quand, dans ces divers cas, ces moyens avaient échoué, j'avais recours au seigle ergoté, qui quelquefois a réussi. Je le prescrivais à la dose de vingt à quarante centigrammes, matin et soir, en poudre récemment pilée, ou en infusions, en sirop, etc.

10. — Quand l'excès de menstrues tient à la faiblesse générale ou locale, indiquée par la couleur moins rouge du sang, qu'il est plus liquide, plus glaireux, presque noirâtre et très-peu concressible, par l'absence de tout crétisme général ou local, de chaleur vers l'utérus ou la vessie, par la faiblesse générale ; que cette faiblesse soit la cause première de la maladie ou qu'elle en soit le résultat et l'entretienne, je prescris un exercice modéré, une nourriture succulente et tonique, sans être excitante, au repas du vin rouge coupé avec de l'eau, une tisane faite avec la chicorée sauvage, le cresson et la racine de valériane', à la dose de deux à trois racines coupées pour un demi-litre d'eau, que la malade doit boire dans un jour, les préparations ferrugineuses, et surtout le Sirop de protoxide de fer aux doses ordinaires,

et dans ce cas j'ai vu constamment ce Sirop tempérer beaucoup l'écoulement.

Sur des filles fortes, vives, sanguines, dont la peau et les muqueuses étaient très-colorées, dont le sang était d'un rouge, vif, plastique et concressible, j'ai vu presque constamment le Sirop de protoxide de fer modérer l'écoulement menstruel et le ramener à son état normal ; ce qui semblerait prouver que le fer peut agir spécialement sur l'utérus et que cette action est de nature à diminuer la disposition que cet organe peut avoir aux hémorragies, c'est sans doute en calmant l'érétisme nerveux de cet organe; car j'ai recuilli plusieurs faits qui semblent prouver que le Sirop de protoxide de fer jouit de cette propriété.

OBSERVATION LXX. — Mlle D... , âgée de dix-sept ans, petite, forte, brune, très-vive, a les membres bien développés, les chairs fermes, les veines saillantes, la peau vivace et très-fraîche, les muqueuses d'un beau rouge. Ses règles coulaient régulièrement et abondamment depuis l'âge de quinze ans. A dix-sept ans, elle avait presque continuellement une perte qui s'activait sous l'influence de la fatigue et des impressions morales. Cette perte, qui durait depuis plus de deux mois, avait maigri la malade sans lui faire perdre de sa vivacité. Je prescrivis le Sirop de protoxide de fer. Huit jours après, la perte diminua, cessa promptement, et les règles revinrent à leur état normal ; trois mois après, la perte reparut, cessa par le même moyen continué pendant six semaines, et n'est plus revenue.

CHAPITRE VI.

Des Pertes.

Ire SECTION.

1. —Pour resserrer mon sujet dans les limites que je me suis tracées, je ne parlerai que des pertes qui paraissent aux époques menstruelles, et de celles qui tiennent d'une manière directe ou indirecte aux dérangements de la menstruation. Celles qui sont occasionnées par des lésions organiques ; celles qui se montrent à la suite de couches, de blessures pendant la grossesse, ou qui sont dues à la présence d'ulcères, de polypes, de tumeurs fibreuses, présentent un sujet d'observations si vaste, qu'il me serait impossible de renfermer ce que j'ai soigneusement observé dans un cadre proportionné à cet ouvrage. Dans l'article précédent, les pertes utérines reviennent périodiquement et constamment; dans celui-ci, elles ne paraissent que momentanément et sont plus fortes.

2. — Les causes qui font couler les règles trop abondamment, produisent souvent aussi les pertes. On les observe quelquefois à la puberté; mais elles sont bien plus communes dans les dernières années de la vie utérine. Dans le premier cas, le surcroît d'activité que prend tout l'organisme et surtout l'appareil génital pour remplir ses nouvelles fonctions ; dans le second, l'oscillation et le trouble qu'éprouve toute l'économie pour reprendre son équilibre et sa nouvelle vie , quand les organes génitaux cessent leurs fonctions et se taisent , sont la cause de ces

hémorragies. Dans les derniers temps de la vie utérine, elles méritent beaucoup d'attention ; car souvent elles sont salutaires et critiques, comme il arrive aux approches et pendant le travail de la ménopause.

3. — A la puberté, les pertes viennent quelquefois à la suite du retard d'un saignement au nez habituel, ou bien elles alternent avec lui ; le plus souvent elles paraissent après un violent exercice pendant la chaleur, la danse, les veilles, les excès de boissons et d'aliments stimulants. Ces écoulements sont produits par la turgescence que les jeunes personnes éprouvent à cet âge, comme le témoignent la pesanteur, l'engourdissement, la somnolence qui les précèdent ; elles ont la même cause que les epistaxis considérables que ces filles ont quand elles s'échauffent et surtout au printemps ; aussi ces pertes sont presque toujours suivies d'abord de bien-être. Il est une autre espèce de perte qui tient à l'excès du molimen menstruel, et qui n'est pas le résultat des agents précédents. A la première, à la deuxième, à la troisième, ou même quatrième éruption des menstrues, le sang vient tout-à-coup en pertes, qui souvent se renouvellent deux ou trois fois, mais à des distances éloignées. Après une, deux ou trois récidives, la menstruation se régularise ; ces dernières pertes moins rouges, plus séreuses, affaiblissent beaucoup les jeunes filles et les pâlissent.

4. — Ces deux genres de pertes sont peu dangereux. On doit les respecter toutes les fois qu'elles n'affaiblissent pas trop le sujet. J'ai vu plusieurs fois des accidents bien graves suivre leur suppression.

Observation LXXI. — Une jeune personne de seize ans, grande, forte, bien constituée et réglée à treize ans, avait au printemps et en automne des saignements au nez abondants. A la suite d'une course à la campagne, les menstrues, après avoir cessé pendant deux jours, revinrent sous forme de perte. Depuis ce moment les épisaxtis furent rares et peu copieux ; mais les pertes reparaissaient chaque fois qu'elle s'échauffait beaucoup ; sa santé n'en souffrait pas. Un jour qu'elle parut effrayante, on appliqua des linges imbibés d'eau froide sur le bas-ventre. La perte s'arrêta et ne reparut plus ; mais peu d'heures après, il survint une hémoptysie qui se répéta sous l'action des mêmes causes que les pertes. Après la cessation de l'hémoptysie, il ne restait pas de toux ni d'oppression, et la poitrine était parfaitement libre. Cette hémorragie n'empêchait pas cette demoiselle de conserver une bonne santé pendant l'intervalle des accès ; les règles coulaient régulièrement et à l'état normal.

Un médecin appelé pendant un de ces crachements de sang, la saigna ; l'hémorragie disparut, mais la poitrine s'embarrassa ; la toux et la dyspnée persistèrent ; les saignées, les sangsues à la vulve, les sinapismes et les vésicatoires aux cuisses, ne purent arrêter la maladie, qui, deux ans après, se termina par la phthisie pulmonaire.

OBSERVATION LXXII. — Une demoiselle de dix-sept ans, très-forte, sanguine et bien effacée, éprouve à la seconde apparition de ses menstrues, une perte très-grande : la décoction de ratanhia à l'intérieur, et des linges imbibés d'eau vinaigrée placés sur le bas-ventre, la font cesser tout-à-coup ; mais deux jours après, elle est prise d'une toux accompagnée de crachats sanglants ; la toux persista, la jeune personne s'affaiblit, pâlit, devint chlorotique, et mourut de phthisie six mois après. Si l'espace me le permettait, je pourrais citer plusieurs autres faits où les suppressions de ces pertes ont été suivies d'accidents funestes.

5. — Chez beaucoup de femmes, la ménopause prélude par des pertes considérables, se montrant sans cause apparente. Le plus souvent elles sont précédées d'un retard plus

ou moins long, et reparaissent à des époques plus ou moins éloignées, avec ou non suppression des menstrues. Le plus souvent, quand les menstrues ont cessé pendant une, deux ou trois époques, il paraît tout-à-coup une perte dont la durée varie beaucoup, passe, pour revenir après deux, trois, quatre, cinq, six mois, et reparaît ensuite, une ou plusieurs fois, à des distances plus ou moins éloignées. Ces pertes sont généralement d'une plus longue durée que les autres. Le sang qui s'écoule est rouge, liquide, fibrineux au début, et sort quelquefois par caillots suivis ou précédés de sérosités rougeâtres. Sa sortie peut être accompagnée de coliques, de tranchées, de tiraillements et de pesanteurs à l'hypogastre, dans les reins, les aines, les cuisses. Ces pertes, quoique très-abondantes, affaiblissent moins que les autres. Nous y reviendrons à l'article méno-pause.

6. — Chez les jeunes femmes, les pertes sont souvent la suite d'un violent exercice, de veilles, d'excès, d'aliments stimulants, de liqueurs fortes et de toutes les causes qui, dans leur première jeunesse, provoquaient des saignements au nez; de même que ces dernières, elles sont salutaires, pourvu qu'elles ne soient ni trop fortes ni trop prolongées.

7. — J'ai vu plusieurs fois l'irritation inflammatoire, nerveuse et locale, déterminée par la masturbation, l'équi-tation, le coït répété, les aliments stimulants, et les subs-tances dites emménagogues, déterminer une perte précédée ou bien accompagnée de frissons, d'une pesanteur au péri-née, de chaleurs et de douleurs à l'hypogastre, aux reins, au vagin, avec envie fréquente d'uriner et cuissons en uri-nant; ce que j'ai vu cinq fois fois aussi sur de nouvelles mariées.

J'ai vu plusieurs fois des hémorroïdes très-douloureuses déterminer des pertes utérines.

OBSERVATION LXXIII. — Je connais deux dames chez lesquelles des pertes ont été produites deux fois chacune, par le sulfate de quinine pris en lavements, pendant le cours des menstrues. L'une d'elles s'est blessée à quatre mois par l'effet d'un lavement contenant 60 centigrammes de sulfate de quinine dissous dans 125 grammes de décoction de mauves.

Saucerote a remarqué que les femmes habitant les lieux trés-élevés des Vosges, où elles étaient soumises à une pression atmosphérique moins forte, en étaient plus souvent affectées, et cessaient de l'être, en descendant dans les vallées. En 1828, j'ai vu, pendant les mois de juin et de juillet, beaucoup de femmes atteintes de fièvres intermittentes bilieuses, dont les accès étaient caractérisés par un crachement de sang avec point de côté, ou diarrhée sanguinolente, ou pertes utérines surtout pendant le cours des menstrues. Ces accidents cessaient complètement avec la fièvre et reparaissaient à l'accès suivant. MM. Bouillaud et Fouquier ont observé des faits semblables. J'ai vu deux fois des pertes utérines arrivées au moment habituel des règles, amener la prompte résolution d'une péripneumonie, l'une le cinquième, et l'autre le septième jour de la maladie.

OBSERVATION LXXIV. — Deux jeunes personnes furent atteintes de petite vérole, qui, de très-confluentes, devinrent bénignes, à la suite d'une perte arrivée à la fin du quatrième jour de la maladie et le cinquième de ses règles.

OBSERVATION LXXV. — Une jeune personne de vingt ans, se mouilla les pieds au second jour des menstrues : elles s'arrêtèrent. Dès le lendemain, cette demoiselle est prise d'une forte fièvre avec gonflement très-douloureux de tout l'abdomen, et surtout à la région sous-ombilicale. Une application de neuf sangsues à la vulve est suivie quelques heures après d'une perte considérable qui fait de suite cesser la maladie. Les fatigues, les longues veilles déterminent quelquefois des pertes difficiles à arrêter. M. Brière de Boismont en cite un exemple qui fut suivi de mort. Un violent exercice, par un temps très-chaud, peut les exciter aussi.

OBSERVATION LXXVI. — Une fille de vingt ans, forte et sanguine, vit ses règles s'arrêter en lavant du linge à la rivière. Elle pâlit et s'affaiblit : cinquante-six jours après, elle travailla beaucoup, pendant toute une journée très-chaude, à mettre du foin sur une charrette. Le soir elle eut une forte perte qui dura toute la nuit et s'arrêta le lendemain ; les forces se relevèrent promptement, et les règles revinrent ensuite aux époques régulières. J'ai plus souvent observé ces genres de pertes dans les mois de mai et de juin.

OBSERVATION LXXVII. — J'ai vu des femmes chez qui la perte et le saignement au nez se montraient communément ensemble, ou séparément, quand elles se livraient à de violents exercices pendant les chaleurs.

8. — Les femmes très-irritables, fort sanguines, et qui perdent beaucoup, sont sujettes à ces hémorragies. Les inflammations chroniques à la matrice ou à l'ovaire, produisent des pertes qui se répètent souvent. J'ai soigné plusieurs familles dont les femmes paraissaient, depuis plus de deux générations, très-disposées aux pertes. Ce qui m'a fait penser que cette disposition peut se transmettre par l'hérédité, comme l'observe M. Lisfranc.

10. — Quand les pertes ont lieu de vingt à quarante ans, outre les causes précédentes, il en existe beaucoup d'autres, parmi lesquelles les affections morales sont les plus fréquentes et les plus actives.

J'ai vu des femmes dont la menstruation marchait régulièrement, avoir de suite une perte foudroyante, au moment où elles éprouvaient une forte et subite commotion morale, de la frayeur, de la colère, de la douleur. Cette perte, très-abondante en peu d'instants, chez quelques-unes, cessait promptement pour ne plus reparaître que sous l'influence d'une nouvelle secousse ; chez d'autres, elle diminuait peu à peu, reparaissait à plusieurs reprises en diminuant de force, et cessait définitivement. Ces dernières pertes, sans être plus dangereuses que les précédentes, laissaient beaucoup de faiblesse, qui passait assez promptement. Lorsque la cause persiste, ou qu'elle a fortement modifié la sensibilité de l'utérus, la perte continue en petite quantité, et redouble de temps en temps sous l'influence de la moindre agitation ou du plus faible mouvement. Chez quelques-unes elle cesse, mais reparaît pour la plus petite commotion. Si la matrice est dans un état continuel de surexcitation nerveuse, la perte cesse par l'emploi des opiacés ; mais elle reparaît quelquefois, malgré l'usage de ce médicament, quand la cause se maintient, comme les chagrins profonds ou les vives contrariétés.

OBSERVATION LXXVIII. — Mme F..., âgée de vingt-quatre ans, d'un tempérament sanguin, douée d'une bonne constitution, d'une imagination exaltée et d'une sensibilité exquise, entend les cris d'un enfant au moment où la diligence passe devant sa porte ; elle croit son fils écrasé : à l'instant même le sang ruisselle sur le parquet. Les secousses morales lui font quelquefois jaillir des pertes et des crachements de sang, dans l'intervalle des périodes menstruelles.

OBSERVATION LXXIX. — Une femme de trente ans éprouve, à la fin de ses menstrues, une violente colère, qui, de suite, est suivie d'une forte perte, laquelle cesse sous l'action de quarante-cinq grammes de sirop diacode, dans cent vingt-cinq grammes d'une forte infusion de feuilles d'oranger, prise froide.

OBSERVATION LXXX. — Une demoiselle de vingt-et-un ans reçoit, le troisième jour de ses règles, une nouvelle qui lui donne la plus vive joie : quelques minutes après le sang ruisselle sous elle.

OBSERVATION LXXXI.—Mᵐᵉ F..., d'une taille au-dessus de la moyenne, sanguine, fortement constituée, et très-irritable, éprouve, à la suite d'une violente contrariété, une perte qui continue en variant d'intensité, pendant quarante-deux jours. Les astringents, les acides, les réfrigérants, la saignée et le seigle ergoté, ne purent enrayer la maladie. Quand je fus consulté, cette dame était très-faible, avec une exaltation de la sensibilité, sans vives chaleurs, ni douleurs gravatives vers la matrice. Je prescrivis de suite de prendre matin et soir une pilule contenant un centigramme et quart d'extrait aqueux d'opium, de faire sur le bas ventre des frictions avec l'huile d'olive tiède ; la perte s'arrêta le second jour et les règles revinrent régulièrement deux mois après. Baglivi, Hoffmann, Zimermann, Tissot et Latour, citent des cas de pertes utérines produites par des commotions morales, et dont les suites ont été très-fâcheuses.

11. — L'augmentation de l'irritabilité, ou le spasme de la matrice, déterminés par la masturbation, l'exaltation de l'imagination, les désirs vifs non satisfaits, la contemplation d'images fictives, les lectures lascives, les médicaments emménagogues, et tout ce qui peut aiguiser les passions, les chagrins concentrés, les contrariétés continuelles, ce que l'on reconnaît à l'augmentation de la sensibilité générale et locale, accompagnée d'émissions fréquentes et copieuses d'urines claires, ou d'un spasme empêchant leur sortie, auxquels se joignent presque toujours d'autres accidents nerveux, sans vives chaleurs ou pesanteurs au vagin

et à l'utérus, occasionnent souvent des pertes ou les entre tiennent fort longtemps.

OBSERVATION LXXXII.—Une jeune personne très-vivement amoureuse d'un jeune homme auquel ses parents la refusaient, devint triste, sombre et, dix jours après, fut prise d'une perte qui continua deux mois sans que l'on pût l'arrêter. Les parents effrayés en voyant dépérir leur fille, et craignant de la perdre, consentirent au mariage. Dès le lendemain de leur consentement, la perte s'arrêta , ensuite les forces remontèrent promptement.

12. — C'est dans cette catégorie que l'on peut classer un genre de pertes que j'ai plus particulièrement rencontré sur des femmes ayant eu des blessures ou des couches, même plusieurs années avant. Je l'ai vu quatre fois , sur des filles de vingt-trois à vingt-cinq ans , qui n'avaient eu ni couches ni blessures. A la suite d'accidents , ou d'une commotion morale et avant d'avoir beaucoup perdu, l'habitude du corps de ces femmes devient de suite pâle comme la cire blanche. Le pouls , tout en conservant son volume dans le commencement, est dur, serré, vibrant et sans fréquence ; il conserve le même caractère en diminuant de volume, quand les forces baissent; les nerfs restent toujours dans un grand état de tension ne redoublant pas par accès violents. Elles sont le plus souvent dans un état d'immobilité , parfois interrompue par de très-légères secousses générales. La lumière et le bruit les incommodent; souvent aussi, elles ne peuvent ni parler ni proférer aucune plainte; aucune sérosité ne sort par la vulve ; mais à des moments plus ou moins rapprochés, et à la suite d'une petite tranchée, il sort de la vulve un caillot piriforme , dur , élastique, fibrineux, rouge, brun ou marron, et dont le petit diamètre a de trois à cinq centimètres. J'ai reconnu par le toucher que ces caillots sortaient tout formés de l'utérus.

Observation LXXXIII. — Mme M..., âgée de vingt-huit ans, d'une taille ordinaire, rouge, sanguine, maigre et nerveuse, avait eu, trois ans avant, une blessure à trois mois; elle eut un vif chagrin dans la soirée du 10 mars; le lendemain matin, je fus appelé et je la trouvai dans l'état suivant : toute l'habitude du corps et les muqueuses étaient couleur de cire blanche, elle était couchée sur le dos et avait les yeux fermés; en relevant les paupières, on voyait les pupilles contractées; la respiration, sans être fréquente, soulevait peu la poitrine; le pouls était lent, roide et serré; la peau conservait sa chaleur normale; le corps était immobile; seulement, par instants, on apercevait une petite contraction des paupières et de presque tout le corps. Cette contraction s'accompagnait d'une tranchée qui bientôt était suivie de la sortie d'un caillot gros comme une forte prune, piriforme, ferme, d'un rouge marron, sans être précédé ni suivi de sérosités. Les membres n'étaient pas contractés; elle ne proférait aucunes paroles, et la déglutition était très-difficile; les urines coulaient assez bien; on fit des frictions avec une solution d'extrait aqueux d'opium, des embrocations huileuses sur l'hypogastre : onze jours se passèrent sans que l'on pût apercevoir le moindre changement. Toutes les trois ou quatre heures, il sortait un caillot si ferme et si faiblement humide qu'il ne tachait pas le linge sur lequel il était. Au quatorzième jour, après une résistance outrée des parents, on consentit enfin à lui faire prendre en lavement quatre centigrammes d'extrait aqueux d'opium dissous dans soixante grammes d'eau; il ne fut pas rendu; on répéta le même lavement huit heures après. La nuit suivante, elle ne rendit qu'un seul caillot, même traitement le lendemain; un seul caillot parut dans le jour et point dans la nuit. Le lendemain matin, les yeux s'ouvrirent; les regards cherchèrent les personnes; la peau se ranima; les muqueuses rougirent; ses facultés intellectuelles se réveillèrent; le pouls devint plus fréquent, plus souple; elle put bien avaler du bouillon. Dès le soir elle mangea du pain, put se relever sur son séant, et ne souffrait aucune douleur; sa figure avait repris presque toute sa couleur normale, malgré la perte et la diète prolongée, mais elle avait maigri. L'extrait aqueux d'opium fut continué six jours encore, à la dose de trois centigrammes par jour; des bouillons concentrés, du vin généreux coupé avec de l'eau, relevèrent ses forces, et la maladie n'a pas reparu depuis douze ans.

OBSERVATION LXXXIV. — La femme Brunaud, âgée de trente-six ans, demeurant au village des Martinières-Varzay, canton de Saintes, petite, mince, très-vive et très-forte, ayant un teint jaune pâle, n'avait eu qu'une seule couche dix ans avant. A la suite de quelques discussions de ménage, pendant le cours de ses règles, elle tomba dans l'état suivant, où je la trouvai : couchée sur le dos sans changer de position; peau et muqueuse très-pâles, tout en conservant leur chaleur ordinaire; pouls lent, dur et serré; paupières fermées; les pupilles peu contractées. La lumière semblait fatiguer l'œil et faisait contracter les paupières ; elle apercevait les objets, ne parlait pas; mais quand on la remuait, elle faisait entendre un cri sourd et plaintif; elle avait de temps en temps de petites secousses sans contraction du cou, du tronc, ni des membres ; elle avalait bien le bouillon et les liquides, que l'on mettait dans sa bouche; urinait facilement ; avait une selle dure tous les six ou huit jours. Toutes les trois ou quatre heures elle rendait par la vulve un caillot dur, élastique, piriforme, d'un rouge marron et sans la moindre sérosité; le toucher nous fit connaître qu'ils sortaient tout formés de l'utérus. Cet état durait depuis vingt-neuf jours quand je fus appelé. Tous les anti-spasmodiques et les astringents avaient été employés sans résultat, en solution, infusions, décoctions, par M. Reddon, son médecin ordinaire. L'opium seul n'avait pas été prescrit dans la crainte d'augmenter la perte. Nous prescrivîmes l'extrait aqueux d'opium, à la dose de trois centigrammes matin et soir. Dès le troisième jour, la perte cessa ; la malade parla, se fit rendre compte de ce qui s'était passé, prit une soupe ; la peau et les muqueuses se colorèrent, et huit jours après elle vaquait à ses occupations de ménage. La maladie n'a pas reparu, et cette femme a franchi la ménopause sans accident notable.

OBSERVATION LXXXV.—Mlle M..., âgée de vingt-cinq ans, grande, forte, très-brune et fort irascible, fut prise d'un très-violent accès de colère, pendant qu'elle avait ses règles. Elle eut de suite des mouvements convulsifs. Trois ou quatre heures après, les muqueuses et la peau se décolorèrent complètement ; les pupilles et les paupières se contractèrent ; le pouls devint lent, dur, serré ; la respiration était lente, faible ; la chaleur et le ventre restèrent dans l'état naturel. L'épigastre, sans être gonflé, jouissait d'une telle sensibilité que tout le corps se contractait, quand on pressait cette région. Elle rendait de temps en temps par la vulve un caillot dur, élastique, piriforme, d'un rouge vif brun, et sans être accompagné d'aucune sérosité. Leur diamètre transversal, dans la partie la plus grosse, avait trois centimètres ; elle en rendait de six à dix dans les vingt-quatre heures. Couchée sur le dos, les membres légèrement fléchis, elle ne bronchait pas de place, quoiqu'elle éprouvât de temps en temps de petites secousses de tout le corps, et rendit en même temps un cri plaintif. Elle avalait facilement tous les liquides que l'on mettait dans sa bouche, elle urinait beaucoup, et n'avait eu qu'une selle fort dure. Cet état durait depuis dix-neuf jours, quand je fus appelé avec M. Poitevin, de Pons, son médecin ordinaire. Tous les anti-spasmodiques avaient été pris sans succès; divers modes de traitement avaient été prescrits sans avantage. L'opium n'avait pas été employé dans la crainte d'un épanchement au cerveau. Malgré la vive résistance du confrère, j'insistai fortement sur l'emploi de l'opium qui déjà m'avait réussi dans des cas semblables. Il fut prescrit à la dose de quatre centigrammes par jour. Le quatrième jour, la perte cessa ; le lendemain, cette demoiselle avait recouvré ses facultés intellectuelles ; la peau et la muqueuse s'étaient colorées ; le pouls avait repris sa fréquence et sa souplesse ; elle ne sentait aucune douleur. Sa faiblesse n'était pas très-grande ; mais elle avait maigri , le ventre était fort ballonné. Des lavements d'eau de son miellée procurèrent deux selles ; le ventre alors se détendit. L'opium fut continué à la même dose pendant huit jours encore. Les forces se relevèrent promptement ; les règles revinrent régulièrement à leur époque, et la malade n'a pas eu de récidive depuis quinze ans.

Ces observations fort curieuses disent assez par elles-mêmes pour me dispenser d'y joindre quelques réflexions.

J'ai vu ces pertes durer dix , quinze , vingt , trente et même quarante jours ; le pouls et les nerfs conserver le même état. La malade ne prenait que du bouillon qu'on lui versait dans la bouche , et parfois quelques aliments qu'elle pouvait rarement avaler. Aussitôt que la perte avait cessé, le pouls reprenait sa souplesse ; le système nerveux revenait à son état normal ; la figure se ranimait ; la peau se colorait; les yeux et l'oreille perdaient leur excessive sensibilité.

15. — J'ai vu souvent une autre espèce de perte plus particulière aux femmes chlorotiques. Ces femmes, à l'époque menstruelle, perdent abondamment une sérosité roussâtre, grisâtre, noirâtre, sans fibrine et qui tache les linges,

comme ceux dans lesquels on a mis un morceau de viande de bœuf peu frais. Ces pertes affaiblissent beaucoup ; elles durent souvent huit à dix jours , et reparaissent tous les quinze, dix-huit, vingt, vingt-cinq jours.

14. — Quand la perte tient à l'état squirreux de la matrice, après un certain temps la figure est pâle et bouffie ; la peau sèche et rugueuse prend une teinte jaune paille : la nature de l'écoulement et celle des douleurs que les femmes sentent dans ce cas , indiquent au praticien la maladie qui se présente. Il en est de même quand elle tient à un polype à l'utérus.

15. —Souvent, sans cause apparente ou appréciable, il vient, au moment ou immédiatement après les menstrues, des pertes abondantes , qui paraissent être la continuation ou l'extrême abondance de cet écoulement. Ou le sang sort avec impétuosité pendant un temps peu prolongé, ou la perte plus modérée se prolonge au-delà du temps ordinaire de la période. Quelquefois l'écoulement a lieu d'une manière uniforme et continue; mais, le plus souvent, en continuant toujours un peu , il redouble par moments avec beaucoup de force. D'autres fois , la perte est abondante pendant deux , trois , quatre , six , huit heures , un jour, deux jours ; ensuite cesse complètement et reparaît au bout de cinq, dix, douze heures, un jour, deux jours et même plus. Le plus souvent, le sang est rouge, liquide et consistant, concressible, au moins au début de la perte, et devient plus liquide , moins rouge et quelquefois plus noir à mesure qu'elle se prolonge ; d'autres fois , les linges se couvrent d'un sang liquide mêlé de caillots. Chez quelques-unes, il coule une sérosité très-abondante, et de temps en temps il sort d'énormes caillots consistants , décolorés ou rouges, brunâtres, marrons, noirs , couleur de foie de veau. Chez quelques femmes, cette sérosité très-abondante,

rouge pâle ou noirâtre , n'est accompagnée d'aucun caillot.

16. — Des femmes, surtout celles dont la menstruation a été troublée par l'immersion des pieds et des cuisses dans l'eau froide, ou bien après avoir été mouillées par une pluie froide , peu de temps avant ou pendant l'écoulement menstruel , perdent en quantité médiocre, mais presque continuellement. La perte redouble plusieurs fois dans les vingt-quatre heures ; d'autres fois, elle cesse pendant un , deux et trois jours , puis reparaît ; les femmes la sentent couler sans beaucoup de coliques , quelquefois sans la moindre douleur ; mais elle est souvent accompagnée de frissons erratiques , de secousses nerveuses , d'une fièvre passagère , de syncopes ; elle pâlit , affaiblit beaucoup les femmes , et a beaucoup de tendance à la récidive. Après avoir disparu pendant huit , dix , quinze , vingt jours par suite d'un traitement bien dirigé , elle revient tout-à-coup sous l'influence d'une cause légère. Dans ce dernier cas , quoique le sang continue à sortir rouge et liquide, la matrice tombe dans une espèce d'atonie , dont on ne peut la retirer qu'à l'aide des toniques, mais surtout du fer.

17. — Des femmes perdent presque continuellement sans secousses , sans coliques , un sang noir et séreux. Cet écoulement augmente avec l'exercice , et semble diminuer pendant que la malade garde la position horizontale. La femme est faible ; le pouls est petit et mou ; la figure est terne, abattue, sans être aussi pâle que dans le cas précédent. Toutes les fonctions languissent, et tout annonce que la matrice est dans un état d'atonie ; ce que confirme le succès du traitement par les toniques, les préparations de ratanhia, les astringents, ou le fer, le meilleur de tous.

18. — Dans tous ces genres de pertes , quand l'écoulement continue, les forces se perdent ; le pouls devient petit

et mou ; le sang perd de sa fibrine ; devient plus séreux ; la figure est pâle et bouffie ; les vaisseaux réduits à un petit volume laissent aux membres une pâleur extrême ; mais ces vaisseaux paraissent toujours roses au travers d'une peau fine. La sensibilité ou plutôt la susceptibilité nerveuse s'exalte, et les malades supportent difficilement la plus légère impression. Elles se fanent d'autant plus vite, et les accidents se succèdent avec d'autant plus de rapidité, que les pertes sont plus fortes.

19. — Les premières pertes peuvent être la suite d'un changement de sensibilité de l'utérus, qui, d'abord, peut être dans un état de surexcitation, s'y maintenir pendant un certain temps, et par suite des pertes passer à l'état d'anémie, ou tenir de suite à l'anémie générale, comme le prouve le succès que l'on obtient en employant le fer dans ce cas. Si la perte augmente de plus en plus, la faiblesse devient si grande que la malade ne peut plus se lever, ni se mouvoir sans avoir des syncopes, et succombe, vide de sang, si l'on ne parvient pas l'arrêter. D'autres fois, la perte moins abondante n'enlève pas aussi vite tout le sang ; mais la malade pâlit, maigrit, s'affaisse ; les sensations sont d'une excessive sensibilité ; les nerfs ne peuvent pas supporter la moindre impression, qui suscite de l'agitation, des larmes et fait contracter les traits ; le sommeil est difficile et parsemé de rêves fatigants. Elles ont de l'anxiété, des douleurs vagues, des crampes dans les membres, des bourdonnements dans les oreilles. Le pouls est très-petit, faible, fréquent et mou, quand la perte tient à l'anémie ; il est plus roide et plus serré, quand elle tient au spasme de l'utérus. Leur esprit affaibli ne leur permet plus de soutenir leur attention un certain temps ; le bruit les agite. Le sang évacué n'est plus qu'un serum rougeâtre. Les jambes s'infiltrent autour des maléones ; la figure se

bouffit ; la malade s'affaiblit au point de ne pouvoir plus se mouvoir , ni même relever la tête sans se trouver mal. Leurs yeux tranchants ne peuvent plus supporter le grand jour, et une petite convulsion vient finir la vie.

IIe SECTION.

Traitement des Pertes.

1. — Les moyens indiqués contre l'excès des règles conviennent également ici , quand les mêmes changements dans tout l'organisme, et dans l'utérus en particulier, sont indiqués par les mêmes groupes de symptômes. Ces deux maladies ne diffèrent que par leur cause , leur durée, leur régularité et leur activité. La trop grande abondance des règles tient à l'exagération du molimen menstruel, maintenue par un surcroît habituel de la sensibilité générale et de l'utérus , ou par la pléthore ; elle peut tenir aussi à la faiblesse locale et générale , tandis que les pertes dont je parle , sont le résultat du trouble survenu momentanément dans les fonctions de l'utérus et dans tout l'organisme , auquel le plus souvent le molimen menstruel est étranger , si ce n'est à la puberté et aux approches de la ménopause.

OBSERVATION LXXXVI. — Mme G..., fortement constituée, très-sanguine, très-irritable et fort bien menstruée, entend, le troisième jour de ses règles et pendant la nuit, des cris qui l'effraient ; à l'instant paraissent une perte et une hémoptysie. A la suite d'affections morales senties hors le temps des menstrues, cette dame a plusieurs fois éprouvé les mêmes accidents , ensemble ou séparément. Après vingt ans de plaisirs et d'agitations , elle a franchi la ménopause et jouit d'une parfaite santé. Ici, comme dans presque tous les cas de cette nature, le molimen menstruel n'a pas agi dans un sens direct ou indirect, pour produire ces hémorragies.

2.—J'ai vu de vives émotions, chez l'homme, faire naître des hémoptysies, des hématémèses, des épistaxis, etc., sans ruptures de vaisseaux. Ces hémorragies étaient le résultat du trouble qui s'opérait dans la circulation et dans la sensibilité des organes. Beaucoup de pertes tiennent à cet état.

3. — Cette distinction, sur la cause première de ces maladies, me paraît fort utile pour se diriger dans leur traitement : ainsi, dans la perte, on n'a pas à combattre le molimen menstruel qui, dans la ménorragie, est toujours l'agent le plus actif.

4. — Les pertes, comme la ménorragie, tiennent à diverses causes, et à divers états de l'utérus. Elles nécessitent des traitements quelquefois tout différents, suivant l'agent qui les a produits ou les entretient. Il faut rechercher très-soigneusement la cause première de la maladie, tout ce qui peut la déterminer, l'augmenter ou l'entretenir ; et c'est contre cette cause que doit être dirigé le principal traitement, tout en soignant, en même temps, les diverses complications qui peuvent s'y joindre. Quand le sang vient continuellement, ou par exacerbation, qu'il est rouge et fibrineux, soit qu'il sorte en caillots ou liquide, la perte tient presque toujours à l'augmentation d'action de l'utérus, troublé ou surexcité par une cause morale ou physique. Il faut ici suivre le traitement indiqué dans les articles 6, 7, et 8 de la trop grande abondance des menstrues. Dans l'espèce de perte où le sang sort par caillots durs, élastiques et sans sérosités, toutes les malades que j'ai vues étaient dans un état de spasme presque continuel, et n'ont obtenu la cessation des accidents que par l'emploi des préparations opiacées et les frictions avec l'huile d'olive camphrée, aux doses indiquées plus haut, sans avoir obtenu le moindre

avantage de l'emploi du ratanhia et des autres astringents. Quand les femmes perdent presque continuellement, sans chaleur, sans secousses, sans coliques, un sang noir et séreux; que la malade est très-faible; qu'elle a le pouls fort petit, mou, la figure abattue, et que la vie est menacée, pour attendre l'effet du Sirop de protoxide de fer, j'emploie d'abord, avec beaucoup d'avantage, les préparations de ratanhia et de cachou. Je prescris en même temps le Sirop de protoxide de fer. Pour employer ces deux préparations ensemble, il faut boire le Sirop ferreux et le ratanhia à quatre heures de distance l'un de l'autre. Si ces deux préparations se trouvent réunies dans l'estomac, la décoction de ratanhia décompose le Sirop ferreux. Voilà la formule que j'emploie : eau, cinq cents grammes ; ratanhia en poudre, de seize à trente grammes ; ou bien, extrait aqueux de ratanhia, de quatre à huit grammes. Quand j'y joins le cachou, j'en mets de quatre à huit grammes : faites bouillir, passez, et dissolvez-y trois grammes de gomme adragant et du sucre la quantité qui plaira ; à prendre par cuillerées de demi-heure en demi-heure en commençant, et que l'on éloigne de plus en plus à mesure que l'hémorragie perd de son activité. Quand la perte a diminué et ne donne plus de craintes pour la vie, il faut cesser le ratanhia, le cachou, et prendre le Sirop de protoxide de fer à plus hautes doses: lui seul peut remonter l'utérus et tout l'organisme à l'état normal, détruire ainsi la cause de la maladie et empêcher son retour.

5. — Les pertes très-abondantes d'un sang séreux, et que l'on observe chez les femmes chlorotiques, tiennent à la faiblesse générale et à celle de la matrice; car ces femmes ont quelquefois en même temps des transsudations sanguines sur divers points des muqueuses. Ces hémorragies sont faiblement diminuées par le ratanhia et le cachou et cessent

constamment par l'emploi du Sirop de protoxide de fer.
Dans ce cas, le fer est certes le meilleur astringent que nous
possédions; pris à l'intérieur, il fait cesser les transsudations
sanguines aux gencives , et sur divers autres points des
muqueuses.

OBSERVATION LXXXVII. — Une femme âgée de trente-
deux ans, pâle, maigre et très-faible, rendait tous les deux
ou trois jours, par les selles, un sang noir et très-liquide.
M. le docteur Menudier, son médecin, lui prescrivit le
Sirop de protoxide de fer ; quinze jours après, la perte cessa,
le Sirop fut suspendu ; vingt-cinq jours après, la perte reparut, le Sirop de protoxide de fer fut pris de nouveau et
continué pendant deux mois et demi. Cette hémorragie,
que cette femme avait presque continuellement depuis six
ans , passa sans retour.

6. —Les pertes qui précèdent le tour d'âge, quand elles
ne tiennent pas à une lésion de la matrice, exigent beaucoup de réserve dans le traitement ; tant qu'elles ne sont pas
très-fortes, on doit ne leur opposer que des moyens hygiéniques, car leur suppression est souvent la cause d'accidents
graves. Quand la perte a produit beaucoup de faiblesse ,
suivant l'état où se trouve la malade, il faut choisir parmi
les moyens que je viens d'indiquer, ceux qui paraissent le
plus convenir pour la modérer.

7. — Les pertes utérines , après avoir été produites par
la surexcitation de l'utérus, laissent dans cet organe une faiblesse qui les entretient ensuite, ce que l'on reconnait à la
cessation des premiers symptômes et qui sont remplacés
par ceux indiquant la faiblesse locale ou générale. (Voir les
articles de la Ménorragie). Alors le traitement diffère entièrement dans la première et la seconde période. Aussi les
moyens qui réussissent dans les premiers temps , échouent
dans le second.

8.—Comme sur tous les points de la pathologie, le tact médical et l'expérience sont d'un immense secours, auquel ne peuvent pas toujours suppléer de vastes connaissances. L'échafaudage captieux d'hypothèses avec lesquelles on veut tout expliquer, a souvent pour résultat la pratique la plus meurtrière. La route de l'observation est la seule que l'on doive suivre, pour remédier aux écarts de l'organisation, dont les lois et les mouvements nous sont inconnus et que nous ne pouvons apercevoir que par quelques effets qui, de temps en temps, sont saisis par l'observateur attentif. Mais l'homme a la manie de vouloir tout expliquer, quoique renfermé dans un cercle étroit au-delà duquel ses sens ne peuvent atteindre. Quand son imagination veut le franchir, elle entre toujours dans des hypothèses et des erreurs qui la flattent plus ou moins. Ce sont les erreurs qui ralentissent la marche des connaissances humaines et y jettent de la confusion.

Si les pertes, après avoir résisté aux moyens dont je viens de parler, continuent ; si le pouls est petit et mou, la faiblesse très-grande ; si le sang, après avoir été rouge et fibrineux, est liquide, pâle et séreux, il faut, tout en continuant le fer et le ratanhia qui, dans cet état de faiblesse, conviennent dans tous les cas, recourir momentanément, et seulement pour arrêter ou modérer la perte, aux applications froides à l'aide de vessies demi-pleines d'eau froide légèrement vinaigrée ou des corps métalliques polis, que l'on applique sur l'hypogastre, et que l'on change à mesure qu'ils sont réchauffés ; aux injections faites avec l'eau légèrement vinaigrée, froide, ou la décoction de ratanhia froide, au tamponnement, aux boissons acidulées, à la position horizontale sur des sommiers de crin ou de paille, à l'application de la glace ou de la neige.

CHAPITRE VII.

Dysménorrhée.

Ire SECTION.

1. — Je désigne sous ce nom l'écoulement difficile et douloureux des règles, accompagné de coliques, de maux de reins, de douleurs siégeant dans le petit bassin, le ventre, l'estomac, d'une exaltation de la sensibilité générale ou bien de celle de la matrice en particulier, de son spasme et des divers accidents de l'hystérie. Chez beaucoup de femmes, ces phénomènes se présentent quelquefois à un faible degré ou sont habituels, mais ne sont pas assez douloureux pour altérer les fonctions digestives, et ne donnent que du malaise. Mais quand ces accidents sont portés plus loin et deviennent très-douloureux, insupportables, ils constituent la maladie dont je vais parler.

2. — Cette maladie est fort commune, surtout dans les villes parmi les femmes très-sanguines, vives, irritables, ou celles d'un tempérament nerveux. Elle peut se montrer avec les premières règles, cesser quand elles sont bien régularisées, ou continuer bien plus longtemps, et même pendant tout le temps de la vie utérine. Le plus souvent c'est pendant le cours de cette dernière que les douleurs commencent. Quelques femmes en sont atteintes sans cause apparente, ou bien à la suite d'accidents, de maladie, du mariage, de couches, de blessures. Beaucoup ne les éprouvent que pendant une ou plusieurs périodes consécutives, ou bien à des époques éloignées. Chez les unes, elles sont fréquemment intermittentes; chez d'autres, elles sont presque continuelles, sourdes ou aiguës. J'ai pu les observer bien des fois se faire sentir au prélude de la ménopause,

et quelquefois même en être le premier symptôme. La douleur se fixe sur les organes situés dans le petit bassin , dans les lombes , les fosses iliaques , le ventre, surtout vers l'ombilic, à l'épigastre. Elle peut affecter toutes ces parties ensemble ou successivement, ou l'une d'elles spécialement, agiter les nerfs , et cette maladie prendre les diverses formes de l'hystérie.

Les douleurs se déclarent un , deux ou trois jours avant l'apparition des règles, ou bien au moment même de l'écoulement , ou dans le cours de sa période. Ces douleurs augmentent quelquefois graduellement ; d'autres fois elles arrivent tout-à-coup à leur plus haut degré d'intensité, passent ou diminuent avec l'apparition du sang, continuent pendant une partie ou tout le temps qu'il coule. Ce sang menstruel peut être en petite ou en grande quantité. Il est bien rare qu'il coule régulièrement pendant tout le cours de la période, il augmente par moments ; dans d'autres, il diminue. La couleur peut aussi changer plusieurs fois dans le courant du jour.

5. — Les femmes désignent sous le nom de coliques, les douleurs qu'elles ressentent dans le ventre, le petit bassin , les reins, les aines. Elles en distinguent deux espèces : les unes intestinales sont sensibles dans tout le ventre , plus particulièrement vers l'ombilic , et paraissent produites par l'augmentation de sensibilité ou le trouble nerveux de l'utérus. Les autres, dites utérines, ont leur siége dans le bassin , les reins , l'hypogastre , et sont accompagnées de pesanteurs au périnée, dans la région sacrolombaire, dans les cuisses, le vagin, d'envies fréquentes d'uriner, de chaleurs dans les parties. Ces coliques sont parfois légères , d'autres fois fortes. Quelquefois elles sont accompagnées de la sortie de caillots et diminnent après leur expulsion. Quand elles sont très-fortes , elles peuvent être accom-

pagnées de l'expulsion de fausses membranes lisses en dedans, inégales et tomenteuses en dehors, molles, coïneuses, rougeâtres en sortant, blanchâtres après le lavage. Je ne les ai vues que sur quatre femmes ; toutes quatre sont jeunes, bien constituées, et n'ont pas d'enfants, quoique mariées avec des hommes forts et bien constitués. Ces coliques donnent la sensation d'un poids portant sur le périnée, le siége, d'un corps qui remplit le passage, de tiraillements dans les côtés. La malade marche difficilement. Ces symptômes cessent avec la cause. Ces accidents paraissent tenir au gonflement et à l'abaissement de l'utérus, comme je l'ai plusieurs fois vérifié par le toucher, et au tiraillement des ligaments larges de la matrice, lesquels produisent surtout les douleurs de côté siégeant dans les flancs. Elles m'ont paru plus fréquentes chez les femmes ayant eu plusieurs couches ou des blessures, et chez celles abusant du coït.

4. — Ces coliques en se répétant chaque mois, pendant dix, quinze, vingt, trente ans, peuvent altérer l'utérus et le disposer à se désorganiser. M. Lisfranc assure avoir constaté que les menstrues douloureuses sont héréditaires, et que si l'on interroge les femmes qui s'en plaignent, on apprend que d'autres femmes de la même famille ont également souffert, et sont mortes de maladies à la matrice.

5. — J'ai plusieurs fois observé que les douleurs après une longue durée, avaient entretenu dans l'utérus un engorgement qui dégénérait en squirre. Mais aussi, j'ai bien plus souvent constaté que les douleurs qui s'étaient fait sentir à deux ou trois générations successives, guérissaient par un traitement méthodique, sans laisser aucune trace, même après avoir duré la plus grande partie de la vie utérine. Il est fort essentiel de les traiter le plus long-temps possible avant la ménopause.

6. — Quand les douleurs résultent de l'exaltation de la sensibilité générale, ou de celles de l'utérus en particulier, elles se font sentir plus généralement ; sont plus aiguës ; redoublent par moments. L'épigastre est douloureux, gonflé : il y a souvent des vomissements se répétant par l'injection du plus léger liquide. Des élancements, des pincements très-douleureux se font sentir dans les mamelles légèrement tuméfiées, à la tête, dans les membres. Il y a de la céphalalgie, des vertiges, des bourdonnements d'oreille, des palpitations de cœur plus vives par moments, des étouffements, des mouvements convulsifs, des lypothymies, des douleurs névralgiques sur diverses parties, du changement dans les goûts, les appétits. Dans ce cas, l'inspection des organes génitaux ne présente presque rien d'anormal. La matrice est moins descendue ; le col et le vagin sont moins gonflés, moins chauds et plus sensibles que dans les coliques utérines.

7. — La dysménorrhée tient quelquefois à l'organisation de la femme ; mais bien plus souvent aux diverses modifications de la sensibilité que la matrice a subies, par suite des impressions auxquelles elle a été soumise. Elle peut tenir à la prédominance d'action, de sensibilité, de vitalité des organes génitaux, à leur excitation produite par la masturbation, le coït trop répété, les impressions érotiques, les chagrins, les veilles, au repos forcé, aux commotions morales vives, à la colère, à l'effet des médicaments ayant une action spéciale sur l'utérus, aux boissons et aux aliments excitants, à l'abondance ou à la trop petite quantité des règles, à tous les dérangements de la menstruation, aux couches, aux blessures. Le tempérament sanguin-nerveux, lymphatico-nerveux, bilieux-nerveux sont plus disposés à cette maladie.

IIᵉ SECTION.

Traitement de la Dysménorrhée.

8.—Cette maladie, dont la cause diffère suivant les sujets, exige un traitement qui doit être modifié suivant cette cause, et suivant les circonstances susceptibles de l'influencer.

9. — Pour reconnaître l'état de la matrice, je l'explore par le toucher, au moment de la douleur, et quinze ou dix-huit jours après. Si cet organe augmente beaucoup de volume, de chaleur ; si les douleurs se manifestent avec les phénomènes indiqués sous le nom de coliques utérines, le sang s'y porte avec trop de force, et les vaisseaux, par suite de l'érétisme qui s'y manifeste, ne le laissent pas couler assez. Deux indications se présentent à remplir : ralentir le flux du sang en diminuant l'excitation de l'utérus, qui précipite sur elle le mouvement fluxionnaire ; ou favoriser l'écoulement quand il est insuffisant. Pour remplir la première, je diminue la pléthore générale par de petites saignées du bras, pratiquées quelques jours avant que le molimen hémorragique se manifeste ; et pour calmer la trop grande irritabilité de la matrice, je prescris des bains de siége ou généraux dans l'intervalle des périodes ; et au moment de la douleur, des frictions sur l'hypogastre avec de l'huile d'olive ou le baume tranquille camphrés, dans les proportions de quatre grammes de camphre pour trente-deux grammes d'huile, des lavements huileux ou opiacés, à la quantité d'un à trois centigrammes d'extrait aqueux d'opium pour cent grammes de décoction de graines de lin. Si le sang ne coule pas, la malade doit prendre des bains de siége, des bains de vapeur dirigés sur la vulve, les

cuisses, se couvrir le ventre après la friction, avec du coton en rame, pour y entretenir une chaleur douce et forte.

10. — Quand le sang coule trop fort, il faut s'abstenir des bains de siége, des bains de vapeur et de corps chauds sur le ventre; mais je fais faire, sur l'hypogastre, des frictions huileuses et camphrées, garder le repos, une position horizontale dans le lit, légèrement couvert l'hiver, et sur un canapé l'été. La malade doit se couvrir peu ; éviter toutes les impressions morales ; ne prendre aucune boisson, ni aliments stimulants ; boire une tisane d'orge, de chiendent et de laitue édulcorée avec le sirop d'orgeat. Ces moyens, exécutés soigneusement pendant plusieurs périodes consécutives, finissent par changer cette modification vicieuse de la sensibilité de l'utérus. Cet organe, revenant à son état normal, exécute cette fonction avec calme et plus convenablement.

11. — Si le toucher faisait reconnaître que, pendant les menstrues, la matrice était plus volumineuse, plus descendue, sans augmentation notable de chaleur au col, au vagin ; sans que la malade y ressentît une assez vive chaleur, et sans accidents nerveux ; si les douleurs n'étaient pas très-aiguës ; dans ce cas, la matrice, sans être irritée, m'a paru distendue par le sang qui ne pouvait pas couler. La malade s'est bien trouvée d'une application de linges très chauds sur le ventre, du vin chaud à la canelle, de l'acétate d'ammoniaque à la dose de dix à quarante gouttes dans un demi-verre d'eau sucrée, d'infusions chaudes de mélisse, d'armoise, d'absynthe. Le sang coulait plus abondamment : sa consistance et sa couleur étaient plus belles, et les douleurs cessaient avec l'augmentation de l'écoulement.

12. — J'ai soigné souvent des femmes atteintes de cette maladie, chez lesquelles, pendant les menstrues, la matrice n'était ni plus chaude, ni plus volumineuse qu'elle devait

l'être dans ce moment ; un peu moins descendue chez quelques femmes ; plus sensible à la pression exercée par le vagin ou le rectum. Ces femmes sentaient des douleurs vives, atroces et plus aiguës que dans les cas dont je viens de parler plus haut. Elles avaient moins la sensation de douleurs gravatives à l'hypogastre, au périnée, d'un cercle douloureux au pourtour des hanches et des reins ; moins de chaleur sur le trajet du sacrum , de ténesme, de diarrhée : mais la sensation de tortillement vers l'ombilic , les douleurs de l'estomac, les nausées , les vomissements, les crachottements, les dégoûts , les aversions pour certaines odeurs , les flux abondants d'urine et divers autres symptômes d'hystérie , étaient plus prononcés.

J'observe plus souvent cet état chez les femmes vives , très-irritables, et chez celles dont la maladie est la suite de secousses morales , de chagrins prolongés , des excès des plaisirs de l'amour , de la masturbation, du café, des liqueurs. Dans cette dernière modification de la maladie , les opiacés sont les préparations qui m'ont paru les plus avantageuses; le laudanum en lavement, à la dose de cinq à dix gouttes; l'extrait aqueux d'opium, à la dose de deux à quatre centigrammes ; le sirop diacode, à celle de deux à huit grammes ; dose prise toujours avec les précautions que j'indique plus bas. Des bains de siége ou généraux tièdes , des embrocations huileuses simples ou camphrées sur le ventre et le haut des cuisses, faites avec l'huile d'olive ou le baume tranquille, seuls ou camphrés; des applications de laine très-chaude sur le ventre; des infusions d'armoise, de safran , de feuilles d'oranger , de fleurs de tilleul , de racine de grande valériane , de nymphœa , des lavements avec l'assa fœtida à la dose de deux à six grammes dissous dans un jaune d'œuf. Mais ces moyens, qu'il faut administrer avec prudence, avant ou pendant la période , suivant la manière dont débutent les accidents, ne sont pas toujours suivis de succès. J'ai vu l'opium, qui calme presque constamment, augmenter les accidents, lesquels cédaient par l'emploi du café, du vin chaud, de l'acétate d'ammoniaque, l'éther en sirop ou sur du sucre, des infusions d'anis, de menthe, etc.

15.—C'est dans ce cas qu'il faut beaucoup de tâtonnements et d'attention pour arriver au mode de traitement le plus convenable à la malade, et que l'on peut administrer de suite aux périodes suivantes; mais qui fait encore éprouver des déceptions, car ce qui réussit bien à une période, quelquefois agit moins, ou pas du tout, aux périodes suivantes; comme il arrive souvent dans l'hystérie.

14. — Quand cette maladie est la suite de couches, de blessures, elle tient ordinairement à l'irritation chronique de l'utérus. On trouve le plus souvent, par le toucher, le col plus gros, plus chaud, plus dur, plus sensible. Cette irritation de la matrice s'y maintient hors le temps des menstrues et le plus souvent est accompagnée de chaleurs sensibles à l'hypogastre, au vagin, à la vulve, dans les reins; des sensations de lourdeur, de tiraillement dans cette partie; de faiblesse, de sensibilité à l'épigastre; de bouffées de chaleur qui montent à la face, passent rapidement et sont remplacées par une légère moiteur. C'est contre cette cause qu'il faut diriger le traitement. Il faut se hâter de combattre cet engorgement, car il peut être suivi de maladies bien plus graves, de leucorrhées, de polypes, de squirres, etc.; il est très-difficile de saisir le siége de ces dernières, et très-difficile aussi, dans la plupart de ces cas, de bien apprécier juste l'état du corps et du col de l'utérus, et de s'assurer si l'engorgement que l'on y trouve est susceptible ou non de résolution. Malgré l'examen le plus attentif, et trois ou quatre fois répétés, de grands maîtres

sont plusieurs fois trompés, et après avoir pronostiqué des suites fâcheuses, ils ont vu ces engorgements se résoudre par le temps et à l'aide de moyens doux. J'ai vu plusieurs de ces engorgements du col, considérables et donnant par leur consistance, leur disposition et leur durée, les craintes les plus sérieuses, se dissiper sans y laisser de fortes et même une seule trace de leur passage.

16. — Pour combattre cette maladie, je prescris un régime adoucissant, du repos, l'abstinence du vin, du café, des liqueurs et de tous les aliments stimulants, du coït, des lectures érotiques, des chaufferettes, de la marche, de l'équitation, et de tout ce qui peut stimuler l'organe et agiter les nerfs, de prendre des lavements émollients, des bains généraux. La malade fait des injections avec les décoctions de mauves, de ciguë, de têtes de pavots, des embrocations avec l'huile d'olive pure sur le ventre. Quand la maladie, après avoir diminué, reste stationnaire, je conseille un cautère à la cuisse, chaque jour trois ou quatre injections avec la décoction de ciguë fraîche, et de boire matin et soir une cuillerée de sirop de seigle ergoté. Quand les règles diminuent, il faut mettre aux cuisses, et vers la fin de la période, des sangsues dont le nombre doit être proportionné à la force de la malade. Ces irritations cessent à la suite de ce traitement continué longtemps.

17. — Quand la dysménorrhée est produite ou accompagnée par la trop grande abondance ou la diminution des menstrues, par la chlorose, etc., il faut diriger le traitement contre l'agent qui la provoque. Je rapporte ici quelques observations susceptibles de jeter du jour sur cette maladie.

Observation LXXXVIII. — Mme D..., blonde, colorée, grande, bien constituée, assez vive et d'un tempérament sanguin, fut réglée à treize ans et demi. Les règles coulèrent régulièrement et sans douleur jusqu'à vingt-deux ans. Alors elle se maria, devint de suite enceinte. L'accouchement fut heureux ; mais, huit jours après, Mme D... s'étant levée, les lochies s'arrêtèrent, il vint de la fièvre, du gonflement et de la douleur à l'hypogastre, qui cédèrent à l'emploi des émollients. Les lochies reparurent avec quelques coliques. Mme D... allaita son enfant pendant un an. Un mois après qu'elle eut sevré, les règles parurent précédées et accompagnées des symptômes suivants. L'hypogastre qui, depuis l'accouchement, était resté plus sensible, devint, vingt-quatre heures avant les menstrues, plus sensible, plus gonflé avec des douleurs, des pesanteurs, de la chaleur dans les reins, de la chaleur et un sentiment de tension dans le haut du vagin, au rectum ; des bouffées de chaleur montant à la figure, lesquelles paraissaient toujours un peu depuis l'accouchement, devinrent bien plus fréquentes. Les accidents augmentèrent jusqu'à la sortie du sang menstruel, qui parut le lendemain. Ensuite les douleurs diminuèrent d'intensité, mais persistèrent, et ne cessèrent que vingt-quatre heures après que les règles eurent fini de couler. Tout cet appareil de symptômes reparut à chaque époque menstruelle, et revenait constamment depuis trois ans, quand je fus consulté. Par le toucher, exécuté dix jours avant les menstrues, je reconnus que le col de l'utérus était plus gros, plus chaud, plus sensible qu'il l'est ordinairement ; les lèvres du museau de tanche plus bombées, séparées par une large fissure au côté gauche, avec des bords durs et arrondis. L'ouverture presque ronde pouvait admettre l'extrémité de l'index. Tout son pourtour était ferme sans dureté et sans sécheresse. Examiné de nouveau dans le moment où le sang menstruel commençait à paraître, l'utérus me parut plus descendu, plus volumineux. Le col était plus gros, son ouverture était de la même largeur ; mais son pourtour était renflé, plus arrondi , plus chaud , plus sensible. Ces deux examens me firent penser que l'irritation chronique de l'utérus , qui s'était maintenue depuis l'accouchement , redoublait au moment des menstrues , et causait l'augmentation des symptômes que nous observions. Dans l'intention de la faire cesser, je prescrivis le repos, un régime adoucissant, en s'abstenant de vin , de liqueurs et de tous les aliments échauffants. Je fis suspendre les longues promenades auxquelles elle se livrait habituellement , les chauffe-pieds , et tout ce qui pouvait exciter l'organe malade. Je fis boire une tisane d'orge, de chiendent et de laitue édulcorée avec le sirop d'orgeat. Trois ou quatre fois par jour, elle faisait dans la vulve des injections avec une décoction de graines de lin et de feuilles de ciguë , et tous les soirs des embrocations d'huile d'olive tiède sur le bas-ventre ; deux fois par semaine elle prenait des bains généraux tièdes d'une heure. Le traitement commencé dix-huit jours avant les menstrues, produisit une amélioration notable, qui fut bien plus sensible à la seconde époque ; mais le mieux n'augmentant plus, la malade prit du sirop de seigle ergoté à la dose de trois cuillerées par jour. Je fis en même temps placer en dedans de la cuisse gauche un cautère qu'elle garda pendant six mois. Tout disparut sept semaines après avoir commencé les derniers moyens, qui furent encore continués longtemps après la guérison. Le ventre était souple sans gonflements et sans douleur; les bouffées de chaleur montant à la figure et ce qu'elle éprouvait dans les reins et le petit bassin, ne se firent plus sentir. Les règles revinrent à l'état normal avec des symptômes locaux et généraux légers. Cette malade garda, par suite de couches, une très-légère irritation chronique à l'utérus, qui , vers la ménopause, pouvait passer à l'état squirreux. Aussi le traitement fut soutenu , non seulement pour faire cesser la dysménorrhée , mais pour détruire l'affection chronique de l'utérus, maladie qu'il faut toujours se hâter de guérir dans la crainte des accidents qui peuvent arriver à la ménopause ; car pour peu que la malade ait de la disposition au squirre, au cancer, il pourra s'y déclarer plutôt qu'ailleurs.

OBSERVATION LXXXIX. — Mme M..., grande, brune, forte et très-irascible, fut réglée à quatorze ans. Les règles coulèrent régulièrement et en quantité suffisante jusqu'à vingt-cinq ans. Alors , en sortant d'un appartement très-chaud , elle fut saisie par le froid. Les règles se supprimèrent ; l'hypogastre et le ventre devinrent douloureux , gonflé ; elle ressentit dans les reins et les cuisses des douleurs lancinantes vives , avec une sensation de pression et de chaleur , de la fièvre, des douleurs dans les articulations , de la céphalalgie : une forte application de sangsues à la vulve, des flanelles imbibées d'eau de mauve sur le ventre, des bains de siége , firent cesser les accidents : la santé parut se rétablir. Mais le mois suivant, la veille d'avoir ses menstrues, la malade sentit une douleur vive autour de l'ombilic; dans la nuit, la douleur s'étendit à tout l'abdomen , aux reins , à l'hypogastre; le lendemain matin, les douleurs furent très-vives , surtout dans les reins : dans la matinée, les douleurs augmentèrent d'acuité. Il se déclara des mouvements fébriles, de la céphalalgie, du spasme à la gorge, des palpitations de cœur, des nausées. Dans l'après-midi , le sang menstruel parut, roussâtre d'abord ; il vint dans la nuit plus rouge , plus abondant. Alors les accidents nerveux cessèrent ; la malade sentit autour des reins et du bas ventre comme un cercle très-fatigant , et comme un corps gros et lourd dans le passage. L'hypogastre resta sensible à la pression , elle eut des envies fréquentes d'uriner. Ces derniers accidents persistèrent en diminuant jusqu'au sixième jour, alors tout finit avec l'écoulement.

Cet appareil de symptômes se représentait tous les mois, depuis deux ans, quand je fus consulté ; sa santé n'en paraissait pas altérée, et dans l'intervalle des périodes, cette dame n'éprouvait rien de semblable. Le toucher, pratiqué par le vagin et le rectum douze jours après les menstrues, nous démontra que l'utérus était à l'état normal. En la touchant de nouveau , dans le moment le plus douloureux de la période menstruelle , nous avons trouvé l'utérus plus bas de toute la longueur de la première phalange ; son col était plus gros, plus rénitent, plus chaud. La pression exercée sur le corps, par le rectum, faisait sentir de la douleur. Le museau de tanche était plus épanoui, plus large; ses lèvres plus rondes, plus grosses. Cinq jours après la fin de la période menstruelle , elle prit des bains généraux. On pratiqua sur le ventre des onctions avec l'huile camphrée. Elle s'abstint de vin, d'aliments épicés ; prit une nourriture plus douce , plus végétale ; fit un exercice modéré ; cessa momentanément ses relations avec son mari ; se couvrit légèrement. Six jours avant le moment des règles , je lui fis une saignée de deux cent cinquante grammes et lui fis boire une tisane faite avec une décoction de laitue et de pourpier. Les règles vinrent sans être précédées d'aussi violents préludes. Des douleurs bien moins fortes se firent sentir , seulement quelques heures avant l'apparition du sang, et cessèrent, en grande partie , dès qu'il coula bien. Le mois suivant , Mme M... employa le même traitement et suivit le même régime. Les accidents furent encore moindres à l'époque suivante. Les mêmes moyens furent encore continués , d'une manière moins forte , durant trois mois consécutifs, pendant lesquels Mme M... n'éprouva pas le moindre accident. Ceux-ci n'ont plus reparu, malgré que cette dame ait repris son genre de vie, et son régime habituel. Dans cette observation , la malade est convenablement réglée jusqu'à vingt-cinq ans ; alors les menstrues se dérangent et l'utérus reste dans un état d'irritabilité, laquelle y fait affluer une plus grande quantité de sang, la maintient dans un état de tension, et cause tous les accidents que nous avons remarqués. Ce traitement, dirigé dans le but de diminuer la pléthore générale, d'affaiblir l'irritabilité de la matrice, fut suivie d'un succès complet.

OBSERVATION XC. — Mme ...., d'une taille moyenne, forte, blonde, très-vive, réglée à quinze ans et demi sans avoir d'accidents, l'a toujours été bien régulièrement jusqu'à vingt-six ans. De vingt-deux à vingt-cinq, elle eut deux couches fort heureuses. A vingt-six ans, pendant l'écoulement menstruel, elle fut saisie d'une vive frayeur qui le supprima. Bientôt elle eut des mouvements convulsifs aux quatre membres, revenant par secousses, du resserrement à la gorge, des palpitations de cœur redoublant par moments d'une manière effrayante ; je prescrivis de suite la potion suivante : Eau distillée de laitue, 62 grammes ; sirop diacode, 16 grammes ; sirop d'éther, 8 grammes ; sirop de fleurs d'oranger, 31 grammes ; à prendre par cuillerées de demi-heure en demi-heure ; un bain de siége d'une heure, lequel fut immédiatement suivi d'une application de sangsues à la vulve. Ces moyens firent reparaître les menstrues; les mouvements convulsifs cessèrent; mais pendant les trois jours encore que durèrent les règles, la malade ressentit de vives douleurs à l'ombilic, lesquelles cessaient par moments et revenaient par élancements très-douloureux. Tout disparut avec les règles; mais le mois suivant les menstrues furent précédées, dès la veille, de douleurs lancinantes autour de l'ombilic. Légères d'abord, ces douleurs augmentèrent progressivement, accompagnées de palpitations de cœur, de spasme à la gorge, de sensibilité, de ballonnement au bas ventre, d'une sensation de battement dans le flanc gauche et de rétraction au dedans de la vulve. A l'apparition du sang, les douleurs diminuèrent, mais reparurent de temps en temps et par redoublements tant qu'il coula. La même potion diminua les accidents ; mais ils reparurent constamment de la même manière pendant six mois. Cette dame prit alors la résolution de subir un traitement pour empêcher leur retour. Après avoir touché cette malade, douze jours avant et durant les menstrues, je m'assurai que, pendant les règles, l'utérus était peu descendu, que son col grossissait peu, que la chaleur était faiblement augmentée; mais il avait beaucoup plus de sensibilité. Quatre jours après, elle prit tous les deux jours un grand bain d'eau tiède, but chaque jour une décoction de laitue et de trois grammes de fleurs de nymphœa, et chaque soir, deux heures après le souper, une des pilules suivantes : extrait aqueux d'opium , 25 centigrammes ; extrait de grande valériane , 75 centigrammes; mêlez bien et faites vingt pilules. Trois jours avant l'époque habituelle des règles, elle prit chaque jour un lavement avec 125 grammes d'eau dans laquelle on avait fait infuser 60 centigrammes de fleur de safran, et mis ensuite, à l'aide d'un jaune d'œuf, un gros d'assa fœtida; les règles coulèrent mieux; les coliques furent très-légères. Le mois suivant, on continua le même traitement, à l'exception des pilules, qui furent suspendues par cause de constipation. Les règles parurent ensuite sans douleur, et très-bien, comme avant la suppression. Ces derniers moyens furent continués pendant un mois encore. Six ans se sont écoulés depuis, et Mme.... n'a pas eu de retour de cette maladie.

Le sujet de cette observation éprouve une suppression produite par la frayeur. Toute l'économie et surtout la matrice restent plus sensibles, sans que cet excès de sensibilité détermine l'engorgement de l'organe, même au moment des menstrues ; mais l'excessive sensibilité de cet organe s'exagère encore et produit alors tous les accidents indiqués ci-dessus. Le traitement par les bains et les calmants détruisit cet excès de sensibilité, et fit retourner l'utérus à son état normal, soit qu'il partageât l'état général, soit que la matrice, trop excitée, réagît sur tous les nerfs.

Observation XCI. — Mme..., brune, vive et bien constituée, eut à quinze ans ses règles, qui coulèrent régulièrement jusqu'à trente ans; elle perdit alors son fils unique. Par suite du chagrin qu'elle en ressentit, elle pâlit, maigrit, devint mélancolique ; les règles diminuèrent peu à peu, mais en diminuant elles devinrent de plus en plus douloureuses. Deux ans après la mort de son fils, cette femme pâle, maigre, faible, mais sans ressentir les symptômes de la chlorose, perdait peu d'un sang moins consistant, moins coloré qu'il était avant. Six ou huit heures avant que le sang paraisse, elle sentait une douleur sourde dans les lombes, les flancs, à l'ombilic ; elle était abattue et rendait une immense quantité de flatuosités par le haut et par le bas; puis au moment où l'écoulement allait commencer, l'estomac devenait douloureux, avec nausées, vomissements, tranchées, ténesme, diarrhée augmentant et diminuant plusieurs fois dans les vingt-quatre heures, et ne cessant qu'avec les menstrues. Je touchai Mme... dix jours après les règles, et la touchai de nouveau vers le milieu de la période menstruelle. Au premier toucher, l'utérus me parut à l'état normal ; au second, il avait peu baissé, sa chaleur et son volume avaient bien légèrement augmenté. Pensant que le chagrin avait successivement irrité le système nerveux, affaibli toute l'économie, et que l'érétisme passager qu'éprouvait le tube intestinal dépendait du trouble nerveux produit par l'action sympathique de l'utérus, dont la sensibilité se trouvait trop exaltée, je prescrivis de suite le Sirop de protoxide de fer, à la dose de trois cuillerées par jour, que la malade prenait par demi-cuillerée dans le jour, et de prendre matin et soir une infusion de six grammes de racine de valériane, d'une tête de pavot et de six feuilles d'oranger dans un demi-litre d'eau. L'appétit s'améliora; les forces se relevèrent; l'esprit devint plus gai; les coliques et autres accidents diminuèrent dès la période suivante, et cessèrent complètement à la seconde. Le Sirop et la valériane furent continués pendant trois mois. Mme... reprit ses forces, son embonpoint, et les règles coulèrent comme autrefois.

Dans cette observation, les chagrins, en épuisant l'économie et la force des nerfs trop longtemps irrités, produisent une diminution des menstrues et la dysménorrhée. Le traitement, en fortifiant tout l'organisme et calmant l'agacement des nerfs, guérit complètement la malade.

OBSERVATION XCII. — Mme C..., brune, vive, délicate, rosée, réglée à seize ans moins trois mois, le fut régulièrement et abondamment jusqu'à vingt-deux ans; alors elle devint enceinte; sa couche fut heureuse; elle nourrit son enfant pendant dix-huit mois, au bout desquels elle n'eut plus de lait. Depuis cette époque, elle resta pâle, maigre, faible, mangeant peu, digérant difficilement la plupart des aliments; le sang menstruel diminua de quantité, pâlit. Deux jours avant son apparition, Mme... sentait dans le flanc droit une douleur qui s'étendait bientôt à la cuisse du même côté, et rendait la marche fort douloureuse et difficile; le lendemain soir la douleur du flanc diminuait, mais des douleurs très-vives venaient se fixer aux reins, à l'hypogastre et aux hanches qu'elles entouraient d'un cercle fort douloureux avec la sensation d'un poids au périnée; les douleurs augmentaient quand l'écoulement diminuait, et continuaient pendant toute la durée. Le toucher me fit connaître que

pendant les règles la matrice était plus descendue , plus volumineuse , mais sa chaleur et sa sensibilité augmentaient
bien moins que le volume de son col et probablement aussi
de son corps. Pensant que cet état tenait à la faiblesse générale et locale , je prescrivis le Sirop de protoxide de fer ,
à la dose de trois cuillerées par jour. Peu de jours après ,
l'appétit revint , les digestions s'opérèrent mieux ; ensuite
les forces se relevèrent , les seins qui s'étaient affaissés gonflèrent , l'embonpoint reparut , les douleurs qui se manifestèrent à la première époque furent beaucoup moindres,
et disparurent à la seconde. Le Sirop ferreux fut continué
pendant trois mois , et pendant les deux mois suivants ,
Mme M... le reprit pendant huit jours chaque mois , vers le
milieu de l'intervalle des périodes menstruelles.

Chez cette malade, l'allaitement avait affaibli toute l'économie et modifié la sensibilité de l'utérus. Sans rechercher si
les glandes mammères avaient agi sympathiquement sur la
matrice pour troubler ses fonctions, ou si la matrice affectée
d'abord avait ensuite agi sur la glande mammère et sur toute
l'économie , la faiblesse générale et celle de la matrice
en particulier m'ayant paru la cause de la dysménorrhée,
j'ai dirigé le traitement contre elle , et le succès a montré
la justesse de ce diagnostic.

OBSERVATION XCIII. — Mme R...., âgée de vingt-huit ans,
blonde, d'une taille moyenne , forte , grosse et vermeille,
vit ses règles à quatorze ans et demi, et fut réglée régulièrement depuis l'âge de quinze ans jusqu'à dix-neuf ans. Alors
elle se mouilla pendant les menstrues; celles-ci s'arrêtèrent.
Mme R... ne se rappelle pas ce qu'elle sentit aussitôt après;
mais cinq ou six jours avant l'époque menstruelle suivante,
il parut dans les aines un gonflement dur et peu douloureux. Trois jours après, elle eut des coliques, et dès le soir
elle sentit un fourmillement occupant tout le bassin et les

membres inférieurs ; des convulsions fort douloureuses se firent sentir le lendemain dans les cuisses et les jambes, deux heures avant l'apparition du sang, et continuèrent à revenir de temps en temps pendant tout le temps de l'écoulement ; ensuite elles cessèrent promptement, ainsi que les coliques et le gonflement des aines. Le sang menstruel coula bien moins qu'aux époques précédentes. Ces mêmes phénomènes reparaissaient régulièrement tous les mois depuis huit ans et avaient résisté à l'action des saignées de pied, des anti-spasmodiques, des bains tièdes et des bains de mer froids et chauds. Cette dame, mariée depuis cinq ans, n'avait pas eu de grossesse. Après l'avoir touchée quinze jours avant les menstrues et pendant leur cours, j'ai reconnu que cet écoulement était accompagné d'un engorgement considérable du col et du corps de l'utérus, sans beaucoup de chaleur ; mais avec une grande sensibilité qui passait après la fin de l'écoulement. Je pensai qu'il fallait calmer l'érétisme de l'utérus qui me paraissait déterminer le fourmillement et les convulsions des membres inférieurs et faisait gorger cet organe. Pour faciliter l'écoulement des menstrues, j'engageai le mari de s'abstenir durant tout le traitement et je prescrivis, pendant tout le temps de l'intervalle des règles, des amandés faits avec la décoction de feuilles de laitue ; un grand bain tous les deux jours ; une nourriture faite avec les viandes blanches. Le second jour de l'apparition du gonflement des aines, je faisais placer en dedans des grandes lèvres cinq sangsues que l'on laissait saigner pendant une heure et demie ou deux heures, et l'on frictionnait, quatre fois par jour, l'hypogastre avec le baume tranquille tiède. Après la chute des sangsues, le gonflement des aines diminuait beaucoup et reparaissait le surlendemain. Je faisais faire alors une nouvelle application de trois sangsues ; le gonflement diminuait de nouveau et n'augmentait plus. Dès la première fois, les accidents ne furent plus si violents. Ce traitement fut continué durant cinq mois consécutifs, pendant lesquels les accidents diminuèrent progressivement et cessèrent. Les règles furent plus abondantes et coulèrent ensuite régulièrement sans agitation des nerfs ni douleurs, et sans récidive depuis cinq ans. Depuis trois ans elle est mère d'un enfant bien portant.

Je ne citerai pas ici quelques faits où le traitement n'a pas été suivi de succès, soit que la maladie dépendît de l'organisation de la femme, soit qu'elle fût incurable, soit que je n'aie pas saisi la véritable indication.

CHAPITRE VIII.

Des Déviations des menstrues.

Ire SECTION.

1. — Je divise les déviations des menstrues en deux classes. Dans la première, je range celles qui sont accidentelles, momentanées, produites par des commotions morales ou physiques qui suppriment tout-à-coup les règles et déterminent des épistaxis, des hémoptysies, des hématémèses, un flux hémorroïdal, ou bien tout autre évacuation. Je range dans la même classe celles qui viennent à la suite d'une irritation momentanée d'une partie, laquelle appelle le molimen hémorragique sur le point irrité, quoique ces dernières aient des rapports avec celles de l'une et de l'autre classe. Ces hémorragies, en suppléant momentanément les menstrues, empêchent souvent les accidents secondaires de la suppression de se développer,

ou les arrêtent quand ils ont lieu pendant leur cours. Ces déviations sont bien rarement accompagnées de ce consensus général que l'on observe dans les déviations régularisées. Je l'ai vu quelquefois exister faiblement et presque toujours masqué par le trouble général ; mais elles sont bien souvent précédées de quelques frissons, d'un léger froid aux extrémités et de l'engorgement, ou plutôt d'un gonflement vultueux de l'organe où l'écoulement doit avoir son siége. Les plus communes, chez les jeunes personnes, ont lieu par le nez. Quelquefois l'épistaxis paraît sans symptômes précurseurs ; mais souvent aussi la tête est lourde, embarrassée, les yeux sont rouges, gonflés, le front, le nez et la lèvre supérieure sont plus vultueux, plus chauds. Ces phénomènes se dissipent avec l'écoulement. Ces hémorragies nasales sont parfois très-copieuses, surtout chez les jeunes filles réglées pour la première, deuxième, troisième ou quatrième fois. Je les ai vues plusieurs fois affaiblir tellement le sujet, que les règles n'ont paru que trois mois, six mois et même une année après. Elles peuvent même donner la mort. (Voir les observations LXVI et LXVII.)

Quelquefois les épistaxis précèdent, accompagnent ou suivent la période menstruelle. Quand ils s'opèrent en même temps que les menstrues, l'hémorragie nasale supplée à la quantité du sang menstruel. Le mouvement fluxionnaire semble se porter en même temps sur ces deux points, soit par suite de l'action de l'agent perturbateur, soit par l'effet d'une modification spontanée du molimen menstruel. Quelquefois ces hémorragies dépendent de l'espèce de pléthore qui se montre chez les jeunes filles pendant et après la puberté. Chez quelques-unes, et surtout quand elles s'échauffent, ces deux écoulements sont l'un et l'autre fort abondants, sans affaiblir beaucoup le sujet.

OBSERVATION XCIV. — Mlle C . . ., âgée de vingt-deux ans, quoique bien réglée depuis l'âge de quatorze ans, a souvent et surtout au printemps, ou quand elle se fatigue à la chaleur, un saignement au nez qui se présente pendant la menstruation, et malgré que l'hémorragie nasale soit abondante, les menstrues sont constamment plus fortes dans ce moment. Je pourrais citer un grand nombre de faits semblables. Les épistaxis par déviation n'affectent pas toujours la même régularité.

Observation XCV. — Une fille de vingt-et-un ans, bien réglée depuis l'âge de quinze ans, fut mouillée par une pluie très-froide. Les règles s'arrêtèrent, mais bientôt parut un saignement au nez abondant, qui revint tous les sept ou huit jours pendant deux ans, durant lesquelles cette fille a joui d'une parfaite santé. Alors cette hémorragie cessa et fut remplacée par une hémoptysie avec toux plus forte quand le crachement de sang était longtemps à revenir. Ceux-ci s'éloignèrent peu à peu, et ne revinrent plus qu'à de grandes distances : tant que l'hémoptysie survint de temps en temps, la santé se soutint ; quand les accès s'éloignèrent, la toux et l'oppression augmentèrent avec une expectoration de beaucoup de mucosités. Depuis lors, il y avait deux ans, elle était chlorotique, fort oppressée, toussait et crachait beaucoup. Elle avait de la faiblesse, du malaise, des frissons passagers ; l'appétit était mauvais, irrégulier ; elle digérait bien ; le pouls avait de la fréquence sans roideur. Il y a deux ans, elle prit, pendant trois semaines, du Sirop de protoxide de fer, qui, dit-elle, améliora beaucoup son état. Le vingt avril, elle prit le même Sirop, et le continua trois mois. La chlorose, la toux et l'oppression ont cessé. Les menstrues ont paru le vingt-cinq juillet. Le vingt-deux août, elles étaient plus fortes encore et sans être accompagnées de toux. La santé s'est fortifiée et la déviation n'a plus reparu.

2. — Après les épistaxis viennent, pour la fréquence, les hémoptysies; comme les épistaxis, elles peuvent être causées par la suppression, accompagner les menstrues troublées ou diminuées, ou bien venir à la suite d'un excès fait pendant que toute l'économie est surexcitée pour opérer la fonction menstruelle. Dans ce dernier cas, elles sont déplétives, et non le résultat du trouble fonctionnel. Ces hémoptysies, par déviations, sont bien moins graves que celles produites par une autre cause. Elles sont plus dangereuses chez les jeunes filles nouvellement pubères, que chez les femmes de trente ans et au-dessus. Elles laissent rarement des traces fâcheuses sur les poumons de ces dernières. Il est fort commun de voir des femmes qui, pendant leurs règles, rendent de temps en temps des crachats rouillés ou très-rouges, surtout à la suite de quintes de toux, ou quand elles se livrent à un exercice plus fort qu'à l'ordinaire.

OBSERVATION XCVI. — La femme Ch..., âgée de trente-huit ans, à, depuis l'âge de vingt-deux ans, de la toux et de l'oppression qui toujours augmentent quand elle se fatigue. Chaque fois qu'elle prend un peu plus d'exercice pendant les menstrues, elle crache du sang : ce qui n'arrive pas dans l'intervalle des époques menstruelles. Quelquefois l'hémoptysie vient tout-à-coup et sans être annoncée par aucun symptôme; d'autres fois elle est accompagnée ou précédée d'un léger frisson, de froid aux extrémités, d'oppression, de chaleur à la poitrine, d'une toux sèche, d'un prurit à la gorge, d'un goût de sang. Ces phénomènes cessent ordinairement avec l'écoulement, et les poumons reprennent le libre exercice de leurs fonctions, comme si la maladie n'eût pas existé. Le sang évacué est rouge, liquide, écumeux. Chez les filles nouvellement pubères, et chez celles dont les menstrues ne sont pas bien régularisées, la toux, l'oppression et la chaleur à la poitrine persistent quelquefois. L'érétisme peut y maintenir le mouvement fluxionnaire : alors l'hémoptysie se représente aux époques suivantes des menstrues, surtout quand elles se livrent à de forts exercices, ou qu'elles s'échauffent; ou bien il peut s'y fixer une inflammation chronique fort dangereuse à cet âge, où les glandes lymphatiques ont une grande disposition à s'engorger, et à faire naître des tubercules, à cet âge, si fertile en phthisie, et dont les progrès marchent avec tant de rapidité. Aussi faut-il toujours surveiller leur poitrine, se hâter de détruire l'irritation qui s'y trouve, et ramener vers l'utérus le mouvement fluxionnaire dirigé sur les poumons, en plaçant, en dedans des cuisses, des cataplasmes sinapisés, et quelques sangsues à la vulve, mises toujours pendant le temps où les règles devraient paraître. Quand elles coulent, mais trop faiblement, on pose les sangsues au moment où elles finissent, et les sinapismes pendant et après l'écoulement du sang menstruel. Quand la jeune fille est très-irritable, très-nerveuse, et surtout quand la suppression est le résultat d'une commotion morale, elle doit prendre des bains de siége et des bains de vapeur dirigés sur la vulve et le petit bassin ; faire une légère application de sangsues à la vulve, avant ou après le bain ; boire une décoction de feuilles d'oranger, d'armoise, des infusions de fleur de safran, à la dose de soixante-quinze à quatre-vingts centigrammes, dans deux cent cinquante grammes d'eau, qu'elle prend en deux fois dans le courant du jour, et pendant tout le temps où les menstrues devraient paraître. Elle peut recourir aux opiacés, si les nerfs sont trop malades. Dans ce cas, ces derniers moyens réunis conviennent mieux que les sinapismes pour ramener le flux menstruel, car plusieurs de ces femmes ne peuvent pas supporter la moutarde sans que leurs nerfs en soient agités.

3. — Après les hémoptysies, qui sont aussi plus communes chez les jeunes femmes que chez celles qui sont plus âgées, viennent les écoulements hémorroïdaux, très-rares chez les jeunes personnes; ils sont bien plus communs chez les femmes ayant eu plusieurs grossesses. Cet écoulement vient rarement sans être annoncé par quelques signes. Le plus ordinairement il est précédé et même accompagné de démangeaisons, de chaleur, de douleurs, d'engorgement au pourtour de l'anus, de chaleur sur le trajet du sacrum, d'embarras dans presque tout le petit bassin, et de malaise général. Ces accidents passent ordinairement avec l'écoulement, mais quelquefois ils persistent pendant quelque temps.

4. — J'ai vu l'hématémèse par déviation instantanée, se montrer également chez les femmes de tous les âges de la vie utérine, à la suite ou pendant une forte commotion morale. Elle paraît quelquefois sans aucuns symptômes précurseurs. Le plus souvent elle est précédée d'un léger froid de tout l'extérieur du corps, de concentration du pouls, de chaleur, d'anxiété, de tiraillements douloureux, de gonflement et d'extrême sensibilité à l'épigastre. Ces divers accidents présentent autant de variété que de sujets. Chez les uns, ils sont très-faibles; chez les autres, très-forts. Le premier sang que les malades vomissent est ordinairement d'un rouge foncé tirant sur le noir. Plus tard il sort noir et grumelé. La quantité du sang vomi n'est pas la mesure certaine du sang épanché, car presque toujours le lendemain les femmes en rendent par les selles, beaucoup de noir et coagulé. La faiblesse qu'éprouve la malade au moment des vomissements, la concentration du pouls, celle de la chaleur au centre, la décoloration spontanée qui s'opère, l'état du sang rouge foncé dans le moment, coagulé en petits grumeaux et très-noir le lendemain, prouve

que l'exhalation du sang s'est faite dans ce premier temps ; tandis que le lendemain, au moment des selles, le pouls est relevé ; la peau a repris en grande partie sa chaleur et son coloris. Cette destination dans le temps de l'épanchement me paraît fort utile pour le diagnostic et le traitement.

OBSERVATION XCVII. — La femme Landreau, de chez Fazillaud-Chaniers, grande, bien constituée, âgée de quarante ans, et mère de six filles, eut dans sa maison une vive discussion, qui supprima les règles dès le premier jour, à midi. Vers quatre heures du soir, elle fut prise d'un frisson avec froid aux extrémités, elle pâlit, faiblit, sentit de la chaleur à l'épigastre avec la sensation d'un poids et de légères coliques. Une heure ou une heure et demie après, elle vomit un sang rouge foncé, moitié liquide, moitié coagulé en petits caillots. Deux heures après, le vomissement recommença ; mais alors le sang était plus noir et grumelé comme de la crème tournée. A mon arrivée, cette femme habituellement rouge avait la peau très-pâle, le pouls très-faible, les extrémités froides ; l'épigastre était gonflé et très-sensible jusque vers l'ombilic. A chaque instant, elle avait un commencement de syncope. Je prescrivis pour boisson l'eau froide légèrement acidulée avec le suc de citron, des sinapismes en dedans des cuisses, des frictions avec des linges chauds sur les cuisses et les jambes. Les vomissements reparurent encore deux fois à onze heures et à minuit, mais en faible quantité. Le sang était grumelé comme du raisiné liquide. Le lendemain, les extrémités étaient réchauffées ; le pouls s'était relevé ; l'habitude du corps était moins pâle ; elle pouvait se relever sur son séant ; elle avait des coliques et beaucoup de ballonnement à l'abdomen. Vers midi, sans éprouver plus de faiblesse, elle rendit par les selles une grande quantité de sang noir comme du raisiné demi-liquide avec des mucosités. Cette femme resta longtemps faible , et n'eut ses menstrues que soixante-quinze jours après. Depuis, elles ont coulé comme à l'ordinaire.

5. —J'ai vu plusieurs fois un ulcère, une plaie, fournir du sang à l'époque menstruelle et remplacer les menstrues, sans que rien parût y avoir donné lieu. La plaie plus rouge laissait couler le sang par petites gouttelettes.

Observation XCVIII.—Mlle R..., âgée de trente-trois ans, forte et bien réglée, fit enlever une énorme tumeur fibreuse qu'elle portait au sein droit. Quatorze jours après, au pansement du matin, la plaie rose et couverte de bourgeons charnus de bonne nature la veille , parut plus rouge ; sa surface était légèrement plus épaisse. Au pansement du soir, l'appareil était imbibé de sang. En l'épongeant , on vit sortir le sang par petites gouttes, qui bientôt se réunirent. Cet écoulement continua trois jours, au bout desquels la plaie reprit son premier état et marcha vers la cicatrisation. Le mois suivant , l'hémorragie parut sur un point qui restait à cicatriser. La cicatrice faite, les règles reprirent leur cours habituel.

Observation XCIX. — J'ai vu dans les salles de M. Dupuytren une femme de trente ans amputée à la jambe par suite d'un accident. Le dix-neuvième jour après l'opération, la plaie, quoique couverte de bons bourgeons charnus , laissa transsuder du sang qui coula pendant trois jours et disparut ensuite. Le célèbre praticien nous fit remarquer que cette femme était au moment de ses règles, qu'elles ne paraissaient pas, et que cette hémorragie n'était qu'une déviation menstruelle. Il nous dit que, dans sa pratique, il avait plusieurs fois observé des faits semblables.

Observation C.—Une femme de trente-sept ans, dont les règles avaient toujours coulé bien régulièrement, fit enlever une tumeur squirreuse qu'elle portait au sein droit. Douze jours après, la plaie se gonfla légèrement et laissa transsuder un sang bien vermeil pendant deux jours; en épongeant la plaie, on la voyait se couvrir d'une rosée de sang. Cette femme était au moment de ses règles et ne vit rien. Ce savant professeur pensa que cette hémorragie était une déviation des menstrues.

OBSERVATION CI.—Une femme à qui j'ai donné des soins se fit une large brûlure à la jambe. Aussitôt la chute de l'escarre et au moment de l'écoulement menstruel, la surface suppurante se boursoufla, devint d'un gros rouge, et laissa transsuder le sang pendant quatre jours. Durant les trois mois que la cicatrice mit à se faire, l'hémorragie se montra chaque mois de la même manière et rien ne parut à la vulve. La cicatrice faite, les menstrues revinrent à leur état normal.

6. — A la suite d'une suppression prompte, il paraît quelquefois une diarrhée, des vomissements répétés, un coryza avec un flux considérable, un ptyalisme, des sueurs abondantes, un flux immodéré d'urines, une angine, une ophthalmie, un érysipèle, des sfluxions, des gonflements articulaires, etc.; un gonflement élastique ou œdémateux aux pieds, aux mains et à la figure. Ces accidents, qui sont ordinairement isolés, mais dont quelques-uns peuvent être réunis, calment ou préviennent les accidents de la suppression, persistent pendant un, deux, trois, quatre, cinq ou six jours malgré tous les traitements employés, et passent spontanément, sans laisser aucune trace sur l'organe où elles ont eu lieu. Si la suppression continue, il arrive souvent que les accidents se renouvellent à l'époque suivante et peuvent revenir périodiquement jusqu'à la ménopause, soit en affectant toujours la même partie, soit en changeant souvent de siége. J'ai vu des cas où ces déviations ont duré

deux, trois mois, puis elles ont cessé pour reparaître quelquefois régulièrement, d'autres fois à de longs intervalles. Il est même rare de rencontrer des femmes qui, n'étant pas réglées, ne sont pas soumises de temps à autre à quelques évacuations ou quelques irritations passagères et périodiques. Toutes ces espèces de déviations présentent autant de formes que d'individus, et peuvent varier chez la même personne. Ces dernières sont le point de transition des deux catégories que j'ai cru nécessaire d'établir ; elles pourraient être rangées également dans la première ou dans la seconde.

7. — Les déviations dont je vais parler dans cet article arrivent sans secousses, tiennent à un état général ou à la surexcitation organique d'une partie, laquelle détermine l'orgasme menstruel à y diriger son mouvement fluxionnaire. Quelques femmes, tout en conservant leur force et leur fraîcheur, ont une déviation des menstrues qui commence à la puberté et continue tout le temps qu'elles doivent être soumises à la menstruation. Il se fait, par l'un des points de la muqueuse ou de la peau, une exhalation de sang, qui reparaît périodiquement tous les mois et remplace en partie ou totalement les règles. Pendant que l'écoulement a lieu, l'état général de la femme est absolument le même que celui de celles qui sont dans leurs règles. Quelques-unes de ces femmes conçoivent, accouchent d'enfants bien portants et les nourrissent; ce qui semble prouver que le molimen menstruel est produit, non pas par la matrice, mais par l'action de l'ovaire sur toute l'économie, tandis que les femmes n'ayant ni leurs menstrues, ni de molimen menstruel se dirigeant sur l'un des points de l'organisme, sont presque toutes privées de désirs et ne deviennent jamais enceintes. J'ai vu six femmes se trouvant dans ce cas.

OBSERVATION CII. — Mme veuve Ducoin, demeurant à Saintes, d'un tempérament lymphathique et nerveux , d'une assez bonne constitution , n'a jamais été réglée par l'utérus. A quinze ans elle vit paraître à la face interne de l'index gauche une plaque d'un rouge violacé, qui bientôt gonfla , se boursoufla , rougit et laissa transsuder, dans l'espace de quatre jours , de cent à cent vingt-cinq grammes d'un sang rouge, vermeil, et se coagulant fort difficilement. Les quatre jours écoulés, cette plaque se flétrit , s'affaissa au niveau de la peau , et reprit sa couleur rouge violacée. Le mois suivant, la plaque se gonfla de nouveau et laissa couler la même quantité de sang : ce même écoulement s'est représenté régulièrement tous les mois jusqu'à quarante-cinq ans. Cette dame fut mariée à vingt-deux ans ; elle eut deux filles bien portantes , mais les règles ne parurent pas. A quarante-cinq ans , cet écoulement se supprima ; deux mois après, cette dame s'affaiblit , devint pâle , lente , triste , s'infiltra et mourut hydropique, cinq mois après la suppression.

OBSERVATION CIII. — M. Brière de Boismont cite deux femmes qui furent réglées seulement par la bouche. Toutes deux eurent des enfants et la déviation continua tout de même ; lors de la ménopause , l'une d'elles périt hydropique , et l'autre devint rachitique.

OBSERVATION CIV. — Une dame avait à chaque époque menstruelle , un écoulement de sang à la partie interne du gros orteil ; les règles par les voies ordinaires étaient peu copieuses. Cette dame devint enceinte , l'écoulement anormal cessa dès les premiers mois de sa grossesse et n'a plus reparu.

OBSERVATION CV. — Une demoiselle avait une suppression. Il survint une dartre au doigt qui bientôt donna du sang pendant trois ou quatre jours ; cet état dura trois ans, et l'utérus reprit ensuite ses fonctions (Brière de Boismont.)

La femme d'Ambroise Péré eut ses règles par le nez pendant un an.

8. — Quelques femmes ont des déviations qui ne reviennent qu'à des époques irrégulières ; chez d'autres l'écoulement n'a pas toujours lieu par le même endroit. J'en ai vu quelques-unes durer un certain temps, cesser ensuite, ou bien être remplacées par une autre évacuation, d'autres changer de siége à chaque fois.

Observation CVI. — Une fille publique perdait en même temps par l'utérus et l'aisselle ; puis successivement et à diverses époques par le mamelon, la peau du dos, par celle de l'épigastre, puis par la cuisse gauche. Ces déviations s'opéraient surtout par suite de chagrins. (M. Brière, d'après M. Bonfils.)

Les menstrues ne sont pas remplacées seulement par un écoulement sanguin ; elles le sont aussi par d'autres évacuations.

Observation CVII. — Mme G..., de Saintes, a tous les mois et à la même époque, une diarrhée qui dure cinq jours, pendant laquelle sa figure présente le même état que celui des femmes qui sont dans leurs menstrues.

Observation CVIII. — Le professeur Baudelocque connaissait une femme de quarante-cinq ans, qui, depuis l'âge de quinze ans, éprouvait chaque mois un dévoiement, dont la durée était de trois ou quatre jours ; elle n'avait jamais été réglée.

Observation CIX. — Mme D..., de Juic, canton de Saint-Jean, bien portante sans être réglée, avait régulièrement tous les mois derrière l'oreille droite, une sueur très-fétide, qui coulait sans cesse pendant cinq ou six jours, disparaissait ensuite sans laisser aucun changement à la peau, et revenait le mois suivant. Pendant que la sueur sortait, la peau paraissait dans cet endroit, plus épaisse, plus spongieuse. M. Brière rapporte un fait d'écoulement séreux par l'oreille, qui tenait lieu des règles.

OBSERVATION CX. — Mme Gelineau, des Gonds, canton de Saintes, âgée de trente-six ans, ayant eu une suppression, fut atteinte d'un coryza avec flux abondant de mucosités qui revenait tous les mois pendant cinq ou six jours, et cessait après. A l'aide de cet écoulement, la santé se maintint jusqu'à la ménopause. Chez une femme observée par Vigarous, un écoulement laiteux remplaçait les règles.

OBSERVATION CXI. — Mme B..., fortement réglée tous les mois durant six ou sept jours, se mouilla pendant qu'elle avait ses menstrues : elles ne reparurent plus que pendant deux jours et en faible quantité ; mais, dès-lors, elle eut à chaque fois une sueur très-abondante qui durait quatre ou cinq jours.

OBSERVATION CXII. — Mme R..., de Saint-Porchaire, âgée de trente ans, forte, bien constituée et jusqu'alors bien réglée, eut de vifs chagrins. Les règles diminuèrent beaucoup et graduellement pendant trois mois. Ensuite elles furent accompagnées d'un ptyalisme fort abondant, qui dura quatre jours, passa et revint aux époques suivantes. La santé qui s'était délabrée s'améliora, et se soutint pendant six mois que dura cette déviation. Un très-vif plaisir qu'elle ressentit pendant qu'elle avait ses règles, supprima le ptyalisme et fut suivi d'une perte. Depuis ce moment, les règles sont venues à l'état normal.

9. — J'ai plusieurs fois observé sur des jeunes filles qui ne paraissaient pas arrivées à la puberté, des écoulements sanguins et autres se faisant jour par l'oreille, la bouche, le nez, les yeux, revenant régulièrement au même terme pendant plusieurs mois consécutifs, et qui m'ont paru de véritables déviations, quoique le corps de ces filles ne présentât pas les attributs de la puberté. Mais ne voyons-

nous pas des filles de huit, neuf ou dix ans être réglées par l'utérus, quoique faibles, délicates et sans avoir aucune autre marque de la puberté.

OBSERVATION CXIII. — La fille d'un gendarme de la marine, faible, délicate, âgée de treize ans, a depuis six mois, et régulièrement tous les mois, un écoulement de sang par le conduit auditif, lequel dure trois ou quatre jours et passe sans laisser de traces.

OBSERVATION CXIV.—La fille B....., âgée de vingt-six ans, eut une suppression à dix-huit ans. Depuis ce temps, elle a tous les mois, à la même époque, une angine gutturale qui dure quatre ou cinq jours et passe après que cette fille a craché deux ou trois cuillerées de sang.

OBSERVATION CXV. — La fille Machefer n'a jamais été réglée ; mais tous les mois une gencive saigne.

10. — Ces déviations ne s'opèrent pas seulement par les évacuations, mais aussi par des inflammations qui reviennent périodiquement au moment ordinaire des menstrues, et cessent complètement dans l'intervalle.

Ces inflammations passent rarement à la suppuration, et rarement aussi elles désorganisent l'organe sur lequel elles ont leur siége.

OBSERVATION CXVI. — Une femme de trente-deux ans, bien réglée jusqu'à vingt-huit ans, reçoit alors un bouillard au deuxième jour de ses règles ; elles se suppriment. Vingt-huit jours après, elles reparaissent pendant un jour seulement avec une angine toussillaire qui dure quatre jours, et passe ensuite par résolution. Les règles persistent ainsi jusqu'à trente-deux ans, et l'angine toussillaire les accompagne constamment. Cette angine se terminait toujours par résolution ; mais comme elle n'était jamais bien complète, les toussilles avaient successivement acquis un très-gros volume, et devinrent gênantes au point qu'on fut obligé d'en exciser une partie. Une application de six sangsues à la vulve, faite avant l'apparition des menstrues et des cataplasmes sinapisés placés en dedans des cuisses, aussitôt la chute des sangsues , ramenèrent l'écoulement menstruel à son état normal. Pour maintenir l'effet de ces moyens , on les récidiva aux trois époques suivantes, et, depuis, l'angine n'a plus reparu.

OBSERVATION CXVII. — M. Brière de Boismont parle d'une femme qui n'avait jamais vu ses règles ; mais tous les mois l'angle interne de œil se tuméfiait , devenait très-rouge pendant trois ou quatre jours , et revenait ensuite à son état ordinaire.

OBSERVATION CXVIII. — Une femme, de Saint-Eutrope , brune , forte , âgée de trente-six ans , a , depuis l'âge de vingt-trois ans , une diminution des menstrues, venue à la suite d'une maladie. Depuis lors , les règles sont toujours accompagnées d'une angine toussillaire qui dure pendant tout le temps de la période menstruelle, cesse après, mais dont le cours ne peut être arrêté par aucun traitement.

OBSERVATION CXIX. — Mme Bro..., de l'Anglade, canton de Saintes , âgée de trente-six ans, mère de trois enfants , et bien réglée jusqu'à vingt-huit ans, eut alors une grande frayeur qui supprima les menstrues. Le mois suivant, elles revinrent en petite quantité et pendant deux jours seulement ; mais elle eut, en même temps, une angine pharyn-gienne et laryngée , qui passèrent à l'état chronique ; une augmentation de cette maladie s'opérait chaque fois que les règles avaient lieu. Aussitôt qu'elles étaient finies , l'angine perdait de son acuité , et revenait comme avant sa recrudescence. Cette inflammation ne put être diminuée par tous les moyens dirigés contre elle , et cessa complè-tement et sans récidive , après le retour des règles à leur état normal. Cette déviation fut combattue avec des sangsues à la vulve, mises un ou deux jours avant l'apparition des règles et des sinapismes aux cuisses placés après la chute des sangsues. On les laissait en place pendant vingt-cinq minutes; on les mettait soir et matin, en les changeant de place à chaque fois , dans la crainte qu'ils ne fissent ampouler la peau.

Observation CXX. — Une femme de vingt-huit ans , jusque-là bien réglée , eut une suppression. Deux mois, après, il parut à la jambe droite une plaque surmontée de boutons bleuâtres qui se tuméfièrent et laissèrent couler de 75 à 100 grammes d'un liquide sanguinolent très-fluide , ne se coagulant pas. Ensuite les boutons s'affaissèrent , prirent une couleur rose beaucoup plus claire. Mais le mois suivant ils se tuméfièrent de nouveau , et laissèrent couler du sang. Les mêmes phénomènes se représentèrent tous les mois, pendant vingt-deux mois de suite, après lesquels Mme ... devint enceinte. Au troisième mois de la grossesse, la plaque et les boutons disparurent. Mme... accoucha fort heureusement , allaita son enfant. Les règles revinrent ensuite à l'état normal.

Observation CXXI. — La femme D... , âgée de trente ans, forte, blonde foncée et vive, n'a jamais été réglée et ne présente pas de symptômes du molimen menstruel ; mais, à des époques irrégulières, elle a de temps en temps des angines , qui cessent de suite après une saignée, .ou bien une forte application de sangsues, et qui persistent tant que l'on n'a pas recours à une évacuation sanguine.

IIe SECTION.

Du traitement des Déviations.

11. — Peu de cas exigent plus de soin et un examen plus attentif avant de commencer le traitement. Dans ce traite-

ment, il faut toujours tenir compte du trouble de l'économie, qui tend à se débarrasser d'une certaine quantité de sang, et de la disposition du mouvement fluxionnaire à se porter sur divers points.

Pour traiter les personnes atteintes de déviations, le premier but que l'on doit se proposer est de rappeler les menstrues à leur état normal, quand c'est possible. Si l'on arrête l'écoulement avant d'avoir rempli cette première indication, le premier danger de cette pratique est que l'organe où siège l'écoulement s'engorge, comme l'expérience l'a démontré. Le second est que l'écoulement supprimé se représente sur un autre point, peut-être plus utile à la vie. Ces deux écueils doivent toujours être le point de mire du médecin.

12. — Il faut toujours se rappeler que, dans la première espèce, la déviation tient à un trouble fonctionnel déterminé par une cause perturbatrice momentanée, tandis que dans la seconde espèce, le molimen menstruel est régulièrement développé avec l'accord général de toute l'économie, et qu'il se dirige, depuis la puberté, sur une autre partie que l'utérus, soit par erreur de lieu, soit par l'imperfection de cet organe. L'expérience a montré que si l'on arrête l'hémorragie sans détourner le mouvement fluxionnaire, l'organe qui la fournissait s'engorge et son état devient souvent·plus fâcheux, comme on l'observe dans les cas d'hémoptysie.

OBSERVATION CXXII.—Une fille de dix-neuf ans avait, depuis l'âge de treize ans, une hémoptysie revenant tous les mois pendant deux ou trois jours. Quarante-huit heures avant, elle avait de la fièvre, de l'oppression et peu de toux. Aussitôt l'hémoptysie terminée, la santé revenait, et cette fille pouvait se livrer à ses travaux habituels. Il y a cinq mois, un médecin lui fit une saignée de bras : le sang n'a plus reparu, mais la santé s'est altérée. Elle est très-oppressée et sent des douleurs à la poitrine. (M. Brière de Boismont.)

15. — Dans la première catégorie, quand la déviation est récente, accidentelle, si les organes génitaux ne sont le siége d'aucune irritation ou de maladie chronique, d'aucun spasme, et si les nerfs ne sont pas agités, je fais appliquer des cataplasmes sinapisés en dedans des cuisses ; on les laisse en place pendant d'une à deux heures ; on les répète deux fois par jour, en les changeant de place à chaque fois. Je fais placer à la vulve un petit nombre de sangsues, que l'on réitère deux ou trois fois dans le cours de la période. On frictionne l'hypogastre avec la teinture de rhue, de sabine. Chez les femmes peu sensibles, indolentes, on peut unir ces teintures à celle de cantharide, dans une proportion d'un huitième du mélange. On frictionne, matin et soir, l'hypogastre et l'intérieur des cuisses avec d'un à deux gros de ces teintures réunies. Si la vessie s'irrite, on y remédie avec des frictions d'huile d'olive camphrée. La malade boit, matin et soir, une tasse d'une infusion comme il suit :

Dans un demi-litre d'eau, mettez : feuilles d'armoise, une poignée ; feuilles et tiges de rhue, une forte pincée ; fleurs de safran, 60 centigrammes ; faites bouillir pendant dix minutes, laissez infuser pendant une heure. Quand, par ces moyens, je n'étais pas parvenu à faire reparaître les menstrues, j'ai plusieurs fois prescrit avec succès l'aloès et la myrrhe en suppositoire.

J'avais remarqué que le sulfate de quinine en lavement faisait venir les règles, et que chez quelques femmes enceintes, il provoquait une perte suivie de blessure. Dans l'idée que le sulfate de quinine, en séjournant dans le rectum, surexcitait l'utérus, j'en ai fait usage contre les suppressions, où il fallait stimuler la matrice, et plusieurs fois je l'ai vu faire couler les règles. Dans ces cas aussi, je prescris de petits lavements faits avec la décoction d'armoise et de rhue, des frictions sèches sur les cuisses et les jambes avec des laines chaudes et dures, et quand les nerfs sont agités ou sont sujets à l'être, du sirop diacode, à la dose de seize grammes dans une infusion d'armoise, de feuilles d'oranger et d'un gramme de fleurs de safran. Ces infusions, que l'on prend en deux fois dans le courant du jour, m'ont paru convenir dans la plupart des cas. Les astringents et les réfrigérants, placés sur le siége de l'hémorragie, ne sont avantageux que dans les cas où cette dernière peut donner des craintes pour la vie, ou laisser la malade dans une faiblesse susceptible d'amener l'hydropisie, surtout chez des femmes faibles et nerveuses.

Quand l'un des organes génitaux est le siége d'une irritation ou d'une maladie chronique, je combats ces dernières maladies avant de passer au traitement que je viens d'indiquer. Si les nerfs de l'utérus et de tout l'organisme paraissent surexcités, il faut les calmer le plus possible, ne commencer le traitement qu'après y être parvenu, et le conduire avec beaucoup de prudence.

Quand l'écoulement menstruel est rétabli, les accidents secondaires cessent habituellement d'eux-mêmes.

Tous les moyens que je viens d'énumérer doivent toujours être employés quand le molimen menstruel se fait sentir, et par conséquent aux époques où les menstrues paraissaient, peu de temps avant qu'elles fussent supprimées. Les déviations qui se montrent depuis longtemps sont plus difficiles à guérir, plus faciles à récidiver, et nécessitent que le traitement soit continué pendant un certain nombre de périodes consécutives.

14. — Le traitement des déviations régularisées depuis

longtemps ou depuis la puberté, demande beaucoup d'attention et de réserve. Lorsque les règles n'ont pas paru et sont remplacées par un écoulement sanguin qui se montre régulièrement depuis la puberté ; quand le sang ne sort pas du poumon, de l'estomac ou de la vessie, et surtout si l'écoulement s'opère par une partie peu nécessaire à la vie, il faut le respecter tant que l'hémorragie n'est pas assez abondante pour épuiser la malade. Dans tous les cas où elle siége sur l'un des organes que je viens d'indiquer, il faut traiter la déviation et, pour y parvenir, rappeler les règles sans faire cesser l'hémorragie d'abord, ni la prévenir par des saignées de pied.

15.—Celles par le nez et la bouche ne présentent pas de danger quand elles ne sont pas trop copieuses, ce qui peut avoir lieu pour celles du nez. (Voyez les observations LVI et LVII). Dans ce cas il faut les modérer à l'aide de sinapismes aux cuisses et des frictions sur les extrémités inférieures. Si la malade est trop irritable, et surtout si l'hémorragie est sollicitée ou bien augmentée par une affection morale, il faut y joindre une potion avec l'eau distillée de laitue, soixante-quinze grammes ; eau de fleur d'oranger, dix grammes ; sirop diacode, vingt-cinq grammes ; sirop de gomme, dix-huit grammes, à prendre par cuillerée d'heure en heure ; l'épistaxis qui ferait craindre pour la vie, serait combattu par les réfrigérants sur le front et le tamponnement.

16. — L'hémoptysie peut se répéter bien longtemps, sans amener de grands désordres dans les poumons, mais souvent elle est la cause déterminante de la phthisie, comme on le voit dans l'observation CXXII, surtout quand elle est arrêtée par suite d'un accident ou d'une saignée. L'expérience nous apprend que la suppression de cette hémorragie laisse presque toujours de l'embarras dans les poumons,

de l'oppression, de la toux , du malaise et souvent de la fièvre, ce qui, joint au dérangement général, devient souvent une cause de phthisie. (Voir les observations CCII et CCIII). Pour les filles chez lesquelles la menstruation n'est pas bien régularisée , celles chez qui la puberté ne s'établit pas bien, les hémoptysies méritent la plus grande attention. Si la malade présente quelques symptômes de chlorose ou de scrofules, la phthisie est à craindre. Il faut, tout en combattant la chlorose et les scrofules par les moyens convenables, se hâter de rappeler l'irritation aux extrémités inférieures avec les décoctions, les lavements, les pilules indiquées plus haut, les sinapismes aux cuisses , quelques sangsues à la vulve, que l'on peut répéter plusieurs fois, et toujours dans les moments répondant au temps où les règles devraient paraître et vers la fin de l'écoulement, quand elles paraissent. La malade prend souvent , et par petite cuillerée, une solution de gomme adragant dans la proportion de vingt centigrammes par trente grammes d'eau légèrement sucrée. Les pédiluves, les bains de siége et les bains de vapeur dirigés sur la vulve et le périnée, sont utiles aussi chez les personnes nerveuses, surtout quand l'utérus paraît atteint de spasme. Dans ce dernier cas, la moutarde et tout ce qui stimule l'utérus ne convient pas : l'éréthisme de cet organe pourrait augmenter.

Après avoir employé sans résultat les moyens indiqués pour obtenir l'évacuation menstruelle , il faut observer attentivement les soins d'hygiène capables d'empêcher la suppression de cet écoulement anormal et les accidents indiqués plus haut. Comme chaque femme a sa sensibilité particulière , indépendamment de ce que l'on sait être susceptible d'affecter tout le monde , chacune doit éviter soigneusement ce qui peut agir particulièrement sur elle.

17.—Je n'ai pas observé d'hématémèses résultant d'une

déviation ancienne et régularisée ; toutes celles que j'ai vues résultaient d'une déviation momentanée, récente , et pouvaient être considérées comme des hémorragies produites par le trouble fonctionnel , ou déplétives. Toutes ont été suivies de beaucoup de faiblesse. Aussi faut-il employer de suite les dérivatifs les plus énergiques , les sinapismes aux cuisses et aux jambes , les bains de pied sinapisés , les frictions sèches sur les membres inférieurs ; pour boisson, une solution de gomme adragant prise froide ; ensuite, deux ou trois jours avant l'époque présumée des règles , il faut faire en dedans des cuisses des applications de sinapismes que l'on répète pendant trois ou quatre jours , en les changeant de place. La veille du jour où doit commencer le vomissement de sang, l'on met deux ou trois sangsues à la vulve, où on en place encore deux ou trois nouvelles le lendemain. La malade prend, en médiocre quantité, une nourriture douce et d'une facile digestion.

18. — Les déviations et les hémorragies supplémentaires par les hémorroïdes sont fort communes. Elles peuvent être trop ou pas assez abondantes, mais elles affaiblissent moins que l'hématémèse. Cette hémorragie est si naturelle, et si voisine de l'utérus, qu'il est fort prudent de la respecter, quand elle est modérée. Elle a par elle-même un caractère de périodicité , et paraît tellement dépurative que la suppression des hémorroïdes , chez l'homme et chez la femme , est souvent la cause de maladies graves. J'ai vu trois fois la phthisie pulmonaire se déclarer promptement, après l'ablation de tumeurs hémorroïdales fort douloureuses, chez trois hommes de quarante à quarante-huit ans, vigoureusement constitués, et qui ne présentaient avant aucune lésion aux poumons. La maladie commença par des crachements de sang qui se répétèrent.

Beaucoup de femmes ont des hémorroïdes dont le flux

paraît en même temps que les règles, et ce flux hémorroïdal ne peut se déranger sans que la santé s'altère, même quand les règles deviennent plus abondantes. Le flux hémorroïdal, qui supplée ou bien accompagne les règles et paraît critique, ne donne pas toujours du sang. Quelquefois les tumeurs internes ou externes grossissent, s'enflamment, deviennent douloureuses, et donnent un liquide glaireux, blanchâtre, jaunâtre, verdâtre, quand elles sont anciennes et que l'inflammation est légère, et même d'un gris noir, quand l'inflammation est plus vive. Cet écoulement est douloureux, ou bien accompagné de prurit. Après sa disparition, il est suivi du même bien-être que l'écoulement sanguin ; ils alternent souvent l'un et l'autre.

Je n'ai pas vu de sujets chez lesquels le sang menstruel sortait tout entier par la vessie ; mais j'ai souvent observé des femmes qui, de temps en temps, urinaient du sang, quand elles avaient leurs règles. On observe cette hématurie plus particulièrement chez celles atteintes d'hémorroïdes. J'ai vu beaucoup d'hommes et de femmes uriner du sang pendant que leurs hémorroïdes étaient engorgées ou fluaient. Après l'affaissement des hémorroïdes, tout rentrait dans l'ordre. Le plus souvent, dans ces cas, le médecin doit faire une médecine expectante, en remédiant aux divers accidents qui peuvent venir compliquer cet état.

TROISIÈME PARTIE.

DE LA MÉNOPAUSE.

CHAPITRE Ier.

1. — Quand l'âge où les règles vont cesser s'approche ,
il s'opère dans tout l'organisme de nouveaux mouvements
qui sont les préludes ordinaires des changements qui vont
avoir lieu. L'appareil génital, avant de laisser le rôle important qu'il vient de remplir, agite longtemps la plupart des
organes. Si l'un ou plusieurs sont modifiés dans leur principe vital, ils s'altèrent et font naître des maladies.

Les organes génitaux, en cessant d'exécuter leurs fonctions, perdent en grande partie leur influence sur le reste
de l'économie. Ils ne la pénètrent plus de cette chaleur ,
de cette sensibilité, de cette action toujours prête à s'activer.
Désormais l'organisme va vivre sans être sous la dépen-
dance de l'appareil génital. Comme à la puberté, il s'opère
un travail , pour que toute l'économie reprenne son équilibre détruit par l'affaiblissement de l'un de ses rouages et
puisse ouvrir de nouveaux couloirs susceptibles de remplacer celui qui vient de se fermer. Mais ce nouvel ordre

de choses ne peut pas s'exécuter brusquement. Chaque organe, pour s'y conformer, demande un temps assez long, pendant lequel ses fonctions peuvent être plus ou moins troublées.

2. — La durée de ce travail, qui commence dès la première apparition de quelques-uns des symptômes indiqués plus bas et finit quand tout est rentré dans un ordre complet, constitue le temps de l'âge critique. (Ménopause.) Ainsi ce mot présente à mon esprit tout le travail qui s'opère à la cessation des règles; comme le mot puberté désigne celui qui s'exécute quand la menstruation s'établit. Ces deux révolutions, les plus dangereuses de la vie des femmes, sont plus ou moins orageuses.

3. — Les dérangements que les femmes éprouvent alors ne dépendent pas seulement de la pléthore; bien plus, la pléthore locale ou générale qu'elles semblent avoir à l'âge critique, n'est bien souvent que l'effet du trouble fonctionnel qu'éprouve l'économie.

Quand dans le cours de la vie utérine, la suppression a lieu chez une femme forte et sanguine, si le trouble qui se manifeste d'abord est accompagné de pléthore, ce qui m'a paru fort rare, car l'on ne peut pas attribuer à la pléthore la plénitude et la dureté du pouls, la douleur et la pesanteur de tête d'une malade atteinte de fièvre, même peu forte, bientôt alors cet état passe et fait place à la chlorose.

De même à l'âge critique, les accidents qui se montrent ne doivent pas être attribués seulement à la pléthore générale. Car l'hémorragie utérine, qui paraît être un des premiers et des principaux symptômes de la ménopause, arrive souvent avant que les règles aient varié, et sans qu'aucun autre symptôme ait pu faire présumer la pléthore. On voit ces pertes avoir lieu chez des femmes faibles, peu sanguines, perdant habituellement peu, et chez des femmes soumises depuis longtemps à des hémorragies ou à d'autres évacuations qui les ont mises dans une grande faiblesse.

Quand, à l'âge critique, une femme pâle, faible et nerveuse, mais ne se plaignant de rien, éprouve, à la suite d'une frayeur, d'une colère, une hémorragie qui se montre tout-à-coup à l'utérus, au nez, à la poitrine, dans ces divers cas est-ce la pléthore qui la cause ? N'est-ce pas plutôt au trouble fonctionnel qui se manifeste dans l'organisme, à la faiblesse, ou bien à la modification de la sensibilité de la matrice, qu'il faut les attribuer. L'expérience apprend que les femmes sanguines, fortes et faiblement irritables, éprouvent moins d'accidents que les femmes très-nerveuses et peu sanguines.

Sans accumuler les milliers de preuves qui se présentent en faveur de cette opinion, tout prouve que les changements qui s'effectuent à l'âge critique dans l'ordre des fonctions, causent tous les accidents qui se manifestent alors, et que ces derniers ne sont pas dûs à la surabondance du sang, suite de la suppression des règles.

4. — Les femmes, après avoir été réglées pendant un temps qui varie suivant leurs constitutions et les climats qu'elles habitent, cessent ordinairement de l'être en France, et dans les climats tempérés de l'Europe, entre quarante-cinq et cinquante ans. Quelques femmes sentent les préludes du tour d'âge, dès trente-sept, trente-huit, trente-neuf, quarante ans. Quelques-unes, sans causes appréciables, ne voient plus à trente-huit, trente-neuf, quarante ans. Un certain nombre d'autres sont encore bien réglées à cinquante-quatre, cinquante-cinq ans.

Bien des circonstances et des accidents peuvent faire cesser les menstrues longtemps avant le terme ordinaire. Beaucoup cessent d'être réglées à l'âge de trente-cinq, trente-six ans, à la suite de couches, de blessures, de grandes pertes, de suppression accidentelle.

Au nombre des femmes réglées bien tard, je ne compte pas celles dont les menstrues, après avoir cessé pendant cinq, six, huit ou dix ans, voient tout-à-coup reparaître leurs règles après soixante ans, quelquefois régulièrement ou en petite quantité pendant plusieurs mois, et même pendant plus d'une année.

5. — On pensait que le temps de la vie utérine était de trente ans, et l'on croyait que plus une femme était réglée jeune et plus tôt elle cessait de l'être. Cette observation est vraie, quand on la considère relativement aux divers climats; mais elle est tout-à-fait contraire à l'expérience, quand on l'examine dans une seule localité.

Dans les pays chauds, les femmes sont pubères très-jeunes, et jeunes encore elles cessent d'avoir l'heureux privilége de devenir mères. C'est tout le contraire dans les pays froids.

Les femmes vives, sanguines, brunes, ou blondes foncées, d'une taille moyenne et au-dessus, à l'œil vif, aux membres forts et peu graisseux, aux mouvements agiles et prompts, perdent plus que les autres, sont réglées dès l'âge de dix, onze, douze, treize ans, et beaucoup le sont encore après cinquante ans. Les femmes lymphatiques, sans énergie, sans vivacité, replètes, à membres mous, gros et sans force, sont réglées très tard et cessent de l'être plus tôt que les autres.

Hors ces deux catégories, j'ai vu bien des femmes qui, réglées à dix, onze, douze ans, l'étaient après cinquante ans. D'un autre côté, j'en ai vu bien d'autres, dont les règles avaient paru à dix-sept, dix-huit ans, et cessaient de voir dès l'âge de quarante, quarante-et-un, quarante-deux ans, tout en conservant une bonne santé et sans qu'aucun accident ou circonstance ait pu faire devancer la ménopause.

Dans la comparaison de douze cents femmes prises dans la ville et dans ses environs, se trouvant dans une position peu différente, après avoir éloigné celles dont des accidents avaient fait devancer la ménopause, j'ai trouvé pour résultat que, plus une femme était réglée jeune, et plus elle continuait de l'être dans un âge avancé ; que les femmes longtemps menstruées perdaient aussi plus à chaque période que les autres ; que généralement les effets de la ménopause n'étaient pas beaucoup plus graves chez les unes que chez les autres ; mais que les pertes qui paraissaient fréquemment au début de la ménopause, étaient bien plus communes et plus abondantes chez les femmes sanguines et nerveuses; que les effets de la pléthore locale et l'agitation des nerfs étaient aussi plus sensibles chez elles, et que les secousses morales de ces femmes rendaient la ménopause plus orageuse.

6.—Les menstrues peuvent cesser, brusquement et sans troubles, d'une époque à l'autre, et sans que les femmes en soient prévenues par aucuns symptômes ; mais le plus souvent il paraît avant un plus ou moins grand nombre des accidents dont je vais parler. Ces accidents se font sentir cinq, six mois, un, deux ou trois ans, et même plus, avant la disparition des règles, continuent un, deux ou trois ans après, et jusqu'à ce que l'équilibre se soit rétabli.

Ces accidents présentent autant de variétés et de degrés de force que d'individus, et changent souvent plusieurs fois chez la même personne.

Ces femmes ont des pesanteurs à la tête, dans les reins, les cuisses, les jambes, de la chaleur, de la sensibilité, du ballonnement, de la tension au ventre, la sensation d'un poids à l'épigastre et dans l'abdomen, des rapports aigres,

nidoreux, des éructations, des borborygmes , des dérangements de la digestion, de la diarrhée, revenant de temps en
temps, des vomissements spasmodiques ou de glaires aigres,
des goûts divers à la bouche, des tournements de tête, des
migraines, des éblouissements, des vertiges, des tintements
d'oreille , de l'irritation ou du serrement à la gorge , des
palpitations , des crampes, du resserrement au cœur, de
l'oppression qui se fait sentir parfois avec plus de force ,
un malaise général , des agitations des nerfs , de force
variable et plus ou moins multipliées , des mouvements de
fièvre passagers, des bouffées de chaleur qui, d'instants en
instants, montent à la tête, durent moins d'une minute, et
sont de suite remplacées par une légère moiteur à la figure
et au cou , des sueurs abondantes , continuelles ou passagères, de petits érythèmes à la peau se présentant surtout à
la figure. Chez beaucoup , le nez , le front deviennent plus
rouges, plus injectés; des gonflements érysipélateux, passagers , fixes ou erratiques , parcourant partiellement ou
complètement toutes leurs phases, revenant plusieurs fois,
affectant même de la périodicité, se présentent plus particulièrement à la tête et au cou. Ces gonflements, pour l'ordinaire d'une couleur peu vive et sans beaucoup de chaleur, ont, les uns, de la mollesse et de l'élasticité, les autres
paraissent légèrement œdémateux. Les mains, les pieds, les
membres et les articulations ont quelquefois des engorgements douloureux , légèrement rouges , durs ou mous et
gardant l'impression du doigt qui les presse. Ces accidents,
sur lesquels nous reviendrons en parlant des diverses parties qu'ils affectent, sont très-marqués chez les unes , chez
les autres sont peu sensibles , ou ne paraissent que par
moments et à des distances éloignées.

7.—Les premiers accidents qui se présentent du côté de
l'utérus sont les diminutions des menstrues , leurs irrégu-

larités, les retards, les dysménorrhées, les hémorragies, les pertes; puis l'utérus, après s'être troublé dans ses fonctions, se congestionne ; sa sensibilité s'exalte, se modifie; tout l'organisme s'émeut plus ou moins, comme l'indiquent les accidents généraux que je viens d'indiquer, jusqu'à ce que le travail élaboratoire ait établi le nouvel ordre des fonctions et que toutes aient repris leur équilibre normal. Chez quelques femmes, les règles diminuent progressivement à chaque période et finissent enfin ; chez d'autres, les périodes s'éloignent peu à peu et cessent sans produire, dans ces deux cas, de grands troubles.

Ces diminutions se montrent quelquefois peu de temps ou bien longtemps avant la cessation des règles; d'autres fois, après avoir diminué pendant quelque temps, elles reviennent à leur état normal; chez quelques-unes, elles sont faibles à une époque, plus fortes à l'autre.

8. — Les retards que les femmes éprouvent, diffèrent beaucoup sur chacune. Sans cause apparente, leurs menstrues retardent de dix, quinze jours, un mois, deux mois, trois mois et plus ; puis elles cessent, ou reprennent à couler régulièrement : elles peuvent avoir de nouveaux retards qui cessent encore ou se répètent, s'allongent, se raccourcissent, et les règles deviennent irrégulières. Après des retards, les menstrues viennent chez les unes plus abondamment ; chez d'autres, elles coulent moins, et sont moins rouges, plus liquides, plus séreuses.

9. — Les irrégularités sont plus communes chez les femmes sanguines, très-vives, très-irritables, et chez celles qui sont délicates, très-nerveuses. Elles sont souvent la suite d'affections morales ; elles affectent mille manières différentes.

Les règles s'éloignent et paraissent au bout de six semaines, deux mois, à des intervalles inégaux ; d'autres fois elles se rapprochent et coulent à douze , quinze , dix-huit , vingt-cinq jours de distance. Elles sont tantôt fortes, tantôt faibles; je les ai vues cesser longtemps et reparaître. L'irrégularité peut accompagner, précéder, ou suivre la ménorragie ou les pertes. Quelquefois les règles, après avoir varié pendant plusieurs mois, reprennent leur marche régulière pendant quelque temps, puis varient de nouveau.

10. — Chez quelques femmes, les menstrues deviennent douloureuses , avec augmentation ou diminution du sang menstruel, dont la couleur et la consistance peuvent aussi changer. Cette dysménorrhée se montre à chaque période, ou de temps à autre seulement. Ces évacuations sont parfois très-douloureuses, et sont souvent précédées, accompagnées, ou suivies d'un écoulement blanc, jaune, avec ou sans chaleur et prurit au vagin , à la vulve , envie fréquente d'uriner , avec cuissons en urinant , douleurs et pesanteurs dans les reins et l'hypogastre.

11. — *De la Ménorragie.* — Les règles sont trop copieuses à chaque époque, ou bien elles augmentent à une ou plusieurs époques consécutives ; d'autres fois elles augmentent tout-à-coup à des époques éloignées , et peuvent dégénérer en pertes.

Ces hémorragies sont fort communes aux approches de la ménopause, surtout chez les femmes qui perdent habituellement beaucoup et celles qui sont très-irritables ou soumises à diverses secousses morales. Elles viennent à l'époque menstruelle , et se reproduisent pendant un ou plusieurs mois consécutifs, ou à distances plus éloignées. Elles peuvent continuer pendant quelques heures, un, deux, trois, cinq, six, huit jours, et même bien plus longtemps. Le sang est liquide ou cailleboté; il est plus liquide, plus séreux, moins concressible , chez celles légèrement atteintes de chlorose.

Ces ménorragies sont souvent accompagnées de coliques,

de tranchées, de maux de reins. Quand ces hémorragies ne sont pas trop fréquentes, que le sang est de belle couleur, qu'elles n'affaiblissent pas trop la malade, qu'elle ressent au contraire un sentiment de bien-être, que les maux de tête, les lourdeurs qu'elles éprouvaient avant, cessent, la perte paraît être critique et salutaire; mais quand elle est trop fréquente, trop prolongée, trop copieuse, elle peut jeter les malades dans une grande faiblesse.

12. — Ces pertes paraissent souvent tout-à-coup, pendant la meilleure santé et sans aucun prélude. Elles sont faibles ou très-fortes, et durent plus ou moins longtemps. Quelquefois elles viennent brusquement et avec force pendant quelques heures, un jour, deux jours et plus, laissent couler une grande quantité de sang, à la suite de quoi les règles ne reparaissent plus. Chez quelques femmes ces pertes ne reviennent pas, mais le plus souvent elles se répètent à des distances plus ou moins éloignées, six semaines, deux mois, trois mois, six mois, un an et plus. Ensuite elles cessent définitivement.

Quelques femmes sentent couler le sang sans souffrir. Chez d'autres, l'écoulement s'accompagne de coliques, de chaleurs, de pesanteurs, de tiraillements dans les aines, le petit bassin, et les reins, de la sensation d'un poids au périnée, d'un cercle douloureux aux reins, aux hanches, d'ardeurs d'urine, de ténesme. Les pertes peuvent durer très-longtemps. J'en ai vu continuer pendant huit, dix, quinze jours, un, deux, trois mois, et même deux ou trois ans. Le sang coulait presque continuellement, ou les moments d'arrêt étaient courts. L'hémorragie redoublait par moments: souvent aussi la couleur et la qualité du sang variaient; le plus ordinairement il était liquide; mais chez quelques-unes il tombait par caillebottes, surtout le matin.

Après ces longues pertes, le plus souvent les règles ne

reparaissent plus. Chez un certain nombre de femmes, ces hémorragies sont accompagnées ou suivies d'un écoulement jaune ou blanc, plus ou moins âcre, suivant l'état d'éréthisme où se trouve la matrice. Cet écoulement blanc, ou jaune, finit par céder à la fin de la ménopause, si la matrice n'est pas atteinte de maladie chronique ou de lésion organique. Ces pertes peuvent durer quinze, vingt jours, un mois, deux mois, cesser et se renouveler peu de temps après. Plusieurs personnes, à qui j'ai donné des soins, ont eu quatre, cinq, six, sept, huit récidives et même plus. Dans ces pertes, et surtout dans celles qui sont instantanées, le sang vient liquide ou cailleboté. Chez les femmes débilitées et chez les chlorotiques, il est très-liquide, séreux et peu coloré. Des femmes fortes et sanguines peuvent avoir des pertes très-fluides, séreuses, mais dans ce cas le sang est étendu dans beaucoup de fleurs blanches. Ces pertes affaiblissent les femmes, surtout quand elles viennent tout-à-coup et copieusement ; mais la faiblesse n'est pas proportionnelle au sang perdu, et les forces se relèvent assez promptement.

Les pertes continues des femmes fortes et sanguines les affaiblissent peu, malgré que leur quantité soit quelquefois très-considérable ; mais quand elles sont débilitées ou chlorotiques, les pertes noires, rousses, jaunâtres, qu'elles éprouvent presque continuellement et sans douleur, les jettent progressivement dans une faiblesse extrême et une espèce de cachexie dont elles ne peuvent plus se relever si l'on attend trop tard. Leur figure pâle et bouffie, la flaccidité générale des chairs, l'œdématie des extrémités ou de tout le corps, font pressentir une fin prochaine, si l'on ne se hâte d'arrêter la perte par l'usage des moyens appropriés et surtout du fer. Les femmes fortes, sanguines et bien constituées, peuvent aussi passer à cet état de faiblesse, par suite de pertes trop fortes ou trop longtemps prolongées, et y rester fort longtemps avant que les forces puissent se relever.

13. — Les pertes se montrent quelquefois longtemps avant le temps ordinaire de la ménopause , et sont suivies de la cessation complète des règles ; ce que l'on voit quelquefois à la suite de celles qui se montrent un mois, six semaines, deux mois, après l'accouchement. Mais le plus ordinairement elles paraissent à la suite de chutes, d'accidents , de commotions morales , surtout la frayeur, la colère.

Franc avait remarqué, et j'ai constaté moi-même que les pertes se présentaient de préférence : 1° chez les femmes ayant des règles très-abondantes et la sensibilité fort exaltée; 2° chez celles dont la matrice était affaiblie par les couches et les blessures multipliées, les pertes blanches, etc. ; 5° chez celles dont l'utérus était surexcité par les excès de liqueurs fortes, des substances excitantes, des emménagogues, par la masturbation, par les images réelles ou fictives exaltant l'imagination et la sensibilité des organes génitaux; chez celles qui se livrent avec excès aux plaisirs de l'amour, au coït pendant les règles , ou peu de temps après les couches ; 4° chez les femmes pléthoriques et très-irritables. Chez quelques-unes les retards, les irrégularités des règles, les pertes se succèdent, alternent pendant plusieurs mois , plusieurs années; puis tout cesse, ou les règles coulent encore régulièrement pendant trois mois , six mois , une année de suite, et les accidents reparaissent de nouveau.

Je les ai vues plusieurs fois alterner avec des écoulements jaunâtres , blanchâtres , rosacés, et fort abondants , d'une odeur fade, repoussante, et même fétide.

14. — Les écoulements blancs suivent assez souvent les pertes et s'y mêlent au point de changer leur couleur ; mais

quelquefois on les voit paraître seuls et venir tout à coup très-abondamment , simuler la marche des pertes sanguines, durer peu ou quelques jours, des mois, des années, cesser complètement et reparaître une ou plusieurs fois, changer de couleur, devenir plus ou moins âcres. Cette leucorrhée est souvent accompagnée de coliques , de chaleurs, de douleurs lancinantes à l'utérus, de pesanteurs, de gonflement à son col. Il faut beaucoup d'attention pour ne pas les confondre avec ceux qui résultent d'une désorganisation de l'utérus. Quand ils se suppriment, la malade a quelquefois des coliques très-vives , lancinantes, un engorgement plus grand du corps et du col de la matrice qui peuvent inspirer des craintes au médecin attentif. Mais ensuite les douleurs et l'écoulement passent avec la ménopause , et viennent rassurer la malade et le médecin.

15. — Ces pertes tiennent ordinairement au trouble fonctionnel de l'utérus, à la modification de sa sensibilité, à sa faiblesse, ou bien à l'altération organique de cet organe. Dans les premiers cas , elles peuvent continuer et donner la mort, ce qui est fort rare , ou mettre les femmes dans une grande faiblesse , et dans la cachexie dont j'ai parlé plus haut.

Celles qui tiennent aux lésions organiques sont l'un des signes d'une maladie bien plus grave.

16. — Les symptômes susceptibles de faire distinguer ces deux genres de pertes ne sont pas toujours faciles à saisir. Il faut bien souvent que le toucher vienne mieux éclairer le médecin. Dans les cas les plus ordinaires , les pertes d'un sang rouge , sans être accompagnées de douleurs , cessant et revenant à des époques plus ou moins éloignées; celles qui durent longtemps avec des exacerbations modérées sans douleurs brûlantes, lancinantes, ni chaleur, ni pesanteur dans les reins, à l'hypogastre et au périnée , sans féti

dité du sang, sans être accompagnées d'un écoulement glaireux, blanc, jaunâtre, verdâtre dans l'intervalle des pertes; si la malade conserve de la force, de la fraîcheur, de l'embonpoint, sans coloration paille de la peau, ces pertes ne paraissent pas tenir à une lésion organique.

Si le sang est liquide noir ou cailleboté; si sa couleur est salie ou changée par les mucosités qui s'y mêlent; si les pertes sont accompagnées ou précédées des fleurs blanches jaunes, verdâtres, rosacées, grisâtres, noirâtres, âcres, fétides, de chaleurs, de douleurs dans les reins, dans l'un des côtés, sous le pubis, d'un poids sur le périnée, sur le rectum, d'une sensation d'embarras dans le petit bassin, de difficulté d'uriner, d'aller à la selle; si les pertes, après s'être montrées à de grands intervalles, se rapprochent et finissent par être continuelles ou bien être occasionnées par une légère fatigue; si depuis quelque temps le coït est suivi d'un écoulement de sang; si la malade a des nausées, des envies de vomir souvent répétées; si les digestions se dérangent; si la maigreur et l'anéantissement des forces sont plus grands que la perte du sang pourrait le faire penser; si les pertes, après avoir cessé, sont remplacées par un écoulement fétide, ou même par un liquide aqueux très-abondant et sans fétidité; si la peau prend une teinte jaune paille, la sclérotique une couleur bleuâtre; si les chairs mollasses s'œdématient, l'on doit vivement craindre une altération organique; il faut se hâter de s'en assurer par le toucher; car si le cancer, après avoir envahi tout l'utérus, est incurable, il est un grand nombre d'ulcères qui produisent les mêmes phénomènes, et sont curables quand on les traite à temps.

Le sang qui s'écoule ne sort pas toujours de l'intérieur de l'utérus ni des ulcères. M. Dugès cite deux femmes atteintes de pertes et dont toute la matrice, dégénérée en une masse lardacée et sans cavité, ne présentait aucun ulcère ; les parties voisines n'étaient pas ulcérées. Il cite aussi des faits où des maladies de l'ovaire et la présence de tumeurs indurées, dans le voisinage de la matrice, occasionnaient les pertes sans la moindre altération de cet organe.

Les accidents dont je viens de faire l'énumération ne se présentent jamais tous ensemble. Il suffit de la présence d'un ou de plusieurs pour que les femmes y donnent toute leur attention et s'éclairent sur leur état : trop souvent les cancers à l'utérus se forment chez des femmes en apparence de la meilleure santé, et dont la fraîcheur et l'embonpoint doivent éloigner toutes craintes.

17.—Les ulcères, les engorgements, etc., peuvent être produits par des agents morbifiques, virulents, susceptibles d'être détruits par un traitement convenable ; la syphilis surtout, après un traitement insuffisant pour la détruire complètement, reste cachée dans l'économie, se communique par l'hérédité, la co-habitation, sans donner aucun signe de son existence, ou bien elle emprunte une forme nouvelle qui la fait méconnaître. C'est ainsi que j'ai guéri, avec les mercuriaux et les sudorifiques, des ulcères au vagin et au col de l'utérus, chez des femmes qui n'avaient jamais eu d'autres symptômes vénériens, mais dont les maris ou les pères, quoique jouissant d'une bonne santé, avaient eu dans leur jeunesse une maladie vénérienne qu'ils croyaient être bien guérie et dont ils ne s'étaient pas ressentis depuis.

Observation CXXIII. — Une femme de trente-cinq ans, mère de trois enfants, ressentait des douleurs dans les reins, les aines, les cuisses, de l'embarras, de la chaleur dans le petit bassin ; elle avait de temps en temps des pertes ; dans l'intervalle il s'écoulait du vagin un liquide jaune, verdâtre, âcre, excoriant la vulve : les urines étaient brûlantes. Ces accidents augmentaient pendant la nuit. A l'examen des parties malades, je trouvai le col de l'utérus plus du triple de son volume ordinaire. Sur le museau de tanche, on voyait deux ulcères à fond grisâtre et à bords fort rouges. Le haut du vagin, très-engorgé, présentait aussi trois petits ulcères de même aspect. En m'entretenant avec le mari, j'appris que vingt-six ans avant, la veille de l'attaque de Sarragosse, il avait eu à la verge un petit chancre qui fut cautérisé, et que depuis il n'avait rien senti. En l'examinant fort attentivement, je découvris un petit exostose au tibia droit. Je soumis le mari et la femme à un traitement vénérien, sous l'influence duquel les ulcères du col utérin et du vagin guérirent complètement.

Des écarts de régime, l'emploi de certaines substances, des habitudes vicieuses, des manœuvres funestes, soit en pressant ou en titillant l'organe, peuvent faire naître et entretenir des ulcères au col de l'utérus. J'ai vu plusieurs femmes, affectées d'énormes ulcères, guérir à l'aide d'injections émollientes et opiacées, après avoir fait cesser la cause, et les avoir averties du danger où les mettait leur fâcheuse habitude.

Après avoir médité sur les observations recueillies dans ma pratique, et sur celles, en très-grand nombre, que j'ai lues dans les œuvres de nos meilleurs observateurs, les chagrins me paraissent être une des causes les plus fréquentes des maladies de l'utérus. Ils appauvrissent la constitution, ils affaiblissent, troublent les fonctions des nerfs, anéantissent ou pervertissent la vitalité des organes.

18. — Quelques femmes cessent d'être réglées plusieurs années avant le terme ordinaire de la ménopause. A la suite d'une frayeur, d'une colère, de froid, d'un violent chagrin, de l'immersion dans l'eau froide, de saignées copieuses, d'une maladie, de chutes, de coups, d'accidents, ou de grands écoulements muqueux, les règles se suppriment et

ne reparaissent plus. Chez un certain nombre, la santé se soutient. Plusieurs restent languissantes pendant six mois, une, deux ou trois années, puis la santé se rétablit.

Le plus grand nombre éprouve de temps en temps quelques accidents qui peuvent se répéter tous les mois, tous les deux mois, etc., jusqu'après l'époque de la ménopause, dont plusieurs phénomènes se maintiennent aussi pendant fort longtemps.

Indépendamment des accidents précédents, et souvent en même temps, quelques femmes ont des douleurs vives à l'utérus, de la pesanteur au périnée, de la chaleur, de la sécheresse au vagin, des démangeaisons à la vulve avec des ardeurs, une éruption dartreuse, ou de gros boutons passant et revenant, des ardeurs d'urines, des gonflements ou flux hémorroïdaux, des douleurs dans les reins, les aines, les cuisses, les jambes ; du gonflement et de la sensibilité à l'hypogastre ; de la constipation, alternant parfois avec la diarrhée.

OBSERVATION CXXIV. — Tois femmes à qui j'ai donné des soins, ont eu, entre quarante-deux et quarante-cinq ans, des diarrhées considérables venant instantanément, sans cause apparente, et durant deux, trois ou quatre jours, se répétant tous les dix, quinze, vingt, vingt-cinq trente, trente-cinq jours, pendant de cinq à six mois. Dès le deuxième mois, après qu'elles eurent commencé, les règles cessèrent définitivement. A ces diarrhées succédèrent quelques pertes blanches, qui revinrent de temps en temps pendant dix-huit mois, après quoi tous les accidents généraux de la ménopause, d'ailleurs peu fatigants, disparurent. J'ai vu trois fois des flux hémorroïdaux considérables, faire cesser les règles entre quarante et quarante-trois ans. Les accidents furent peu sensibles.

Les hémorragies utérines et hémorroïdales, ne sont pas

les seules qui se montrent aux environs de la ménopause.
Les saignements au nez, les hémoptysies, les hématémèses,
ont souvent lieu, et suivent la même marche que les pertes.

19. — L'hémoptysie, l'une des plus communes, attaque
surtout celles qui parfois crachaient du sang au moment
des règles. A l'âge critique elle se montre quelquefois avec
les règles ou bien elle les remplace à l'époque ordinaire. On
les voit aussi se manifester après des commotions morales,
la frayeur, la colère, etc. Dans ces cas, elle est peu grave et
se dissipe le plus souvent sans laisser de traces fâcheuses,
quand, d'ailleurs, les poumons ne sont le siége d'aucune
maladie chronique ; mais elle a plus de gravité et peut
causer la phthisie, si les poumons sont irrités. Elle est surtout redoutable lorsqu'il existe de la toux, de l'oppression,
une affection catarrhale ; qu'elle est accompagnée d'une
vive chaleur sous le sternum, de douleurs erratiques aux
parois thorachiques ; que la chaleur générale est augmentée ;
que le pouls est plus serré, plus roide, plus fréquent Quand
l'hémoptysie vient sans cause apparente, avant ou pendant
le temps habituel des menstrues, elle peut se répéter plusieurs fois, à des époques rapprochées ou éloignées ; alterner,
avec le flux menstruel, la ménorragie, les pertes, ou les
accompagner.

Cette hémorragie peut être légère, mais elle peut être
aussi très-considérable, affaiblir et même donner la mort.
Elle est moins dangereuse dans le cours de la vie utérine
qu'à la ménopause. A cette époque, les maladies du poumon,
arrêtées depuis longtemps et depuis même la puberté, prennent souvent une nouvelle force et suivent leur marche
funeste.

20. — Les hématémèses, ici comme dans le cours de
la vie utérine, se répètent moins et sont bien rarement
périodiques : elles se montrent instantanément à la suite de

fatigues, d'échauffements, de commotions morales ou de suppression ; peuvent durer quelques instants ou plusieurs jours ; mais, dans ce dernier cas, elles ne sont pas continuelles : elles cessent et recommencent plusieurs fois : elles affaiblissent beaucoup les malades et sont dangereuses, surtout quand l'estomac est le siége d'une maladie chronique.

21. — Les hémorragies nasales, si fréquentes dans la jeunesse, sont rares à l'âge de retour. Elles semblent avoir fait place aux flux hémorroïdaux. On en voit qui sortent goutte à goutte, se renouvellent souvent, et sont accompagnées de pesanteurs et de tournements de tête, de céphalalgies. D'autres fournissent beaucoup de sang et durent peu.

OBSERVATION CXXV. — J'ai vu deux femmes avoir des saignements au nez presque continuels, qui les avaient progressivement jetées dans la cachexie : tout l'extérieur était blafard, flasque et mou ; les extrémités inférieures étaient infiltrées. Le sang qu'elles perdaient était séreux, très-liquide et peu coloré. Ces femmes étaient chlorotiques avant l'âge critique. Il y a six ans, je les mis à l'usage du Sirop de protoxide de fer pendant trois mois ; l'hémorragie s'arrêta ; les forces se relevèrent, et la santé se rétablit. Ces deux femmes, âgées, l'une de cinquante-quatre ans, et l'autre de cinquante-six ans, jouissent, depuis cette époque, d'une santé bien supérieure à celle qu'elles avaient avant le tour d'âge.

La matrice et ses annexes peuvent devenir le siége d'irritations chroniques.

22. — Les fleurs blanches qui se montrent à la ménopause sont souvent critiques ; mais quelquefois elles tiennent à une surexcitation des organes génitaux, ou à une modification de leur vitalité. Quand elles sont critiques, ordinairement elles ne sont pas continuelles ; elles paraissent, soit aux époques ordinaires où coulaient les menstrues,

soit à des distances éloignées. Elles sont presque toujours accompagnées de quelques-uns des autres phénomènes accompagnant la ménopause. Leur consistance et leur couleur diffère sur chaque femme. Chez les unes, blanches comme du lait, épaisses ou liquides ; chez d'autres, gommeuses , claires ou liquides comme de l'eau et très-abondantes ; elles peuvent être accompagnées d'irritation vive , alors elles sont jaunâtres , verdâtres. Tous ces écoulements doivent être respectés. Les femmes doivent même éviter tout ce qui pourrait produire leur suppression ; car l'expérience prouve que les autres accidents s'accroissent quand elles cessent , ou qu'il s'en montre de nouveaux. Ces écoulements sont aussi quelquefois produits par une irritation de la muqueuse , du vagin , et du col de l'utérus. J'en ai vu plusieurs, copieux et très-liquides, être accompagnés d'une éruption de petits boutons squammeux , siégeant sur la muqueuse de ce conduit et de la vulve. Ils faisaient éprouver une vive sensation de chaleur et une forte démangeaison. Il est utile de calmer ces irritations à l'aide de bains de siége et de lavages fréquents ; mais il faut bien se garder de les répercuter. Leur suppression est ordinairement suivie d'accidents graves. Ils paraissent être un couloir fort utile à l'organisme pendant le travail de la ménopause. Quand tout est rentré dans le calme et que les fonctions s'exécutent bien , on peut alors recourir aux moyens susceptibles de les faire disparaître. Mais il faut toujours les employer avec prudence , et quand la maladie est ancienne , les faire précéder d'un exutoire. La plus grande partie de ces écoulements sortent de l'utérus ; sont continuels et souvent accompagnés d'irritation , de chaleurs , de cuissons à la vulve. Les malades sentent des douleurs dans les reins , les aines , à l'hypogastre , des pesanteurs et des faiblesses , des élancements douloureux

dans les cuisses , de la pesanteur au périnée , une chaleur
intérieure. D'autres femmes n'éprouvent que des langueurs
d'estomac , des défaillances. Chez les unes, par le toucher
on trouve le corps et le col de l'utérus à l'état normal ; chez
d'autres , une ou ses deux parties de cet organe sont plus
grosses , plus descendues. Chez ces divers sujets , la
leucorrhée est la suite d'un état pathologique de l'utérus
fort difficile à saisir , et dont les nuances sont très-multipliées , mais qu'il faut examiner avec le plus grand soin
avant de prescrire un traitement.

Il est une espèce d'écoulement fort commun au tour
d'âge , et qui souvent continue longtemps après : il est la
suite de couches, de blessures. L'irritation qui le produit,
après être restée faible et latente pendant la vie utérine,
s'aggrave à la ménopause. Chez quelques-unes, elle cesse
après la ménopause. Chez un grand nombre, elle persiste
bien longtemps après. Ces femmes ont le bas-ventre plus
gros, plus sensible, plus chaud ; elles sentent dans les reins,
les aines, le périnée , les cuisses, de la pesanteur, du
tiraillement, des élancements , du malaise. Elles ont des
pesanteurs, des tournements de tête, des bouffées de chaleur qui montent à la face, des rougeurs à la figure, du
gonflement et une grande sensibilité à l'hypogastre. Ces
écoulements sont en général peu copieux , jaunâtres ,
verdâtres et accompagnés d'une chaleur habituelle à la
vulve. Cette maladie est d'autant plus difficile à combattre
qu'il est souvent fort difficile aussi de bien reconnaître l'état
où se trouve l'utérus, soit que la maladie dure depuis bien
longtemps ou qu'elle soit entretenue par d'autres principes
morbifiques. Je ne parlerai pas plus longuement de cette
maladie , qui tient plus à l'état pathologique de l'utérus
qu'à la ménopause. Les femmes affectées de l'un de ces
divers états de l'utérus doivent s'entourer de tous les soins

de l'hygiène , suivre un régime doux , et mener une vie calme , pour empêcher l'utérus de se désorganiser , à cet âge si fertile en lésions organiques siégeant surtout à l'utérus ou à ses annexes ; avoir des soins de propreté , et dans les cas d'irritation chronique, faire souvent des injections avec les décoctions de ciguë verte , etc.

OBSERVATION CXXVI. — Chez deux femmes , la matrice et le vagin s'irritèrent vivement et produisirent un commencement de nymphomanie. Une autre avait à la vulve une éruption dartreuse avec prurit et besoin irrésistible de se frotter ; après quoi venaient des cuissons et des désirs allant jusqu'au délire avec des ardeurs d'urine, et parfois difficultés d'uriner. Quelques femmes ont des boutons, des démangeaisons à la vulve, des gonflements passagers, de la chaleur et de la sécheresse au vagin , de la pesanteur sur le siége, au périnée, la sensation de quelque chose de gros dans le passage , des douleurs , des élancements dans les reins , les aines , les cuisses avec un écoulement blanc ou jaune, occasionnant parfois du prurit, des cuissons à la vulve ; la sensation d'un cercle douloureux autour des reins cessant , augmentant , diminuant ; des douleurs dans les flancs , de la chaleur au rectum , quelquefois avec ténesme sans la présence d'hémorroïdes , avec sensibilité chaleur et gonflement à l'hypogastre.

La matrice et ses annexes ne sont pas les seules parties dont les fonctions sont troublées ; tous les organes ressentent plus ou moins la révolution qui s'opère , et chacun réagit suivant son mode de vitalité, ses fonctions et sa sensibilité particulière.

25. — Divers phénomènes se présentent à la tête : douleurs, pesanteurs, tournements de tête avec injection des yeux, migraines , éblouissements , vertiges , tintements d'oreille, somnolence ou insomnie, feux, rougeurs montant

souvent à la face, des boutons au front, aux joues, dont la peau s'épaissit, grossit. Il s'y manifeste souvent des érysipèles fixes ou erratiques, aigus ou chroniques, parcourant complètement ou partiellement tous leurs degrés, revenant plusieurs fois et affectant de la périodicité, se montrant avec force, ou légèrement et pendant peu de temps. Dans ce dernier cas, ils ont souvent l'aspect suivant : un ou les deux côtés de la figure gonflent, la partie malade est rénitente, élastique ou bien œdémateuse ; on n'y sent que de la tension. La peau, très-légèrement colorée ou blafarde, est le plus ordinairement d'un léger rose terne et sans beaucoup de chaleur. Ce gonflement ou bouffissure s'étend souvent au cou. On observe fréquemment des fluxions aux machoires, des ophthalmies.

24. — Chez quelques-unes, la vue se charge, se couvre d'une brume épaisse, s'affaiblit pendant quelque temps, puis revient, ou reste plus faible, ou bien des brumes, des nuages, des bluettes, des corps voltigeants et dont l'aspect les fatigue, passent momentanément sur les yeux. Quelquefois ils sont accompagnés ou suivis d'une cessation momentanée de la vue. J'ai vu trois femmes qui sont restées de deux à trois jours sans voir. J'ai plusieurs fois observé l'héméralopie.

25. — C'est l'époque la plus ordinaire où la couperose se manifeste au front, au nez, aux joues. Les femmes ont à la bouche des goûts aigres, cuivreux, etc. La gorge est souvent irritée légèrement et longtemps, avec la sensation d'un resserrement. Il paraît des angines toussillaires ou pharyngiennes, qui se répètent à des époques plus ou moins éloignées et prennent quelquefois de la périodicité. Des palpitations de cœur se manifestent sans cause, ou bien à la plus légère impression, au plus faible mouvement. Ces pulsations varient de force, de fréquence, sont parfois in-

termittentes , et peuvent être assez fortes pour simuler l'hypertrophie du cœur. Il y a des crampes , du resserrement à la poitrine avec oppression qui se fait sentir parfois avec plus de force, augmente par le mouvement ou par les impressions morales, diminue ou cesse et reparaît quelque temps après.

Du tiraillement, des élancements, beaucoup de sensibilité se font sentir au sein. Chez quelques femmes , ils s'affermissent , durcissent, prennent du volume, comme chez les femmes enceintes. Mais j'ai toujours vu cette ampleur des seins coïncider avec la suppression complète et le gonflement progressif du ventre qui, plusieurs fois, a fait croire à la grossesse, et quand le ventre s'affaissait , les seins revenaient complètement à leur état normal.

Observation CXXVII. — Mme M..., âgée de quarante-quatre ans et d'une bonne santé , cessa de voir ses règles. Les deux premiers mois , elle eut du malaise , de la sensibilité à l'épigastre, des dégoûts, des nausées, des vomissements le matin. Les seins prirent du volume, de la fermeté, et se développèrent progressivement comme chez une femme grosse de sept à huit mois. Son ventre grossit, elle se crut enceinte ; inquiète de ne pas sentir l'enfant, elle me fit appeler sept mois après la suppression. Au toucher, le col était peu changé , le corps me parut beaucoup plus gros. Touché par le rectum et le vagin, il donnait au doigt qui le pressait la sensation d'un corps élastique et peu lourd. Son fond montait jusqu'au-dessus de l'ombilic. Un mois après, en se réveillant , elle vit son ventre fort aplati et fort mou. Les seins se flétrirent peu de jours après. Les règles revinrent vingt-huit jours plus tard, et coulèrent régulièrement pendant six mois, ensuite nouveau retard pendant six mois, avec même état de l'estomac , même développement des seins et du ventre, qui s'affaissèrent de même. Depuis , les règles ont été fort irrégulières et ont cessé définitivement huit mois après , à la suite d'une perte.

Observation CXXVIII. — Une dame de quarante-deux ans , forte et bien portante , cessa d'avoir ses règles , elle sentit de l'anxiété , du malaise ; deux mois après, les seins et le ventre grossirent ; cinq mois plus tard, les seins et le ventre étaient plus gros que ceux d'une femme enceinte de huit mois. Quelques jours après, en se baissant vivement, elle se sentit inondée d'un liquide séreux , le ventre s'affaissa , et bientôt ensuite les seins se flétrirent, et revinrent à l'état où ils étaient avant. Dans tous les cas où j'ai vu les seins gonfler , j'ai toujours reconnu l'augmentation du corps de l'utérus.

Observation CXXIX. — J'ai vu deux fois ce développement des mamelles chez deux femmes qui n'ayant pas eu leurs règles depuis trois mois, sentaient de vives coliques, de l'embarras, de la pesanteur dans le petit bassin, de fortes douleurs de reins, du ballonnement au ventre. A la suite de fortes tranchées, elles rendirent des lambeaux des fausses membranes grises, rougeâtres , sans sérosités et sans une goutte de sang. L'expulsion faite , les douleurs et les autres accidents cessèrent , les seins diminuèrent et revinrent à leur premier état. Elles eurent ensuite leurs règles irrégulièrement , l'une pendant cinq mois et l'autre pendant treize mois. Elles cessèrent définitivement après.

26. — Chez quelques-unes , la poitrine s'embarrasse , elles ont de l'oppression , des suffocations simulant l'asthme , des toux convulsives, une espèce de crampe à la base de la poitrine, des douleurs erratiques aux parois thorachiques , des douleurs prenant la forme de névralgies et faisant beaucoup souffrir, une chaleur sous-sternale.

27. — L'épigastre est plus sensible , souvent plus gonflé ; on y sent des battements, ou la sensation d'un poids, d'un resserrement qui gêne la respiration. Il y a des aigreurs , des éructations, des nausées , des vomissements fréquents d'une grande quantité de mucosités ; la bouche se remplit d'eau. Les divers états dans lesquels peut se trouver l'estomac pendant l'âge critique, sont si nombreux et tellement modifiés par les diverses affections nerveuses, que je n'en ferai pas ici la description : gastralgies, irritation de l'estomac, vomissements répétés, idiopathiques ou sympathiques, faiblesse, langueurs, etc.

28. — Le ventre se ballonne, se tuméfie plus dans certains temps du jour, avec borborygmes, diminue dans les autres : quelques femmes ont des coliques, de la diarrhée, des éruptions de vents considérables, des douleurs dans les flancs , les reins , le dos, des dérangements dans les digestions : elles éprouvent quelquefois à la vessie de la pesanteur, de la chaleur, des envies fréquentes d'uriner, du spasme qui tout-à-coup arrête les urines. J'ai soigné plusieurs femmes atteintes d'inflammation à la vessie, de pissement de sang, de difficultés d'uriner ; lesquelles maladies paraissaient tenir à la révolution de l'âge.

29. — On observe quelquefois aux pieds, aux mains et aux articulations de légers engorgements douloureux simulant le rhumatisme goutteux, de l'œdème aux extrémités inférieures, et même de l'anasarque, des douleurs dans les membres et dans les articulations sans gonflement, de la faiblesse , des fourmillements dans un ou plusieurs membres, surtout les inférieurs , des faiblesses dans un côté simulant parfaitement une hémiplégie. Celles-ci passent et reviennent.

30. — La peau est atteinte de démangeaisons, de bou-

tons, de plaques rouges, de diverses éruptions vésiculeuses, dartreuses, de chaleur âcre, d'une sensibilité exagérée de froid à une partie, des chaleurs vives et passagères plus sensibles à la tête et au cou, avec froid continuel aux jambes et aux pieds, de sueurs abondantes venant tout à coup et sans mouvement. D'autres les éprouvent au plus léger exercice. Ces sueurs momentanées chez les unes, presque continuelles chez les autres, peuvent durer plusieurs années. Quand elles cessent momentanément la malade éprouve pour l'ordinaire de la sécheresse, de la chaleur à la peau, de la lourdeur, de la faiblesse générale, de la somnolence ; mais tout cesse au retour de la sueur. Ces sueurs n'affaiblissent pas les femmes, et ne les empêchent pas d'engraisser. J'ai même observé qu'elles devenaient plus grosses et souvent plus rouges, plus sanguines. Chez les unes, les chairs restent fermes ; chez les autres, le tissu graisseux est plus mollasse, la graisse y semble liquide. Quelques femmes, et surtout celles dont la peau est molle et les cheveux roux, ont des sueurs abondantes et de mauvaise odeur aux pieds, aux mains, sous l'aisselle. Un certain nombre prennent une obésité molle.

51. — Les maladies nerveuses jouent un des plus grands rôles dans les accidents de la ménopause. Il est bien peu de femmes qui franchissent le temps critique sans en être atteintes. Les femmes vives, sensibles et fort irritables, n'en sont jamais complètement exemptes. Ces affections se présentent sous des formes tellement multipliées, et elles changent même si souvent chez la même personne, que je n'entreprendrai pas d'en faire la description, d'autant moins que parmi les symptômes que je viens d'indiquer, beaucoup sont produits par l'agitation des nerfs. Des femmes deviennent alors tristes, mélancoliques, ont par moments une gaîté folle, à la suite de laquelle elles

restent pensives, rêveuses. Quelques-unes ont un délire passager et s'attachant à certaines choses seulement. D'autres ont une aliénation mentale momentanée, ou durable, cessant et revenant par accès. J'en ai vu tomber dans un état de démence ; mais il y avait en même temps une légère attaque d'apoplexie. Cette dernière maladie est plus fréquente à la ménopause que dans tous les autres temps de la vie des femmes. Elles ont aussi de la torpeur, ou des insomnies, des rêves fatigants, des reveils en sursaut, une espèce de saisissement qui prend au premier sommeil et réveille ou fatigue sans réveiller, du malaise général, des impatiences dans les membres et dans diverses parties du corps, des accès de fièvre passagers, des bouffées de chaleur qui, d'instant en instant, montent à la tête, durent moins d'une minute, et sont de suite remplacées par une légère moiteur.

52. — Les accidents du tour d'âge varient beaucoup pour la durée et les degrés de force chez les diverses femmes. On en voit d'assez heureuses pour n'éprouver que bien peu de ces accidents. Les règles, après avoir coulé régulièrement, ne reparaissent plus, et les femmes sentent à peine ce changement, mais c'est rare. Le plus grand nombre ressentent plus ou moins quelques-uns des phénomènes dont je viens de parler ; ils ne se présentent jamais tous ensemble ; chacune n'est affectée que d'un certain nombre, parmi lesquels l'un d'eux domine presque toujours ; ils sont très-faibles chez les unes, très-forts chez d'autres ; leur durée est aussi très-variable ; ils peuvent persister quelques mois, ou bien cinq, six, sept, huit ans, plus légers au début et à la fin ; ils varient souvent d'intensité pendant le temps de la ménopause ; ils peuvent se calmer pendant quelque temps, cesser, revenir, et présenter ces alternatives pendant plusieurs années. Ces phé-

nomènes ne commencent et ne cessent pas tout à coup ; ils augmentent et diminuent progressivement , tout en ayant de temps en temps des exacerbations momentanées. Les symptômes nerveux et les bouffées de chaleur qui montent à la figure , commencent les premiers et continuent plus longtemps.

53. — Quelques femmes , sans avoir que très peu des accidents indiqués plus haut , s'affaissent , maigrissent , pâlissent , ou jaunissent , et restent languissantes pendant une , deux , ou trois années, sans présenter aucune maladie locale bien distincte. Ensuite les forces remontent peu à peu, et la constitution reprend son état habituel ; quelques autres restent toujours languissantes. Cet état de langueur peut être suivi d'engorgements abdominaux qui déterminent l'hydropisie, etc. Ces diverses maladies présentent un vaste champ d'observations et de dissertations, dans lequel je ne veux pas entrer , dans la crainte d'être entraîné trop loin.

34. — Quand les menstrues cessent de bonne heure à la suite de couches , de blessures ou de pertes , plusieurs de ces femmes conservent leur santé : d'autres sentent des accidents jusqu'après l'époque ordinaire du tour d'âge. Dans ce dernier cas , la matrice est souvent atteinte d'une irritation habituelle , indiquée par de la pesanteur , de la chaleur, et de la douleur dans l'hypogastre , dans les reins, dans les aines et le vagin. Le ventre est habituellement plus sensible, plus ballonné ; des bouffées de chaleur suivies de moiteur montent plus souvent à la figure. Quelques-unes ont des fleurs blanches plus ou moins fortes , plus ou moins âcres , ayant lieu continuellement ou par moments; d'autres n'ont à la vulve et au vagin, qu'une sécheresse brûlante. Beaucoup ont, tous les mois, et jusqu'après l'époque ordinaire de la ménopause , une recrudescence des accidents accompagnés de quelques-uns des symptômes

de molimen hémorragique. Des femmes moins heureuses, après avoir éprouvé ces accidents plus ou moins forts, conservent bien long-temps, ou toujours, une irritation chronique du corps ou du col de l'utérus, et chez quelques-unes, les irritations sont suivies de gonflement, d'ulcères, de gerçures au col de la matrice, qu'il faut se hâter de traiter. Cet état du col utérin est souvent antérieur à l'âge critique, et peut être la suite de couches, de blessures. Il s'est maintenu faiblement au point de rester inaperçu et grandit avec la ménopause.

55. — Quelques observateurs ont avancé que la ménopause était plus orageuse chez les femmes dont le flux menstruel s'était établi plus difficilement. Mes observations n'ont pas tout-à-fait confirmé cette opinion. J'ai vu cette révolution difficile et très-fâcheuse chez des femmes dont les menstrues s'étaient opérées sans le plus petit accident, et s'étaient régularisées dès leur première apparition. D'autres femmes, dont la puberté avait été fort orageuse, franchissaient, sans s'en apercevoir, le temps de la ménopause ; mais celles dont la menstruation est restée faible, languissante, irrégulière, insuffisante, d'une mauvaise couleur, douloureuse ; dont la matrice et tout l'organisme ont subi les conséquences de cette imparfaite menstruation ; dont l'utérus est resté douloureux, engorgé à la suite de couches, de blessures ou de divers accidents, et qui sont languissantes, ou qui se sont livrées aux excès de tous genres, et surtout à ceux des plaisirs de l'amour ; celles dont les nerfs ont été excités par les veilles et les impressions continuelles auxquelles se livrent les femmes riches ; chez elles, la ménopause est toujours plus dangereuse. Le mauvais état dans lequel se trouvent depuis longtemps les organes sexuels les prédispose aux maladies qui se montrent plus particulièrement à cette époque, les irritations

chroniques permanentes , les ulcères , les polypes , les squirres, le cancer, etc.

Il ne faut cependant pas que les femmes s'effraient d'une irritation chronique comme étant le prélude certain d'un squirre , d'un cancer , d'ulcères incurables , ou de toute autre désorganisation. J'ai plusieurs fois remarqué que des écoulements leucorrhéiques , âcres , accompagnés de chaleur , de douleurs brûlantes et lancinantes , de gonflements et même de duretés s'étendant uniformément au col de l'utérus, et d'ulcérations au museau de tanche, de douleur dans toute la région du bassin , guérissaient sans laisser aucun engorgement qui puisse faire redouter le cancer , même après avoir duré plusieurs années.

36.—Ces ulcères sont loin d'avoir tous la même gravité. Si la plupart de ceux dont on lit la description dans l'excellent ouvrage de M. Duparque, et autres, sont essentiellement mortels , il en est beaucoup d'autres qui durent bien des années sans compromettre l'existence des femmes , ou qui guérissent spontanément et sans traitement. Combien d'autres , entretenus par le virus syphilitique , un principe dartreux, ou d'autres agents morbifiques , guérissent par le traitement dirigé contre leur cause. Voyez ce qui se passe chez nos vieilles femmes des campagnes, atteintes de prolapsus de la matrice , et pendant entre les cuisses. L'utérus et le vagin, qui lui sert d'enveloppe, ont souvent le volume du poing. La partie antérieure est ordinairement excoriée par les urines. Le museau de tanche et la partie postérieure de la tumeur présentent d'énormes ulcères, déterminés par le frottement et la pression qu'éprouve la tumeur pendant que les femmes sont assises, ou pendant la marche et leurs travaux. J'ai vu de ces ulcères sans cesse déchirés et toujours saignants, durer dix ans sans devenir cancéreux , malgré les indurations dont ils étaient entourés, et se cicatriser promptement quand la malade restait couchée pendant d'un mois à six semaines. J'en ai vu qui guérissaient bien quand l'utérus était réduit et soutenu par un pessaire.

57. — On a beaucoup trop exagéré l'influence de l'irritation sur la formation des squirres et des ulcères cancéreux. A l'extérieur, on voit la maladie se développer d'une manière toute spéciale et sans être précédée de l'inflammation de la partie malade. L'inflammation qui l'entoure et la précède, lors de la désorganisation, ne se montre qu'après la naissance du squirre.

J'ai plusieurs fois observé que la partie habituellement irritée, n'était pas toujours le lieu d'élection du cancer.

Observation CXXX. — Une femme de cinquante ans avait, depuis longtemps, une angine toussillaire, chronique et douloureuse, avec gonflement considérable des toussilles. Pendant le cours de cette maladie, le cancer se présenta sur la lèvre inférieure, qui n'était jamais irritée. On enleva le cancer de la lèvre et on excisa les toussilles. La réunion de la lèvre fut faite par première intention, et la plaie se cicatrisa rapidement. Les toussilles restèrent ulcérées. Le cancer se représenta sur la lèvre supérieure et n'attaqua pas les ulcères résultant de l'excision des toussilles.

J'ai, dans mes cartons, les observations de huit faits analogues.

58. — Les ulcères, les cancers à l'utérus, et les écoulements de toute espèce, si communs dans les grandes villes, sont fort rares chez nos paysannes, tandis que les cancers au sein sont très-communs. Cette différence tient-elle au régime? au genre d'exercice? à ce que les femmes des campagnes excitent moins les organes sexuels? que leur imagination, moins exaltée, se porte, le plus souvent, sur les besoins matériels de la vie? que leur transpiration est plus abondante? que leur sang est plus pur, est moins mé-

langé de principes morbifiques et virulents que chez les femmes des villes ?

La fréquence du cancer aux seins, chez nos campagnardes, peut être attribuée à la fréquence des contusions auxquelles leur sein est sans cesse exposé dans leurs travaux, à ce que les bras fatiguent plus que les extrémités inférieures. Aussi ces femmes, qui toutes allaitent leurs enfants, ont très-souvent des dépôts aux seins, produits par cette cause. Je n'entrerai pas dans les réflexions que ce sujet plein d'intérêt fait naître.

39. — Les maladies cancéreuses qui font mourir les femmes au milieu des plus horribles tourments, sont rarement la suite d'une irritation prolongée. Bien plus souvent les cancers à l'utérus se développent spontanément, et quelquefois même sans donner aucun signe de leur présence, sur des femmes dont l'extérieur indique la plus vigoureuse santé. Il se passe là ce que l'on peut voir au sein. Les inflammations chroniques du sein, qui suivent ou accompagnent l'allaitement, ne passent jamais ou presque jamais à l'état de squirre avant l'âge critique. D'un autre côté, le cancer au sein commence et croît souvent sans être accompagné d'inflammation. Il paraît une petite tumeur d'abord dure, indolente, circonscrite, arrondie ou bosselée, mobile quand elle ne siége pas à la base du mamelon. Cette petite tumeur grossit et se bossèle sans faire souffrir la malade jusqu'au moment où les douleurs lancinantes indiquent qu'il se fait un travail intérieur, et qu'il envahit les parties voisines de la première induration. D'autres fois la peau du sein se parsème de petites indurations s'élevant au-dessus de la peau, d'un jaune rouge bleuâtre, circonscrites, insensibles, intéressant toute l'épaisseur du derme, larges comme l'ongle, entre lesquelles la peau conserve sa finesse, sa mollesse et sa blancheur, quoiqu'en

dessous et dans son épaisseur serpentent des vaisseaux variqueux, comme on en voit toujours autour des cancers volumineux. Les ulcères cancéreux qui se montrent au nez, aux lèvres, aux joues, ne sont pas précédés d'une irritation chronique. Un petit bouton rouge bleuâtre, parsemé de petits vaisseaux saillants, grandit lentement et s'ulcère sans être entouré d'un cercle épais et bien rouge. Cette maladie dépend de l'état général, puisqu'elle récidive le plus souvent sur le même lieu, ou sur un autre point après l'opération. Mais j'ai remarqué, comme beaucoup d'autres observateurs, que la ménopause et surtout l'état de langueur et de souffrance dans lesquelles ont vécu les femmes mal réglées, les disposent beaucoup à cette maladie. La matrice dans ce cas étant toujours l'organe le plus affecté, doit être plus qu'aucun autre le lieu d'élection du cancer. Depuis quelques années l'on a remarqué qu'à Paris les squirres de l'utérus étaient plus nombreux que ceux du sein et des autres parties réunies. Les veilles, les excès de tout genre, la propagation de virus, la manœuvre criminelle et dangereuse des avortements forcés, etc., doivent être les principales causes de cette maladie, dans cette grande ville. Les ulcères et les gonflements considérables, rénitents et même bosselés du col de l'utérus, n'indiquent pas toujours la présence du squirre ou du cancer. Des ulcères à bords saillants, renversés et rendant une sanie infecte, ne sont pas toujours incurables. Contre mon attente, j'ai vu guérir plusieurs femmes dans ces deux derniers états, par l'usage des bains et les injections d'une décoction de ciguë. Je dois penser qu'il n'y avait pas cancer, car il ne guérit pas par ces moyens; mais ils prouvent combien le diagnostic est difficile dans ces maladies, malgré la plus grande habitude de voir et de toucher, et qu'il ne faut pas toujours désespérer : quoi-

que bien souvent ces deux moyens d'investigation détrui-
sent toute espérance , comme on peut le voir dans les
ouvrages de Bayle, Duparque, du professeur Dugès et
Me Boivin. Pour comparaison je citerai un fait observé
dans les premiers temps de ma pratique.

OBSERVATION CXXXI. — Une pauvre femme, âgée de
cinquante-et-un ans, vint me présenter son sein droit atteint d'un énorme ulcère à bords renversés et durs, à surface recouverte d'excroissances fougueuses; saignant au
moindre contact, accompagné de douleurs brûlantes et
lancinantes. Considérant cette malade comme incurable,
je prescrivis de couvrir le mal avec des linges et de la charpie imbibée du suc des feuilles de solanum nigrum (mo-
relle noire). Trois mois après, cette femme revint me voir,
et je vis avec le plus grand étonnement que tout était bien
cicatrisé. La cicatrice ne présentait aucune dureté. J'appris
alors qu'un ulcère moins large avait eu lieu dans le même
endroit dix-huit mois avant et qu'il avait guéri sans remèdes. Cet ulcère se rouvrit l'année suivante, acquit la même
étendue, et guérit aussi sans autre application que des linges blancs. Pendant les dix ans que cette femme a vécu, depuis le commencement de cette maladie, l'ulcère s'est
rouvert quatre fois et la mort n'a eu lieu qu'après la cicatrisation du dernier ulcère. Le même état ne peut-il pas
se présenter à la matrice ?

Tout ce que je viens de dire sur les ulcères réputés cancéreux, repose sur une masse de faits que je ne peux pas
publier ici. J'ai déjà trop sorti de la ligne que je me suis
tracée, entraîné malgré moi par le désir de faire connaître
aux femmes qu'elles ne doivent pas désespérer, et négliger
un traitement qui peut les conserver à leur famille.

40. — La ménopause est rarement accompagnée d'accidents funestes chez les femmes bien constituées , et qui

ne portent aucune irritation chronique, ni lésion organique ; il n'en est pas de même chez les autres. A cette époque, les maladies qui sommeillaient depuis longtemps se réveillent et prennent de l'activité ; des femmes qui, dans la jeunesse, avaient eu quelques symptômes de phthisie, les sentent revenir à la ménopause, et la maladie marche à sa terminaison.

J'ai vu plusieurs fois les scrofules, après s'être montrées dans la jeunesse, reparaître de nouveau vers quarante et quelques années et faire de rapides progrès ; les ulcères tendaient moins à la cicatrisation ; les engorgements, surtout ceux siégeant sur ou près des os, passaient plus facilement à la suppuration, et cette heureuse réaction que l'on observe dans la jeunesse, était bien moins sensible. Les organes irrités, ceux affaiblis par des maladies, des accidents, le travail, des habitudes, sont sujets à devenir plus malades et même à se désorganiser.

41. — Chez quelques femmes ces maladies passent avec la ménopause. Celles depuis longtemps chlorotiques et dans un état habituel de langueur, de faiblesse, de pâleur, reprennent ordinairement alors plus de force ; et quand elles ont franchi cette passe difficile, elles se rétablissent : leur fraîcheur, leur force, leur embonpoint, indiquent une santé dont elles n'avaient pas joui depuis longtemps et bien supérieure à celle qu'elles avaient pendant la vie utérine. Aussi les dangers de l'âge critique dépendent de l'état où se trouvent quelques organes au moment où la ménopause commence. Presque tous les engorgements et les maladies que l'on observe pendant son cours, sont l'augmentation rapide de légères affections restées inaperçues ou stationnaires jusqu'alors.

42. — Après la ménopause, les organes génitaux ne perdent pas toujours toute leur action sur le reste de l'éco-

nomie ; quelquefois même on voit revenir périodiquement et pendant longtemps quelques-uns des symptômes dont le molimen menstruel était accompagné. Alors les femmes conservent jusque dans un âge avancé leurs goûts, leur caractère, leurs habitudes, leurs passions.

Chez quelques-unes de ces femmes, on voit les menstrues reparaître pendant deux, trois, quatre, cinq ou six époques consécutives, même après soixante et quelques années, et sans lésion organique de la matrice. Quelques médecins ont observé que ces femmes étaient plus maladives. Toutes celles de ce genre à qui j'ai donné des soins, étaient plus fortes, plus vives, plus animées et d'une bonne santé.

45. — Les accidents de la ménopause sont bien plus légers chez les femmes fortes, bien constituées, dont la menstruation a toujours été bien régulière, les accouchements naturels et sans suites fâcheuses, qui n'ont pas eu de blessures, surtout chez celles qui se livrent à l'exercice au grand air, et sont soumises à une transpiration habituelle et grande ; ils sont plus fréquents et plus graves chez les femmes oisives, nerveuses, dont la transpiration et les autres couloirs fonctionnent lentement, faiblement, et ne peuvent suppléer à la perte de l'écoulement menstruel ; chez celles qui se sont livrées aux excès de tous genres, aux veilles ; et celles qui surexcitent habituellement les organes génitaux, ou bien ont eu plusieurs blessures, et conservent à l'utérus une irritation, suite de ces avortements, ou restent longtemps assises sur des siéges chauds, lesquels entretiennent vers la matrice une fluxion habituelle.

CHAPITRE II.

Soins que les femmes ont à prendre quand elles arrivent et sont à la ménopause.

1. — Les soins que les femmes ont à prendre pour franchir heureusement l'âge critique, ne se bornent pas au temps de la ménopause. Longtemps avant elles doivent se tenir en garde contre les effets de cette révolution et s'y préparer ; elles doivent surtout combattre d'avance toutes les maladies locales chroniques, auxquelles même elles se sont habituées, et qui restent stationnaires ; elles prendront de l'activité lors de la ménopause. Il faut exciter le moins possible l'action et la sensibilité des nerfs, éviter les écarts de régime, les excès de tous les genres, tout ce qui peut surexciter les organes, et l'utérus en particulier, et les maintenir dans un état de chaleur voisin de l'inflammation, au moment où tous ces mêmes organes vont éprouver un dérangement nécessaire par le nouvel ordre qui va s'établir dans leurs fonctions. Quand ils sont échauffés ou surexcités, ils ont plus de dispositions à contracter des maladies. C'est surtout l'utérus qui doit fixer l'attention, et dont les maladies chroniques peuvent amener la désorganisation. Dans les villes plus particulièrement, il est bien peu de femmes qui, par suites de couches, de blessures, de catarrhe de l'utérus et du vagin, d'excès, de position toujours assise, de l'usage des chauffe-pieds, d'habitudes nuisibles, d'affections herpétiques, virulentes, de pertes, de dérangements de la menstruation, de fleurs blanches et autres écoulements anciens ou habituels, aient l'utérus dans l'état normal. Cet organe continuellement mis en jeu par tout ce qui peut agiter les femmes, participe toujours

plus ou moins aux diverses maladies dont les autres organes sont atteints.

Les femmes doivent fixer leur attention sur tout ce qui peut être un sujet de souffrances et d'incommodités , et le faire cesser par tous les moyens possibles avant l'âge critique , dans la crainte qu'il gêne le cours de la ménopause. Celles surtout qui sont vives, irritables, faibles, fatiguées, épuisées, languissantes, sujettes aux maladies, élevées dans la mollesse , doivent , aux approches de cette révolution , prendre un genre de vie plus calme , renoncer aux excès, aux longues veilles, à tous les ébranlements nerveux produits par la musique, les spectacles et les vives sensations. Les chagrins ont une influence bien fâcheuse sur les femmes de quarante ans.

2. — Dans l'examen que j'ai fait de toutes les observations de squirres ou d'ulcères à l'utérus , publiées par des auteurs fort recommandables , j'ai vu que, dans une proportion de quinze sur vingt, cette maladie avait été précédée de longs chagrins , ou de changement de position sociale , suivie de privations.

3. — Les maladies et autres accidents du tour d'âge sont bien communs dans les villes et rares à la campagne. Dans les villes encore , les femmes de toutes les classes n'en sont pas également atteintes. L'expérience montre que dans les grandes villes, et surtout à Paris, les jeunes ouvrières, dites grisettes, y sont les plus sujettes ; puis les femmes de la classe riche ; puis les femmes des marchands , des artisans aisés. Je ne parle pas de la classe tout-à-fait misérable, dont les femmes, soumises à tant de privations et à tant de causes morbifiques, sont souvent dans l'impossibilité de se donner des soins, et périssent victimes de leur fâcheuse position quand elles ne vont pas aux hôpitaux.

Les femmes des campagnes , même les plus malheureuses, sont loin de sentir autant les accidents du tour d'âge que les femmes les plus privilégiées des villes.

Frappé de la différence considérable que l'on remarque dans le nombre et la nature des maladies dont sont atteintes les femmes des diverses classes de la société, j'ai soigneusement recherché d'où venait cette différence, et quels avantages la pratique pouvait retirer de cette étude. Ma clientèle, se trouvant étendue dans les villes et dans la campagne, m'a permis de faire cette comparaison sur une grande échelle, et c'est sur ce résultat, obtenu d'après l'examen le plus attentif et le plus sévère des faits, que je parle.

4. — Les grisettes des grandes villes, et plus particulièrement de Paris, passent, en grande partie, leur jeunesse entre le travail, les jouissances et les excès de tous les genres, sont fort souvent atteintes de diverses maladies virulentes, que presque toujours elles traitent incomplètement. Un très-grand nombre sont mères; plusieurs se sont livrées à des manœuvres criminelles. Lassées de cette vie dissolue, beaucoup se marient. Un grand nombre des unes et des autres traînent, dans la misère et les privations, le reste de leur vie malheureuse. Cette conduite, dans laquelle les organes sexuels sont presque continuellement excités et toute l'économie fatiguée par les excès et les restes de diverses maladies, est bien la cause de la multiplicité des squirres, des polypes, et des affections utérines de tout genre que l'on observe chez elles.

Les femmes des classes riches des villes ont des émotions très-multipliées, font des excès et des écarts de régime nombreux; leur imagination, plus active, s'occupe bien plus des jouissances de la vie. Leurs nerfs, plus excités par l'éducation qu'on leur donne, par la lecture, la musique, les réunions, et les rêves enivrants de l'imagination exaltée, pendant lesquels les sensations sont tenues longtemps dans une sensibilité exagérée, les aliments plus excitants, les longues veilles, le séjour dans un lieu clos et peu aéré, l'oisiveté, qui ralentit l'action de tout l'organisme et des couloirs naturels, sont autant de causes qui militent contre elles.

La mollesse, l'affaiblissement de toute l'organisation, jointe à l'exaltation plus grande de toutes les sensations, sont bien probablement la cause de la fréquence de ces maladies chez les femmes aisées. Si leur vie est plus pleine, plus sentie, tout l'organisme est plus agité, moins énergique et plus sujet aux accidents du tour d'âge.

Les femmes des marchands et artisans des villes passent leur vie dans le travail modéré et les soins de leur ménage. Leurs plaisirs peu communs sont rarement accompagnés de veilles prolongées; leur imagination, concentrée sur leurs affaires et leur famillé, exalte moins leurs sensations. Leur vie plus régulière et plus laborieuse entretient leurs forces et leurs sécrétions; plus soumises aux variations de température, elles en sont moins affectées, et malgré leur séjour plus constant dans les miasmes des villes, et leur habitation plus habituelle au rez-de-chaussée, pendant leur ménopause elles sont bien moins sujettes à ces maladies que les femmes riches, oisives et lancées dans les plaisirs du monde.

5. — Les femmes des campagnes ont une nourriture moins succulente, se livrent à des travaux qui sont accompagnés d'une transpiration habituelle et favorisent le jeu, l'action et la force des organes. Leur imagination, peu cultivée, se concentre sur les besoins matériels de la vie, et donne peu de temps aux rêves enivrants suscités par les passions. Leurs nerfs, moins aiguisés par les lectures, la musique, les tableaux et les conversations délirantes, n'ont pas cette délicatesse de perception qui produit des sensa-

tions si vives et si bien senties. Tous leurs sens, comme celui du goût, ne sont émus que par de grossiers agents, et leurs émotions passent sans remuer l'âme de ces vibrations si douces ou si douloureuses que ressentent les femmes amollies et sensibilisées par l'éducation et la vie du grand monde.

Si les femmes des villes, lancées dans le tourbillon du monde, sentent arriver avec de vifs regrets le temps de la ménopause, la perte de leurs charmes et la chute de cette illusion qui prolonge le bonheur des femmes du moyen âge, ces regrets si douloureux pour beaucoup de femmes, la gêne et les moyens qu'elles emploient pour fasciner les yeux, pour obtenir encore quelques regards et quelques attentions, sont des causes de maladies inconnues aux paysannes. Celles-ci, jeunes et fières de leur fraîcheur, cherchent à séduire; mais, mariées et mères, tout change. Leurs enfants et leurs travaux absorbent tous leurs moments, fixent tous leurs désirs et leur amour-propre. La fraîcheur, l'élégance des formes qui résistent si peu aux travaux exercés à l'ardeur d'un soleil brûlant, aux charges et aux soucis de la maternité, leur donnent peu de regrets, parce que les campagnards en général font rarement attention à ces avantages, ne leur demandent que de la santé, pour élever leurs enfants et les aider à faire produire et augmenter les terrains qu'ils possèdent. Ces deux buts absorbent toutes leurs pensées, tous leurs désirs. Ces femmes ne regardent la menstruation que comme une incommodité, dont elles désirent se débarrasser le plus tôt possible, sans s'inquiéter si c'est une marque de vieillesse. La ménopause chez elles passe souvent inaperçue, ou bien est peu douloureuse, rarement accompagnée d'accidents, excepté des pertes de sang qui sont fort communes, ainsi que les flux hémorroïdaux chez celles ayant eu beaucoup de grossesses, et les éruptions dartreuses à la vulve et au corps. Elles n'ont que très-rarement des écoulements blancs ou jaunes verdâtres, des polypes, des squirres, des ulcères à l'utérus, et cependant ces femmes qui, dans leurs couches, ne sont assistées que par des matrones dénuées de toutes connaissances, ont très-fréquemment des prolapsus de la matrice, le ventre fort gros et souvent douloureux.

Ce qui m'a le plus frappé, c'est que les paysannes sont très-rarement affectées de cancers à l'utérus et le sont fréquemment au sein. Je ne vois pas chez elles un cancer à l'utérus contre vingt au sein, résultat bien différent de celui qu'ont obtenu des praticiens des plus distingués de la capitale, qui pensent que, dans cette ville, le nombre des cancers à la matrice égale celui de toutes les autres parties ensemble.

6. — Je suivrai la graduation de ces maladies, dans trois de ces catégories, car je ne mettrai pas en ligne de comparaison les grisettes dont la jeunesse s'est passée dans les excès, le moyen âge dans le travail, les privations et les chagrins, dont plusieurs sont empreintes d'un virus imparfaitement détruit, ou dont la matrice a été le siége de manœuvres pernicieuses. Trop de causes ici peuvent produire ces maladies. Je ne parlerai donc que des femmes riches et lancées dans les plaisirs du monde, des marchandes ou ouvrières aisées et des paysannes. Ces dernières, malgré leur peu de soins de propreté, leur mauvaise nourriture et leurs travaux, doivent leur privilége d'avoir la ménopause peu fâcheuse, à leurs fortes transpirations, à leurs sécrétions mieux entretenues, à l'activité de la circulation soutenue par un continuel exercice, à la diversion du sang sur les muscles, à la force que donne le travail, à la plus grande tranquillité des nerfs, à l'habitude de soutenir les diverses variations de température. Dans la seconde

catégorie, les femmes joignent le travail, l'exercice, à la vie molle et soignée des villes, et malgré leur habitation dans la partie basse et humide des maisons, elles ont bien moins d'accidents, à la ménopause, que les femmes des classes riches. Chez celles-ci, la ménopause est plus orageuse, malgré les soins dont elles sont entourées, leur séjour dans des appartements hauts et bien aérés, leur bonne nourriture, leurs vêtemens plus chauds, et tous les moyens qu'elles ont de se soustraire à l'action des intempéries de l'air ; mais leur peu d'exercice et leur séjour dans des appartements tièdes entretiennent leur faiblesse. Leur circulation, leur transpiration et toutes les autres sécrétions languissent, et ne peuvent pas suppléer à l'évacuation menstruelle. Les muscles dans un état de repos ne font aucune diversion à leur avantage.

7.—Ces considérations, sur lesquelles je viens d'insister pour indiquer ce que nous montre l'expérience, et combien les femmes peuvent retirer d'avantages, en modifiant leur conduite sur ces données, prouvent que le travail, l'exercice, le calme de l'esprit et des passions, et tout ce qui peut faire diversion aux impressions morales fortes, fortifier les nerfs et le corps, sont les meilleurs moyens pour passer la ménopause le plus heureusement possible. Les femmes dont la jeunesse s'est passée dans la mollesse, l'oisiveté du corps, l'activité soutenue de l'imagination, l'excitation continuelle des nerfs, devenus par suite d'une sensibilité très-exquise, doivent éviter les secousses morales, se créer un nouveau genre de vie, des occupations agréables qui puissent distraire et fortifier les nerfs, ranimer la circulation, les sécrétions, et ouvrir une large voie pour remplacer l'évacuation supprimée. Il faut prendre une nourriture saine, s'abstenir de toutes les liqueurs et les substances excitantes. L'exercice à pied est plus avantageux que celui pris en voiture. Ces seuls moyens hygiéni-que sont bien souvent parvenus à calmer les accidents de la ménopause dont les débuts étaient fort orageux.

8. — Quand la cessation des menstrues a lieu sans accidents, ou bien qu'ils sont légers, les femmes, en suivant ce que je viens d'indiquer, doivent se borner à fuir tout ce qui peut déranger la nature du but qu'elle doit atteindre, se modérer dans leurs passions, leurs travaux, leurs veilles, se couvrir chaudement.

9. — Quand il existe quelques irritations ou inflamma-tions aiguës ou chroniques, quel que soit leur siége, il faut se hâter de les combattre par tous les moyens convenables, surtout celles à la poitrine, à l'utérus et à ses annexes. Je n'indique pas ici les moyens que l'on doit employer : ce serait entrer dans toute la pathologie.

10. — Si les nerfs sont plus agités qu'ils doivent l'être, il faut en rechercher la cause. L'irritation de la matrice, la présence d'un corps dans son intérieur ou dans son voisinage, l'exaltation de la sensibilité, des habitudes nuisibles, des affections morales, des maladies à l'estomac ou à tous autres organes, peuvent produire et entretenir des accidents nerveux. Il faut faire cesser leur cause pour les guérir. Sans cela le traitement ne pourrait avoir qu'un avantage bien passager. Après avoir rempli les premières conditions, si leur maladie continue par la force de l'habi-tude, ou si elle est le résultat de commotions morales, de la trop grande tension et la grande sensibilité des nerfs, il est utile d'employer d'abord les infusions de feuilles d'oranger, de laitue, de pourpier; puis les préparations opiacées, surtout l'extrait aqueux d'opium, que l'on donne à la dose d'un centigramme matin et soir, seul ou joint à l'extrait de grande valériane, quand il y a faiblesse générale; dose que l'on peut augmenter ou diminuer suivant le de-

gré de la maladie, et la force de la malade, ainsi que des amandés faits avec la décoction de laitue ou de têtes de pavots. Les femmes non pléthoriques peuvent prendre des bains généraux tièdes.

11. — Quand la sensibilité de la matrice est fort exaltée on a recours aux bains de siége, aux injections faites avec les décoctions de feuilles de ciguë, aux frictions pratiquées sur le bas-ventre et les cuisses avec du linge imbibé d'huile d'olive tiède seule, ou dans laquelle on a dissous quatre grammes de camphre pour trente-deux grammes d'huile. On prescrit chaque jour une ou deux pilules contenant chacune d'un à deux centigrammes d'extrait aqueux d'opium et de cinq à dix centigrammes d'extrait de nymphea. Quand la malade éprouve en même temps de la chaleur, du gonflement au vagin et à la matrice, je pratique avec beaucoup d'avantages de petites saignées. Si cet engorgement est accompagné d'un gonflement des hémorroïdes et paraît déterminé par lui, je fais placer un certain nombre de sangsues au pourtour de l'anus. J'ai plusieurs fois observé un gonflement assez considérable du col utérin et des parties voisines, sans chaleur ni douleurs, et ne donnant que la sensation d'un poids dans le petit bassin. Cet état, que j'ai plus particulièrement observé chez les femmes sanguines, replètes, molles et sujettes à l'engorgement des jambes, était accompagné d'accidents nerveux. Tout cessait par l'emploi d'une ou de deux petites saignées, et la position horizontale conservée pendant quelques jours sur un matelas de crin, ou sur un canapé frais, et des injections avec la décoction de racine de consoude et de feuilles de plantain prises froides.

12. — Si l'agitation des nerfs tient à leur trop grande sensibilité chez une femme sanguine, pléthorique, je pratique d'abord une saignée légère, et je prescris ensuite les

bains généraux, les amandés, les décoctions de laitue, les émulsions, avec les pépins des cucurbitacées, l'extrait aqueux d'opium, aux doses indiquées plus haut, ou le sirop de morphine. Ici je ne prescris pas le laudanum liquide de Sydenham ; chez ces femmes il produit une excitation générale qui n'a pas lieu en prenant l'extrait aqueux d'opium, ou les sels de morphine ; mais quand les femmes sont débilitées et que les intestins contiennent beaucoup de gaz, je conseille les infusions de camomille, de menthe, d'absynthe, de citronelle, d'armoise ; et en pilules, le musc, l'oxide de zinc, l'assa fœtida, l'éther sulfurique en sirop, le castoreum par gouttes ; et si j'emploie l'opium, je me trouve mieux, dans ce cas, du laudanum liquide à la dose de cinq à six gouttes par jour.

15. — Une des incommodités les plus communes des femmes de cet âge, sont les constipations opiniâtres : elles entretiennent du malaise, des pesanteurs à la tête, de l'embarras dans les digestions, des chaleurs et des pesanteurs dans les reins, et sont souvent la cause des accidents nerveux. Avec cette complication les préparations d'opium ne conviennent pas, car elles ont toutes l'inconvénient de constiper, quand on en prolonge l'emploi. Pour détruire cet effet, il faut de temps en temps prendre des lavements purgatifs ou d'eau de savon. D'un autre côté, il ne faut pas s'en laisser imposer par cette cause des accidents nerveux. J'ai souvent observé que la constipation n'était pas la cause, mais l'effet de ces accidents, parce qu'ils l'avaient précédée ; qu'elle cessait de suite par l'emploi des antispasmodiques, et reparaissait après un trouble nerveux. Qu'elle soit cause ou effet, j'unis les laxatifs ou les lavements purgatifs aux préparations calmantes. Chez les personnes dont la fibre est très-irritable, je prescris l'huile de ricin à la dose de trente-cinq à cinquante grammes, avec

l'eau de laitue et le sirop d'orgeat. On les répète de temps en temps. Quand la malade est moins irritable, j'emploie le sulfate de magnésie ou de soude étendus d'eau, que l'on prend à la dose suffisante pour obtenir une ou deux selles.

14. — Si la pléthore se prononce avec somnolence, vertiges, pesanteurs, lourdeurs à la tête, rougeurs continuelles à la face, injection de la conjonctive, ou commencement du saignement au nez, je pratique une légère saignée et prescris ensuite des bains de pied sinapisés, que l'on prend pendant plusieurs jours de suite.

15.—Quand, dans les premiers temps de la ménopause, les menstrues diminuent, deviennent irrégulières, plus difficiles, plus douloureuses, après avoir prescrit le régime et tous les moyens hygiéniques convenables, le médecin doit rester simple spectateur attentif de ce qui se passe. Seulement, si les douleurs de la dysménorrhée sont trop vives, il doit les calmer à l'aide des préparations opiacées ou de l'acétate d'ammoniaque, des linges chauds, des frictions huileuses sur le ventre, et même des bains généraux.

16. — Si les pertes sont modérées, ou si, quoique considérables, elles n'affaiblissent pas trop la malade, après s'être assuré que la matrice n'est atteinte d'aucun engorgement ni d'ulcères, il faut les respecter. Le plus souvent, elles sont un effort salutaire de l'organisme. Quand le sang de la perte est de mauvaise nature, de mauvaise couleur, que la malade s'affaiblit plus que la quantité du sang évalué pourrait le faire penser, la perte est probablement causée par une maladie de l'utérus, de ses annexes, ou des parties voisines. Souvent il n'est pas facile de connaître sa nature et son siége ; mais il faut la rechercher avec soin, et la combattre par tous les moyens qui sont en son pouvoir.

17. — Les pertes très-fortes, même après avoir bien affaibli la malade, quand elles ne sont pas accompagnées de lésions à l'utérus, doivent être attaquées avec beaucoup de réserve et de prudence, surtout chez les femmes sujettes aux hémoptysies, ou dont quelques organes souffrent. Quand elles sont déterminées par un éréthisme nerveux, ce qui m'a paru fort commun, je les traite avec beaucoup d'avantage à l'aide des opiacés ou des autres calmants, suivant que les constitutions sont plus ou moins fortes, ou plus ou moins débilitées. Quand elle paraît tenir à la faiblesse de l'utérus ; qu'active d'abord, elle est ensuite devenue passive, et ce sont les cas les plus ordinaires après une longue durée, je fais prendre le sirop ferreux à la dose de trois cuillerées par jour. Ce moyen m'a presque constamment réussi. Dans les pertes très-actives, j'ai dû quelques succès au seigle ergoté ; mais il ne m'a jamais réussi dans les pertes par faiblesse. Celles qui tiennent au trouble fonctionnel de l'utérus, à la modification de sa sensibilité, sont d'autant plus difficiles à traiter, que la cause en est insaisissable, et que le plus souvent on n'obtient de l'amélioration qu'en produisant un nouveau trouble, en modifiant de nouveau la sensibilité de l'utérus, qui peut reprendre ensuite son état normal ; comme un vésicatoire appliqué sur une dartre siégeant sur un point circonscrit de la peau, modifie tellement sa sensibilité, que la dartre ne reparaît plus après la guérison du vésicatoire.

Mais combien, dans la ménopause, est dangereuse cette médecine perturbatrice, et combien on doit être réservé dans son emploi ! Le ratanhia et autres astringents, que l'on employait dans tous les cas de pertes, est utile, quand la faiblesse est très-grande et que la vie est menacée.

Leurs effets sont assez prompts dans les cas de grande

débilité, et sont fort utiles pour attendre l'action du fer et du seigle ergoté, dont les effets sont longtemps à se faire sentir. Mais l'action styptique des astringents est loin d'être soutenue : la matrice et les intestins en sont quelquefois fâcheusement affectés ; ils ne réussissent pas , dans les pertes produites ou entretenues par l'irritation inflammatoire et l'éréthisme nerveux de la matrice , et dans les premiers temps de toutes celles qui sont la suite de commotions morales. C'est aux calmants qu'il faut recourir. Je leur dois de nombreux succès , après que les astringents m'eurent causé bien des déceptions dans les premiers temps de ma pratique.

18. — Je ne parlerai pas ici des moyens à employer contre les lésions organiques de l'utérus. Ce serait sortir du cercle que je me suis tracé, et rentrer dans le domaine presque de toute la pathologie. Les écoulements blancs qui ne paraissent que pendant certains temps et sont accompagnés de peu de chaleur et de pesanteur dans les reins et le petit bassin, sont le plus souvent critiques , comme les pertes, et doivent être respectés. Ceux qui se prolongent sans chaleur et douleurs vives , affaiblissent la malade et jettent l'estomac surtout dans une grande faiblesse, une grande langueur : ils doivent être combattus par une nourriture fortifiante, l'emploi du Sirop de protoxide de fer à la dose de deux à quatre cuillerées par jour , l'exercice, les distractions, une habitation sans humidité et des vêtements chauds. On peut prendre aussi la décoction d'orties blanches, bue à deux heures de distance du Sirop de protoxide de fer. Les écoulements blancs-jaunes ou verdâtres, accompagnés de chaleurs, douleurs, pesanteurs dans les reins et l'hypogastre, de tiraillements dans les aines, d'envies fréquentes d'uriner, de cuissons en urinant, d'excoriations à la vulve, de faiblesse dans les cuisses, tiennent à

l'irritation catarrhale plus vive de l'utérus ou du vagin, et doivent être combattus par les bains de siége, les injections avec une solution concentrée de gomme adragant, dans une décoction de têtes de pavot, des embrocations sur le bas-ventre, faites avec de l'huile d'olive tiède ; pour tisane, une décoction d'orge perlé, de chiendent, d'une forte quantité de doucette velue verte (valerianella eriocarpa) et de quelques amandes écrasées ; une nourriture légère, la cessation complète, et jusqu'à parfaite guérison, de toute nourriture excitante, d'union conjugale, de courses à cheval, et de tout ce qui peut exciter les organes génitaux. Les astringents, soit à l'intérieur, soit en injection, m'ont paru nuisibles ici. Quand ils faisaient cesser l'écoulement, presque toujours les douleurs utérines augmentaient, et diminuaient quand il reparaissait.

19. —-Les démangeaisons, les boutons, les gonflements, les éruptions de toutes espèces se faisant à la vulve , sont adoucis ou diminués par les bains de siége , les lotions ré-pétées avec les décoctions de racines de carottes, de pa-tience ; mais il est très-dangereux de les détruire avec les astringents et les répercutifs ; presque toujours, quand ces préparations les font passer, des irritations se présen-tent à la poitrine , à la gorge ou au mamelon, et souvent alors deviennent beaucoup plus graves.

Ces petites inflammations paraissent critiques. Après la ménopause le plus grand nombre passent , les autres per-sistent pendant le reste de la vie, et ne peuvent être guéries qu'après avoir placé le cautère à la cuisse. Quand elles ne sont pas incommodes , il est prudent de n'y rien faire, en les rendant plus supportables par de grands soins de pro-preté.

20. — Les érysipèles qui se montrent à la face et dans d'autres parties, exigent le même traitement que les autres

érysipèles, en observant les modifications qu'ils peuvent présenter. Quand ils sont légers, ils doivent être abandonnés à eux-mêmes. Les divers érythèmes qui sortent à la peau pendant la ménopause, sont presque toujours critiques et ne doivent être traités qu'après cette révolution, quand ils persistent après elle. Les gonflements douloureux des articulations cessent facilement et sans danger, après que l'on a mis des sangsues en nombre très-modéré et que l'on a fait ensuite une application de laine grasse ou dégraissée, dont on entoure la malade dépouillée de tous ses vêtements, et couverte chaudement ; il en résulte une transpiration excessivement abondante, qui soulage la malade. Ce même moyen m'a très-bien réussi dans les cas de rhumatisme goutteux. A l'aide de ce moyen et de l'opium, j'ai guéri sept tétanos sur douze. Deux des guéris étaient traumatiques.

Les gonflements que l'on observe aux jambes, passent après la ménopause chez les femmes dont la santé se fortifie; mais ils persistent chez celles qui restent faibles, languissantes. Cet état de langueur qui se montre après la ménopause, le plus souvent n'est pas le résultat de cette révolution, mais du mauvais état de quelques organes, auxquels il faut promptement remédier.

QUATRIÈME PARTIE.

DE LA CHLOROSE.

CHAPITRE Ier.

Plusieurs médecins pensant que les groupes de symptômes désignés sous les noms d'Anémie et de Chlorose, indiquent une seule et même maladie, je crois devoir énumérer ici les divers phénomènes qui me paraissent prouver que ce sont deux maladies différentes.

1. — *Différence de l'anémie et de la chlorose.* — L'anémie se montre tout-à-coup, à la suite d'abondantes hémorragies, de fortes diarrhées, d'un traitement anti-phlogistique très-sévère, ou de tout autre écoulement. Elle peut venir graduellement, à la suite de fièvres intermittentes prolongées, ou d'autres maladies chroniques. Elle ne reste pas stationnaire; elle augmente ou diminue. Quand elle est la suite d'abondantes évacuations, elle diminue ou cesse en peu de jours à l'aide d'un régime fortifiant. Elle ne récidive pas sans de nouvelles pertes. Dans les affections chroniques, l'anémie continue, fait des progrès avec la maladie qui la produit, et cesse insensiblement, après que la cause a disparu. Une hémorragie peut être suivie de la chlorose; mais alors les forces, au lieu de se réparer, vont en diminuant, et les symptômes de la chlorose se dessinent de

plus en plus. La fièvre que l'on observe de temps en temps chez les chlorotiques, ne ressemble pas à celle qui se développe après une forte hémorragie par suite de réaction de l'organisme. A la suite de longues maladies ou d'un traitement anti-phlogistique très-énergique, et dans tous les cas d'anémie, le pouls est petit, faible et mou, il se relève à mesure que les digestions s'opèrent mieux. Il ne se maintient pas au même degré, sa force et son ampleur augmentent ou diminuent. Dans l'anémie, la peau devient d'un pâle mat, sans prendre la couleur jaune verdâtre quelle a chez les chlorotiques ; les muqueuses sont moins pâles et sont moins uniformément décolorées ; les fièvres intermittentes très-prolongées donnent bien à la peau la couleur jaune terne, et aux muqueuses le lisse et la pâleur uniforme que l'on voit sur les chlorotiques; mais ces phénomènes ne sont pas accompagnés des autres symptômes caractéristiques de la chlorose. Chez les anémiques, les veines paraissent bleues au travers de la transparence de la peau. Le sang sorti de leurs plaies est clair, peu plastique, mais rouge. Les taches qu'il laisse sur le linge sont peu foncées, mais d'un beau rose. Le sang des chlorotiques y laisse une tache d'un rose terne, briqueté plus ou moins, suivant la force de la maladie. La chlorose, après avoir pris un certain degré, souvent se maintient sans faire de progrès ; elle ne cède ni ne diminue sous l'influence d'un régime animal très-nutritif, ni sous celle des toniques très-actifs, mais sans addition de fer, tandis que l'anémie qui n'est pas entretenue ou produite par une maladie chronique, diminue et cesse presque constamment pendant leur emploi. La chlorose, après la guérison, conserve une grande tendance à la récidive sans cause déterminante appréciable. Dans la chlorose au premier et second degré, le pouls est large, bondissant, souvent fréquent et légèrement irrégulier dans la force de ses pulsations ; les battements du cœur et des carotides sont sensibles à l'œil pendant le repos. Ces dernières battent avec une force qui fatigue la malade, surtout quand elle est au lit. Quand elle marche ou fait le plus léger exercice, les artères et le cœur augmentent d'action et d'ampleur, au point de simuler l'hypertrophie de ce dernier organe. Dans la chlorose, la paupière supérieure est bouffie. Quand la bouffissure existe dans l'anémie, c'est la paupière inférieure qui s'en trouve atteinte le plus souvent. Dans la chlorose, le sang se dépouille plus de sa fibrine, de son fer et de son cruor que dans l'anémie.

La chlorose avec tous ses symptômes caractéristiques ne se présente pas chez l'homme. Les femmes n'en sont presque jamais atteintes après l'âge de retour. Elle ne paraît jamais chez les femmes qui perdent convenablement un sang rouge et consistant. Les dérangements de la menstruation précèdent toujours la chlorose, qui s'aggrave à mesure que les premiers augmentent. Quand une cause fait diminuer ou cesser les menstrues chez une fille bien portante, si la perte n'est pas remplacée par une autre évacuation, la chlorose est presque toujours la suite de cette altération. Les chlorotiques traitées par le fer reprennent leur couleur, leur force et leur embonpoint normal; mais si, malgré cet état, l'on cesse le fer avant que les menstrues aient coulé avec leur force et leur quantité normales, la chlorose reparaît; ce qui n'arrive pas quand le flux menstruel a paru convenablement. La chlorose se développe graduellement; elle atteint les femmes fortes et sanguines, comme les faibles et cacochymes, sans cause débilitante, à la suite de diminutions ou de suppressions des menstrues. Dans les pays marécageux où règnent des épidémies de fièvres intermittentes, et où toute la population est affaiblie par les émanations putrides qui s'exhalent par suite de la décomposition d'une infinité de poissons et autres animaux aquatiques restant à sec pendant l'été , les chloroses n'y sont pas plus fréquentes que dans les pays très-sains et élevés. De là je crois pouvoir conclure que ces deux affections sont deux états différents , que la chlorose est une maladie *sui generis*, dont le point de départ est l'utérus. Cet organe, en agissant sympathiquement sur le reste de l'économie , produit des effets dont les résultats sont la décoloration des tissus , la diminution de la fibrine du sang , la gêne de la circulation , etc. Pour montrer l'action de l'utérus sur le système capillaire sanguin , je citerai l'observation suivante.

OBSERVATION CXXXII. — Une jeune femme , nerveuse et sanguine , se blessa par suite de frayeur. Elle se coucha sans avoir perdu une seule goutte de sang, et dans quelques heures les muqueuses et la peau devinrent pâles comme de la cire blanche. Les yeux étaient cernés, les pupilles contractées ; elle était immobile ; on remarquait seulement parfois des contractions aux mâchoires et dans les membres ; elle était insensible au bruit et à l'action du titillement que l'on exerçait sur elle. Le pouls était souple , petit , sans fréquence, ni roideur ; la déglutition était impossible. On lui donna en lavements des bouillons et des préparations anti-spasmodiques et opiacées , qui ne produisirent aucune amélioration. Au bout de dix jours de la persistance de cet état, elle accoucha d'un fœtus de trois mois, et sans hémorragie. Quelques heures après, les yeux s'ouvrirent et s'animèrent ; la figure reprit son expression ; les facultés intellectuelles se réveillèrent ; le pouls s'éleva , prit de l'ampleur ; les muqueuses se colorèrent ; la couleur jaune, verdâtre et terne des chloroses , au deuxième degré , que présentait la peau , se dissipa.

2. — *Causes prédisposantes de la chlorose.* — Ces causes sont peu connues ; les constitutions faibles, nerveuses, lymphatiques, scrofuleuses, chez lesquelles le travail de la puberté languit et n'arrive que lentement à son but, disposent les filles impubères à contracter cette maladie. D'un autre côté, nous voyons souvent des filles de neuf, dix treize, quatorze, quinze, seize, dix-huit, vingt-cinq ans, et au-dessus, fortes, paraissant douées, d'une bonne constitution et de la meilleure santé, devenir chlorotiques sans que l'on puisse en saisir la cause (Voir les observations CXLIII et CXLIV). Après l'entier accomplissement de la puberté, quand la chlorose est produite par des désordres de la menstruation, les constitutions influent peu sur le développement des pâles couleurs.

3. — J'ai trouvé des chlorotiques dans tous les tempéraments, mais en plus grand nombre parmi les femmes nerveuses et sanguines. Cette maladie se présente en égale proportion à la campagne, dans les bourgs, les villes petites et moyennes. Sur un nombre donné de femmes, j'ai vu moins de chlorotiques, à Paris, que dans les petites villes et les campagnes de la Charente-Inférieure. Les femmes des campagnes, plus robustes, livrées à des travaux qui provoquent de fortes transpirations, moins sensibles aux diverses variations de température, plus régulières dans leurs mœurs et leurs habitudes, moins irritables, soumises à des sensations moins multipliées, plus faibles, et dont l'imagination est, le plus souvent, occupée des premiers besoins matériels de la vie, sont atteintes de chloroses ordinairement moins compliquées ; tandis que les femmes des villes, moins fortes, plus irritables, plus oisives, souvent sous l'influence de sensations qui surexcitent l'esprit et les sens, plus ou moins leucorrhéiques, m'ont présenté la chlorose accompagnée de complications et de modifications que j'ai ren-

contrées bien peu chez les premières. Dans les villes, les femmes employées à de forts travaux sont aussi plus exemptes de ces complications que les femmes élevées dans la mollesse, l'oisiveté, le repos prolongé, et dont l'éducation, précoce ou forcée, a surexcité le système nerveux, altéré les fonctions digestives.

4.—On l'observe également dans les pays bas et humides, et dans ceux qui sont secs et élevés. Les villages situés sur les bords du marais de Brouage, où la plus grande partie des habitants sont pâles et bouffis par suite des fièvres intermittentes qui y règnent six mois de l'année, ne présentent pas, proportionnellement au nombre des personnes, plus de chlorotiques que ceux situés sur les coteaux de la rive droite de la Charente, où la population est d'une force et d'une fraîcheur remarquables.

5.— La chlorose paraît endémique dans certaines localités. Depuis trente ans, je visite deux bourgs situés sur un terrain sec et plat, où les neuf dixièmes d es femmes ont eu la chlorose, sans que l'examen des lieux et de leurs habitudes puisse en faire découvrir la cause. J'ai remarqué, pendant plusieurs années, que la chlorose devenait épidémique, sans que les variations de température et les pluies eussent été plus nombreuses que les autres années. J'ai souvent observé que cette maladie paraissait héréditaire, ou du moins que, dans certaines familles, les filles s'y trouvaient plus sujettes que d'autres femmes habitant la même localité et n'étant pas favorisées d'une meilleure constitution. J'ai soigné des familles dont toutes les filles devenaient chlorotiques, même en s'entourant de tous les secours de l'hygiène.

6. — J'ai traité des chlorotiques de tous les âges, de huit à quarante-six ans. Mais la plupart avaient de quatorze à vingt-six ans.

7. — Quoique j'observe sans cesse, et que j'examine très-attentivement tous les malades qui me consultent, je n'ai pas pu trouver un seul homme présentant tous les symptômes de la chlorose. Je pense que les signes de cette maladie, observés sur des hommes par quelques médecins, tenaient à l'anémie, ou à l'existence d'une maladie chronique méconnue.

8. — *Causes de la chlorose.* — J'ai vu la chlorose se montrer assez fréquemment sans cause apparente; mais dans les neuf dixièmes des cas, elle m'a paru déterminée par le refroidissement subit du corps, ou par l'immersion des pieds ou des mains dans l'eau froide, pendant, ou peu de temps avant, ou après l'écoulement menstruel. Les impressions morales, vives et subites, les chagrins, les veilles, les fatigues, la produisent aussi. Toutes ces causes ont pour premier effet de déranger, diminuer, ou supprimer les menstrues, et la chlorose vient ensuite.

La chlorose ne dépend pas seulement de la diminution ou de la suppression du flux menstruel ; elle paraît plutôt produite par le changement de vitalité de l'utérus, car le produit menstruel n'est pas toujours diminué : quelquefois, au contraire, il est beaucoup plus abondant ; mais ses qualités, sa consistance et sa couleur, sont constamment altérées, ce qui prouve que l'utérus souffre. Toutes les fois qu'un organe sécrète, exhale ou laisse transsuder un liquide, ce liquide change toujours à mesure que cet organe s'affecte plus ou moins ; mais il ne change jamais sans que l'organe soit plus ou moins troublé. Ainsi, en jugeant par analogie, dans la chlorose l'utérus et probablement tous les organes génitaux éprouvent une modification dans leur vitalité. Tout nous porte à penser que cet état des organes génitaux a précédé, et qu'en agissant sur tout l'organisme, il a produit la chlorose et changé la nature du produit menstruel.

9. — Les capillaires et les veines des chlorotiques contiennent peu de sang, malgré la force des battements du cœur, qui donnent aux troncs artériels des secousses comme dans l'hypertrophie de cet organe. Y aurait-il, dans le mode de sensibilité de ces vaisseaux, de la gêne à la circulation ? On sait que les contractions du cœur augmentent d'énergie avec la résistance que lui oppose un obstacle au cours du sang.

Le sang, qui, dans la chlorose, se dépouille d'une partie de sa fibrine, de son cruor, et de son fer, comme l'ont prouvé les analyses de Fœdisch, Auder et Gavaret, perd-il son action stimulante ? et n'excite-t-il plus assez les contractions des vaisseaux capillaires ? Ce qui milite en faveur de cette proposition, c'est que, dans la chlorose, plus le sang est séreux, et plus il y a de gêne à la circulation ; et quand l'état de la malade s'améliore, le pouls se calme à mesure que les muqueuses et la peau se colorent. Le bruit que le flot sanguin fait entendre dans le trajet des gros vaisseaux, la décoloration des tissus, le défaut de fibrine du sang, la faiblesse des muscles, le dépérissement lent et graduel de la malade, le froid de la peau et des extrémités dépendraient-ils de cette cause ?

10. — *Division de la chlorose en trois degrés.* — Je divise la chlorose en trois degrés, basés sur sa plus ou moins grande force ou gravité. Ces divisions sont utiles, non seulement pour en faciliter la description, mais encore pour mieux spécifier la manière dont il faut modifier le traitement, suivant que les malades sont plus ou moins affectées.

Les descriptions que je fais de ces divers degrés de la chlorose, sont prises, pour le premier, dans le commencement de la maladie ; pour le second, lorsqu'elle se montre avec tous ses symptômes les plus tranchés. Entre ces deux degrés se trouvent bien des nuances. Pour le troisième, au temps où l'organisation ne pouvant plus réagir succombe sous le poids de la maladie et périt progressivement.

11. — *Symptômes.* — 1er Degré. — Légère pâleur uniforme de la langue, des lèvres, des gencives et du pourtour des ailes du nez; le reste de la peau, quoique moins frais et moins coloré, change peu. La figure se tache quelquefois comme chez les femmes enceintes, ou se garnit de boutons; légère bouffissure, au-dessus des cartilages tarses, des paupières supérieures; yeux humides, battus ou brillants; paupières inférieures légèrement bleuâtres; légers tiraillements aux seins, qui deviennent plus sensibles et se ramollissent. L'épigastre est douloureux à la pression et gonflé; le ventre a des borborygmes; les jambes sont lourdes, fatiguées et souvent douloureuses; les chairs deviennent plus flasques, plus molles et maigrissent. Dans le repos, le pouls n'a pas plus de force, d'ampleur, de fréquence et de tumultueux qu'à l'état normal. Mais souvent les malades, surtout celles qui sont fort irritables, ont des palpitations de cœur spontanées et sans mouvement durant la nuit ou le jour. Pendant une marche lente et sur un plan horizontal, les pulsations du cœur redoublent peu; mais en marchant vite, ou bien en montant une côte, un escalier, la respiration est plus gênée, et les pulsations sont bien plus fortes qu'avant la maladie, sans être aussi larges et aussi tumultueuses qu'au second degré de la chlorose. Ce symptôme est un des plus caractéristiques de cette maladie et se présente toujours. L'appétit est irrégulier, fantasque; les digestions sont difficiles, se dérangent facilement; la diarrhée ou la constipation ont souvent lieu, quelquefois alternent. Souvent la malade est altérée, assez souvent aussi elle a des langueurs d'estomac, des défaillances, des cardialgies les plus variées, des nausées, des rapports, des aversions pour certaines choses qui, peu de temps avant, flattaient son goût. L'estomac repousse quelquefois certains mets qui passaient bien avant la maladie, en vomit même quelques-uns, ou presque tous les aliments. La malade est impatiente, ennuyée. Elle sent un malaise général, une diminution des forces. Le sang menstruel, si la fille est réglée, a perdu de sa quantité, de sa consistance, de sa couleur ; il est noir, rougeâtre, ou très-liquide et peu coloré, d'un rouge terne. Les menstrues durent moins longtemps. Ce changement de couleur et de consistance du sang menstruel est le symptôme le plus sûr et le plus constant de la maladie. Les nerfs s'agitent autant, bien souvent plus que dans le second degré de la maladie, et peuvent présenter tous les symptômes de l'hystérie.

J'ai plusieurs fois observé du resserrement spasmodique à la poitrine, revenant par accès avec ou sans toux, qui dans ce cas est sèche, sifflante et par quintes. La toux peut exister seule, et sans resserrement de la poitrine. Des névralgies les plus variées se font souvent sentir, et siégent plus particulièrement à l'un des côtés de la tête, de la face, sur les flancs, sur la poitrine et sur les jambes ; elles sont remarquables par leur mobilité et leur facilité de se porter rapidement d'un point sur l'autre, ce qui leur donne un caractère spécial. Elles sont, avec les cardialgies, un des symptômes les plus fréquents de la chlorose à son premier degré, surtout chez les femmes sensibles, irritables. Le plus ordinairement, ces divers symptômes ne sont pas tous réunis sur le même sujet, et ne présentent pas un groupe aussi constant que ceux du second et du troisième degré. La maladie n'ayant pas tous les caractères distinctifs, n'est pas aussi facile à saisir ; et, pour me servir de la comparaison du spirituel et savant M. Récamier, la phrase est incomplète, mais le médecin doit en saisir le sens.

12. — 2e Degré. — La peau est d'un pâle verdâtre, cou-

leur de feuille morte, d'un aspect de demi transparence, plus sèche, moins douce et moins chaude qu'à l'état normal. Les sourcils et les cheveux ont perdu de leur brillant et de leur couleur, comme dans les phthisies avancées, ou dans les fièvres intermittentes anciennes. L'œil est triste, humide, sans éclat, sans vivacité. La sclérotique est d'un blanc bleuâtre et nacré. Les paupières et surtout les supérieures sont bouffies, et souvent d'une très-légère teinte bleue plus sensible à la paupière inférieure. Les lèvres, les gencives, la langue, et généralement toutes les muqueuses, sont décolorées. La langue et les gencives sont remarquables par le lisse de la muqueuse et son uniforme pâleur. C'est un symptôme caractéristique ; il existe dans les cas même où la figure est encore colorée. Il en est de même de la couleur pâle jaune-verdâtre du pourtour des ailes du nez et des lèvres. Elle a lieu constamment et jure quelquefois avec la couleur rouge des pommettes. Cette couleur rouge tient presque toujours au développement variqueux des capillaires de cette partie, entre lesquelles le derme est jaune-pâle. Les seins se flétrissent ; l'épigastre légèrement gonflé est plus sensible à la pression. Le ventre a des borborygmes presque continuels. Les battements du cœur sont forts, fréquents, tumultueux et sans intermittences. Ceux des carotides sont très-visibles à l'œil, même pendant le repos. Ces derniers font entendre un bruit sensible à la malade et aux personnes qui l'entourent. Ces bruits sont de deux espèces, ceux qui tiennent au choc de l'artère contre la base du crâne, et ceux qui se font entendre dans l'intérieur de l'artère, ceux-ci sont des bruits de souffle, etc. Quand la malade marche vite ou monte un escalier, l'oppression et les battements du cœur augmentent de force et de vitesse, au point de la suffoquer. Quand les chlorotiques ont la fièvre, la circulation est moins tumultueuse et se rapproche plus de celle des autres personnes atteintes aussi de fièvre. Il existe souvent une petite toux sèche, par secousses et insensible à la malade. Les jambes lourdes et faibles semblent s'enfoncer dans le sol pendant la marche ; elles s'œdématient autour des malléoles ; les veines diminuent beaucoup de volume, et paraissent au travers de la transparence de la peau d'un rose vineux.

La jeune fille est faible, triste, rêveuse, plus sensible, plus irritable, aimant la solitude, se repaissant d'idées tristes et mélancoliques qui souvent la font pleurer sans sujet apparent. Elle a par instants des faiblesses, des défaillances ; l'appétit diminue et parfois se pervertit. Il y a tendance à l'assoupissement pendant le repos. La nuit, le sommeil est souvent agité. Le sang artériel est aqueux, fort peu coloré et très-peu chargé de fibrine dans les chloroses avancées. Répandu sur un linge blanc, il prend une couleur de brique. La suppression des règles n'existe pas toujours chez les chlorotiques ; la plupart perdent en petite quantité ; mais il y a constamment une altération de couleur et de consistance dans le produit de la menstruation. Il prend un aspect différent suivant les individus et change souvent plusieurs fois chez la même personne ; il est pâle, glaireux, roussâtre, semblable à la lie de vin blanc, puriforme, poisseux, demi-noir, strié, d'un gris-jaunâtre, verdâtre. Il paraît un jour, deux jours, quelquefois trois, mais rarement plus ; parfois inodore, il a souvent une odeur désagréable.

Pour l'ordinaire, l'écoulement s'opère ainsi, mais il arrive quelquefois qu'il est très-abondant, continue plus longtemps qu'à l'état normal, et revient bien plus souvent. Il est plus liquide, moins glaireux, et de la couleur que je viens d'indiquer. Examinés avec le spéculum, la muqueuse vaginale et le museau de tanche sont plus pâles.

J'ai touché des femmes chlorotiques avant et après leur guérison : le col de l'utérus ne m'a pas paru subir de changements. J'ai vu trois cas seulement où le col et la lèvre postérieure étaient gonflés et comme infiltrés, sans que ces femmes en aient été averties par aucune incommodité. Cet accident disparut avec la chlorose, et depuis plusieurs années elles jouissent d'une bonne santé.

13. — Au troisième degré de la maladie, la peau est d'un pâle jaune, plus mate, plus terreuse, plus écailleuse ; les yeux sont abattus ; les conjonctives sont pâles et ternes ; les traits sont bouffis et prostrés ; le pouls est très-faible, très-fréquent, redouble par le mouvement, prend de la fréquence sans beaucoup d'ampleur, et l'oppression devient très-grande ; tout le tissu cellulaire s'œdématie, le ventre se tuméfie ; les jambes et les cuisses très-gonflées se couvrent de petites taches rouges-vineuses. La faiblesse augmente graduellement et devient telle que les mouvements sont impossibles ; le pouls faible, petit, fréquent, mais toujours tumultueux et légèrement irrégulier dans la force de ses pulsations, s'affaiblit encore et se réduit à un léger frémissement presque insensible, qui continue pendant quelque temps et disparaît. La poitrine s'embarrasse, et la mort vient, lentement et sans convulsion, finir cette série d'accidents. Les facultés intellectuelles se conservent jusqu'à la fin. Je ne citerai pas d'observations de chlorose au premier et au second degré ; les cas sont si communs, si variés, et se présentent si souvent à l'observation du praticien, que dans l'intention où je suis de rendre cet ouvrage le plus court possible, je m'abstiendrai d'en rapporter ici des faits que l'on trouvera d'ailleurs dans le cours de cet ouvrage. Mais les cas de chlorose au dernier degré sont plus rares, exigent des soins plus prompts, plus attentifs, et peuvent présenter de la difficulté dans

le diagnostic, ce qui m'engage à en citer ici quelques faits.

Observation CXXXIII. — Mlle M...., âgée de dix-huit ans, blonde, sanguine, d'une force et d'une taille moyennes, réglée régulièrement depuis l'âge de quinze ans, se mouilla le bas des jambes dans une rosée froide du mois de mars. Les règles se supprimèrent. Aussitôt après, elle eut des coliques, des maux de tête, des douleurs dans les articulations ; le quatrième jour, elle fut saignée à la saphène. Les coliques et l'embarras des articulations diminuèrent peu à peu. Les menstrues ne coulèrent pas à l'époque suivante. Dans les premiers jours de mai, la chlorose parut et fit de rapides progrès. Au mois de juillet, les jambes, puis les cuisses s'infiltrèrent ; bientôt l'œdème gagna tout le tissu cellulaire sous-cutané ; le ventre gonfla, devint mollasse ; la peau fine et belle grossit ; les membres inférieurs, très-flasques et très-gonflés, présentèrent à la fin quelques petites taches jaunâtres ; le pouls, large et bondissant pendant les premiers temps de la maladie, était alors très-fréquent, fort petit et mou. La faiblesse était extrême. Cet état persista deux mois, et la malade s'éteignit sans agitation. Ses facultés intellectuelles se conservèrent jusqu'à la fin.

On employa contre cette maladie la digitale, la seille et autres diurétiques. Pendant les trois premiers mois, on appliqua chaque mois quelques sangsues à la vulve, et dans les derniers temps on ne lui donna que du bouillon de bœuf et du vin de Bordeaux.

Cette observation m'a été donnée par le médecin de la malade, M. Coulon, de Saujon.

Observation CXXXIV. — La fille M..., des Croix-Blanches, commune de Corme-la-Forêt, brune, forte, âgée de vingt-deux ans, bien réglée depuis l'âge de quinze ans, se mouilla pendant qu'elle avait ses menstrues ; elles

cessèrent de couler , et ne revinrent pas à l'époque suivante. La chlorose se montra deux mois après. Cette maladie ne fut pas combattue et s'aggrava peu à peu. Quinze
mois après, au mois de mai, la malade était tellement affaiblie
qu'elle ne pouvait plus se tenir debout. Les jambes , les
cuisses et les bras étaient infiltrés. La figure et le corps
n'étaient que très-légèrement œdémateux. Le ventre très-
flasque, quoique gonflé, présentait de la fluctuation. Les
bouillons concentrés, mêlés au vin vieux, le vin de quinquina furent employés pendant vingt jours , sans fortifier
la malade. L'infiltration des jambes et l'épanchement dans
le ventre, demeurés au même point depuis deux mois, ne
changèrent pas. Je fus alors consulté. Voilà l'état dans lequel je la trouvai : voix et vue très-faibles ; peau flasque ,
molle, épaisse, écailleuse, d'un pâle jaune mat; muqueuses
d'un blanc terne; respiration courte, fréquente; pouls très-
petit, mou et si fréquent qu'il était impossible de compter
les pulsations; thorax sonore sur le devant; ventre gonflé,
flasque et fluctuant. Le plus petit mouvement était suivi
d'une suffocation faisant craindre pour la vie de la malade.
Elle était si faible qu'il était impossible de la lever sur son
séant, sans qu'elle éprouvât une faiblesse. Quoique cette
malade nous parût sans espoir, nous prescrivîmes le Sirop
de protoxide de fer à très-faibles doses ; mais elle s'éteignit
six jours après , sans la moindre agitation. Deux heures
avant, elle parlait encore avec raison.

OBSERVATION CXXXV. — La fille F... , de la Renardière , âgée de vingt-deux ans, brune, forte et bien réglée
depuis l'âge de quatorze ans et demi, entra dans une église
très-froide pendant qu'elle avait chaud et qu'elle avait ses
menstrues : saisie par le froid, elle trembla beaucoup et
se trouva mal. Ses règles cessèrent de couler. Six semaines
après, elle était chlorotique. Cette maladie fit des progrès

et fut accompagnée pendant les quatre premiers mois d'accès d'hystérie , qui diminuèrent à mesure que la chlorose prit de l'intensité , et cessèrent enfin au bout de neuf mois. Deux mois après , la malade avait les jambes , les cuisses et les bras infiltrés ; le corps et surtout la figure étaient œdémateux ; le ventre présentait une fluctuation confuse ; le pouls, très-fréquent et fort petit, disparaissait sous la plus légère pression du doigt; la malade, très-faible, presque toujours couchée, avait beaucoup de répugnance à se mouvoir, et le moindre mouvement était accompagné d'une très-forte oppression. La peau, grosse, molle, d'un pâle jaune terne et flasque, était sèche, rugueuse et froide. Elle mangeait peu ; les digestions étaient lentes et difficiles. Dans une consultation avec M. Reddon , son médecin habituel , nous prescrivîmes le Sirop de protoxide de fer, d'abord à la dose d'une cuillerée à café, matin et soir. Elle l'augmenta progressivement pendant six jours jusqu'à la quantité de deux cuillerées à bouche , prises à doses fractionnées dans le courant du jour. Dix jours plus tard , elle en prit trois cuillerées par vingt-quatre heures. D'abord, l'appétit s'améliora ; le pouls se releva peu à peu. Du vingt-deuxième au trentième jour du traitement , le pouls était large, tumultueux, bondissant comme dans les chloroses au second degré ; du trentième au quarantième, il se calma , devint régulier dans la force des pulsations , et reprit son état normal. L'infiltration diminua depuis le quinzième jour et disparut complètement le trente-sixième. La peau devint, à partir du vingtième jour, plus douce, plus serrée, puis s'anima , et resta longtemps encore un peu jaune et tachée. Depuis le vingtième jour, les muqueuses rougirent très-lentement d'abord , plus vivement un mois après. La guérison fut complète après deux mois et demi de traitement. Les règles reparurent comme avant la maladie, et malgré que cette fille eût repris ses travaux habituels. Elle continua le Sirop huit jours chaque mois, pendant les quatre mois suivants.

Cette observation est intéressante en ce qu'elle indique la marche qu'a suivie la maladie en cessant.

Cette chlorose, sous l'influence du fer, revient du troisième degré au second, et guérit ensuite comme celle-ci. Le pouls ne revient pas progressivement à son état normal. Avant d'y arriver, il prend d'abord le tumultueux de la chlorose au second degré. Les muqueuses et la peau ne se colorent pas de suite, la maladie suit, en cessant, la progression qu'elle avait prise en s'aggravant.

14. — Quand la maladie est passée depuis longtemps à l'état chronique et habituel, soit au premier ou second degré, la peau perd cet aspect de demi transparence, et prend une couleur d'un blanc jaune mat. Elle est grosse, molle, flasque et ridée. Les paupières cessent d'être bouffies et conservent une légère teinte bleuâtre. Les traits se flétrissent ; les lèvres se colorent un peu ; les seins s'effacent ; la poitrine se rétrécit et se courbe ; les yeux s'enfoncent, et tout porte l'empreinte d'une vieillesse prématurée. Le pouls n'a plus le développement et le tumultueux des premiers temps ; les palpitations du cœur ne sont pas aussi fortes en marchant ; les battements artériels ne sont plus aussi sensibles à la tête, et ne font plus entendre aussi souvent des bruits anormaux ; les jambes, quoique faibles, n'éprouvent pas cette fatigue, cette lourdeur, que ressentent les femmes récemment chlorotiques. La constitution, affaiblie, s'est conformée à ce nouvel état, qui ne cesse plus par les seuls secours de la nature, mais qui guérit constamment par l'emploi du Sirop de protoxide de fer, quelle que soit son ancienneté. Cette maladie, après avoir duré fort longtemps, dispose l'utérus à produire des fleurs blanches, des polypes,

des fongosités de toutes espèces, le squirre, des ulcérations du col, etc.

15. — La réunion d'un grand nombre des symptômes
de la chlorose, ne se rencontre jamais dans aucune autre
maladie. La plupart de ses symptômes, pris isolément,
peuvent se présenter dans un grand nombre d'autres affections ; mais dans ces cas il sera toujours facile d'éviter une
méprise en interrogeant bien les divers organes.

Les fièvres intermittentes prolongées donnent à la peau
la teinte jaune pâle des chlorotiques. La muqueuse buccale
prend le lisse et l'uniforme pâleur qu'elle a dans la chlorose.
Le sujet est faible, souvent triste ; quelquefois les jambes
s'œdématient autour des malléoles, et quand cet état dure
longtemps, souvent il s'accompagne d'aménorrhée ; mais
le pouls est faible, lent et petit ; il n'a ni le tumultueux, ni
le volume de celui des chlorotiques. Les mouvements, tout
en l'agitant un peu, ne provoquent pas de fortes pulsations
du cœur et des grosses artères, que l'on observe chez les
chlorotiques. Les veines conservent la couleur rose au
travers de la peau. Cette pâleur des téguments se remarque
encore chez divers phthisiques, quand la maladie mine très-
sourdement et presque sans fièvre. Mais alors les muqueuses
sont plutôt d'un léger rouge violacé que blanches, et l'état
de la poitrine et du cœur viennent bien vite fixer l'observateur. Cette pâleur des téguments existe aussi dans certaines
irritations gastrites, quelquefois avec aménorrhée, mais
plus souvent avec diminution des menstrues.

Ici la pâleur est plus blanche, et ne se mélange pas de la
couleur jaune verdâtre ; les muqueuses n'ont pas cette
pâleur uniforme ; elles sont d'abord d'un rouge vif, et
quand ces irritations ont duré fort longtemps, les muqueuses se décolorent, comme il arrive dans toutes les
maladies chroniques qui minent sourdement l'économie ;

mais encore dans ces cas le petit bout de la langue reste rouge ; le pouls est petit, plus résistant et plus fréquent ; puis la diarrhée, ou la constipation, et les autres symptômes indiquent l'état de la malade.

Souvent des chlorotiques ont le tube intestinal irrité et de la soif. Si, dans ce cas, la langue est rouge, la rougeur occupe sa face supérieure, et souvent toute la muqueuse buccale est marquée de petites plaques rouges ; mais on observe encore l'aspect lisse de cette membrane et les autres symptômes de la chlorose. On remarque quelquefois cette pâleur avec des palpitations nerveuses du cœur. Cette dernière réunion de symptômes exige beaucoup d'attention pour éviter des méprises.

Les fleurs blanches décolorent les muqueuses et la peau ; mais le blanc est mat, et les autres symptômes de la leucorrhée fixent de suite. Cependant, comme ces deux maladies se compliquent, souvent elles exigent un examen attentif.

Les squirres à l'estomac donnent à la peau une couleur d'un pâle jaune ; la peau est sèche, froide et souvent écailleuse ; les muqueuses sont plus ou moins décolorées ; le sujet est faible, triste, et l'aménorrhée existe souvent ; mais le pouls est ordinairement faible et lent ; le mouvement redouble peu les pulsations. Les hémorragies décolorent les muqueuses et la peau, et rendent cette dernière blanche, sans lui donner la légère teinte jaune verdâtre. L'état du pouls et ce qui s'est passé ne permettent pas la moindre erreur.

Je ne finirais pas, si je voulais citer toutes les diverses maladies où la peau et même les muqueuses prennent une teinte susceptible d'en imposer au médecin peu attentif. C'est sans doute cette méprise qui fait que plusieurs médecins de mérite ont préconisé divers traitements contre cette maladie, dont plusieurs m'ont paru nuisibles contre la chlorose simple , surtout ceux où l'on indique les évacuations sanguines.

Dans ces divers cas, le sang est ordinairement moins plastique qu'à l'état normal : mais répandu sur du linge, il n'a pas la couleur de brique que prend celui des chlorotiques.

16. — *Marche et progrès de la chlorose.* — Chez plusieurs filles, la maladie se borne aux symptômes suivants : légère pâleur des lèvres, des gencives, de la langue et du pourtour des ailes du nez , qui , chez quelques femmes , contraste avec la rougeur des joues ; pesanteur des jambes ; palpitations du cœur en marchant vite ; faible diminution des menstrues avec altération de leur couleur. Ces symptômes de la chlorose, au premier degré , se dissipent quelquefois dans l'espace de deux ou trois mois, surtout chez les jeunes filles. Ils se maintiennent plus longtemps sur les femmes du moyen âge.

J'ai vu beaucoup de femmes de trente-cinq à quarante-cinq ans , qui s'en trouvaient atteintes depuis la puberté. Après être passée à l'état chronique, cette chlorose éprouve moins de variations que celle au second degré , si la malade ne fait aucune chose pour l'aggraver. Mais quand les femmes touchent de l'eau froide , il y a toujours plus de malaise durant les deux , trois , ou quatre jours qui suivent le moment où elles se sont mouillées les jambes ou les bras. Elles sont plus sensibles aux diverses variations de température. Leur état de malaise s'accompagne de douleurs erratiques , de faiblesse , de troubles nerveux, de quelques mouvements fébriles revenant souvent à la suite d'un peu de fatigue ou d'impressions morales.

17. — Quand la maladie devient chronique, habituelle, les accidents diminuent. Il n'y a plus de bouffissures aux

paupières ; la peau est toujours un peu terne, jaune, terreuse, sans être pâle, si ce n'est autour des ailes du nez ; les muqueuses ont repris de la rougeur, mais les chairs ont pour l'ordinaire moins de fermeté. Un très-grand nombre de femmes en sont faiblement et constamment atteintes depuis la puberté, et rapportent à d'autres causes l'indisposition que cette maladie leur fait ressentir.

18. — Sur un certain nombre de filles ou de femmes, les accidents augmentent lentement pendant deux, trois, quatre ou cinq mois ; chez d'autres, la maladie prend rapidement beaucoup d'intensité dans l'espace de trois à six semaines. Parvenue au second degré, le plus ordinairement la chlorose s'y maintient longtemps avec de petites augmentations momentanées, une recrudescence au printemps et en automne, et une amélioration en hiver et en été. Malgré leur faiblesse et leur susceptibilité au froid, ces malades sont constamment mieux en hiver. La plupart des femmes anciennement chlorotiques éprouvent constamment du mieux pendant l'hiver. Quelques-unes même prennent, pendant cette saison, de la force et une apparence de bonne santé ; mais, aux mois de mars, avril et mai, la chlorose augmente et diminue de nouveau vers novembre et décembre. Cette remarque est très-avantageuse, car elle sert quelquefois à caractériser la chlorose dans certains cas douteux. Ainsi dans les chloroses au premier degré, qui déjà portent leur action sur la poitrine, les malades toussent fort peu en hiver et beaucoup au printemps et en été. Cette observation, que j'ai faite bien souvent, m'a plusieurs fois fixé sur la cause et la nature de la maladie du poumon. Cette recrudescence est d'autant plus marquée, que la maladie est plus nouvelle. Elle est moins sensible quand la chlorose dure depuis dix ou douze ans.

Elle peut guérir par les seuls efforts de l'organisme, se

maintenir au même état, ou bien augmenter progressivement et passer au troisième degré. Dès les commencements, quand la maladie guérit par les seuls efforts de l'organisme , les accidents se dissipent promptement. La
malade est moins sujette aux récidives , pourvu toutefois
qu'elle n'ait aucun trouble des menstrues. La guérison est
alors le produit de la cessation spontanée de la cause.
Quand la chlorose se maintient plus de deux ou trois ans,
elle passe à l'état chronique. Alors elle ne conserve pas
l'intensité qu'elle avait d'abord. Elle ne s'accompagne plus
autant d'accidents, ni de complications graves. Les recrudescences ne sont plus aussi marquées aux divers changements de saisons. La malade reste dans un état de chétiverie constant , et la maladie persiste tout le temps de la vie
utérine. Les efforts de l'organisme ne suffisent pas seuls
pour la guérir ; mais on peut toujours y parvenir en prenant assez longtemps des préparations de fer.

19. — Quand la chlorose acquiert promptement beaucoup d'intensité , il existe plus de faiblesse , d'oppression ,
de bouffissure à la figure et d'œdème autour des malléoles ; elle est plus sujette à passer au troisième degré , et
l'affaissement est plus rapide ; mais le plus souvent la chlorose y passe lentement. Pendant ce dernier état les forces
vitales paraissent s'anéantir ; l'organisme ne peut plus réagir ; tout le tissu cellulaire sous-cutané s'infiltre ; l'eau
s'épanche dans le péritoine, plus rarement dans les plèvres ; l'anasarque et l'épanchement s'opèrent lentement.
Arrivés à une certaine étendue , leurs progrès semblent
s'arrêter ; le ventre ne se tend pas autant que chez les autres hydropiques, et reste mollasse comme une vessie demi
pleine d'eau. La peau des membres, très-flasque et fluctuante, retombe et pend au-dessous du membre que l'on
soulève. Toutes les fonctions s'exécutent très-lentement sans

être complètement enrayées. Cet état dure souvent fort longtemps sans éteindre la malade. Avec cette gravité de la chlorose, l'économie est tout-à-fait impuissante pour réagir, et la mort en est constamment la suite, si l'on ne parvient pas à y remédier. Dans les premiers temps de ce troisième degré, on peut encore assez facilement la guérir, en employant le fer avec toutes les précautions que j'indiquerai quand je parlerai de ce métal. Dans les derniers temps, quand le pouls n'est plus que frémissant, elle est bien souvent incurable.

20. — On pense généralement que le mariage fait cesser la chlorose. Cet effet a lieu quelquefois ; mais le plus souvent après, cette maladie augmente ou reste stationnaire.

Sur soixante femmes mariées pendant qu'elles avaient la chlorose, sept ont guéri dans le cours de l'un des trois premiers mois qui ont suivi le mariage. Vingt-sept sont restées dans le même état pendant au moins une année. Chez vingt-six, la chlorose a fait des progrès dès le premier ou second mois. Parmi ces dernières, neuf étaient affectées de chlorose chronique restée stationnaire depuis plusieurs années. Aussitôt après le mariage, ces maladies sont passées à l'état aigu et se sont aggravées.

Observation CXXXVI. — Mme M......, de Mortagne, âgée de trente-huit ans, brune, mince, nerveuse et réglée à quatorze ans, peu forte, est restée chlorotique depuis l'âge de seize ans. Ses menstrues, faibles et décolorées, venaient assez régulièrement deux jours par mois. Elle se maria à l'âge de vingt-six ans ; deux mois après son mariage la chlorose augmenta. Cette dame devint maigre, faible ; les jambes, les cuisses et l'avant-bras s'infiltrèrent ; la figure œdémateuse et bouffie était, ainsi que les muqueuses, d'une pâleur extrême. Elle avait le pouls fréquent, tumultueux et mou, une forte oppression et de la toux, qui l'un et l'autre augmentaient beaucoup au moindre mouvement et souvent étaient accompagnées de crachats sanglants , puis la fièvre se manifesta. Le pouls cessa d'être tumultueux , devint plus roide, petit et très-fréquent. La langue rougit légèrement à la surface supérieure. La toux et l'oppression augmentèrent encore; les crachats rares, muqueux et blancs, cessèrent d'être sanglants, devinrent blancs, épais et peu gluants. L'oreille placée sur divers points de la poitrine entendait un bruit de râle muqueux. La respiration était courte et précipitée. La poitrine, sonore à sa base, rendait un son plus sourd et plus mat à son sommet. La faiblesse était telle qu'elle ne pouvait ni marcher, ni se tenir debout. Après avoir été traitée par deux médecins habiles, et, sans avantage, à l'aide des préparations de quina , de valériane , des vésicatoires, etc., elle demanda mon avis. Nous prescrivîmes le Sirop de protoxide de fer à la dose d'une demi-cuillerée, matin et soir, qui , trois jours plus tard, fut élevée à celle de trois cuillerées par jour. Deux mois après, elle était d'une force et d'une fraîcheur qu'elle n'avait pas encore eues. Alors elle devint enceinte, eut une grossesse et une couche heureuses. Son fils est peu fort, délicat, et souvent indisposé. Quatre mois après être accouchée, elle devint encore grosse, et accoucha fort heureusement d'une fille très-forte et d'une excellente santé. Trois mois après cette dernière couche, elle eut de nouveau la chlorose avec perte presque continuelle d'un sang très-liquide et décoloré, et les accidents de la poitrine revinrent. Elle fut encore guérie avec le Sirop de protoxide de fer. Pendant les cinq ans qui suivirent, le contact de l'eau froide ou la moindre impression morale faisaient promptement reparaître la chlorose, ainsi que la perte et la toux, qui cessaient quand elle faisait usage du Sirop, auquel elle était obligée de revenir souvent, parce que ennuyée de boire ce médicament, elle n'en prenait plus aussitôt qu'elle se trouvait mieux. La cinquième année, elle résolut de le prendre jusqu'après parfaite guérison. Alors elle devint encore enceinte, et se blessa au terme de trois mois, à la suite d'une longue course en cabriolet dans un chemin raboteux. La blessure fut longue et pénible, le placenta resta quinze jours dans l'utérus après la sortie du fœtus. Elle perdit peu de sang. Trois mois après, la chlorose reparut et fut, au bout de quinze jours, accompagnée de pertes. Cette maladie fut encore guérie par le Sirop ferreux. Cette susceptibilité se maintiendra, je pense, jusqu'à la ménopause.

24. — Les chlorotiques, surtout celles au second degré, deviennent rarement enceintes, et sont très-susceptibles de se blesser. J'ai soigné bien des femmes chlorotiques qui, mariées depuis plusieurs années, n'avaient pas eu de grossesse, et qui sont devenues enceintes aussitôt la guérison de la chlorose. Cependant, j'en ai vu plusieurs devenir grosses, porter à terme et nourrir. Les symptômes de la maladie commençaient à diminuer vers la fin du troisième mois. A la fin du quatrième, les palpitations tumultueuses du cœur cessaient en partie ; les veines se remplissaient ; les seins grossissaient ; les muqueuses et la peau se coloraient un peu ; le sang restait moins chargé de fibrine jusqu'à la fin du sixième mois, et quelquefois pendant tout le temps de la grossesse.

OBSERVATION CXXXVII. — Mme Bedin, âgée de vingt-six ans, d'une taille moyenne, d'un tempérament nerveux et sanguin, présentait, depuis l'âge de dix-huit ans, tous les signes de la chlorose, et tous les mois avait un léger écoulement d'un gris rougeâtre. Quand je fus consulté, cette dame, mariée à vingt-et-un ans, s'était blessée quatre fois aux termes de quatre à cinq mois. Je lui prescrivis le Sirop de protoxide de fer, dont elle fit usage pendant deux mois et demi, durant lesquels elle prit un coloris et une force qu'elle n'avait pas encore eus. Les derniers jours, les règles coulèrent rouges et pendant six jours. Aussitôt après, elle devint enceinte, eut une grossesse heureuse, et accoucha d'un enfant vigoureux. Cette chlorose, que le mariage n'avait pas guérie, paraît bien être la cause de ces quatre blessures.

OBSERVATION CXXXVIII. — Mme D..., âgée de vingt-six ans, d'une taille et d'une force moyennes, chlorotique depuis l'âge de dix-sept ans, très-nerveuse, se maria à vingt ans. Elle eut deux enfants, un garçon et une fille, qui tous deux sont d'une pâleur chlorotique, d'une fibre excessive-ment lâche, et sont couverts d'ulcères scrofuleux, que l'on combat avec avantage avec les préparations de fer, mais qui reparaissent cinq ou six mois après que ces jeunes gens cessent d'en faire usage.

A l'âge de vingt-cinq ans, après avoir été traitée depuis longtemps et sans avantage par les substances toniques, cette dame me fit appeler. Voilà l'état où elle se trouvait : pâleur extrême des muqueuses et de la peau, maigreur bien prononcée, infiltration des jambes, des cuisses et faiblesse telle qu'elle ne pouvait pas marcher, ni même se tenir debout, palpitations et oppression extrême au moin-dre mouvement, toux sèche, pouls petit, fréquent et mou. Tous les mois elle voyait un jour seulement ses règles d'un jaune violacé.

Mise à l'usage du Sirop ferreux, les forces revinrent, l'appétit augmenta. Dix-huit jours après, elle parcourut 1,500 mètres, et quinze jours plus tard elle montait libre-ment l'escalier. Ses règles ont coulé rouges et fortes, et depuis sept ans son état de santé se soutient ; elle a une fille de quatre ans, qui, rouge, forte et vive, ne présente aucuns symptômes de scrofules.

22. — Pour faire connaître les effets de la chlorose sur la grossesse, la délivrance, ses suites , l'état des enfants, et pour éviter de rapporter un certain nombre de faits, je fais ici le tableau synoptique de cinquante-deux femmes devenues enceintes pendant qu'elles avaient la chlorose.

(Voir le tableau au verso.)

SUR 52 FEMMES DEVENUES ENCEINTES PENDANT LA CHLOROSE.

10 Se sont blessées du deuxième au sixième mois.

4 Sont restées longtemps très-faibles, c
ves et souvent affectées d'accès de fi
— La chlorose a continué.

2 Ont eu des pertes assez fortes d'un
peu chargé de fibrine et sont restées
bles. — La chlorose a persisté.

1 Est morte d'une métrite chronique
mois après la délivrance.

3 N'ont pas eu d'autres accidents et
restées chlorotiques.

2 Sont accouchées d'enfants morts
chlorose a continué.

2 Ont eu à la suite des irritations chr
ques fort longues, dont elles ont g
ainsi que de la chlorose.

33 Se portaient mieux pendant la grossesse à partir du troisième au quatrième mois. Dix-neuf ont pris de l'embonpoint.

24 Sont accouchées sans accidents.

3 Ont eu divers accidents nerveux.

2 Ont eu des pertes.

3 Étaient énormément infiltrées.

9 Ont souffert pendant la grossesse.

1 Atteinte d'hydropisie utérine. — Mor
la femme et de l'enfant.

1 De convulsions se répétant sans la moin
impression. — Couche heureuse; n'
nourrir. — Guérison de la chlorose e
la maladie des nerfs. — L'enfant
assez fort.

2 De maux d'estomac, avec vomisseme
— Amaigrissement. — Diarrhée. —
blesse. — L'une est morte avant d'ac
cher, et l'autre trois jours après; en
mort.

1 De maux d'estomac, nausées, amaigri
ment, couche heureuse, retour des fo
par l'emploi du fer. — N'a pu nou
l'enfant qui s'est fortifié. — Guérison
la chlorose.

1 Est morte de pertes survenues quelq
jours après la délivrance. — L'enfant
mort à l'âge de quatre jours.

La plupart de ces femmes avaient
jambes infiltrées.

Ont eu de deux à six couches et sont restées chlorotiques, dans l'intervalle. — Trois d'entre elles sont devenues rachitiques.

Ont été guéries de la chlorose dès la première couche et se sont fortifiées.

Ont guéri de la chlorose après la première couche, mais les menstrues sont restées irrégulières et avec dysménorrhée.

Ont été guéries momentanément de la chlorose, mais cette maladie a recidivé, six mois après la couche ou l'allaitement.

Est accouchée heureusement d'un enfant assez volumineux. — N'a pas pu nourrir par faiblesse. — La chlorose a continué.

Est restée longtemps très-faible et atteinte de fièvre lente à la suite des couches.—Guérison de la maladie. — La chlorose a persisté. — L'enfant est mort âgé de dix jours.

Est morte d'un péritonite chronique. — L'enfant a survécu.

16 Ont pu nourrir pendant une année au moins. Dix d'entre elles ont pris de l'embonpoint. Les autres ont maigri.

4 N'ont pu continuer à nourrir par la mort des enfants.

7 N'ont pas nourri par faiblesse ou défaut de lait.

2 Par des raisons particulières indépendantes de la santé.

En consultant ce tableau, il est facile de voir sur une petite échelle l'effet très-fâcheux que la chlorose exerce sur les fonctions utérines; ou, pour mieux dire, que, dans cette maladie, l'utérus est dans un état pathologique influant sur le produit de la génération. (Voir aussi les obs. CXXXVI, CXXXVIII.)

La proportion des blessures, des maladies venant à la suite de couches, des femmes affaiblies, de celles qui succombent, des enfants morts, faibles ou malades, est très-considérable, et cette influence que les praticiens ont bien souvent occasion d'observer, m'a paru la cause la plus grande de la faiblesse des constitutions, des scrofules, du rachitis, etc. Le nombre des femmes atteintes de la chlorose au premier degré est énorme; et, dans certaines localités, il dépasse la moitié des femmes de quatorze à quarante-cinq ans. C'est là certainement la cause la plus puissante de l'affaissement progressif de la race humaine. On trouve dans le monde un certain nombre de femmes qui ne sont bien portantes que pendant la grossesse; elles sont chlorotiques. La maladie cesse pendant la grossesse et revient après. On en rencontre aussi qui ne sont réglées que pendant la grossesse. En examinant ces femmes avec soin, j'ai vu que presque toutes étaient chlorotiques.

Dès les premiers temps de la grossesse, la matrice revenant à son état normal, et la femme se trouvant dans la catégorie de celles qui sont réglées pendant la grossesse, cet organe reprend ses fonctions menstruelles.

25. — La chlorose se montre le plus souvent aux environs de la puberté ou peu de temps après. Elle paraît fréquemment avant cette époque. Mais je ne l'ai jamais observée chez des sujets au-dessus de cinquante ans. Chez les femmes de cet âge, qui présentaient quelques symptômes de cette affection, j'ai toujours reconnu la présence d'une

maladie chronique de l'utérus ou d'autres parties. Elle peut affecter les petites filles, longtemps avant le temps fixé pour l'accomplissement de la puberté. J'ai vu beaucoup de filles de huit, neuf, dix, onze, douze, treize ans qui, sans être plus développées qu'on l'est ordinairement à cet âge, présentaient tous les symptômes de la chlorose, ont été guéries par le fer, et n'ont été réglées que deux, trois, quatre, cinq, six ans plus tard. (Voir l'obs. CXLI.) Chez ces petites filles, la chlorose arrête beaucoup le développement du corps, rétrécit la poitrine, contourne la colonne vertébrale, provoque la formation des scrofules, de la phthisie, et sans un traitement fait à temps convenable, la pauvre fille reste faible et rabougrie. (Voir l'obs. CXLII et l'article Rachitis.) Mais si l'on traite la chlorose chaque fois qu'elle se montre avec intensité, le développement du corps continue à s'exécuter, et la fille peut acquérir une forte constitution.

OBSERVATION CXXXIX. — Mlle P....., de Saintes, âgée de vingt-et-un ans, forte et bien constituée, était, à dix ans, faible, délicate ; elle réunissait tous les symptômes de la chlorose au second degré, compliquée d'une fièvre intermittente qui, depuis six mois, résistait au sulfate de quinine, pris sous toutes les formes. Je prescrivis le Sirop de protoxide de fer pendant un mois ; les forces se relevèrent ; la pâleur et les palpitations de cœur cessèrent. Douze grains de quinine administrés en deux jours arrêtèrent la fièvre déjà très-affaiblie. Son état de santé se soutint pendant trois mois, au bout desquels la chlorose revint graduellement, et bientôt après la fièvre intermittente. Le Sirop fut repris et suivi du même succès. Depuis ce moment la chlorose a reparu tous les ans, accompagnée des mêmes accidents, dans les mois d'avril ou mai, et toujours le Sirop ferreux a fait cesser la maladie. Cette fille, devenue fortement constituée, a vu ses menstrues pour la première fois à l'âge de dix-sept ans. Depuis leur apparition, la même susceptibilité existe toujours. Pour peu qu'elle se mouille, ses menstrues s'altèrent et la chlorose reparaît.

Observation CXL. — Mlle M…, mince, assez forte, très-vive, fut chlorotique à l'âge de onze ans. Traitée par le Sirop de protoxide de fer, elle devint rose, bien portante, et ne fut réglée qu'à quinze ans et demi.

Observation CXLI. — Mlle S……., grande, forte, bien constituée et d'un beau tempérament sanguin, était chlorotique à neuf ans. Tous les accidents cessèrent par l'usage du Sirop de protoxide de fer, et reparurent constamment tous les trois ou quatre mois après qu'elle avait cessé d'en prendre. Elle le reprit chaque fois et jusqu'à quinze ans. Depuis, elle est devenue grande, forte, fraîche, avec les seins bien développés. La santé s'est soutenue et les règles n'ont paru qu'à dix-sept ans. Cette personne, mariée depuis quatre ans, est mère de trois enfants très-forts.

Observation CXLII. — Mlle B……, âgée de dix-neuf ans, faible, petite et contrefaite, fut forte jusqu'à quatorze ans. Sa peau fraîche et vivace, sa taille élevée, ses membres bien développés faisaient penser que cette jeune personne était destinée à devenir grande et forte. A quatorze ans, elle pâlit, jaunit, se courba, s'affaiblit, la croissance s'arrêta. Cet état se maintint jusqu'à quinze ans. Alors elle fut prise de pertes blanches qui durèrent sept ou huit jours, et cessèrent. Dans les deux mois suivants, la colonne vertébrale se dévia du côté gauche ; le ventre grossit ; il vint de la diarrhée. A dix-huit ans, elle sembla se fortifier un peu ; et depuis cet âge elle vit tous les deux ou trois mois un léger écoulement roussâtre, qui dura jusqu'à l'âge de vingt-deux ans. Alors elle vint réclamer mes soins. Je lui fis prendre du Sirop de protoxide de fer qui la fortifia beaucoup, lui donna de la fraîcheur et du coloris, fit régulariser ses menstrues, qui coulèrent rouges et pendant quatre jours; mais elle resta petite et contrefaite.

24. — Chez la plupart de ces filles, la chlorose avait lieu sans cause apparente, et la disposition aux récidives était tellement forte, qu'elle reparaissait bien souvent quelques mois après la guérison, surtout quand elles plongeaient les pieds ou les mains dans l'eau froide.

On trouve un grand nombre de filles plus âgées, ou des femmes, chez lesquelles la chlorose se montre sans cause apparente, et qui sont tellement disposées à contracter cette maladie, qu'elles en sont atteintes tous les ans dans les mois d'avril ou de mai. Chez plusieurs, la chlorose, après avoir guéri par le fer, reparaît deux ou trois mois après que l'on a cessé l'emploi de ce métal, surtout si les menstrues ne sont pas retournées à leur état normal, et si l'on n'a pas le soin de continuer le fer assez longtemps pour rompre cette tendance à la récidive, que l'on observe presque toujours chez les femmes atteintes de cette maladie. Cette disposition, très-grande à tout âge, est plus forte à vingt-cinq ans et au-dessus que chez celles de dix-sept à vingt-cinq ; quoique, dans un nombre donné, on trouve plus de chlorotiques chez ces dernières que chez les autres ; ce qui dépend probablement de ce que, chez les femmes d'un certain âge, la chlorose a toujours de la chronicité. Je pourrais citer un grand nombre de faits à l'appui de cette assertion. Je me contenterai des deux suivants :

Observation CXLIII. — Mlle S...., vive, active, ayant la taille moyenne, la poitrine large, les membres assez musclés, les cheveux châtains, fut réglée pour la première fois et sans douleur à l'âge de quatorze ans et quatre mois. Les règles vinrent régulièrement pendant seize mois : ensuite, sans que cette demoiselle eût pu connaître de cause, les menstrues diminuèrent successivement de quantité pendant trois mois et se supprimèrent. Deux mois plus tard elle fut chlorotique; traitée par les ferrugineux, elle revint à la santé : les règles reparurent rouges en quantité suffisante et continuèrent ainsi pendant quatre mois. Ensuite elles diminuèrent comme à la première fois. La chlorose reparut et guérit par le même traitement. De dix-sept ans à vingt-trois ans, époque à laquelle elle se maria, les pâles couleurs revinrent six fois. Avant son mariage, elle prit encore des ferrugineux, se maria dans un bon état de santé et devint grosse aussitôt son mariage. Trois grossesses se succédèrent promptement et sa santé s'est maintenue.

OBSERVATION CXLIV. — Mme J...., d'une taille au dessus de la moyenne, assez musclée, poitrine large et courbée en devant, cheveux noirs, peau brune, caractère calme, quoique active, vit ses règles pour la première fois à quinze ans; elles continuèrent régulièrement jusqu'à dix-sept ans; sa force, sa fraîcheur, et le libre exercice de toutes ses fonctions indiquaient que la puberté s'était bien accomplie. A cet âge les règles diminuèrent successivement pendant cinq mois, et se supprimèrent. La chlorose se manifesta peu de temps après. Traitée par les ferrugineux, cette dame revint promptement à son premier état de santé. Les mêmes accccidents se renouvelèrent cinq mois après, sans cause appréciable, et guérirent par le même traitement. Pendant cinq années consécutives les mêmes accidents eurent lieu tous les ans, dans le mois de mars ou avril, et furent traités avec succès par les ferrugineux.

A vingt-quatre ans, elle se maria, dans le mois de juin, après avoir suivi le traitement. Le printemps suivant, la suppression et la chlorose eurent encore lieu , et se représentèrent de la même manière les trois années suivantes , à la fin desquelles je fus consulté. Pensant qu'il fallait prévenir l'arrivée de la maladie , je prescrivis le Sirop de protoxide de fer , que Mme J... prit pendant une partie des mois de février et mars des trois années suivantes. La maladie n'a plus reparu. La troisième année , cette dame devint enceinte vers la fin de mai. Sa santé s'est bien soutenue. Une autre grossesse eut lieu un an après la première couche , et depuis cette époque les menstrues n'ont plus varié.

25. — Après la guérison de la chlorose , par les seuls efforts de l'organisme , l'économie conserve encore une disposition à contracter de nouveau cette maladie ; mais après les guérisons obtenues par les secours de l'art , il existe toujours une grande tendance aux récidives. La rechute est d'autant plus à craindre , que la maladie a duré plus longtemps , ou bien a plus récidivé , sans doute parce que le traitement a fait cesser l'effet sans détruire la cause. Quand la chlorose à l'état chronique a duré longtemps, elle a tellement modifié tout l'organisme qu'il est toujours disposé à s'en affecter de nouveau , tant que le traitement n'a pas été continué assez de temps pour soutenir les forces et son équilibre jusqu'à ce qu'il ait pris une pose ferme et durable.

Après la guérison de la chlorose chronique , si la maladie récidive , elle prend pendant un certain temps tout l'aspect et la marche des chloroses récentes. La bouffisure des yeux , la décoloration des muqueuses , l'empâtement du tour des malléoles , et tout l'appareil des phénomènes de la chlorose récente reparaissent , puis ils s'amendent quand la maladie passe à l'état chronique. Elle est moins sujette à se compliquer d'accidents nerveux et de phlegmasie chronique. Elle présente plus de bouffissure à la figure , d'œdème aux extrémités, et passe plus promptement à l'état chronique que les chloroses récentes.

Quand la chlorose chronique récidive, même après un traitement bien administré, quelquefois elle devient promptement plus forte qu'elle l'était d'abord, puis après un ou deux mois les accidents diminuent et reviennent ensuite à leur premier état. La chlorose habituelle et chronique depuis longtemps peut passer à l'état aigu par suite d'une nouvelle cause.

OBSERVATION CXLIV (*bis*). — Mlle G..., âgée de vingt-huit ans, née de parents bien constitués, d'une taille et d'une constitution moyennes, ayant la peau jaune et les cheveux noirs, était réglée régulièrement depuis l'âge de quinze ans, elle perdait pendant deux jours seulement un sang poisseux et décoloré. Elle est restée chlorotique depuis la puberté. Au mois d'avril 1844, elle se mouilla deux jours après ses menstrues ; celles-ci ne reparurent plus. Dans le courant de mai, la chlorose augmenta beaucoup. Les jambes, les cuisses et les bras s'infiltrèrent ; le ventre devint fluctuant et la figure œdémateuse ; le pouls était moins large, petit et plus fréquent, mais toujours tumultueux ; l'air traversait difficilement les poumons. La poitrine était sonore sur tous les points. Le 10 juin, l'épanchement avait beaucoup augmenté ; la respiration était courte et très-gênée, et la poitrine très-peu sonore ; l'air, en traversant les poumons, faisait entendre un bruit de frottement, de ronflement humide. Cette fille mourut le lendemain matin. A l'autopsie, nous trouvâmes le cerveau et le cervelet très-humides et mous, les ventricules pleins d'eau, la pie-mère infiltrée ; le tissu cellulaire sous-cutané, sous-membraneux et situé dans l'interstice des muscles, tout infiltré ; les muscles flasques, blancs et faciles à déchirer ; le cœur, vide de sang et de concrétions fibrineuses, était très-flasque et décoloré ; les poumons étaient lourds et infiltrés; l'air qu'on y soufflait avec force ne les pénétrait pas ; en les coupant par morceaux et les pressant , il en sortait un liquide comme d'une éponge que l'on comprime. Ils ne présentaient aucune autre altération. Dans les plèvres et le péricarde se trouvait une certaine quantité de sérosités claires. Les veines caves contenaient un sang très-liquide et fort peu coloré ; le foie était d'un pâle jaune ; la rate, le pancréas , la vessie et les reins n'offraient rien à noter. Les intestins étaient blancs ; le péritoine contenait moins de liquide que je le pensais ; le mésantère et les épiploons étaient tellement infiltrés qu'ils faisaient un grand volume dans le ventre. La matrice, d'un volume moyen , avait son tissu blanc et mollasse ; les ovaires étaient très-petits , pulpeux et d'un blanc gris.

Cette observation prouve que la chlorose, tout en ayant resté longtemps stationnaire , peut prendre beaucoup d'action sous l'influence d'une cause agissant de nouveau pour troubler la menstruation. Elle indique la marche rapide que peut prendre cette maladie. Elle est aussi fort remarquable par l'infiltration du tissu cellulaire du poumon, et par celle très-considérable du tissu cellulaire situé sous le péritoine. J'ai plusieurs fois observé cette dernière , en ouvrant des sujets morts dans un état de chlorose avancée.

CHAPITRE II.

Complications de la chlorose.

1. — Les pâles couleurs font naître un grand nombre de maladies, dont plusieurs peuvent devenir bien plus graves qu'elles , se développer largement et prédominer au point de la masquer. Elles attaquent les nerfs , les vaisseaux sanguins et lymphatiques, troublent la circulation, produisent des engorgements de toute espèce, l'hydropisie ,

etc. Je parlerai plus particulièrement des accidents nerveux, des phlegmasies, des scrofules, du rachitis, de l'anévrisme du cœur, et de la phthisie.

2. — *Accidents nerveux*. — Les accidents nerveux se montrent habituellement dès le commencement de la chlorose. Ils sont d'autant plus forts que cette maladie fait plus de progrès, et que le sujet est plus irritable. Lorsqu'ils ne sont pas convertis en névroses régulières ou périodiques, ils cessent ordinairement en partie quand cette maladie est très-avancée. Les désordres nerveux sont bien plus communs chez les filles de treize à vingt-trois ans, et chez les femmes de trente-cinq à quarante-cinq ans, que dans l'intervalle de ces deux âges. Ils peuvent se présenter à tout âge, dans les premiers temps comme chez celles où la chlorose est passée à l'état chronique. Ces affections nerveuses sont on ne peut plus variées et peuvent prendre toutes les formes ; les plus communes, dans ce cas, sont les névralgies, les cardialgies, l'hystérie.

5. — Les névralgies sont un des symptômes les plus fréquents de la chlorose, et quelquefois les seuls qui se présentent au premier coup d'œil. Elles ont un caractère particulier, qui doit fixer l'attention du médecin, parce qu'il peut faire soupçonner la cause. Elles sont irrégulières, erratiques à la tête, à l'estomac, à la poitrine, dans les flancs, dans les jambes ; passent d'un côté à l'autre, de la tête à l'estomac, dans les membres ; reviennent au même point, ou changent de siége ; prennent pendant quelque temps de la fixité, de la régularité ; puis deviennent irrégulières. A la tête, elles affectent plus particulièrement le sinciput, les tempes, les sourcils, les joues, plus ordinairement d'un seul côté, ou passent plusieurs fois de droite à gauche et de gauche à droite. Au tronc, elles siégent à la région épigastrique, aux hypocondres, aux lombes, sous

les seins , à la région sternale , aux membres. Les jambes sont souvent affectées.

OBSERVATION CXLV. — Mme... , grande , forte , brune et vive , fut bien réglée de quatorze ans et demi à vingt ans. A cet âge , elle eut un vif chagrin, qui diminua beaucoup les menstrues et les réduisit à un léger écoulement glaireux couleur rouille , qui durait deux jours. Depuis lors , elle devint chlorotique au premier degré , et sentit des douleurs erratiques sur le devant de la poitrine et autour de la tête. Six mois après , elle se maria. Les menstrues ne changèrent pas. La chlorose continua. Cette dame ne devint point enceinte. Deux ans après , les douleurs erratiques diminuèrent. Bientôt après, elle sentit à la base de la poitrine une douleur augmentant par accès. Cette douleur passait quelquefois à l'autre côté , sans cesser complètement au premier point affecté. Elle était par moment excessivement aiguë , cessait un ou deux jours , revenait avec plus de force , diminuait ou passait. A deux fois elle disparut pendant quinze ou vingt jours ; mais elle fut remplacée par une douleur vive siégeant à la tempe gauche. Quand celle-ci cessait , l'autre se faisait sentir de nouveau. Les diverses préparations d'opium , de belladonne, de jusquiame , de cyanure de potassium, le sulfate de quinine, le vésicatoire placé sur le lieu douloureux , ne purent pas détruire cette névralgie. Je fus alors consulté. Après avoir reconnu que cette dame était chlorotique , je prescrivis le Sirop de protoxide de fer. Pendant les vingt-cinq premiers jours, la névralgie ne diminua pas ; mais la peau se colora , s'anima , les muqueuses rougirent. Cinq jours après , le sang des règles, sans être beaucoup plus abondant, coula pendant deux jours et d'un beau rouge. La névralgie cessa de suite après la période. Le Sirop fut continué pendant un mois encore. A l'époque suivante , les menstrues coulèrent plus abondamment et pendant cinq jours. Un mois après, elle était enceinte ; la santé s'est maintenue ; sa grossesse et sa couche furent heureuses, et depuis elle a pris de la force et de l'embonpoint.

4. — Les gastralgies sont aussi fort communes. Quand elles se montrent avec des langueurs, des faiblesses, des défaillances de l'estomac, elles peuvent être le produit, ou la cause de la leucorrhée des chlorotiques.

Les gastralgies se font sentir d'abord à distances éloignées, sous l'influence d'une légère cause ; puis les accès se multiplient, se rapprochent en augmentant, finissent par devenir presque quotidiens, et se manifestent même deux fois dans les vingt-quatre heures ; mais le plus souvent ils ont plus de force et de fréquence pendant quelques jours, puis diminuent pendant quelques autres pour redoubler quelque temps après.

Le travail, les contensions d'esprit, les affections morales, surtout l'ingestion de certains aliments les provoquent. Les accès ne paraissent pas ordinairement aussitôt après le repas. Le plus souvent ils commencent d'une à trois heures après. Les sensations qu'elles font éprouver à l'épigastre sont celles d'un vide, d'un besoin de manger, d'un poids, de tiraillement, de resserrement, de pincements, de chaleur, d'une sensation douloureuse toute particulière qui s'irradie aux côtés, au devant de la poitrine, au dos, avec oppression, soupirs, bâillements. L'épigastre est par intants gonflé, très-sensible ou douloureux au toucher. Chez beaucoup les fonctions digestives ne sont pas troublées ; l'appétit se soutient. Chez d'autres, et surtout après une certaine longueur de la maladie, la faim cesse aussitôt qu'elles commencent à manger. On en trouve dont le besoin se fait sentir de nouveau peu de temps après le repas, et ce besoin se manifeste quelquefois si souvent qu'elles sont obligées de prendre de temps en temps quelque chose. Quelques-une sont de la soif, mais sans fièvre. Comme le dit fort bien M. Trousseau, il peut y avoir trouble dans les sensations avec intégrité dans les fonctions.

Observation CXLVI. Mlle B..., âgée de vingt ans, d'un tempérament lymphatique et nerveux, grande, mince et très-sensible, fut réglée à quinze ans et trois mois. Ses menstrues se régularisèrent dans les six mois suivants, et coulèrent régulièrement jusqu'à dix-neuf ans. Alors, et par suite d'un vif chagrin, elles ne parurent plus que pendant vingt-quatre ou trente-six heures et de mauvaise couleur. Cette demoiselle devint chlorotiqne au plus haut point du premier degré. Les chairs étaient flasques et son humeur triste. L'épigastre était très-sensible et légèrement gonflé. La malade sentit d'abord une sensation de pincement avec borborygmes et affluence de salive à la bouche. L'appétit était fantasque, fort irrégulier ; le repas était très-souvent suivi de nausées ou de vomissements, d'un liquide blanc et clair, et quelquefois de quelques aliments, sans soif, sans rougeur à la langue. Plus tard les nausées avaient cessé ; mais la malade sentait à l'estomac du tiraillement et une sensation de chaleur brûlante qui lui semblait augmenter à certaines heures du jour et diminuer ou cesser à d'autres. Parfois cette chaleur cessait même pendant quelques jours et faisait place à la sensation d'élancement avec des douleurs aiguës se répandant tout à coup dans les flancs, et suivie d'une anxiété fort incommode à l'estomac, pendant laquelle la salive coulait avec abondance durant tout le temps de la douleur, et cessait après. Quand la malade mangeait, les douleurs cessaient pendant une heure et revenaient ensuite. Quelques aliments passaient bien, d'autres étaient promptement vomis.

Cette demoiselle, très-maigre et très-faible, était dans cet état depuis trois ans, avec des diminutions ou des augmentations momentanées de cette maladie devenue insupportable.

Le sous-nitrate de bismuth et tous les anti-spasmodiques administrés à l'intérieur et l'extérieur avaient échoué. Je fus alors consulté ; en examinant l'état de la malade et les effets des moyens employés, je pensai que la chlorose était la cause de cette maladie, et dans l'intention de la combattre, je prescrivis le Sirop ferreux à la dose d'une demi-cuillerée matin et soir, et qui fut progressivement portée à celle de deux cuillerées par vingt-quatre heures, quatre jours après. Dès le sixième jour, l'appétit augmenta, les digestions s'exécutèrent mieux, à mesure que la peau et les muqueuses se coloraient, la gastralgie diminuait, et ne se fit plus sentir après vingt-neuf jours de traitement. Cette demoiselle prit de la force, du corps et de l'embonpoint. Les règles coulèrent rouges, mais pendant deux jours seulement. Deux mois après, le sang menstruel pâlit, la chlorose reparut, et bientôt après l'estomac s'affecta, comme il l'était précédemment. Le même médicament fut prescrit avec le même succès, et fut pris pendant six semaines. Trois mois plus tard, la chlorose reparut encore et s'accompagna des mêmes douleurs à l'estomac. Le Sirop fut repris pendant deux mois. Trois mois après, les mêmes accidents se renouvelèrent encore. Elle résolut alors de prendre le Sirop pendant le double du temps qu'il faudrait pour ramener les menstrues à la quantité qu'elles avaient avant cette maladie, ce qui demanda sept mois. Le traitement fut suivi d'un succès complet. La chlorose et la gastralgie n'ont plus récidivé.

5. — Des désordres infiniment variés chez les divers individus, et chez la même personne, revêtent aussi toutes les formes de l'hystérie, que je ne décrirai pas ici. Je les énumère en grande partie, à l'article Puberté.

6. — Le trouble nerveux des chlorotiques se change souvent en névrose régulière, et prend la forme de chorée (voir l'observation CXLVII), d'épilepsie, de tic douloureux, de catalepsie (voir l'observation CXLVIII), de névralgie fixe. D'autres augmentent graduellement, ou tout-à-coup, avec ou sans intermittence, et dégénèrent en tremblement, en hemiplégie, paralysie (voir l'observation CLII), faiblesse de l'ouïe, agitations, convulsions des yeux, de la figure, de la langue, du larynx, aliénation mentale, totale ou fixe sur un point. (Voir l'observation CXLIX).

OBSERVATION CXVLII. — *Chorée.* — La fille B..., âgée de dix-sept ans, d'un tempérament sanguin, forte et livrée aux travaux de la campagne, pendant qu'elle avait ses règles et qu'elle gardait ses moutons loin de chez elle, un garde-champêtre qu'elle ne voyait pas venir, tua son chien près d'elle. La détonation du fusil, et peut-être aussi le chagrin qu'elle éprouva, supprimèrent tout-à-coup ses règles, et lui donnèrent des mouvements convulsifs, qui toujours se montraient au moment où elle s'endormait. Les préparations opiacées, les décoctions de racine de valériane et de feuilles d'oranger, calmèrent les accidents au bout de dix jours. A l'époque suivante, les règles ne parurent pas ; les nerfs s'agitèrent de nouveau, et furent calmés par les mêmes préparations ; mais bientôt la chlorose parut. Le mois suivant, pendant tout le temps que cette fille devait avoir ses règles, elle éprouva de temps en temps, dans le bras et la jambe gauche, des secousses qui menaçaient de la faire tomber. Cette affection passa et reparut quinze jours après. Depuis, les crises se sont peu à peu rapprochées, et sont devenues continuelles au bout de trois mois. Alors je fus consulté ; pensant que cette chorée tenait au mauvais état de l'utérus, je prescrivis de suite le Sirop ferreux. La peau et les muqueuses se colorèrent, l'appétit et les forces revinrent, le sommeil fut plus tranquille, puis les crises diminuèrent progressivement. Après deux mois et demi, les règles parurent, et, vingt-cinq jours après, la chorée était totalement passée ; mais le Sirop fut encore continué dix jours chaque mois, pendant six mois consécutifs, parce que cette fille sentit encore pendant quelque temps des fourmillements dans la jambe malade.

OBSERVATION CXLVIII. — *Névrose.* — La fille N..., du lieu de Courcoury, âgée de quarante-deux ans, mince et d'une taille moyenne, fut bien réglée jusqu'à dix-huit ans. Alors et pendant ses règles, elle passa dans de l'eau, après avoir couru et s'être échauffée ; les menstrues s'arrêtèrent de suite. Elle fut prise après de divers accidents nerveux dont elle ne put pas bien rendre compte. La chlorose se montra, et s'est toujours maintenue depuis, au plus haut point du premier degré ; tous les mois il paraît pendant quatre jours un petit écoulement jaune rouillé. Le jour qui précède, celui qui suit, et pendant tout le temps que cette perte s'opère, cette fille reste immobile et debout tout le jour, sans parler, ni boire, ni manger. Le matin et le soir seulement, elle mâche et avale le pain qu'on lui met dans la bouche, puis elle urine, se déshabille et se couche sans proférer ni paroles, ni plaintes, et paraît dormir. Dès le jour, elle se lève, urine et va prendre derrière la porte sa place qu'elle garde tout le jour. Pendant tout ce temps elle ne va pas à la selle. Quand on la pousse, elle change de place, mais revient encore dans l'endroit le plus obscur de la maison. Tous les titillements que l'on exerce sur elle pour la tirer de là, sont suivis seulement de petites secousses convulsives. Dans l'intervalle des accès, cette fille se livre aux travaux de la campagne, et jouit d'une santé passable, ce qui l'engage à refuser tout traitement pour guérir cette maladie, qui dure, dit-elle, depuis trop de temps pour être curable, et qui probablement doit cesser au tour d'âge.

Observation CXLIX. — Mme B..., âgée de trente ans, brune et bien constituée, était bien réglée depuis l'âge de quatorze ans et demi. Elle avait eu trois couches, et avait nourri ses trois enfants. Au mois de mars 1829, en passant prés d'un fossé, ses pieds glissèrent dans l'eau. Ses règles qui coulaient depuis un jour seulement s'arrêtèrent. Elle sentit aussitôt après des coliques, des douleurs dans les reins et les cuisses. Ces douleurs se calmèrent peu à peu, et deux mois après elle était chlorotique au second degré. Au mois de juillet, elle vint me consulter, et me confia qu'elle était fort triste, et tourmentée du désir de tuer ses enfants; que n'ayant pas eu de chagrin, elle ne savait à quoi rapporter cette affreuse manie; mais qu'elle ne l'avait que depuis qu'elle était pâle et faible. Pensant que la chlorose était la cause de cette aliénation, je prescrivis le Sirop ferreux, qui fut pris à la dose de trois cuillerées par jour. Dès le dixième jour, la gaîté et l'appétit revinrent; les digestions furent plus faciles et moins accompagnées de flatuosités. Quinze jours plus tard, ses idées sombres avaient totalement cessé, et cette dame avait repris son premier état. Le mois suivant, les règles coulèrent comme autrefois, et depuis seize ans cette maladie n'est pas revenue, malgré que cette dame ait eu bien des chagrins.

Observation CL. — J'ai soigné trois filles, âgées, une de quatorze ans, une de quinze, et une autre de dix-sept ans. Chlorotiques sans avoir été menstruées, elles étaient atteintes de la danse de Saint-Weith. Chez la première, la maladie datait d'un mois, se bornait à la jambe et à la cuisse gauche, et n'avait pas été traitée. Chez les deux autres, elle durait depuis plusieurs mois, affectait tout un côté du corps, avait été combattue sans avantage par tous les anti-spasmodiques. Toutes trois cessèrent avec la chlorose, par le seul secours du Sirop de protoxide de fer (dit Sirop ferreux).

OBSERVATION CLI. — Deux sœurs, âgées, l'une de vingt ans, et l'autre de dix-sept; la première, chlorotique depuis trois ans, souffrait, depuis neuf mois, d'une névralgie faciale, contre laquelle on avait employé, sans aucun avantage, presque tous les moyens préconisés contre cette maladie : le deutoxide et le sous-carbonate de fer avaient été pris à hautes doses pendant quinze jours. La plus jeune, chlorotique depuis six mois, éprouvait la même névralgie depuis vingt-deux jours. Ces filles commencèrent à prendre le Sirop ferreux le 10 mai; le 1er juillet, les chloroses et les névralgies avaient cessé.

OBSERVATION CLII. — Une fille de dix-huit ans, chlorotique depuis deux ans, éprouva, pendant le mois d'avril 1825, dans les cuisses et dans les jambes, un fourmillement et une faiblesse qui, malgré les moyens employés, augmentèrent tellement, qu'à la fin de mai suivant, la station était impossible. Elle commença le Sirop ferreux le 10 juin; le 25 juillet la chlorose avait disparu, et le 25 août cette fille avait les cuisses et les jambes presque aussi fortes qu'avant sa maladie.

OBSERVATION CLIII. — Une fille de seize ans, chlorotique depuis six mois, sentait depuis trois mois, toutes les dix ou douze minutes et pendant la veille seulement, un mouvement convulsif régulier de la tête, du cou et de la poitrine, qui lui faisait rendre des sons semblables à l'aboiement d'un petit chien. Pendant le sommeil elle avait de temps en temps des secousses. Je prescrivis le Sirop de protoxide de fer le 7 mai 1838 ; le 16 juin suivant la névrose et les pâles couleurs avaient entièrement cessé.

7. — Ces névroses cessent quelquefois tout-à-coup, mais

pour l'ordinaire lentement après la guérison de la chlorose. Chez quelques femmes elles ont une grande tendance à la récidive. Chez d'autres il reste continuellement un peu d'agitation, plus sensible la nuit, et surtout au premier sommeil. Les convulsions erratiques, les névralgies passent quelquefois facilement, d'autrefois moins vite. La chorée, la catalepsie, l'espèce de paralysie, de paraplégie que l'on observe dans ce cas, sont plus longtemps à guérir.

L'épilepsie la plus redoutable de toutes, cesse quelquefois et d'autant plus vite qu'elle est moins ancienne ; mais après avoir duré de douze à dix-huit mois, elle peut persister toute la vie, malgré le retour complet des menstrues à leur état normal.

Observation CLIV. — J'ai traité onze femmes devenues épileptiques pendant qu'elles avaient la chlorose ; chez cinq seulement l'épilepsie a disparu peu de temps après la guérison de la première maladie ; chez les six autres elle a continué.

Observation CLV. — J'ai vu cinq jeunes chlorotiques chez qui la vue s'affaiblit progressivement, au point qu'elles distinguaient peu les petits corps, et quand elles fixaient longtemps un objet, elles cessaient de l'apercevoir jusqu'à ce qu'ayant fermé les paupières pendant un moment, l'œil eût repris plus de force pendant le repos. Chez ces femmes la pupille était très-dilatée, l'œil était triste et larmoyant ; les chambres antérieures et postérieures n'offraient rien de remarquable. Ces femmes étaient nerveuses, faibles, et la chlorose durait depuis un certain temps. Toutes ont été guéries en prenant du Sirop de protoxide de fer (dit Sirop ferreux).

Observation CLVI. — J'en ai vu cinq autres qui, sans avoir la vue si faible, l'avaient toujours embarrassée par des brumes, des dentelles, des nuages bien plus sensibles dans certains moments que dans d'autres , et surtout à la suite de fatigues, ou d'impressions morales. Leurs pupilles étaient peu dilatées ; la vive lumière les importunait, les yeux étaient souvent larmoyants et rouges , derrière la pupille tout paraissait à l'état naturel. Ces cinq femmes étaient sanguines , fortes , très-irritables , et ces phénomènes ont paru dès les premiers temps de la chlorose.

J'en ai traité beaucoup d'autres qui voyaient bien le jour, et cessaient d'apercevoir les objets aussitôt que le soleil avait franchi l'horizon. Ces femmes étaient d'une constitution et d'une force moyennes, et n'étaient pas anciennement chlorotiques. Cette maladie, tout en présentant des modifications sur chacune, ne paraissait pas affecter plutôt un tempérament que l'autre. Elle a constamment cessé avec la chlorose , ou peu de temps après. Chez les chlorotiques , j'ai plusieurs fois vu l'héméralopie passer à l'amaurose, après plusieurs mois de durée.

OBSERVATION CLVII. — Une fille de dix-huit ans, d'une bonne constitution , chlorotique depuis le mois de juin 1851 , éprouva, dans les premiers jours de novembre 1852, l'héméralopie, qui continua jusqu'au mois d'avril 1853. Alors elle fut atteinte d'une amaurose complète, et reçut sans avantages les soins d'un médecin habile, pendant tout les mois de mai et juin suivants. Je fus ensuite consulté par son médecin. Nous prescrivîmes le Sirop ferreux le 27 juillet. Dix-huit jours après , la malade commençait à distinguer quelques objets le matin. Un mois plus tard, les deux maladies avaient totalement cessé.

OBSERVATION CLVIII. — Une autre fille, de vingt ans, grande et fortement constituée, chlorotique depuis quinze mois , atteinte d'héméralopie depuis trois mois, fut frappée d'amaurose dans les premiers jours de mai 1856. Mise à l'usage du Sirop ferreux le 16 juin , elle fut complètement guérie le 10 août. Dans trois autres cas semblables, que j'ai traités avec un succès complet, l'état pathologique de l'œil a presque constamment varié.

Observation CLIX. — J'ai donné des soins à deux chlorotiques dont la vue avait faibli progressivement jusqu'à l'amaurose, sans être affectée d'héméralopie. La pupille était très-dilatée ; la chlorose était fort avancée sans être ancienne. Elles ont guéri par l'emploi du Sirop ferreux, continué pendant trois mois.

Observation CLX. — Chez une fille de vingt ans, forte et chlorotique, la vue, après avoir été troublée par des brumes, des nuages, des cercles superposés, fut frappée d'amaurose ; elle a guéri sous l'action du Sirop ferreux, pris pendant trois mois passés.

Chez ces trois derniers sujets, les amauroses ont été plus difficiles et plus longues à guérir. La pupille n'était pas très-régulièrement dilatée, les autres ont guéri plus facilement et plus vite par l'emploi du Sirop ferreux.

Observation CLXI. — Une fille de dix-huit ans, brune-foncée, triste, irritable, atteinte depuis quatre mois d'une chlorose intense, est passée de suite et sans précédent à l'amorause. Pendant trois mois qu'a duré cette complication, la vue revenait faiblement tous les mois, pendant huit à dix jours, puis cessait. Cette malade a guéri de ces deux maladies en prenant du Sirop ferreux pendant deux mois et demi.

8. — J'ai constamment remarqué que, dans ces divers cas d'amaurose, la malade distinguait au point d'apercevoir quand on interposait un corps opaque entre l'œil et le foyer de lumière. La pupille, assez régulièrement dilatée, se contractait très-sensiblement quand on l'exposait tout-à-coup aux rayons du soleil. Quelques-unes distinguaient

encore le corps lumineux ; mais les autres n'éprouvaient qu'une sensation confuse.

9. — J'ai plusieurs fois observé chez les chlorotiques des erreurs de la vision. Les objets paraissaient plus gros, doubles ou superposés ; d'autres ne voyaient que la moitié des corps, et, dans tous ces cas, l'œil ne présentaient rien d'anormal.

10. — *Des irritations chroniques compliquant la chlorose.* — Des irritations chroniques viennent souvent compliquer la chlorose. Elles peuvent siéger sur les muqueuses, la peau, les organes parenchymateux, les glandes, les vaisseaux. Chez quelques-unes, ces irritations sont continuelles, redoublent à certaines époques fixes, et sont des espèces de déviations, qui remplacent imparfaitement l'écoulement menstruel. Aussi, chez ces femmes, la chlorose est moins forte, chronique et le plus souvent au premier degré ; mais chez le plus grand nombre, surtout quand les irritations existent depuis longtemps, elles ne redoublent pas à temps fixe. Beaucoup se soutiennent presque continuellement au même degré.

La leucorrhée, produite par la chlorose, est fort commune à la ville et rare à la campagne ; le plus souvent, elle débute à l'état chronique ; quelquefois cependant elle commence par une vive irritation à l'utérus, au vagin, à la vulve. Ordinairement cette irritation passe promptement à l'état chronique, mais elle peut persister toujours au même état, et durer aussi longtemps que la chlorose. Chez quelques-unes, elle redouble au moment où les règles devraient paraître, et forme une espèce de déviation sensible dans les premiers temps de la chlorose. Cette recrudescence diminue progressivement et ne se fait plus sentir quand les pâles couleurs sont à l'état chronique. Mais le plus souvent alors toute l'irritation a cessé.

Les fleurs blanches des chlorotiques sont pour l'ordinaire très-liquides, peu glaireuses, d'un blanc jaunâtre. Chez les chlorotiques qui perdent beaucoup, l'écoulement est à peine teint en rouge, ou en noir grisâtre, tant est grande la quantité de mucus qui s'y trouve. Dans cet état, l'écoulement est toujours plus liquide et rarement âcre. L'irritation ne persiste plus dans la matrice qui paraît passée à l'atonie. La muqueuse, très-pâle hors les cas d'irritation dont je viens de parler, paraît molle et spongieuse. Quand les jambes et les cuisses s'infiltrent, le tissu cellulaire sous-muqueux s'infiltre aussi. J'ai remarqué cet état spongieux de la muqueuse et sa pâleur dans toutes les leucorrhées fort anciennes, surtout chez les femmes très-débilitées par cet écoulement. Cet état me paraissait tenir au relâchement de cette membrane, car si la malade prenait du fer, il cessait à mesure que les forces se relevaient ; la muqueuse, en rougissant, se resserrait. Cette leucorrhée passe ordinairement en même temps que la chlorose, quand elle n'est pas très-ancienne ; quand elle existe depuis plusieurs années, elle continue après la chlorose et guérit difficilement.

J'ai vu des chlorotiques atteintes de coryza habituel ; d'autres, chez lesquelles cette maladie revenait à des époques plus ou moins irrégulières. Chez les unes et chez les autres, le coryza disparut aussitôt la guérison de la chlorose. J'ai vu des érysipèles erratiques se porter successivement sur diverses parties du corps, sans parcourir toutes leurs périodes ordinaires ; des érysipèles ordinaires se montrer le plus souvent à la face, quelquefois d'un seul côté, et rarement accompagnées d'accidents graves. Cependant les érysipèles phlegmoneux qui surviennent chez les chlorotiques, présentent beaucoup plus de gravité. Le tissu cellulaire sous-cutané tombe plus facilement en gangrène.

Observation CLXII. — J'ai pu suivre, en septembre et en octobre 1855, une épidémie d'érysipèles phlegmoneux, qui présentaient bien plus de gravité chez les chlorotiques. Le tissu cellulaire sous-cutané se gangrenait presque constamment, et les sujets résistaient bien moins aux décollements qui en résultaient. J'ai vu des fluxions à la figure et surtout aux mâchoires, revenant à des époques, les unes régulières, les autres irrégulières, et qui disparurent sans retour après la guérison de la chlorose.

Observation CLXIII. — J'ai soigné cinq chlorotiques affectées d'ophtalmies chroniques, qui paraissaient avoir quelques exacerbations à certaines époques irrégulières. Ces maladies, après avoir résisté à divers traitements, guérirent avec la chlorose par le seul moyen du fer pris à l'intérieur.

Observation CLXIV. — J'ai vu, sur quatre femmes de moyen âge, des ophtalmies chroniques qui durèrent pendant tout le temps de la chlorose, et cessèrent avec elle.

Observation CLXV. — J'ai donné des soins à sept femmes atteintes d'angine pharyngienne chronique, qui persistèrent malgré divers traitements, pendant tout le temps de la chlorose, et disparurent sans retour après la guérison de cette maladie. Je me suis assuré que, chez trois, il y avait, à certaines époques fixes, des recrudescences de cette inflammation.

Observation CLXVI. — Une femme de trente-cinq ans, légèrement chlorotique depuis l'âge de dix-huit ans, éprouvait, depuis cette époque, une angine pharyngienne chronique, rebelle aux anti-plogistiques, au séton, etc. Le Sirop ferreux fit passer en même temps la chlorose et l'angine. Deux ans plus tard, cette femme redevint chlorotique et l'angine reparut. Ces deux maladies cessèrent de nouveau par le même moyen.

Observation CLXVII. — Une fille, chlorotique depuis deux ans, portait depuis quinze mois, au bout du nez, un engorgement dur, sans beaucoup de rougeur, très-peu sensible à la pression, et contre lequel on avait employé successivement, et sans avantage, l'iode, le mercure, les résolutifs. Cet engorgement se dissipa spontanément, peu de temps après la guérison de la chlorose, obtenue par le fer.

Observation CLXVIII. — D'autres femmes avaient, pendant la chlorose, des plaques dartreuses, des taches à la peau, avec épaississement du derme ; des plaques jaunes et terreuses à la figure, des boutons, des démangeaisons, des irritations chroniques à la vulve, qui toutes disparurent après la guérison de la chlorose.

Observation CLXIX. — Une femme de trente-deux ans, chlorotique depuis l'âge de dix-sept ans, portait depuis longtemps à la vulve des pustules accompagnées de démangeaisons très-incommodes. Le Sirop ferreux fit tout passer dans l'espace de deux mois.

J'ai vu plusieurs exanthèmes venir pendant la chlorose, continuer avec elle, et passer aussitôt sa guérison.

J'ai souvent observé de la gêne dans les articulations, des douleurs, du gonflement chronique, et simulant le rhumatisme goutteux, sans avoir sa mobilité ni ses recrudescences ; et d'autres petites irritations chroniques dont je ne parlerai pas. Celles-ci suffiront, je pense, pour fixer l'attention du médecin. Il doit rechercher si la maladie qu'il observe chez une chlorotique est une complication de la chlorose, ou tient à une autre cause. En général, ces dernières complications sont plus fréquentes chez les femmes chlorotiques depuis un certain temps.

J'ai vu trois chlorotiques qui conservèrent de l'appétit et se chargèrent d'une graisse demi-liquide ; ce qui lui

donnait beaucoup de mollesse. La peau était presque constamment couverte d'une sueur abondante et visqueuse.

Je vais rapporter l'observation de celle que j'ai le mieux
suivie.

OBSERVATION CLXX. — La fille P....., des Essards, près
Saintes, brune, vive, d'une haute et forte stature, fut bien
réglée de seize à vingt-deux ans. Au moment où ses règles
allaient paraître, elle se mit dans la rivière et y lava du linge
tout le jour : ses règles ne parurent pas. Elle fut de suite
atteinte de coliques et de douleurs erratiques aux articulations ; les pâles couleurs se montrèrent sept semaines après.
La chlorose rendue au second degré resta sans complications
pendant trois mois ; ensuite le tissu cellulaire sous-cutané
de la figure, du cou, du corps, des cuisses et des bras se
remplit d'une graisse huileuse et demi-liquide ; quelques
semaines après, la peau se couvrit d'une sueur abondante
et visqueuse. Cette fille, dont l'appétit était toujours très-
bon, conserva pendant quatre ans cette obésité et ces sueurs
continuelles. Plusieurs médecins furent successivement
appelés. M. Foreau lui donna des soins pendant toute une
année, épuisa sans succès la digitale, les décoctions d'as-
perge, les saignées, les diurétiques, les toniques, les exutoires, les emménagogues et les purgatifs ; après quoi je fus
consulté. Quand je vis la malade, elle présentait l'état suivant : obésité considérable de la figure, du cou, de la poitrine et surtout du ventre, qui n'offrait aucune fluctuation.
Les avant-bras, les jambes, les pieds et les mains ne par-
ticipaient pas au gonflement. La peau décolorée, d'un
blanc terne, et couverte d'une sueur onctueuse, était très-
flasque. Les muqueuses étaient pâles, l'appétit bon, les digestions faciles, les selles régulières, les urines rares et colorées,
poitrine sonore sur tous ses points, la respiration courte,
précipitée, les pulsations du cœur tumultueuses, quoique

régulières dans l'ordre de leurs mouvements , et donnant de cent dix à cent vingt coups par minute. En revenant sur la cause de la maladie, sur ce qui s'était passé, et en examinant bien l'état de la malade , je crus que cette affection était entretenue par la chlorose, et je prescrivis le Sirop ferreux à la dose de trois cuillerées par jour.

Pendant les quinze premiers jours du traitement , la malade paraissait insensible à son action. Mais quelques jours après , la sueur diminua graduellement, et disparut après vingt-sept jours de l'emploi du Sirop. Puis les muqueuses et la peau se colorèrent ; les chairs se raffermirent; les menstrues revinrent rouges et abondantes. Le Sirop ferreux fut continué pendant quatre mois , durant lesquels l'obésité diminua tellement que cette fille revint presqu'à son état primitif.

Des diverses complications de la chlorose , je traiterai en particulier des scrofules , du rachitis , de l'anévrisme du cœur et de la phthisie.

CHAPITRE III.

De l'anévrisme du cœur produit par la chlorose.

1. — Cette maladie m'a paru plus rare que pourraient le faire craindre les fortes pulsations du cœur que sentent les chlorotiques. Je suis vraiment étonné que la gêne de la circulation qu'elles éprouvent, ne produise pas plus souvent cette maladie. J'ai vu cette affection du cœur atteindre plusieurs femmes pendant qu'elles avaient la chlorose et en faire mourir cinq , plusieurs mois après qu'elle eut commencé. Comme, à ma connaissance, plusieurs médecins de mérite ont pris pour un anévrisme du cœur, les

simples palpitations de cet organe, que l'on rencontre chez les chlorotiques au second degré, et qu'il est très-essentiel, pour le traitement, de distinguer cette espèce d'anévrisme de celui produit par d'autres causes, je vais énumérer les symptômes que j'ai pu observer et qui me paraissent propres à faire reconnaître cette maladie.

2. — *Symptômes.* — Dans l'anévrisme du cœur des femmes chlorotiques aux deux premiers degrés, pendant le repos, le pouls est large, plein, tumultueux, fréquent, mais facile à déprimer sous la pression du doigt. Il n'est ni dur, ni sec, comme dans l'hypertrophie. On observe de la variation dans la force des pulsations, mais jamais dans l'ordre de leur mouvement, ni d'intermittence, si la malade ne retient pas sa respiration. Pendant le plus faible exercice, le pouls augmente beaucoup d'ampleur, de fréquence, est plus tumultueux, plus plein, sans roideur, sans beaucoup de résistance à la pression du doigt, sans irrégularités. La respiration courte et précipitée est bien plus gênée encore au plus léger mouvement. Les battements du cœur font sentir en même temps une impulsion et un bruit assez marqués. Les contractions s'entendent sur tous les points de la poitrine. L'impulsion est sentie depuis le troisième espace intercostal jusqu'au huitième, sous les clavicules, les côtés, et même dans la partie gauche du dos; à chaque contraction, les vêtements qui couvrent la région précordiale sont soulevés; la tête et les membres sont ébranlés. On sent que le cœur touche aux côtés et au sternum, auxquels il répond dans une grande étendue. La région précordiale est mate, elle bombe et présente la voussure signalée par le savant professeur M. Bouillaud. Les carotides battent avec force et font entendre un bruit fort incommode à la malade; mais la muqueuse buccale et les conjonctives ont une couleur pâle, terne, faiblement

bleuâtre et chez quelques malades deviennent d'une pâleur extrême.

Les pommettes, les lèvres, le bout du nez prennent une très-légère teinte violacée, qui ressort mieux sur le pâle verdâtre du reste de la figure. L'oreille appliquée sur la région précordiale, on entend parfois des bruits de souffle, de ronflement; mais jamais le bruit de gargouillement, de sifflement que l'on distingue dans les anévrismes, suite d'un obstacle à la circulation. Par le repos, tout se calme peu à peu. Dans l'anévrisme des chlorotiques au troisième degré et dans les derniers temps de cette maladie, le pouls change. Il perd peu à peu de son ampleur, de sa résistance, et devient faible et très-fréquent. Si la malade veut se mouvoir, le pouls augmente un peu de force, beaucoup de fréquence; l'oppression est excessive; la figure devient d'un pâle plus verdâtre, et la malade est sur le point de suffoquer, ou de se trouver mal. Alors la faiblesse et la dyspnée sont extrêmes, et l'infiltration très-avancée. A la fin, on ne sent plus qu'un frémissement léger. Ces symptômes, joints à ceux de la chlorose, dont tout l'ensemble ne se rencontre jamais dans aucune autre maladie, viennent éclairer encore le diagnostic. Dans l'anévrisme du cœur des chlorotiques, et chez les femmes vives, sensibles, irritables, les impressions morales subites agissent plus sur le cœur que dans les hypertrophies ou les dilatations de cet organe; ce qui tient sans doute à l'augmentation de sensibilité qu'éprouvent les chlorotiques. Voilà du moins les symptômes que j'ai remarqués dans cette affection. Les faits que j'ai vus ne sont pas assez multipliés pour assurer que cette maladie présente toujours la même forme et la même série de symptômes. Le temps et l'expérience viendront mieux éclairer ce point de la pathologie, sur lequel je désire fixer l'attention des praticiens. Les anévrismes du cœur que Sénac,

Haller et d'autres disent avoir été guéris avec le fer, étaient sans doute de cette nature; car le fer, qui, dans ce genre d'anévrisme, est le meilleur moyen curatif, ne réussit pas quand il est employé dans les autres maladies de cet organe. Il est même nuisible, en rendant le sang plus plastique.

5. — *Névrose simulant l'anévrisme du cœur.* — Il est une autre maladie du cœur qu'il est facile de confondre avec celle que l'on observe dans la chlorose, surtout quand cette dernière n'est pas très-avancée, et que la malade conserve encore son coloris. Cette méprise est d'autant plus facile, que ces deux maladies sont souvent réunies; mais comme elles nécessitent des traitements différents, je vais indiquer les symptômes capables de les faire distinguer l'une de l'autre. Cette affection me paraît être une névrose du cœur, comme semble le prouver le grand avantage de l'opium contre elle.

Ces malades ont des palpitations de cœur très-fréquentes et quelquefois aussi fortes que dans l'hypertrophie du cœur, sans obstacle à la circulation. Les pulsations sont fréquentes, tumultueuses, inégales dans leur force, mais régulières dans l'ordre de leur mouvement. Chez beaucoup, elles varient de force dans le courant du jour ou de la nuit sans cause apparente. Elles augmentent beaucoup quand on marche vite ou monte un escalier, mais bien moins que dans l'anévrisme du cœur dont je viens de parler ; la figure ne s'injecte pas. Chez quelques-unes, elle est faiblement pâle; les joues se colorent à la moindre impression ; la peau et les muqueuses paraissent à l'état normal ; le pouls est plus vif, plus roide, le coup est plus rapide, plus sec que dans l'anévrisme du cœur des chlorotiques. Il y a de l'oppression quelquefois très-forte pendant laquelle la poitrine semble se resserrer. La respiration est très-fréquente, mais plus facile et d'autres fois saccadée. La plus légère impression morale redouble plus les palpitations que le mouvement. Elles se font sentir quelquefois sans cause apparente, surtout la nuit. Elles peuvent être continuellement très-fortes, malgré le repos le plus absolu. Cet état peut durer des mois, des années et simuler parfaitement l'anévrisme du cœur sans obstacle à la circulation. Je pense même qu'elle peut en devenir une cause. Chez quelques sujets la sensibilité générale est exaltée ; chez d'autres elle ne paraît pas augmentée. La névrose semble bornée au cœur, et me paraît venir du trouble de la contractilité de cet organe ; car les contractions qu'il exécute continuellement tiennent à son genre de vitalité. Elles ne sont pas excitées par la présence du sang agissant comme stimulant ; ce que prouve l'expérience suivante : Ouvrez la poitrine d'une chauve-souris vivante ; arrachez le cœur avec précaution et vite ; mettez-le sur la paume de la main ; vous le verrez se contracter plusieurs fois et d'une manière régulière. Quand il cessera de le faire, rapprochez les paumes des deux mains pour rendre à ce cœur la chaleur qu'il a perdue, et vous le verrez se contracter de nouveau ; cessez et recommencez à une ou deux reprises, en l'échauffant chaque fois entre les deux mains.

4. — Dans les premiers temps de l'anévrisme du cœur, chez les chlorotiques encore colorées et très-sensibles, il est difficile de distinguer cette maladie de l'état nerveux dont nous venons de parler : mais à mesure que la chlorose et la complication font des progrès, elles se dessinent mieux. Ces maladies peuvent se développer promptement, ou ne faire que des progrès très-lents.

5. — *De l'hypertrophie du cœur.* — L'hypertrophie du cœur, suite d'obstacle au cours du sang, peut se montrer chez les chlorotiques. J'en ai vu trois exemples chez toutes trois :

cette hypertrophie est devenue promptement mortelle. Elle peut précéder la chlorose, et s'aggraver plus vite quand cette dernière vient la compliquer.

OBSERVATION CLXXI. — J'ai vu deux femmes, l'une de vingt-neuf ans et l'autre de trente-trois, lesquelles avaient depuis longtemps des palpitations de cœur, des irrégularités, de l'intermittence dans les pulsations, et de l'oppression en marchant. Ces femmes eurent une suppression, et devinrent chlorotiques. Dès lors la maladie du cœur fit de plus rapides progrès et fit mourir les malades, l'une quatre mois et l'autre six mois après l'apparitition de la chlorose.

OBSERVATION CLXXII. — Sur deux femmes, l'une de vingt-quatre ans et l'autre de vingt-sept, atteintes d'hypertrophie du cœur, par suite d'obstacle à la circulation, les menstrues cessèrent quand les cuisses commencèrent à s'infiltrer. Des évacuations sanguines artificielles n'avaient pas encore eu lieu.

6. — Dans l'anévrisme du cœur, produit par la chlorose, l'infiltration des extrémités et l'anasarque s'opèrent de la même manière que dans les autres anévrismes de cet organe.

7. — *Traitement.* — Pour combattre cette maladie, le fer est le meilleur et presque le seul moyen que l'on puisse employer. Quand l'oppression est trop forte, accompagnée de fortes pulsations du pouls et que la malade n'est pas trop faible, on met avec réserve quelques sangsues à la vulve. Quand cette maladie était combattue dans les premiers temps, je l'ai vu guérir, mais lentement. Si l'on cessait le traitement trop tôt, le cœur revenait insensiblement à son état primitif. Quand elle est fort avancée, elle est alors souvent incurable, et plus ou moins promptement suivie de mort, suivant la rapidité de sa marche.

8. — Je vais rapporter ici deux observations dont j'ai pu faire l'ouverture des sujets.

OBSERVATION CLXXIII.—La fille B..., demeurant à Saint-Brice, âgée de dix-sept ans, bien constituée, avait été réglée régulièrement de quinze à seize ans et demi. Le 10 février, elle se mouilla pendant qu'elle avait ses règles; de suite elles cessèrent de couler. Cette fille était fortement chlorotique à la fin de mars. Le 10 juillet suivant, je fus consulté par M. Ballais, son médecin habituel. Elle était alors dans l'état suivant : Figure pâle, bouffie conjonctives, lèvres et muqueuses buccales légèrement violacées, d'un pâle terne; respiration haute, courte, précipitée et fort gênée; l'oppression augmentait encore au moindre mouvement. Les contractions du cœur s'entendaient sur tous les points de la poitrine; son impulsion était sentie depuis le troisième espace intercostal jusqu'au huitième, en avant, sur le côté gauche, et même dans la partie postérieure de ce même côté. Les pulsations du cœur étaient fortes, fréquentes, tumultueuses, mais régulières dans l'ordre de leurs mouvements; elles imprimaient à tout le corps des secousses très-visibles, même pendant le repos. La région précordiale paraissait plus saillante que de l'autre côté, et avait de la matité depuis la quatrième jusqu'à la septième côte. Le cœur paraissait plus gros et plus étendu qu'à l'état normal, et semblait toucher aux côtes et au sternum. Le pouls était large, fréquent, très-tumultueux, sans intermittence; il cessait assez facilement de battre sous une forte pression du doigt. La malade ne pouvait pas garder la position horizontale sans être suffoquée. Tout le corps était œdémateux. Les jambes et les cuisses étaient fortement infiltrées. On avait employé sans avantage la digitale et les évacuations sanguines. Nous prescrivîmes le fer; elle mourut le quinze août. Nous en fîmes l'ouverture vingt-quatre heures après la mort : nous trouvâmes le cerveau mou , peu consistant ; les sinus médiocrement gorgés d'un sang noir , et très-peu plastique ; les plèvres , le péricarde et le péritoine , contenaient un liquide limpide ; les poumons étaient gorgés d'un sang noir très-fluide ; la veine cave inférieure et la veine porte, pleines d'un sang noir et très-fluide aussi; les oreillettes et le ventricule droit du cœur paraissaient avoir conservé leur étendue normale : elles contenaient peu de sang coagulé ; le tissu des parois de ces cavités était plus pâle, plus flasque, et plus mou qu'à l'état normal , mais les fibres ne paraissaient pas écartées comme dans le ventricule gauche : celui-ci avait triplé d'étendue et ne contenait pas de caillots fibrineux ; ses parois ne paraissaient pas plus épaisses , ni plus minces , qu'à l'état sain ; son tissu, pâle et flasque, avait les fibres plus molles, plus grosses, plus écartées : elles ressemblaient à celles des muscles. Cette disposition était remarquable sur les piliers et les colonnes charnues. Les valvules paraissaient un peu plus grandes sans avoir subi d'altérations. Le ventricule gauche descendait plus bas que le droit , mais il était plus élargi qu'allongé ; la pointe du cœur était plus arrondie , sans avoir perdu sa forme ; le foie était d'un jaune pâle ; les intestins blancs ; les ovaires allongés , peu fermes , peu renflés , légèrement ridés , d'un gris jaune à l'extérieur , d'un blanc gris cendré et très-pulpeux à l'intérieur. La matrice, moins ferme qu'à l'état normal , était pâle dans toute l'épaisseur de son tissu.

OBSERVATION CLXXIV. — La fille B..., sœur cadette de la précédente, fut réglée régulièrement depuis l'âge de quatorze ans et demi. A dix-sept ans , pendant qu'elle avait ses règles , elle eut les jambes mouillées par une rosée très-froide : le sang menstruel cessa de couler, et deux mois plus tard elle était chlorotique au second degré. Deux mois et

demi plus tard encore, les parents, ayant aperçu quelques-
uns des phénomènes qu'ils avaient remarqués sur l'aînée,
morte trois ans avant, nous firent appeler. Voilà l'état dans
lequel nous trouvâmes la malade : pâleur et bouffissure à la
face, surtout aux paupières ; lèvres et muqueuses d'un pâle
terne, et très-légèrement violacées ; la respiration courte,
précipitée : elle l'était bien plus encore en marchant ou
montant une rampe douce ; les contractions du cœur se
faisaient entendre dans toute l'étendue de la poitrine, ses
pulsations étaient senties dans une grande étendue de la
partie antérieure et latérale du côté gauche et sous le
sternum ; chaque contraction soulevait la région précordiale
et donnait une secousse à la tête et aux membres. Les carotides battaient avec force ; le pouls, large, plein, tumultueux et sans intermittence, n'était ni sec, ni dur, et se
déprimait assez facilement sous la pression du doigt ; elle
avait une toux sèche ; les mains étaient infiltrées. La force
et l'étendue des palpitations du cœur, même pendant le
repos, leurs forts redoublements pendant un faible exercice,
nous firent penser qu'elle était atteinte de la même maladie
que sa sœur. Nous prescrivîmes le Sirop de protoxide de
fer, qu'elle prit de suite à la dose de trois cuillerées par jour·
Trois semaines après, le pouls avait perdu de sa fréquence,
de son ampleur ; la respiration était moins précipitée, plus
facile. Un mois plus tard, l'oppression était légère, le pouls
était calme pendant le repos, et redoublait bien moins
pendant la marche : les règles avaient reparu. Deux mois
plus tard, le cœur était revenu à son état normal. Cette fille
pouvait se livrer à la danse sans être plus oppressée qu'elle
l'était avant sa maladie. Six ans se sont écoulés depuis ; elle
est mariée, mère, et n'a pas eu de rechutes.

Observation CLXXV. — Mlle D . . . , âgée de vingt-deux
ans, brune, vive, d'une taille moyenne, bien musclée,

issue d'un père et d'une mère jouissant l'un et l'autre d'une bonne santé , a toujours été bien réglée depuis l'âge de quinze ans. A vingt-et-un ans, elle eut, dans les premiers jours de mars 1855, une suppression, après avoir eu les jambes mouillées par une pluie très-froide. Dans les premiers jours de mai suivant, elle était chlorotique au second degré. Dans le mois de juillet, elle remarqua que son cœur battait avec plus de force , même pendant le repos ; que , pendant le mouvement , les palpitations étaient plus fréquentes , plus fortes ; qu'elles soulevaient les vêtements et s'accompagnaient de beaucoup d'oppression. Ces phénomènes augmentèrent progressivement jusqu'à la fin d'octobre. Dans les premiers jours de novembre , je fus appelé avec M. Foreau , médecin de l'hôpital. Nous trouvâmes la malade dans l'état suivant : figure pâle et bouffie ; peau d'un pâle terne ; muqueuse décolorée ; tout le tissu cellulaire sous-cutané légèrement œdémateux ; les mains , les jambes fortement infiltrées ; de la fluctuation dans le ventre.

La respiration haute, courte, précipitée ; les pulsations du cœur fréquentes , très-tumultueuses , mais sans intermittence , se faisaient sentir dans une grande étendue du côté gauche , qui se trouvait mat depuis la troisième côte jusqu'à la septième. Elles augmentaient beaucoup au moindre mouvement et suffoquaient la malade. Le pouls était très-fréquent , très-tumultueux sans être ni roide , ni dur. La malade, placée sur un lit disposé de manière à former un plan fortement incliné, se trouvait encore obligée d'avoir la tête très-élevée. Quoique la maladie nous parût incurable , en désespoir de cause nous prescrivîmes quelques sangsues à la vulve, la poudre de scille et de digitale en pilules , et des frictions avec la teinture de ces plantes, ce qui n'empêcha pas la malade de mourir fort infiltrée six jours après.

Nous en fîmes l'autopsie vingt-six heures après la mort. La peau présentait aux jambes des pétéchies d'un jaune noir. Les parents défendirent d'ouvrir la tête. La plèvre et le péricarde contenaient un liquide limpide. Les poumons, légèrement infiltrés, comme chez la fille de l'observation **CXLIV** *bis*, contenaient un certain nombre de petits tubercules d'un gris jaune, gros comme un grain de chanvre et s'écrasant comme du fromage, quand on les pressait fortement entre le pouce et l'indicateur. Les vaisseaux des poumons étaient un peu gorgés de sang. Les oreillettes et le ventricule gauche paraissaient avoir conservé leur étendue et leur épaisseur normales ; leur tissu était fort pâle, flasque et très-mou. Ces cavités ne contenaient pas de sang coagulé. Le ventricule gauche avait triplé d'étendue. Il descendait plus bas que le droit ; mais il s'était plus élargi dans le sens transversal. Le cœur paraissait plus arrondi. Sa pointe était plus mousse. L'épaisseur des parois ne nous parut pas avoir sensiblement augmenté, mais son tissu mou, flasque, avait ses fibres plus écartées, plus grosses ; elles se rapprochaient de celles des muscles.

Les valvules, plus mollasses, avaient pris une étendue relative à celle des ventricules. La crosse de l'aorte était plus large, et les valvules qui se trouvent à son entrée étaient proportionnées à son étendue. Les veines caves contenaient une assez grande quantité de sang fluide. Le foie était d'un pâle jaune et moins résistant qu'à l'état normal. Les intestins étaient blancs. Le mésantère présentait quelques glandes engorgées et tuberculeuses. La vessie et le rectum n'offraient rien de remarquable. Les ovaires étaient allongés, légèrement renflés, peu ridés, d'un gris jaune à l'extérieur, gris, pulpeux et visqueux à l'intérieur ; la matrice aussi large, mais moins bombée, plus affaissée qu'à l'état ordinaire, était d'un blanc terne jaune dans toute l'épaisseur de son tissu, qui nous parut aussi moins ferme. Sa surface interne, d'un gris marbré, était légèrement enduite par un liquide glaireux.

Observation CLXXVI. — Mlle R..., grande, bien proportionnée, brune et vive, fut réglée régulièrement de treize à vingt ans. A cet âge, le trois mars, elle se mouilla pendant qu'elle avait ses menstrues. L'écoulement cessa et fut suivi de coliques, de douleurs dans les reins et les cuisses. Ces accidents durèrent deux ou trois jours et se calmèrent. A l'époque suivante, les menstrues ne vinrent pas. Vers la fin d'avril, cette fille était chlorotique au second degré. Dans les derniers jours de mai, elle sentit l'oppression et les palpitations de cœur augmenter. A la fin de juillet, elle était fort oppressée. Pendant le plus petit mouvement, les pulsations du cœur augmentaient beaucoup de fréquence et de force, sans prendre beaucoup de roideur. Elles étaient tumultueuses, faiblement inégales dans leur force ; mais régulières dans l'ordre de leurs mouvements. Pendant le repos même, elles se faisaient sentir dans une grande étendue du côté gauche et jusqu'à droite du sternum. Elles donnaient des secousses à la poitrine, à la tête et à tout le corps. Le quinze août, je fus appelé avec M. Coulon, de Saujon, son médecin ordinaire. Nous la trouvâmes dans l'état suivant : jambes et cuisses infiltrées ; la figure, les mains et les bras œdémateux ; peau pâle et flasque ; muqueuse d'un pâle terne, légèrement violacé ; pendant le repos, respiration gênée, courte, précipitée, région précordiale légèrement bombée et mate, depuis la quatrième jusqu'à la septième côte. Les pulsations du cœur larges, très-fréquentes et sans roideur, se faisaient sentir depuis la troisième côte jusqu'au-dessous de la septième, et sur le côté. On entendait les contractions sur tous les points de la poitrine. Le pouls large, tumultueux, sans dureté et sans intermittence, s'affaissait facilement sous une forte pression du doigt. L'appétit se soutenait faiblement ; les selles n'avaient lieu que tous les trois ou quatre jours et s'effectuaient sans lavement. Nous prescrivîmes le Sirop de protoxide de fer à la dose d'une cuillerée matin et soir les deux premiers jours, et de trois cuillerées par jour ensuite. Du quinze au trente septembre, les muqueuses rougirent ; la peau s'anima, s'affermit ; l'œdème disparut au corps et à la figure, et se maintint encore aux jambes ; la respiration devint plus facile et plus longue ; les pulsations du cœur étaient toujours larges, fréquentes, sans avoir plus de résistance ; les extrémités, ordinairement froides, étaient plus chaudes. A la fin d'octobre suivant, la respiration était un peu plus libre ; les pulsations du cœur moins larges, moins fréquentes ; les règles parurent le trente, et coulèrent trois jours. Pendant qu'elles coulèrent, on n'observa rien à noter. Les mois suivants, le Sirop fut pris quinze jours chaque mois. Les pulsations du cœur diminuèrent progressivement et lentement de fréquence, de force et d'étendue, et ne revinrent à leur premier état qu'après huit mois et demi de traitement. Cette personne est mariée, mère de deux enfants et n'a pas eu de récidives, quoiqu'elle soit fort active et qu'elle travaille beaucoup.

8. — Dans l'anévrisme du cœur des chlorotiques, on ne trouve pas d'obstacle à la circulation siégeant au cœur ou à l'aorte ; mais il existe dans le trajet des vaisseaux capillaires, qui ne peuvent être traversés qu'avec peine et lentement, comme semble le prouver ce qui se passe chez les chlorotiques. Chez elles, pendant le plus petit mouvement, le cœur bat avec beaucoup de force, et cependant les capillaires sanguins ne sont pas fort injectés, et les veines sont réduites à un très-petit diamètre chez les femmes même où elles étaient très-grosses avant la chlorose, tandis que

les artères sont plus larges et battent plus fort qu'à l'état normal jusque dans leurs plus petites divisions. Il est tout naturel de conclure que si ces deux ordres de vaisseaux ne sont pas en balance pour la quantité du sang qu'ils contiennent, c'est que leurs communications ne sont plus aussi faciles, et que, dans le point intermédiaire, doit se trouver un obstacle, lequel probablement vient de ce que le sang ne circule plus aussi vite dans les capillaires. Ainsi les artères ne se vidant pas assez vite, le mouvement de la colonne du sang est retardé, nécessite un redoublement des pulsations du cœur, et peut devenir la cause de l'anévrisme de cet organe, quand la malade s'y trouve disposée. Dans cet anévrisme, les parois des ventricules du cœur ont leur tissu plus lâche sans avoir augmenté d'épaisseur, tandis que la cavité s'est élargie; il semble qu'en agissant sur le sang, les parois ont cédé et se sont étendues, et n'ont conservé leur épaisseur que par l'écartement de leurs fibres. Aussi le nom d'anévrisme lui convient parfaitement. Dans l'hypertrophie du cœur, sans obstacle siégeant dans cet organe et sans complications de la chorose, les parois, les piliers et les valvules des cavités gauches du cœur prennent beaucoup plus de consistance et d'épaisseur; mais ici la résistance est immédiate, ne cède pas, tandis que dans l'autre espèce le cœur agit à travers un long intermédiaire et sur un corps cédant plus ou moins, suivant la résistance des vaisseaux et leur degré de plénitude; ce qui pourrait expliquer la différence que le cœur présente dans ces deux cas. Dans l'anévrisme du cœur produit par la chlorose, l'obstacle cesse après la guérison de cette dernière maladie; le cœur ne trouvant plus de résistance, ne réagit plus aussi vivement, et reprend lentement son premier état, quand il n'est pas trop altéré.

CHAPITRE IV.

Du Rachitis produit par la Chlorose.

1.—La chlorose produit très-souvent la gibbosité : c'est même la complication la plus fréquente, plus particulièrement chez les filles de douze à vingt-sept ans. J'ai donné des soins à un très-grand nombre de filles qui, très-bien conformées avant d'avoir la chlorose, se contournaient rapidement pendant le cours de cette maladie, et chez qui la déviation vertébrale a disparu, ou bien a cessé d'augmenter, aussitôt le retour des forces et des menstrues. J'en ai vu plusieurs chez qui cette courbure s'était redressée, ou bien était restée stationnaire pendant un ou deux ans après la guérison de la chlorose, et reparaissait, ou faisait de nouveaux progrès, après le retour de cette dernière maladie. Celles dont la colonne vertébrale était déviée avant qu'elles eussent la chlorose, voient presque constamment augmenter sa courbure pendant le cours de cette dernière maladie. Sur cent filles âgées de quatorze à vingt ans, chlorotiques depuis un an et bien conformées avant le début de la chlorose, cinquante-neuf éprouvaient une courbure plus ou moins forte du rachis. Ces courbures étaient toutes latérales. Cinq de ces filles seulement portaient, à la face et aux membres, quelques légères traces de rachitis idiopathique. Quoique cette maladie paraisse plus fréquemment à l'âge que je viens d'indiquer, elle peut se montrer dans tous les temps de la vie utérine. Je l'ai vue sur un certain nombre de femmes de trente à cinquante ans ; je l'ai même plusieurs fois observée dans le cours de la ménopause.

2. — Comme beaucoup d'autres complications de la chlorose, le rachitis se déclare dans le cours de la première année de la présence de cette maladie. Le plus souvent, c'est deux, trois, quatre, cinq, six mois après qu'elle a commencé. Mais elle se manifeste rarement, quand les pâles couleurs ont lieu depuis trois ou plusieurs années, et quand elles sont devenues habituelles.

Cependant, j'ai plusieurs fois observé que des femmes, chlorotiques depuis très-longtemps, sans être devenues rachitiques, sentaient la colonne vertébrale se dévier, peu de temps après une première ou deuxième couche.

3. — Cette maladie n'atteint pas plus particulièrement les filles de tel ou tel tempérament ; elle sévit sur toutes. Je l'ai vue se manifester sur les femmes faibles et sur les femmes fortes : cependant elle m'a paru plus rare sur les femmes vives, fortes, bien musclées sans beaucoup d'embonpoint, et à chairs fermes. On la voit également à la ville et à la campagne ; à la ville, elle est plus commune sur les filles élevées avec mollesse.

4. — Dans ce genre de rachitis, le crâne et la figure ne se déforment pas, et ne paraissent pas y participer. Les vertèbres dorsales sont presque toujours les parties qui commencent ; la colonne vertébrale se courbe ; dans les dix-neuf vingtièmes des cas l'épaule droite s'élève ; le côté correspondant de la poitrine se bombe ; l'épaule gauche baisse et se porte en avant ; le côté gauche de la poitrine perd de son diamètre transversal, se creuse obliquement un peu d'arrière en avant et de gauche à droite. Il est bien plus rare que la courbure s'opère du côté droit, probablement parce qu'en agissant de la main droite, le corps s'incline à gauche pour garder son équilibre. Dans cette position souvent répétée, la colonne vertébrale forme un arc de cercle, dont la convexité est à droite, la concavité

à gauche et légèrement en avant. Ce côté du corps des vertèbres, plus souvent comprimé, doit être de préférence le lieu d'élection de la maladie : une fois ramolli, il doit s'affaisser plus facilement. La courbure vertébrale, et surtout celle à gauche, est très-fréquente chez les paysannes ; et l'on remarque aussi que la plus grande partie de ces filles, quoique bien portantes, ont l'épaule droite plus forte et plus saillante que l'épaule gauche ; sans doute parce que le bras droit est plus exercé. Dans cette courbure, la base du cou s'allonge vers l'omoplate droite, qui s'écarte et s'élève ; la tête s'incline du même côté et prend une pose qui révèle la difformité malgré tous les moyens employés pour la dissimuler. Les courbures en avant de la colonne vertébrale sont aussi fort communes. La malade se courbe en avant, les épaules s'élèvent, la poitrine s'enfonce, le ventre s'avance, le cou se porte en avant, la tête se relève, le dos s'arrondit. Chez le plus grand nombre, cette pose paraît tenir à l'affaissement que la faiblesse fait éprouver à la malade. Je ne pense même pas que cette courbure antérieure tienne à la lésion du corps des vertèbres. Sur les cadavres dont j'ai fait l'ouverture, je n'ai rien vu qui puisse me le faire penser. Si la maladie n'est pas très-ancienne, le corps se redresse constamment à mesure qu'il se fortifie ; mais quand elle dure depuis plusieurs années, elle diminue sans cesser complètement.

Les courbures antérieures ou latérales, ne siégent pas seulement sur une ou deux vertèbres, et ne sont jamais anguleuses comme dans la maladie de Pott, ou du moins je n'en ai pas vu d'exemples bien positifs. J'ai bien observé quatre chlorotiques atteintes de la maladie de Pott ; mais comme ces filles étaient scrofuleuses avant d'avoir la chlorose, et que, dans le traitement de ces deux maladies, le fer pris à l'intérieur et les cautères placés auprès de la partie malade ont toujours été employés ensemble, et qu'ainsi le succès ne peut pas être attribué seulement à la guérison de la chlorose, je ne mets pas ces observations en ligne de compte. M. Bérard avait observé que, dans la déviation dont je m'occupe, la courbure ne s'opérait pas en devant ; car il a dit à sa clinique, en parlant de la maladie de Pott : « Il ne s'agit pas ici d'une de ces déviations latérales propres aux jeunes filles de douze à quinze ans, déviations qui ont pour caractère distinctif de ne jamais être antéro-postérieures..... » (Voyez Journal de médecine et de chirurgie pratique, par M. Lucas Championnière, 16e année, art. 2,960, page 24.) La courbure en arrière est fort rare, je ne l'ai vue que deux fois seulement.

5. — Les vertèbres cervicales s'affectent bien plus rarement que les précédentes. Leurs courbures ont lieu plus souvent en avant ou en arrière et très-rarement sur les côtés.

6. — Dans ces diverses courbures, le rachis n'est jamais douloureux. Quelquefois des douleurs se font sentir dans le côté qui se creuse, et paraissent provenir de la pression que les côtés exercent sur les parties voisines, en se rapprochant et s'étendant.

7. — Les vertèbres lombaires, quoique supportant une pression plus forte, et subissant des mouvements plus multipliés que les vertèbres dorsales, s'affaissent et se contournent bien plus rarement dans ce genre de rachitis. Elles ne se contournent jamais seules ; elles continuent la courbure des dorsales, et font ensemble une longue courbe, simple ou double, s'étendant de la dernière des vertèbres lombaires aux premières dorsales. Quand les vertèbres lombaires s'affectent seules, le plus souvent la maladie reste superficielle, siége immédiatement au-dessous du périoste, et

donne lieu à des abcès profonds, comme on le voit dans l'observation CLXXVIII.

8. — Le corps des vertèbres dorsales, plus étroit transversalement que devant en arrière, est moins large que celui des cervicales ; celui des lombaires, fort large à son diamètre transversal, plus long que l'antéro-postérieur. Ces différentes formes de vertèbres peuvent disposer les dorsales à se dévier plus facilement sur les côtés que les autres, quand elles sont malades ; mais elles n'indiquent pas pourquoi la maladie frappe de préférence les vertèbres dorsales.

9. — Après les vertèbres, les condyles du fémur et l'extrémité supérieure du tibia, sont les os que j'ai vus s'affecter le plus souvent. Cette articulation gonfle lentement ; elle est très-peu douloureuse d'abord, puis ses mouvements deviennent plus roides, plus difficiles, plus douloureux. Plus tard, on y sent toujours une douleur sourde et plus de gêne dans les mouvements ; l'engorgement augmente lentement, persiste aussi longtemps que la chlorose, et passe rarement à l'état de tumeur blanche, chez les sujets qui ne présentent aucun symptôme de scrofules. Mais quand le sujet est scrofuleux, ou le devient, la maladie marche avec plus de rapidité ; l'articulation se tuméfie beaucoup, devient douloureuse, avec impossibilité de se mouvoir ; la tumeur présente des bosselures : celles-ci, dures d'abord, se ramollissent ensuite et forment bientôt des abcès, qui se font jour à l'extérieur. Ces phénomènes s'accompagnent de fièvre, font beaucoup maigrir la malade, et peuvent la faire mourir, si l'on ne se hâte d'y remédier par un long emploi du fer. Quand la maladie n'est pas très-avancée, si la malade prend ce médicament pendant sept ou mois, la chlorose guérit d'abord, ensuite les abcès fistuleux se ferment, la tuméfaction du genou diminue peu à peu et se

dissipe enfin. Après la guérison , les condyles restent bien longtemps plus gros ; l'articulation est plus roide et bien plus sensible après une longue marche.

10. — Après l'articulation fémoro-tibiale, vient l'articulation coxo-fémorale. La malade y sent d'abord une douleur sourde , qui souvent est plus sensible au genou , quoique cette partie paraisse à l'état normal. L'articulation s'engorge, ainsi que les glandes inguinales ; la douleur est plus vive pendant et après la marche : la cuisse s'allonge , les trochanters s'éloignent du bassin , et bientôt se développent tous les symptômes de la luxation spontanée.

Pendant le traitement , l'articulation reste longtemps engorgée, sensible. Ensuite, la cuisse, plus longue , revient peu à peu et lentement à sa longueur normale. En même temps, le gonflement du pourtour de l'articulation diminue; la marche cesse d'être aussi douloureuse ; mais, pendant longtemps encore , la fatigue réveille la douleur et fait gonfler l'articulation. Après l'articulation iléo-fémorale , vient l'articulation tibio-tarsienne , puis radio-carpienne , plus rarement l'huméro-cubitale. Je n'ai jamais vu la scapulo-humérale atteinte de cette maladie. Une partie de ce que j'avance ici , repose sur un grand nombre de faits que j'ai vus momentanément, mais dont toutes les circonstances ne me sont pas assez bien connues pour que je puisse en publier toutes les observations.

11.—J'ai constamment observé que la portion compacte du corps des os longs et plats ne s'affecte pas, comme il arrive presque toujours dans le rachitis originel ou idiopatique, qui , pour l'ordinaire , porte son action sur la partie compacte des os plats ou longs ; il les aplatit , les contourne , ce que je n'ai jamais vu chez les chlorotiques : seulement les côtes, pressées par la courbure du rachis, se redressent ou se courbent pour se conformer à la disposition du thorax.

Je n'ai vu qu'une seule fois les os iliaques se déformer. Je n'ai pas vu de cas où les os du crâne en aient été affectés. La maladie porte son action plus sur une partie que sur l'autre, en échappant à toutes nos explications et ne nous laissant que l'observation pour diriger notre traitement, le seul guide qui puisse nous empêcher de tomber dans de graves erreurs. Les os du tarse et du carpe sont rarement affectés chez les chlorotiques avant l'apparition de quelques autres symptômes de scrofules ou de rachitis. Alors la maladie s'empare de ces os, comme de tous ceux de l'économie, tandis que chez les scrofuleuses non chlorotiques et les enfants, ces parties osseuses sont bien souvent les premières affectées. Il serait fort difficile de tracer une ligne de démarcation entre ces deux états, parce que la chlorose fait naître les scrofules et le rachitis, qu'ils confondent ensuite leur action avec elle, et qu'il y a une grande analogie entre le rachitis et les scrofules.

Cette complication de la chlorose ne nécessite pas de grandes modifications dans le traitement. Je renvoie, pour en parler, à l'article du traitement de cette maladie. Mais je vais citer quelques observations qui présentent beaucoup d'intérêt, pour éclairer sur l'état des parties affectées.

Observation CLXXVII. — Mlle D..., d'Annepont, canton de Saint-Jean-d'Angély, âgée de vingt-quatre ans, vive, forte, à cheveux châtains, régulièrement réglée depuis l'âge de quatorze ans, issue de parents bien portants, avait ses règles depuis deux jours, quand, à la sortie d'un salon où il faisait fort chaud, elle fut saisie par un froid très-vif. Les menstrues se supprimèrent. Les premiers accidents qui en résultèrent furent calmés par l'emploi des bains de siége et des sangsues à la vulve. Le mois suivant, les règles ne revinrent pas. Trois semaines après, la chlorose parut et fit ensuite des progrès. Deux mois après, la

colonne vertébrale s'inclina sur le côté gauche ; la chlorose et la courbure vertébrale augmentèrent. Cinq mois
après, la figure, le bas des jambes, l'avant-bras et les mains
s'infiltrèrent, le genou droit s'engorgea. La malade s'affaiblit lentement. Les muqueuses devinrent d'un blanc terne,
la peau d'un pâle verdâtre, mate, sèche, rugueuse sur les
bras et les jambes infiltrées ; elle était flasque comme des
vessies demi-pleines d'eau. Le ventre contenait du liquide
et avait la même flascidité. Le reste du corps s'infiltra peu.
Pendant deux mois, que dura ce dernier état, l'eau des
jambes, des cuisses, du ventre, de la figure et des bras
n'augmenta pas; de petites pétéchies, couleur marron, parurent sur les jambes et le bas des cuisses; pendant le dernier
mois, le pouls était fréquent et presque insensible. Les facultés intellectuelles se soutinrent jusqu'à la fin, et la vie
s'éteignit sans secousses. Pendant les derniers temps de la
maladie, la nourriture était du bouillon fait avec du bœuf
et du veau ; sa boisson, de l'eau coupée avec un tiers de
vin de Bordeaux. La décoction de houblon, les anti-scorbu-
tiques, les diverses préparations de quina, l'oxide de fer, le
sulfate de fer ne produisirent aucun soulagement. Son médecin, M. Balais, désira me la montrer. Je la vis huit
jours avant sa mort. On nous permit de faire l'ouverture
de son corps, qui présenta l'état suivant : Le cerveau parut
bien plus mou qu'à l'état normal ; ses ventricules contenaient trois ou quatre grammes d'un liquide limpide ; les
muscles étaient très-pâles, petits, faciles à déchirer ; le tissu
cellulaire qui les séparait était infiltré ; le cœur, dont le péricarde contenait un liquide limpide, était aussi plus flasque, plus pâle et moins résistant ; les plèvres et le péritoine
contenaient du liquide limpide ; les poumons n'offraient
rien à noter ; le foie était d'un pâle jaune, peu volumineux et mou ; toutes les tuniques intestinales étaient d'un

blanc mat; la matrice, pâle à l'extérieur, d'un gris-jaune à l'intérieur, avait son tissu d'un blanc-jaune et plus mollasse qu'il l'est habituellement; les ovaires étaient grisâtres, moins fermes, moins ridés qu'à l'état normal; les vertèbres cervicales et lombaires ne présentaient rien à noter; les dorsales formaient une courbe dont la convexité était à droite et en arrière, la concavité à gauche et en avant; elle était formée par les troisième, quatrième, cinquième, sixième, septième et huitième vertèbres; cette courbe se trouvait tout entière à droite d'une ligne tirée verticalement de l'épine de la première vertèbre dorsale au sacrum; les extrémités de la courbe venaient s'unir, en haut, à la deuxième, en bas, à la neuvième dorsale; ces deux vertèbres s'inclinaient légèrement à droite, pour se conformer au reste de la colonne vertébrale, qui conservait sa forme et sa position normale; les apophyses transverses du côté gauche se portaient un peu en avant, et poussaient les côtes qui, de ce côté, étaient bien plus aplaties, moins courbes et plus rapprochées les unes des autres, ce qui diminuait beaucoup le diamètre transversal de ce côté de la poitrine; les apophyses droites se dirigeaient obliquement en arrière et y portaient les côtes plus courbées de ce côté; les cinquième et sixième vertèbres dorsales semblaient avoir fait un huitième de rotation. Cette disposition était de moins en moins sensible sur les suivantes.

Le corps des vertèbres malades qui couraient à la courbure était, à gauche et un peu antérieurement, plus mince, légèrement bosselé, plus convexe, plus saillant à l'extérieur; à l'intérieur, il était plus rougeâtre, plus vasculaire, inégalement ramolli et cédait sous la pression; la partie spongieuse, comme carnifiée, était facilement coupée par le scalpel; le périoste correspondant était plus épaissi, plus engorgé, plus rougeâtre, plus adhérent à l'os;

à la cinquième et sixième, la lame osseuse qui séparait le
périoste de la partie spongieuse , avait disparu ; les cartilages intermédiaires n'étaient malades qu'à leur bord du
côté gauche ; cet état de la vertèbre n'affectait que la partie gauche, et dépassait peu la ligne médiane ; à droite, le
périoste n'était que légèrement épaissi, et conservait encore
son brillant ; la partie osseuse , moins rougeâtre , conservait sa dureté ; les apophyses transversales et les côtes
étaient plus écartées du côté droit ; les condyles du fémur
gauche étaient engorgés ; la surface cartilagineuse était
plus jaune, plus terne ; la partie spongieuse était rougeâtre
dans certains points et jaunâtre dans d'autres ; la partie
jaune était moins résistante sous la pression et plus facile
à couper ; le tissu s'y trouvait plus homogène ; les cellules
avaient presque entièrement disparu ; les autres os n'a-
vaient pas souffert.

OBSERVATION CLXXVIII. — Mlle G... , demeurant au
lieu de la Renardière, commune de Corme, arrondissement
de Saintes, âgée de dix-neuf ans , brune, bien constituée,
bien réglée depuis l'âge de quinze ans, issue de parents qui
n'avaient eu ni scrofules, ni rachitis, fut mouillée par
une pluie froide pendant qu'elle avait ses règles. Elles
s'arrêtèrent. Un mois après, la chlorose se montra , et prit
ensuite de l'intensité. Trois mois plus tard, la colonne vertébrale était bien sensiblement déviée à gauche au niveau
des vertèbres dorsales. Quelques mois après , les jambes
s'infiltrèrent, puis vint une légère anasarque de tout le tissu
cellulaire sous-cutané ; la courbure vertébrale augmenta
beaucoup. Les amers, le quinquina sous plusieurs formes,
l'élixir de perhile, l'iodure de fer, furent employés inutilement. Une douleur sourde d'abord, puis aiguë, se fit sentir
au côté droit des vertèbres lombaires, près l'os des îles. La
malade maigrit beaucoup. L'infiltration n'augmenta pas.

Quelque temps après, une tumeur molle, indolente, se présenta dans l'aine droite, au-dessous du ligament de fallope. Elle grossit beaucoup. Deux mois après, elle s'ouvrit et donna du pus très-liquide. Les jours suivants, il en sortit considérablement. Ensuite la fièvre s'alluma, et une diarrhée colliquative vint finir l'existence de cette malheureuse fille. Je fus appelé peu de jours avant la fin de ses souffrances. MM. Reddon, son médecin ordinaire, Foreau, médecin de l'hôpital, et moi, nous en fîmes l'autopsie. Nous trouvâmes le cerveau sensiblement plus mou qu'à l'état normal, et contenant un peu de liquide limpide dans ses ventricules; les muscles étaient décolorés, mous et faciles à déchirer; du liquide très-clair et sans couleur s'écoula des cavités des plèvres, de celles du péritoine et du péricarde. Nous trouvâmes dans les poumons quelques tubercules très-durs; le foie assez gros, mais plus pâle, plus gris et moins ferme que chez les sujets sains; les intestins blancs et les glandes mésantériques très-engorgées sur divers points. Le cœur était pâle dans toute l'épaisseur de son tissu, et bien plus flasque qu'à l'état normal. Ses cavités ne contenaient aucune concrétion fibrineuse. La matrice, d'un gris pâle à l'extérieur, d'un jaune blanc marbré à l'intérieur, avait son tissu blanc et lâche. Les ovaires, d'un gris blanc à l'extérieur, plus jaune à l'intérieur, étaient plus mous, plus minces, moins renflés, quoiqu'aussi longs qu'ils devaient l'être. Tout le tissu cellulaire internasculaire, sous-cutané et sous-membraneux était œdématié. Le foyer du pus se trouvait au devant et au côté des troisième et quatrième vertèbres lombaires. Le trajet fistuleux suivait la face antérieure du psoas entre ce muscle, le cœcum et le péritoine fort épaissi, passait sous l'arcade crurale pour se rendre au dépôt situé dans le pli de la cuisse. Les vertèbres cervicales ne présentaient rien de remarquable. Les dorsales, depuis la troisième jusqu'à la dixième, avaient le corps plus épais du côté droit que du côté gauche, et formaient une courbure dont la convexité était à droite. Elle était placée tout entière à droite d'une ligne tirée verticalement de l'atlas au sacrum. La portion amincie était aussi plus vasculaire, plus rougeâtre, plus compressible, cédait facilement sous la pression du doigt. Le scalpel la coupait aussi facilement que les cartilages. Le périoste correspondant était fort épaissi, plus spongieux, plus rougeâtre, bosselé et sans brillant. Il semblait se confondre avec la vertèbre. Le périoste et la vertèbre, plus saillants et plus bombés de ce côté, faisaient ensemble une courbe s'étendant d'un cartilage à l'autre. J'y enfonçais facilement le scalpel jusque vers le centre du corps ; mais ensuite je sentais une résistance. La vertèbre ne paraissait pas être altérée plus loin. Le côté droit conservait sa dureté ; le périoste correspondant, très-légèrement rouge et peu brillant, n'était pas fort épaissi. A la sixième et à la septième, la lame osseuse placée entre la partie spongieuse et le périoste malade, n'existait plus. La lésion se bornait au corps des vertèbres ; le cartilage n'avait pas subi d'altération ; les lames formant le canal rachidien étaient saines ; ce canal n'avait pas diminué de diamètre ; sa surface interne ne présentait rien à noter.

Les apophyses transversales et les côtes du côté gauche étaient plus rapprochées, et les droites plus éloignées qu'à l'état normal. Le corps des vertèbres lombaires avait conservé ses dimensions sur tous les points. La partie antérieure et droite du corps des troisième et quatrième vertèbres étaient érodés et détachés du périoste ; au devant était un foyer de pus dont les parois étaient épaissies et paraissaient se confondre en haut avec le périoste du bord supérieur de la troisième vertèbre et en bas avec celui du bord inférieur de la quatrième. Le cartilage situé entre ces deux vertèbres n'était malade qu'à la surface répondant au foyer purulent. Ces deux observations, quoique très-précieuses, sont bien insuffisantes sans doute pour faire connaître l'état pathologique des parties affectées dans cet espèce de rachitis ; mais j'espère qu'elles engageront à faire des recherches, qui pourront avoir des résultats avantageux pour la science et pour l'humanité. Elles doivent faire réfléchir sur ce que peuvent les moyens mécaniques de l'orthopédie, quand ils ne sont pas accompagnés de traitement curatif du rachitis. Si la partie malade de l'os ne guérit pas pendant l'action de l'instrument, elle s'affaissera sous l'effort de la pression exercée sur elle par la portion supérieure du corps, et reprendra son premier état, aussitôt que les moyens contentifs cesseront d'agir.

OBSERVATION CLXXIX. — Mlle O..., âgée de trente-cinq ans, très-nerveuse, d'une assez bonne constitution, grande, bien élancée, n'avait aucun de ses parents rachitiques. Elle fut réglée à quatorze ans et demi. Ses règles s'arrêtèrent chaque fois qu'elle eut des impressions morales vives pendant leur cours; chaque fois la chlorose se montra un mois après, et guérit par l'emploi du Sirop ferreux. Depuis vingt ans, elle a eu huit ou dix fois la chlorose, et plusieurs fois elle en est restée malade pendant trois, quatre, cinq, six ou sept mois. Sa taille ne s'était pas déformée.

A cette dernière attaque, la chlorose, quoique moins intense qu'elle avait été, fut accompagnée, six semaines après avoir commencé, d'une déviation du rachis, qui se courba fortement à gauche. Deux mois plus tard, la difformité paraissait fort grande. Je la mis alors à l'usage du Sirop ferreux, et je vis le rachis se redresser au point qu'après deux mois et demi de traitement, il avait repris sa pose normale, sans laisser aucune trace de la difformité. Cette observation montre que le sujet doit être dans certaines conditions pour que la chlorose produise la gibbosité; car aux premières fois que cette fille est devenue chloroti-que, sa jeunesse et la longueur de la maladie devaient la disposer à cette complication. Cependant elle n'a pas eu lieu, et plus tard elle a paru et fait de rapides progrès, dès le commencement de la chlorose.

OBSERVATION CLXXX. — La fille B..., âgée de dix-huit ans, d'une taille moyenne, à peau blanche et cheveux très-noirs, bien réglée depuis l'âge de quinze ans et demi, fut laver pendant qu'elle avait ses règles ; elles s'arrêtèrent. Deux mois après, elle était chlorotique. Un mois plus tard le rachis se courba sur la gauche. Pendant les deux mois suivants, la courbure s'accrut beaucoup. Je la mis à l'usage du Sirop ferreux, trois mois après le commencement de la flexion du rachis. Deux mois et demi de traitement suffirent pour la faire disparaître. Cette fille put ensuite se livrer aux rudes travaux de la campagne, et la maladie n'a pas reparu depuis trois ans que le traitement est cessé.

OBSERVATION CLXXXI. — Mlle G..., des Gonds, âgée de vingt-deux ans, grande, forte et bien tournée, avec les traits délicats, les yeux vifs et pleins d'expression, vit ses règles, pour la première fois, à treize ans. Elles se régularisèrent cinq mois après, et coulèrent régulièrement jusqu'à vingt-et-un ans. Le 10 février, en sortant d'un appartement très-chaud, où elle avait dansé, elle fut saisie par le froid : ses règles, qu'elle avait alors, se supprimèrent. Six semaines après, elle était chlorotique. Vers la fin d'avril, l'épine dorsale fléchit sur le côté gauche. Dans les premiers jours de juin, ce côté se trouvait creux, et le droit bombait ; l'épaule droite se portait en arrière, en dehors et en haut, et cette pauvre fille, naguère svelte et très-gracieuse, était toute contrefaite. Alors elle fut mise à l'usage du Sirop ferreux, à la dose de trois cuillerées par jour. Dès le quinzième jour de son emploi, on put remarquer que l'épine du dos se redressait. Après neuf semaines de traitement, cette jeune fille reprit ses formes élégantes et gracieuses, et ses deux épaules ne présentaient plus de différence. Quatre ans après, je fus consulté de nouveau par cette jeune personne, alors mariée et mère d'un enfant qu'elle avait nourri pendant un an. Après le sevrage, les menstrues revinrent en petite quantité ; cette jeune femme pâlit et devint chlorotique au premier degré ; mais bientôt son mari remarqua que sa taille se déformait et se déviait à gauche : elle sentait une douleur dans ce côté, vers l'attache des dernières côtes sternales. Je prescrivis de nouveau le Sirop ferreux, et cette jeune malade vit encore disparaître la maladie.

Observation CLXXXII. — Mme M..., de Saintes, âgée de vingt-six ans, chlorotique au premier degré depuis l'âge de vingt ans, se maria à vingt-deux ans. A vingt-trois ans, elle accoucha et nourrit son enfant pendant neuf mois. Après le sevrage, elle redevint chlorotique au même point qu'elle l'était avant la grossesse, mais deux mois et demi après, la colonne vertébrale se courba sur le côté gauche. La difformité fit des progrès, malgré l'emploi des amers et des toniques : elle augmenta lentement pendant six mois et devint fort grande. Je fus ensuite consulté, et d'accord avec son médecin ordinaire, M. Foreau, nous prescrivîmes le Sirop ferreux, à la dose de trois cuillerées par jour. Les forces se relevèrent d'abord ; puis l'épine dorsale se redressa graduellement et reprit sa forme première. Après deux mois et demi de traitement, l'embonpoint et la fraîcheur étaient mieux qu'ils n'avaient jamais été.

Observation CLXXXIII. — Mlle R..., âgée de vingt-six ans, brune, vive, grande et forte, avait été bien réglée depuis l'âge de seize ans jusqu'à vingt-deux. Alors, les menstrues s'altérèrent à la suite d'une vive contrariété , et la chlorose se montra. Quelque temps après, la colonne vertébrale fléchit , d'abord à gauche , au niveau des vertèbres dorsales. La courbure augmenta lentement pendant deux ans. Alors , la colonne , fortement courbée à gauche, vers les septième, huitième, neuvième et dixième vertèbres dorsales , se courbait à droite vers les troisième, quatrième , cinquième et sixième vertèbres de la même région. Elle formait ainsi deux courbures en sens opposé et dirigées obliquement de droite à gauche ; il semblait que les vertèbres avaient fait un quart de rotation sur elles-mêmes , de gauche à droite. Les côtes avaient suivi le mouvement , et se portaient plus en avant sur la gauche , et plus en arrière sur la droite , en se creusant à la partie concave de la courbure , et bombant à sa partie convexe. Après avoir continué longtemps les amers , les toniques , et les préparations inodurées , cette demoiselle me fit appeler pour m'entendre avec son médecin, M. Coulon. Pensant que la chlorose était la cause de cette difformité , je proposai le Sirop ferreux , qui fut pris à la dose de trois cuillerées par jour. La chlorose guérit d'abord ; la fraîcheur et l'embonpoint revinrent. Au bout de six semaines , le sang menstruel parut d'un beau rouge, sans être beaucoup plus abondant. Puis la colonne vertébrale se redressa lentement. Le Sirop ferreux fut continué ; à la période suivante, les règles furent plus abondantes , fluèrent pendant cinq jours , et continuèrent le même temps ensuite. Après six mois de traitement , la colonne vertébrale avait repris sa forme première , ce qui surprit beaucoup le médecin et la famille.

OBSERVATION CLXXXIV. — Mlle P . . . , de Saintes , âgée de vingt-deux ans, brune, vive , assez bien constituée, eut une suppression par suite du chagrin qu'elle éprouva de voir sa mère malade. Cinq semaines après, elle était chlorotique au second degré. Dès les premiers jours de la chlorose elle fut prise d'attaques de nerfs qui revenaient tous les jours et redoublaient à la moindre impression morale. Sept semaines après, on vit le rachis se courber à gauche. Deux mois plus tard, cette courbure était si forte que les vêtements, matelassés, ne pouvaient plus la cacher. Elle vint alors me consulter : je lui prescrivis le Sirop ferreux, à la dose de trois cuillerées par jour. La fraîcheur et le coloris des muqueuses et de la peau revinrent d'abord ; mais bientôt ensuite l'épine dorsale se redressa progressivement. Deux mois et demi de traitement suffirent pour lui rendre sa forme première. Pendant trois ans après, cette jeune personne conserva les formes de sa taille et sa santé ; mais ensuite elle eut une nouvelle suppression : la chlorose reparut, et deux mois après l'épine dorsale se courba de nouveau. Le Sirop fut repris et continué pendant quatre mois, quoique la courbure du rachis eût totalement disparu dans les premiers jours du troisième mois. Quatre mois après, cette demoiselle se maria, devint mère, et depuis dix ans elle n'a pas eu de récidive, ni de chlorose, ni de déviations de la taille.

OBSERVATION CLXXXV. — Mlle C..., de Courcoury, âgée de dix ans, d'une taille moyenne, d'une constitution délicate et très-vive, présente, en mars 1858, les symptômes de la chlorose au premier degré. En mai, la mère observe que l'épaule droite s'élève et s'écarte de l'épine dorsale ; sa poitrine s'avance en avant, se creuse sur les côtés, et prend la forme de la poitrine de lièvre ; puis l'épine du dos se fléchit de plus en plus à gauche. Quand on vint me consulter, la flexion était assez forte pour ne pouvoir plus être cachée par les vêtements rembourrés. Je prescrivis le Sirop ferreux. La petite fille prit bientôt du coloris, de la fraîcheur, de l'embonpoint, et le rachis se releva tellement, que, deux mois et demi après, il ne restait plus de traces de la difformité.

Sa santé se conserva dix-huit mois ; ensuite la chlorose se développa de nouveau, et le rachis se déforma comme à la première fois. Je prescrivis encore le Sirop ferreux. Deux mois après, les deux maladies avaient totalement cessé. Le Sirop fut encore continué pendant six semaines, et depuis six ans elle en a pris tous les trois mois pendant quinze ou vingt jours consécutifs. La chlorose et la déviation vertébrale n'ont pas reparu. Cette jeune personne a pris de la taille, de la force, ses règles ont paru à quinze ans et demi et se sont régularisées dans les quatre mois suivants. Aujourd'hui la poitrine est large et bien conformée. (On peut voir aussi les observations CXLII, CLXXXVII, CLXXXVIII, CXCV, CXCVI, CC, CCXVII, CCXVIII, CCXIX.)

CHAPITRE V.

Des Scrofules produites par la Chlorose.

1. — La chlorose hâte la naissance des scrofules chez les personnes disposées à contracter cette maladie, et les produit chez les femmes dont la constitution en paraît le plus éloignée. J'ai vu bien des filles qui sont devenues scrofuleuses pendant qu'elles avaient la chlorose, et chez qui les scrofules ont cessé promptement après la guérison de la première maladie.

Observation CLXXXVI. — Une fille, forte, brune et lymphatique, devint cinq fois chlorotique dans l'espace de treize ans. A chaque fois, et dès les premiers temps de l'invasion de la chlorose , les glandes du cou gonflaient , suppuraient et laissaient un ulcère scrofuleux qui persistait aussi longtemps que la chlorose , et se cicatrisait peu de temps après sa guérison. Pendant tout le temps que cette fille était bien réglée , elle n'avait jamais de glandes engorgées. Ces scrofules présentent, dans leur développement, deux séries de symptômes différents.

1re DIVISION.

2. — Dans la première, les engorgements des ganglions lymphatiques ne sont pas ceux qui commencent : bien souvent , au contraire , ils ne se montrent qu'après , et quelquefois pas du tout. Il se forme en diverses parties du corps, et surtout à la face et aux mains, dans le tissu cellulaire sous-cutané, ou dans l'épaisseur même de la peau, de petites tumeurs plates ou bombées, dures et circonscrites, qui, peu à peu, se ramollissent au centre , restent dures à la circonférence , prennent une teinte bleuâtre , percent après un temps fort long , laissent échapper, en petite quantité, une suppuration liquide et garnie de flocons de forme caséeuse. L'ulcère qui en résulte, grisâtre au fond, à bords détachés , bleus et frangés , entouré d'un cercle dur, subsiste pendant tout le temps de la chlorose, et ne se ferme que longtemps après la guérison de cette maladie. Les os , d'une ou de plusieurs phalanges , gonflent lentement et sans douleur ; les oreilles, la partie cartilagineuse du nez, le pourtour des articulations des pieds, des mains, gonflent ; les articulations fémoro-coxale, fémoro-tibiale, tibio-tarsienne , radiocarpienne , s'affectent souvent, mais toujours d'une manière chronique et fort lente. Si la chlorose et l'engorgement persistent, ce dernier dégénère quelquefois en tumeurs blanches, qui peuvent devenir funestes. Ces scrofules ont lieu bien plus souvent chez les jeunes personnes ; mais elles peuvent se développer à tout âge.

Chez les femmes âgées, elles produisent, le plus souvent, des engorgements profonds, siégeant aux vertèbres lombaires, aux côtes, autour des os îles, à la partie spongieuse des os longs et courts. Chez les jeunes personnes, la partie compacte des os courts s'affecte aussi fréquemment que la partie spongieuse, mais la partie compacte des os longs ou plats n'en est pas atteinte, comme il arrive dans les scrofules se formant spontanément et sans la présence de la chlorose. Après vingt-deux ans, le corps des vertèbres lombaires et la partie spongieuse des os longs et plats, sont plus souvent affectés que dans le bas âge. Il se forme des dépôts froids aux environs des lombes et de l'os des îles. Enfin, se développent successivement tous les symptômes des scrofules au plus haut degré. La maladie paraît atteindre tous les tissus à la fois.

OBSERVATION CLXXXVII. — Mme G..., âgée de trente-six ans, brune, vive, petite et très-forte, avait toujours été bien réglée depuis l'âge de treize ans. En janvier 1859, elle eut grand froid en sortant après minuit d'un salon où la chaleur était excessive. Les menstrues qu'elle avait alors, cessèrent de couleur. La chlorose parut au mois de mars, et parvint au second degré vers la fin d'avril.

A la fin de mai, elle sentit une douleur fixe et sourde aux lombes, au niveau des dernières côtes asternales ; la colonne vertébrale se dévia sur le côté gauche ; la malade maigrit beaucoup. Dans les premiers jours de juillet, il parut aux lombes une tumeur dure, peu douloureuse, qui fit des progrès et s'entoura d'un large cercle dur. Deux mois après, cette tumeur ramollie au centre, mais toujours dure autour et à sa base, s'ouvrit et laissa couler une grande quantité de pus fort liquide et mêlé de flocons de forme caséeuse. Cette ouverture, quoique petite, donna longtemps abondamment. Les cautères sur les lombes, les préparations iodurées, les amers, les toniques, n'enrayèrent pas la maladie. Cette malade très-affaiblie fut prise d'une diarrhée très-forte qui hâta sa mort.

OBSERVATION CLXXXIII. — La fille R..., de Saint-Brice, faible, délicate depuis sa première enfance et souvent malade, présentait à douze ans les symptômes de la chlorose au premier degré. Depuis quelque temps la poitrine était courbée sur le devant et fléchie sur la gauche, creuse sur le devant du côté gauche, bombée sur le derrière du côté droit; l'épine était fléchie à gauche. Le ventre gros et dur présentait entre l'ombilic et la fosse iliaque droite une tumeur indolente et dure. Les membres étaient très-minces et très-maigres; la peau d'un pâle jaune était tout écailleuse; l'appétit était faible; les digestions difficiles; le pouls était tumultueux, petit et très-fréquent. Pendant le mouvement il augmentait de volume, et la malade était oppressée. Après avoir soigneusement examiné cette malade, je reconnus qu'elle était chlorotique, et tous les accidents me parurent produits par cette maladie. Je prescrivis le Sirop ferreux à la dose d'une cuillerée par jour. Le quatrième jour, elle en prit deux cuillerées qu'elle continua pendant trois mois. Dès le huitième jour, l'appétit augmenta; le quinzième, les muqueuses et la peau s'étaient animées; le pouls était plus lent, plus ferme et moins tumultueux. Le vingt-cinq, l'épine s'était un peu relevée. Un mois plus tard, la poitrine s'était redressée. Les épaules et les côtes avaient repris leur place. La tumeur siégeant à l'abdomen avait disparu. Cette fille avait pris de la force, de l'embonpoint; les muqueuses et la peau fermes et vivaces avaient du coloris. Le Sirop fut continué durant une année, pendant huit jours chaque mois. Cette fille a pris de la taille, de la force, a été réglée à seize ans, et jouit aujourd'hui d'une fort bonne santé.

Observation **CLXXXIX**. — La fille Abellin, âgée de seize ans, d'une haute et belle stature, d'un beau tempérament sanguin et issue de parents très-forts , a trois sœurs bien portantes ; aucune d'elles n'a de traces de scrofules. Cette fille fut réglée à quinze ans ; les règles parurent régulièrement, abondamment et d'un beau rouge pendant les quatre mois suivants. A la quatrième période , elle se mouilla les jambes dans une rosée froide du mois d'avril. Le sang cessa de couler. Dans les premiers mois de juin, cette fille était chlorotique au second degré. Vers la fin de juillet , elle sentait une douleur sourde dans le genou gauche ; les condyles du fémur gonflèrent ; les parties molles paraissaient peu malades ; mais peu de temps après une douleur se fit sentir dans l'articulation iléo-fémorale ; les glandes inguinales et l'articulation s'engorgèrent, et devinrent assez douloureuses pour empêcher la malade de marcher ; la cuisse s'allongea ; la fièvre s'alluma ; des dépôts s'ouvrirent et la malade périt malgré l'emploi bien soutenu et bien dirigé des préparations iodurées.

Observation **CXC**. — La fille R..., âgée de vingt-deux ans, brune, bien constituée, ayant les traits délicats et les articulations peu volumineuses, issue de parents ne présentant aucune cicatrice, suite de scrofules, fut bien réglée de quinze ans et demi à vingt ans. Alors, et à la suite d'une vive frayeur qui la saisit pendant qu'elle avait ses règles, celles-ci s'arrêtèrent tout-à-coup. Elle fut prise de suite d'attaques de nerfs , qui se renouvelèrent plusieurs fois dans le courant du mois. A la période suivante, les règles, gluantes et décolorées , parurent pendant deux jours seulement, et furent accompagnées de douleurs très-vives à l'hypogastre, dans les aines et dans les reins avec des mouvements fébriles. Les menstrues coulèrent de la même manière les mois suivants. Six semaines après , vers le 15 mai, cette fille était chlorotique au second degré. Dans les premiers jours de juillet, les condyles du fémur droit gonflèrent sans douleur ; dans les premiers jours d'août, le gonflement gagna toute l'articulation et gênait les mouvements. En septembre et octobre, l'engorgement fit des progrès, surtout en dedans du genou. A la fin d'octobre, l'articulation, presque immobile, faisait sentir une douleur sourde plus forte en dedans, et augmentait à la moindre secousse que recevait la jambe. Il y avait de la fièvre. Cette maladie résistait depuis trois mois aux divers traitements dirigés contre elle : les émollients, les préparations d'iode, les douches, l'huile de foie de morue avaient été successivement administrés. Son médecin, M. Richard, présumant alors que la chlorose pouvait causer ou entretenir la maladie du genou, prescrivit le Sirop de protoxide de fer, à la dose de trois cuillerées par jour. La malade, pâle, maigre et très-faible, prit d'abord de la force ; l'appétit se fit sentir et les digestions furent plus faciles ; le pouls, assez large, tumultueux et très-fréquent, devint plus lent, plus résistant et plus régulier ; la peau s'anima, les muqueuses se colorèrent, la fièvre cessa, le genou diminua, fut de moins en moins douloureux. Après deux mois de traitement, l'articulation put être légèrement fléchie et sans douleur. Un mois après, les règles parurent rouges et pendant cinq jours. Cette fille avait repris de l'embonpoint et de la faîcheur. Le genou resta gonflé trois mois encore, et quand elle marchait beaucoup, le gonflement et la douleur augmentaient. Enfin, après six mois de l'usage du Sirop ferreux, le genou n'était pas plus gros que l'autre. Depuis deux ans la santé de cette fille s'est bien maintenue ; elle peut se livrer à la danse, pour laquelle elle a beaucoup de goût. (Voir aussi les observations CCXXII, CCXXIV.)

2me DIVISION.

5. — Dans cette seconde série, les ganglions lymphatiques s'engorgent et prennent un grand accroissement avant l'apparition de quelques-uns des symptômes ci-dessus. Il se forme d'abord, à la gorge et au cou, quelques petites glandes qui, peu à peu, grossissent, se réunissent et se multiplient. Les lèvres, et surtout la supérieure, les parties molles du bout du nez, les paupières s'engorgent. Il paraît à la cornée transparente de petits boutons blancs, qui tombent et découvrent un ulcère à fond gris et entouré d'un bord rouge. Il se manifeste quelquefois des engorgements glanduleux dans le creux de l'aisselle, dans les aines, et dans le pli de quelques autres articulations. Souvent, chez les jeunes filles, le mésantère s'engorge ; plus souvent il se forme des tubercules dans les poumons. Ces paquets de glandes grossissent sans beaucoup s'échauffer, et tendent rarement à la suppuration qui, dans ce cas, est suivie d'ulcères pâles, indolents, et à bords frangés. La peau devient rugueuse, sèche, écailleuse, et parfois couverte en certains endroits d'ulcères superficiels, de croûtes ou de petits boutons rouges aplatis et excitant de vives démangeaisons. Les scrofules ne prennent pas toujours régulièrement l'une de ces deux formes. Quelquefois elles se réunissent et tous les symptômes indiqués dans ces deux séries se montrent sur le même sujet ; mais alors la maladie est plus fâcheuse, et sa marche est toujours plus active. Toute l'économie s'affecte à la fois et les poumons échappent rarement à cette désorganisation générale. (Voir l'obsertion CCXXIV.)

Les scrofules produites par la chlorose, ne guérissent qu'après la cessation de cette dernière maladie. Le fer, qui guérit ces deux maladies, prises isolément, est aussi le seul moyen de les guérir quand elles sont réunies. Nous y

reviendrons en nous occupant du traitement de la chlorose et des préparations de fer. Les sujets réunissant les
symptômes indiqués dans cette série étant très-nombreux
et se présentant journellement aux praticiens, je n'en rapporte ici qu'un seul cas et je renvoie aux observations
CCXX, CCXXI, CCXXIII.

OBSERVATION CXCI. — Mlle D..., grande, brune, forte,
née de parents bien constitués et ne portant aucune cicatrice, suite de scrofules, fut réglée à quatorze ans. Les
menstrues se régularisèrent dans les quatre mois suivants
et coulèrent ensuite régulièrement jusqu'à dix-huit ans.
Alors elles se supprimèrent dans une partie de plaisir, où
elle se mouilla. Sept semaines après, elle était chlorotique
au second degré ; deux mois plus tard les glandes du cou
s'engorgèrent ; les yeux rougirent et présentèrent deux petits boutons blancs à la cornée transparente de l'œil droit ;
le bord des paupières se garnit de boutons ; le nez et la
lèvre supérieure s'engorgèrent sans rougeur et sans chaleur ; toute la figure paraissait bouffie ; les glandes, situées
au-dessous de la mâchoire inférieure et le long du cou, se
réunirent en paquets, qui gonflèrent sans s'échauffer. Tous
ces accidents persistèrent pendant quatre mois, malgré
l'emploi des amers, de l'élixir de perhile, des préparations
iodurées à l'intérieur et en frictions. Je fus alors consulté
par M. Poitevin, de Pons, qui voyait la malade. Pensant
que la chlorose était la cause de ces scrofules, je proposai d'employer le Sirop ferreux, qui fut pris à la dose de
deux cuillerées le premier jour, puis à celle de trois cuillerées les jours suivants. La chlorose cessa d'abord. Après
que les muqueuses et la peau furent colorées, la figure se
dégorgea lentement ; les yeux guérirent ; le nez et la lèvre
revinrent à leur volume normal ; les glandes furent plus
longtemps à disparaître, et la guérison ne fut complète

qu'après quatre mois et demi de traitement. Les règles coulèrent ensuite comme avant la maladie, et la santé se soutint pendant trois ans. Depuis, cette demoisîle eut, en mars, une nouvelle suppression qui, deux mois après, fut suivie de chlorose. Les mêmes symptômes de scrofules parurent à la fin de juin, furent de suite combattus à l'aide du Sirop ferreux et cessèrent. Le traitement fut continué pendant trois mois. Pendant les trois mois suivants, cette demoiselle prit du Sirop ferreux pendant dix jours consécutifs chaque mois. Huit ans se sont écoulés depuis. Cette personne, mariée et mère, n'a pas eu de récidive.

CHAPITRE VI.

De la Phthisie pulmonaire produite par la Chlorose.

1. — *Causes.* — Chez les chlorotiques, le pouls, large, fréquent, tumultueux, bat avec une grande force, qui double au moindre mouvement, et s'accompagne d'oppression. Les carotides, très-amples, frappent violemment la base du crâne, et fatiguent les malades du bruit qu'elles y font entendre, et pourtant les veines, réduites à un petit volume, contiennent peu de sang. Les vaisseaux capillaires en contiennent aussi fort peu, soit que le sang des chlorotiques, trop séreux, n'excite pas assez l'action de ces vaisseaux, soit que leur mode de sensibilité s'oppose à la libre circulation du sang qui les traverse. Cette difficulté de la circulation et les fortes pulsations du cœur, fatiguent le tissu délicat des poumons, et les disposent aux engorgements. Serait-ce la cause de la phthisie pulmonaire des chlorotiques? c'est possible. Mais en étudiant l'organisme, on voit que les causes mécaniques sont peu de chose, et que l'on doit tout rapporter au principe vital qui lie tous nos

organes. La pathologie nous montre l'étroite liaison des parties génitales avec les poumons. L'abus des plaisirs de l'amour, la masturbation, tant chez l'homme que chez la femme, conduisent à la phthisie pulmonaire, ou bien activent cette maladie. De même aussi, ceux qui portent une constitution qui dispose à la phthisie, ont plus d'appétits vénériens. Chez les jeunes gens qui, sans faire d'autres excès, abusent du coït, c'est toujours la poitrine qui s'altère d'abord. A la puberté, la voix devient forte et grave; chez les eunuques elle reste faible et douce. J'ai vu des personnes mourir de phthisie à la suite d'une surexcitation continuelle des parties génitales.

OBSERVATION CXCII. — Deux étudiants, âgés de vingt ans, doués d'une vigoureuse constitution, et qui n'avaient jamais eu d'accidents à la poitrine, arrivent à Paris, prennent chez eux des filles, auxquelles ils donnent tous leurs instants. Au bout de onze jours, l'un d'eux tousse, crache du sang, et meurt phthisique sept mois après. L'autre présente les mêmes accidents au bout de dix-neuf jours, et meurt phthisique huit mois plus tard, malgré les soins de médecins habiles, et malgré le régime le plus exact que le repentir lui faisait observer. Ces deux jeunes gens ne sont pas morts des suites d'un épuisement, mais d'une phthisie produite par la surexcitation des parties génitales, qui se répéta sympathiquement sur les poumons.

OBSERVATION CXCIII. — Un jeune médecin, âgé de vingt-cinq ans, d'un tempérament sanguin bilieux, très-vigoureux, d'une taille haute et athlétique, bien proportionné, à poitrine large et bien bombée, issu de parents vigoureux, et dont la famille n'avait eu ni scrofuleux, ni phthisiques, en sortant de Montpellier se rendit à Paris. Dès les premiers jours de son arrivée, il prit chez lui une jeune fille et ferma sa porte à tous ses amis. Six semaines après, il me fit prier de passer le voir. Il avait une toux sèche et fréquente ; il crachait du sang depuis la nuit précédente ; son pouls était vif, très-précipité, dur, concentré ; il avait la peau chaude, sèche, avec une chaleur sous-sternale, vive ; point de douleur sur les côtés. Après avoir calmé les premiers accidents, et saisi de frayeur, il s'en retourna dans sa famille, où il mourut phthisique six mois après. Je pourrais citer un grand nombre de faits semblables. Si la surexcitation des parties génitales peut agir sur les poumons, la modification du principe vital de l'utérus des chlorotiques doit agir aussi sur eux. C'est, je pense, la cause de leur phthisie. La chlorose peut encore produire la phthisie en modifiant l'action de tout l'organisme, et en faisant naître les scrofules, qui, d'après mes observations, sont la cause la plus fréquente de cette maladie.

M. Andral avait observé cette tendance de la chlorose à produire la phthisie, car il dit dans une note du traité de l'auscultation de Laennec, 4me édition, tome 2, page 252 :

« J'ai vu quelquefois la phthisie pulmonaire survenir
» au milieu d'une affection chlorotique, et en raison de
» cette circonstance, ses symptômes rester longtemps assez
» obscurs pour laisser quelque doute sur la réalité de
» l'affection des poumons. Tout naturellement, en effet,
» on peut attribuer à la chlorose la dyspnée, d'une part,
» et d'autre part, la faiblesse qui va sans cesse en aug-
» mentant; cependant, la persistance de la toux, les hémo-
» ptysies, le mouvement fébrile qui s'établit, donnent enfin
» l'éveil, et l'auscultation vient confirmer ces soupçons.
» Examinez donc attentivement la poitrine chez les chlo-
» rotiques, et n'oubliez pas que la débilitation qui marche
» avec la chlorose, qui en est un des éléments, prédispose
» singulièrement l'organisme à la création de la diathèse
» tuberculeuse. »

2. — La phthisie pulmonaire est la complication la plus redoutable de la chlorose. J'ai vu mourir des jeunes filles, chez qui la phthisie ne me paraissait pas avoir d'autres causes, et j'ai traité beaucoup de chlorotiques présentant tous les symptômes de cette maladie, lesquels ont cessé avec la chlorose, par le seul secours du Sirop de protoxide de fer. Cette phthisie, plus commune et plus rapide dans sa marche chez les filles de quatorze à dix-neuf ans, moins active chez celles de dix-neuf à vingt-cinq ans, est plus lente, et paraît plus rarement après l'âge de trente ans. Quand cette phthisie est très-avancée, les signes positifs, pour la distinguer des phthisies pulmonaires provenant d'une autre cause, sont peu nombreux et souvent incertains. Il est aussi fort difficile de préciser le moment où elle est au-dessus des ressources de l'art. Les femmes les mieux constituées, avant d'avoir la chlorose, ne sont pas exemptes de contracter cette phthisie. A part celles qui portent la constitution phthisique, et chez lesquelles la chlorose ne fait que hâter le développement de cette maladie, j'ai vu la phthisie des chlorotiques se présenter presque indistinctement dans toutes les constitutions. Cependant, dans mon recueil d'observations, il s'en présente un peu plus parmi les filles vives, nerveuses, lymphatiques ou sanguines.

5. — Il ne faut pas confondre la phthisie des chlorotiques avec les phthisies qui déterminent la suppression des menstrues dès les premiers temps de leur invasion : les deux points de départ sont tout opposés. Ces dernières ne sont habituellement précédées d'aucuns symptômes de chlorose ; la pâleur que l'on observe souvent chez elles, est le résultat des souffrances et de l'usure qui s'opère dans l'organisme.

Dans la première, la chlorose a toujours paru pendant un certain temps, sans être accompagnée d'aucun accident à la poitrine , et c'est seulement depuis que les pâles couleurs existent , que les poumons ont paru s'affecter. Ces deux modifications dans la phthisie et dans son origine , seraient faciles à distinguer , en revenant sur les circonstances antérieures, si la ligne de démarcation était toujours aussi bien tranchée. Mais souvent ces deux états se rapprochent, se compliquent et demandent tout le discernement, l'attention et la longue expérience d'un médecin habile , pour distinguer les nuances de chacune. Ce qui doit tranquilliser le médecin ici , c'est que l'erreur ne peut être nullement fâcheuse pour la malade ; l'on est aujourd'hui d'accord sur le point que les phthisies tuberculeuses , les plus fréquentes dans notre climat, tiennent au vice scrofuleux. Or le Sirop de protoxide de fer est le médicament le plus sûr , le plus actif et le moins irritant de tous ceux employés contre les scrofules, et si dans les phthisies survenues hors de la chlorose, le Sirop ferreux n'obtient pas toujours le même succès que chez les chlorotiques, c'est que chez ces dernières, la cause déterminante ou première cesse rapidement , et ne laisse pas à la maladie le temps d'épuiser la malade , tandis que les scrofules, qui se développent ou s'aggravent seules, et sans être mises en mouvement par la chlorose , guérissent lentement dans le cours d'un traitement continué durant un temps de six mois à un an, temps pendant lequel la maladie tue la malade , avant d'être détruite par le médicament. Il faut conclure de là que les scrofules produites par la chlorose tendent moins à la désorganisation de la partie malade , à la fonte des glandes et des tubercules, et que l'organisation en étant moins affectée repousse plus facilement la cause morbifique ; tandis que les scrofules constitutionnelles ont une marche plus prompte et bien plus difficile à arrêter , et sont plus sujettes aux récidives. Le principe morbifique se trouve identifié avec tous les tissus, et d'ailleurs la cause première qui nous est inconnue peut bien persister. Quand tout nous indique qu'il existe des tubercules, ni ulcérés, ni fondus, et que les sujets portent en même temps au cou, ou bien ailleurs, des engorgements scrofuleux, la malade, en prenant le Sirop de protoxide de fer pendant six mois, sent peu à peu les engorgements extérieurs se dissiper, la poitrine se dégager et revenir à son état normal. C'est surtout chez les jeunes filles que les symptômes scrofuleux se dissipent vite, sous l'influence de ce médicament. Leurs chairs s'affermissent ; leurs forces augmentent ; leur teint prend de la fraîcheur; la bouffissure de la figure et des extrémités diminue ; leurs traits se dessinent mieux, deviennent plus délicats. Dans ma pratique, je me suis constamment aperçu que c'était le meilleur moyen de fortifier les enfants, de les préserver des scrofules et des engorgements des glandes, de celui des mains, du nez, des yeux, etc. J'ai vu ce médicament empêcher le développement des scrofules chez des enfants de scrofuleux, lesquels montraient déjà de légers symptômes de cette maladie. Si Dieu m'accorde vie pendant assez de temps pour bien vérifier toutes mes observations, j'espère publier un travail sur cette maladie.

4. — Chez tous les sujets morts de phthisie pulmonaire par suite de chlorose, à l'autopsie j'ai toujours trouvé des tubercules plus ou moins gros dans les poumons. Cette phthisie est-elle toujours tuberculeuse ? La chlorose ne produit-elle la phthisie qu'en faisant naître des tubercules dans les poumons et les diverses parties ? L'expérience basée sur un grand nombre de faits pourra peut-être un jour répondre à ces questions.

Les tubercules qui se manifestent existaient-ils antérieurement ? Sommeillaient-ils jusqu'au moment où la chlorose est venue les réchauffer ? c'est possible, au moins quelquefois, comme semblent le faire présumer les beaux travaux de Bayle sur la phthisie.

5. — Cette phthisie paraît, dès son invasion, sous différentes formes et présente différents symptômes qu'il faut étudier avec soin, pour bien les reconnaître le plus tôt possible. Pour mieux les saisir, je les divise en huit séries. A la fin de chacune, je mets les observations qui s'y rapportent.

PREMIÈRE SÉRIE.

6. — Dans la première, il se manifeste une toux sèche augmentant par le mouvement, sans que l'oppression devienne plus forte que chez les autres chlorotiques ; mais la dyspnée est toujours plus forte que chez les autres phthisiques. Il paraît parfois une expectoration de matières visqueuses et claires. La malade sent de la chaleur et quelquefois de la douleur à la poitrine, entre les épaules, sous le sternum, des douleurs erratiques dans ses parois, du serrement à la gorge. Peu à peu le pouls perd de son ampleur, de sa souplesse, prend de la fréquence et souvent de la roideur. Il paraît ordinairement alors une expectoration de sang plus ou moins abondante. Ensuite la peau s'échauffe. Le pouls devient plus fréquent, plus vif, plus serré ; la muqueuse buccale se colore ; l'oppression et la fièvre augmentent par exacerbations vers le matin et le soir ; la respiration est souvent râleuse et bruyante ; la toux est très-fréquente le soir et le matin ; parfois dans la nuit elle vient par crises. Le produit de l'expectoration est toujours un mucus écumeux, filant, quelquefois et par moments sanguinolent. La fièvre augmente ; la langue rougit ordinairement dans toute son étendue ; la gorge s'irrite plus par intervalle ; les joues se colorent légèrement ; le pourtour des ailes du nez conserve toujours la couleur jaune des chlorotiques. Il y a parfois de la diarrhée ou de la constipation ; la maigreur marche rapidement ; la bouffissure des

paupières et des joues cesse ; une sueur plus sensible le matin et pendant le sommeil couvre la tête et le cou ; enfin paraît l'expectoration puriforme ou purulente. Légère d'abord, elle augmente ensuite, et devient excessive, sans que la malade s'affaiblisse en proportion. Le principe vital se soutient longtemps, et les forces s'éteignent lentement après un marasme complet.

OBSERVATION CXCIV. — Mme O..., âgée de trente-deux ans, grande, forte, d'un tempérament sanguin et très-irascible, était fille d'un homme d'une haute et forte stature; sa mère est morte à quarante ans d'un cancer à l'utérus. Les règles parurent à treize ans et se régularisèrent à quatorze. Mariée à dix-huit ans, elle a eu deux enfants vigoureux. A vingt-quatre ans, les règles se supprimèrent par suite d'une violente colère ; la chlorose parut ; trois mois après son apparition, cette dame fut prise d'une toux sèche, accompagnée de fièvre, de difficulté de respirer, de chaleur à la poitrine. Il parut une hémoptysie abondante revenant par accès pendant trois jours, au bout desquels elle cessa. Les accidents augmentèrent ; l'expectoration, d'abord nulle ou claire, devint d'un blanc jaune, épaisse, mêlée de flocons épais et abondants. Sept jours après l'apparition de ces crachats, je fus appelé. La toux était très-fréquente, surtout le soir, la fièvre forte, l'expectoration abondante le matin, rare dans le courant du jour, la respiration courte et gênée : la poitrine, presque mate depuis le sommet du poumon gauche jusqu'à la quatrième côte, était sonore partout ailleurs : la respiration caverneuse et la pectoriloquie se faisaient entendre sous les troisième et quatrième côtes gauches dans le creux de l'aisselle. Il y avait peu de transpiration, pas de diarrhée. La malade se tenait couchée sur le côté gauche. Nous prescrivîmes trois cuillerées de Sirop de protoxide de fer par jour, prises à la dose d'une demi-cuillerée chaque fois. Un mois après, il y avait une grande diminution dans les accidents. Au bout de cinquante-deux jours, la toux, l'expectoration, la fièvre et la gêne de la respiration avaient totalement cessé. On continua le Sirop jusqu'à ce que les règles fussent revenues à leur état normal, ce qui n'arriva qu'après trois mois et demi de traitement. Alors les chairs avaient repris leur coloris, leur embonpoint ; les forces étaient revenues. Ensuite la santé se maintint jusqu'à trente-deux ans. Alors une violente colère supprima de nouveau les règles. La chlorose revint avec des fleurs blanches âcres et très-abondantes. Trois mois après, la poitrine s'affecta comme à la première maladie. Mais cette dame refusa tout traitement avec l'idée qu'elle était atteinte de la maladie dont était morte sa mère, et mourut de phthisie six mois après.

OBSERVATION CXCV. — Mlle M..., âgée de dix-neuf ans, délicate sans être maladive, très-vive, d'un tempérament lymphatique et nerveux, née d'un père bien portant sans être fort, et d'une mère morte de phthisie pulmonaire. Sa sœur aînée est morte de phthisie pulmonaire à vingt-quatre ans. Réglée à treize ans, sans douleur, sans accidents, elle l'a toujours été régulièrement et convenablement jusqu'à dix-huit ans. En janvier 1857, une grande frayeur supprima les menstrues le second jour de leur apparition. Dès la fin de février, elle fut atteinte d'une chlorose assez intense. Dans le mois d'avril, la colonne vertébrale se dévia sur le côté gauche. Dans le courant de mai, elle eut de la toux, de la fièvre, de la chaleur et de l'oppression. Dans les premiers jours de juin, elle cracha du sang pendant quatre jours; la fièvre et la toux augmentèrent ; l'expectoration, d'abord muqueuse et claire, était, à la fin de juin, d'un jaune verdâtre, peu adhésive et fort copieuse surtout le matin. Il y avait de la chaleur et des tiraillements dans la poitrine. Je fus consulté, le trois juillet. Je trouvai la figure pâle, les muqueuses d'un léger rose bleuâtre, l'appétit nul, peu de soif, la poitrine très-légèrement mate sous les clavicules et sonore dans tout le pourtour de sa base. Au-dessus du mamelon droit, et dans une étendue de quatre à cinq centimètres carrés, on entendait, pendant l'auscultation, la toux et la respiration caverneuse et une pectoriloquie imparfaite. L'expectoration était abondante le matin. Elle ne pouvait rester couchée sur l'un ou l'autre côté, sans tousser, cracher et sans être beaucoup plus oppressée. La nuit, il y avait des sueurs sur la figure, le cou, la poitrine; la fièvre était forte, et le pouls très-fréquent et mou; la maigreur était grande, les jambes étaient œdémateuses autour des malléoles; les évacuations alvines se faisaient bien et sans diarrhée. Je prescrivis le Sirop de protoxide de fer à la dose de deux cuillerées par jour dans une solution de gomme adragant. Au cinquième jour, la dose fut portée à trois fortes cuillerées par jour, que je fis continuer jusqu'à la fin du traitement. Le vingt-cinq juillet, le mieux commençait à se faire sentir; le vingt-deux août, la fièvre avait cessé; la toux et l'oppression étaient très-faibles; l'appétit et le sommeil bons. L'expectoration, réduite à très-peu de chose, continua jusqu'au trois septembre. Ensuite la fraîcheur, l'embonpoint et les forces reparurent; la toux avait totalement cessé; la respiration était facile et longue. Je fis continuer le Sirop de protoxide de fer jusqu'au retour complet des menstrues, qui ne revinrent que le quinze d'octobre.

Observation CXCVI. — Mlle D...., âgée de vingt ans, est forte, vive, d'une taille élevée, d'un tempérament lymphatique et nerveux. Son père, assez fort et d'une haute stature, porte quelques traces de scrofules dont il fut atteint dans son enfance. Sa mère est morte de la phthisie pulmonaire à trente-deux ans. Mlle D... avait été régulièrement réglée pendant cinq jours, chaque mois, de quinze à vingt ans. Le 25 décembre 1840, elle se mouilla : le troisième jour de l'écoulement menstruel, il se supprima. Dès le 20 février, elle avait la chlorose au second degré. A la fin de mars, la colonne vertébrale se courba fortement à gauche. Dès les premiers jours de mai, les ganglions cervicaux se tuméfièrent ; il vint une petite toux sèche et de la fièvre, augmentant le soir ; le pouls se resserra, se roidit, prit de la fréquence. Pendant les quinze jours suivants, la fièvre et la toux augmentèrent ; la respiration s'embarrassa ; la maigreur se prononça ; l'expectoration, d'abord petite, muqueuse, légèrement opaque et parfois rouillée, devint, à la fin de juin, et surtout le matin, copieuse, blanche, jaune verdâtre, épaisse, peu gluante, avec peu de cohésion, coulant comme une crême claire et verdissant en séchant. Lorsque je fus appelé, le 2 juillet, elle était dans l'état suivant : toux vive et fréquente, expectoration abondante le matin, fièvre forte, pouls très-fréquent et sans dureté ; la peau couverte de sueur le matin, sur le front, la poitrine et le cou, sèche et brûlante le soir ; rougeur à la langue, chaleur à la gorge, peu de soif, pas d'appétit et mauvais goûts ; la poitrine, très-légèrement mate depuis la clavicule jusqu'au sein gauche, était sonore partout ailleurs. A l'aide du stéthoscope, on entendait, sous les quatrième et cinquième côtes gauches, vers le milieu de leur longueur, la toux et la respiration caverneuse, une pectoriloquie prononcée et le souffle auriculaire.

Mlle D..., pâle, maigre et très-molle, avait les jambes infiltrées, restait couchée sur le dos, la tête élevée, et ne pouvait se placer longtemps sur l'un des côtés sans tousser et cracher beaucoup plus ; la colonne vertébrale était fortement déviée à gauche. Je lui prescrivis le Sirop de protoxide de fer à la quantité de trois cuillerées par jour, qu'elle prit à la dose d'une cuillerée à café de deux heures en deux heures. Après vingt-cinq jours de l'emploi de ce Sirop, la toux, l'expectoration, l'oppression et la fièvre avaient légèrement diminué ; deux mois après, tous ces accidents avaient disparu ; la colonne vertébrale s'était redressée ; la respiration était longue, facile et sans toux. On a continué le Sirop deux mois encore, pendant lesquels la menstruation est revenue à l'état normal. La santé s'est maintenue depuis cette époque. Mlle D... a continué l'usage du Sirop pendant dix jours chaque mois, durant six mois encore, et sa santé s'est soutenue depuis cinq ans.

Observation CXCVII. — Les deux sœurs M...., de Courant, faibles et nerveuses, filles de phthisiques, âgées, l'une de dix-sept ans et l'autre de dix-neuf. La plus jeune, réglée depuis deux ans, eut une suppression et devint chlorotique dans les trois mois suivants. Six semaines plus tard, une toux sèche se fit entendre. Rare d'abord, elle augmenta progressivement, et, cinq semaine après, fut accompagnée d'un crachement de sang. La fièvre, la toux, l'oppression firent des progrès ; l'expectoration devint purulente, et cette malheureuse fille mourut phthisique. Six mois après la mort de cette fille, sa sœur aînée eut une suppression, par suite d'un violent accès de colère, pendant le mois d'avril. Elle était chlorotique vers le 15 mai. Vers la fin de juillet, elle sentit une petite toux sèche plus sensible le soir et le matin, avec de l'oppression et de la chaleur sous le sternum. Son médecin, M. Métayer, trouva la peau plus sèche, plus chaude, et le pouls plus roide, plus fréquent et plus serré. Le 15 septembre, il survint une hémoptysie, qui se renouvela plusieurs fois dans l'espace de huit jours. Ensuite, la fièvre, la toux et l'oppression augmentèrent. Le 20 octobre, l'expectoration était purulente ; la poitrine était sonore partout ; sous la troisième

côte gauche, vers son union avec le cartilage du sternum,
on entendait la toux et la respiration caverneuse et un
pectoriloquie imparfaite. Je fus alors consulté, et proposai l'emploi du Sirop de protoxide de fer. M. Métayer,
mon confrère, me répondit qu'il se prêterait volontiers à
mon traitement, bien persuadé que cette maladie était incurable. Voilà l'état où je la trouvai : Figure pâle et très-
maigre ; yeux abattus ; pourtour des lèvres et des ailes du
nez d'un jaune-verdâtre ; pommettes légèrement colorées,
d'un rouge terne ; muqueuse buccale, d'un pâle rose terne;
langue rouge sur toute sa surface supérieure; peau chaude,
sèche le jour, et couverte de sueurs la nuit et le matin ;
pouls petit et très-fréquent ; toux plus sèche le soir, plus
grasse le matin, et suivie de crachats d'un blanc jaune-verdâtre, épais, quoique fluides, et peu adhésifs, mêlés de
petits grumaux comme des fragments de riz cuit, donnant
une teinte jaune-verte au linge sur lequel ils séchaient ; pas
d'appétit ni de soif; jambes œdémateuses ; une ou deux
selles liquides dans les vingt-quatre heures.

Le Sirop fut pris d'abord à la dose d'une demi-cuillerée
matin et soir. On l'augmenta progressivement pendant
quatre jours, jusqu'à celle de trois cuillerées par jour, unies
à quatre cuillerées d'une solution de gomme adragant.
Pendant quinze jours, la malade ne sentit aucun changement avantageux ; la fièvre, la toux, l'oppression, l'expectoration étaient les mêmes. Mais après vingt-cinq jours de
traitement, les crachats étaient moins abondants, moins
jaunes, moins fluides et plus adhésifs. La toux, la fièvre et
l'oppression diminuèrent ensuite, ainsi que les crachats ;
la fièvre cessa d'abord, puis la toux et l'oppression continuèrent encore longtemps, et ne finirent qu'après quatre
mois de traitement, quoique depuis six semaines cette fille
eût repris sa force et sa fraîcheur. Le Sirop de protoxide de

fer fut encore continué pendant dix jours chaque mois, durant quatre mois consécutifs. Cette fille effrayée par la maladie qu'elle avait eue, a toujours pris du Sirop ferreux aussitôt qu'elle observait le moindre changement dans ses menstrues ou qu'elle sentait de l'oppression. Sa santé s'est bien soutenue depuis vingt ans ; elle est mariée et mère de deux enfants qu'elle n'a pas nourris.

Observation CXCXVIII. — Mlle R..., blonde, grande, sanguine, très-vive et bien constituée, née de parents bien portants et très-forts, fut réglée régulièrement de treize à vingt ans. A cet âge, et le 2 juillet, elle va se baigner à la rivière, deux jours avant d'avoir ses menstrues. En sortant du bain elle eut grand froid : ses règles ne reparurent pas. Depuis ce jour elle fut atteinte de douleurs erratiques parcourant tout le corps. A la fin d'août, elle était chlorotique au second degré. Dans les premiers jours d'octobre, elle sentit, matin et soir, une petite toux sèche, qui bientôt augmenta, et fut accompagnée, pendant quelques jours, de crachats sanglants. L'expectoration, nulle le soir et la nuit, était rare, claire et muqueuse le matin. Dans le mois de novembre, le pouls prit de la fréquence et de la roideur; la peau s'échauffa ; la toux et l'oppression augmentèrent ; les muqueuses rougirent. En décembre, la fièvre était vive, continuelle, avec de petites exacerbations vers les dix heures du matin et le soir; la toux vive, fréquente et sèche ; la langue et la gorge étaient sèches et rouges ; la soif se fit sentir ; la diarrhée se montra ; le ventre devint douloureux. La malade, très-impatiente, était dans un état d'agitation continuelle. Elle ne dormait pas. (Boissons émulsionnées et gommées, sirop diacode le soir, vésicatoires aux bras.) Les nerfs parurent se calmer ; elle eut un peu de sommeil ; mais les autres accidents continuèrent : des aphtes couvrirent la bouche et la gorge. Vers le 15 janvier, elle rendait des crachats purulents, d'abord le matin seulement. L'expectoration augmenta, devint plus facile, et la toux moins sèche et moins fréquente. Le 25 février elle succomba. Je fus consulté quelques jours avant sa mort. Vingt-quatre heures après son décès , j'en fis l'ouverture, en présence de son médecin , M. Massiou , de Pont-l'Abbé, à qui je dois les premiers détails de cette observation. Son corps était très-maigre et œdémateux ; la tête ne présentait rien à noter ; les muscles étaient fort petits et faciles à déchirer ; le cœur était vide, plus pâle, plus flasque et plus mou qu'à l'état de santé ; le péricarde et la plèvre contenaient un peu de liquide limpide ; les poumons étaient libres d'adhérence avec la plèvre : le gauche était farci de petits tubercules grumeleux comme du riz, et faciles à écraser en les pressant entre les doigts ; plusieurs, situés immédiatement sous la plèvre, paraissaient d'un blanc de lait ; ils n'étaient entourés que par une enveloppe celluleuse et fibreuse mince, au-delà de laquelle le poumon était sain. Au lobe supérieur se trouvaient deux cavernes, où l'on pouvait introduire les deux premières phalanges de l'index, et s'ouvrant dans les bronches par trois ouvertures recevant facilement un tuyau de plume d'oie. Après avoir enlevé, par le lavage, le pus blanc dont l'ulcère était tapissé, sa surface parut anfractueuse, inégale, villeuse, d'un blanc gris ; seulement, une petite partie était tapissée par une membrane lisse, couverte de bourgeons charnus, et entourée d'un cercle où elle paraissait se dépouiller de l'enduit villeux et membraniforme qui la couvrait. Les lobes moyen et supérieur du poumon droit présentaient aussi chacun beaucoup de petits tubercules de même nature et deux cavernes, dont l'une anfractueuse, étroite et creusée profondément dans l'épaisseur du lobe moyen, présentait aussi une surface d'un blanc gris et villeuse dans une grande partie de son étendue. Celle du lobe supérieur, plus large et plus arrondie, était presque entièrement dépouillée de cet enduit et se trouvait tapissée par une membrane mince, lisse et couverte de petits bourgeons charnus. L'estomac, la rate, le pancréas et le foie, n'offraient rien de remarquable ; les intestins grêles présentaient sur leur partie voisine du cœcum de petites plaques formées par la muqueuse épaissie, et de petits ulcères à bords renversés et creusés dans son épaisseur ; la matrice, grise à l'extérieur, d'une couleur rouille foncée à sa surface interne, où elle était couverte d'un enduit onctueux, avait son tissu jaunâtre et facile à déchirer ; les ovaires, étroits, allongés, très-peu ridés, gris à l'extérieur, étaient très-pulpeux ; dans le mésantère, se trouvaient plusieurs glandes engorgées ; le tissu cellulaire sous-péritonal était tout infiltré ; la vessie et le vagin étaient sains.

OBSERVATION CXCXIX. — Mme M..., de Jonzac, âgée de vingt-trois ans, était grande, brune et très-vive ; sa mère est morte de la phthisie pulmonaire ; son père, officier de gendarmerie, jouit d'une bonne santé. Cette demoiselle, atteinte de suppression et chlorotique au second degré depuis deux ans, éprouvait, depuis dix mois seulement, une toux vive et souvent accompagnée de crachement de sang, de l'oppression, une fièvre continuelle avec des exacerbations, un amaigrissement progressif.

L'expectoration, d'abord presque nulle, puis muqueuse, devint enfin purulente. Deux médecins habiles, qui, depuis quelque temps, lui donnaient des soins, ayant déclaré qu'elle était sans ressources, on vint réclamer mes conseils.

Voilà l'état dans lequel elle se trouvait quand je la vis : Peau flasque, d'un pâle verdâtre, muqueuse d'un rose pâle, et légèrement violacé ; cuisses et jambes infiltrées, et d'une grande maigreur ; pouls très-fréquent, petit et serré ;

fièvre continuelle, redoublant sur les onze heures du matin et le soir ; respiration courte, précipitée ; toux grasse, suivie sans efforts, et surtout le matin, de crachats d'un jaune-blanc épais et sans cohésion. Pendant que l'on percutait la poitrine, elle rendait un son sourd à son sommet et un son clair partout ailleurs. En l'auscultant, on trouvait le bruit respiratoire accompagné de bronchophonie sous la clavicule droite, faible sous la gauche, et à l'état normal dans les trois quarts inférieurs du thorax. Sous la cinquième côte droite, au-dessous de l'aisselle, on entendait une toux et une respiration caverneuse et une pectoriloquie. La constipation alternait avec la diarrhée.

Le **20 août**, je prescrivis le Sirop de protoxide de fer étendu dans deux fois son volume d'une solution de gomme adragant, le premier jour à la dose d'une cuillerée de Sirop, et les jours suivants à celle de trois cuillerées par vingt-quatre heures. Dans les quinze premiers jours l'appétit s'améliora ; les selles se régularisèrent. A la fin de septembre, les muqueuses prirent un beau rose ; la peau s'anima. Dans les premiers jours d'octobre, la toux et l'oppression diminuèrent. Le **25**, les crachats n'étaient plus purulents ; la fièvre était faible et redoublait peu le soir ; l'infiltration des jambes et des cuisses avait disparu. Dans le courant de novembre, la toux et l'expectoration cessèrent ; la respiration devint libre et facile ; la peau et les muqueuses avaient repris leur fraîcheur, leur coloris ; les règles parurent alors et coulèrent cinq jours. A la fin de décembre, cette jeune personne, fraîche et très-jolie, avait repris son premier état de santé. En janvier et février suivants, elle assista à huit bals et dansa toute la nuit sans éprouver de toux ; elle resta bien portante jusqu'au mois de septembre suivant. Le premier septembre, en sortant d'une réunion où il faisait très-chaud, elle fut saisie par le froid ; ses règles, qu'elle avait alors, s'arrêtèrent ; à la fin d'octobre, elle était chlorotique au second degré ; à la fin de janvier, la poitrine s'affecta de nouveau ; les accidents augmentèrent. Cette demoiselle ne pouvant se rendre à Saintes, par suite d'une discussion de famille, la maladie fit de tels progrès, pendant les mois d'avril et mai, qu'elle mourut phthisique, le 2 juin, six jours après son arrivée à Saintes, et sans avoir pris le Sirop.

OBSERVATION CC. — Mlle L..., âgée de vingt ans, d'une forte constitution, d'un tempérament sanguin, nerveux, née de parents vigoureux et bien portants, a toujours été copieusement et régulièrement réglée depuis l'âge de quatorze ans. Le 6 mars 1841, elle se mouilla le deuxième jour de ses menstrues. Celles-ci se supprimèrent. A la fin d'avril suivant, la chlorose se montra et fit de rapides progrès. A la fin de mai, cette dernière maladie était au deuxième degré. La colonne vertébrale se courba sur le côté gauche. Dans les premiers jours de juin, elle avait une toux sèche, plus vive le soir et la nuit ; l'oppression était plus forte et la peau plus chaude ; le pouls se serra, devint moins ample, plus fréquent et plus roide ; les muqueuses se colorèrent un peu. En juillet, la toux était plus vive ; l'expectoration, d'abord presque nulle, puis muqueuse, puis sanguinolente pendant quelques jours, était, le 15 août, et le matin, épaisse, d'un blanc jaune, ne se tenant pas en corps, et tachait le linge en jaune verdâtre en se desséchant. Le médecin ayant témoigné des craintes que la phthisie fût incurable, je fus consulté le 15 août. Cette malade avait alors la fièvre forte, le pouls petit et très-fréquent, la langue peu rouge, la toux fréquente, vive, surtout le soir et la nuit, l'expectoration abondante et facile le matin, plus difficile le soir. La respiration était courte et précipitée ; la partie moyenne du côté gauche était légèrement mate et atteinte d'une douleur fixe vers le milieu de la courbe formée par la flexion vertébrale ; le reste de la poitrine était légèrement sonore sur tous ses points. En l'auscultant on entendait sous le milieu des quatrième et cinquième côtes gauches, la toux avec gargouillement d'une matière fort liquide, la respiration caverneuse, et une pectoriloquie incomplète. Il y avait douleurs vagues dans toute son étendue, et plus sensibles vers le sternum ; des sueurs le matin et parfois une légère diarrhée. La malade couchée sur le dos, la tête élevée, le corps légèrement incliné à droite, ne pouvait pas rester placée sur l'un des côtés sans tousser et cracher beaucoup plus. Pensant que cette phthisie était produite par la chlorose, je prescrivis le Sirop de protoxide de fer, à la dose de trois cuillerées par jour, étendues dans six cuillerées d'une solution de gomme adragant ; mélange dont la malade prenait une cuillerée, de deux heures en deux heures. Après vingt-huit jours de traitement, la malade commençait à sentir du mieux ; ensuite la fièvre, la toux et l'oppression diminuèrent graduellement. Le 30 septembre, l'expectoration était réduite à peu de chose, légèrement opaque, gluante et homogène ; la toux persistait encore dix jours après la cessation des autres accidents ; la colonne vertébrale s'est redressée ; l'appétit s'est amélioré ; la fraîcheur et l'embonpoint sont revenus ; la respiration est libre, facile, et très-étendue ; le cœur a repris son état normal. Le 30 novembre, les règles reparurent comme elles étaient avant la maladie.

7. — Il y a des chlorotiques chez lesquelles l'hémoptysie alterne avec les menstrues très-fortement diminuées. Quand ces dernières augmentent, l'autre diminue ou cesse. Cette déviation de la menstruation persiste quelquefois bien

longtemps, sans causer d'accidents graves et sans presque
de toux, hors les moments de l'hémoptysie. Mais après un
temps plus ou moins long , ou bien à la suite de secousses
morales, d'excès, de saignée, la toux se fait entendre dans
l'intervalle des retours périodiques du crachement de sang ;
la malade sent de la chaleur et de la douleur dans la poitrine avec des tiraillements en se redressant , de l'oppression ; la peau devient plus chaude et plus sèche ; la fièvre
se prononce ; le pouls prend plus de fréquence et de roideur ; la bouche et la langue rougissent ; la toux sèche
augmente; les retours de l'hémoptysie s'éloignent ; les menstrues se suppriment complétement ; la phthisie se montre,
et parcourt rapidement ses divers degrés.

OBSERVATION CCI. — Mlle Taureau, du lieu des Corbins-
Chaniers, près Saintes, âgée de seize ans , d'une bonne
constitution, brune, d'un tempérament sanguin et nerveux,
était légèrement chlorotique depuis quelques mois , et
n'était pas réglée. Elle éprouva, dans les premiers jours de
mai 1852 , une toux sèche avec une hémoptysie peu copieuse, mais continuelle , de la chaleur à la poitrine , de
l'oppression, de la fièvre avec exacerbation plus sensible le
soir. Voilà l'état où je la trouvai, lorsque le vingt-cinq juin
je la vis avec M. Foreau : yeux battus et bouffis; pommettes
colorées ; pourtour des lèvres et des ailes du nez très-pâles ;
muqueuse buccale très-légèrement colorée; toux vive, surtout la nuit ; chaleur et tiraillements à la poitrine ; expectoration sanguinolente parfois légère, d'autres fois plus
abondantes, mais sans interruption marquée avec dyspnée.
Quand on percutait la poitrine, elle rendait un son sourd
sous les trois premières côtes, et donnait un son clair sur
tout le reste de son étendue. En l'auscultant , on entendait
sous les trois premières côtes des deux côtés une bronche-
phonie, et le bruit respiratoire à l'état normal sous les autres

côtés ; peau chaude , sèche ; pouls très-fréquent et serré ; les intestins et les voies urinaires dans l'état presque normal. Tous les moyens locaux recommandés pour faire venir les règles avaient été employés sans obtenir de succès. Nous prescrivimes le Sirop de protoxide de fer à la dose de trois cuillerées par jour , étendu dans six cuillerées d'eau gommée. Ce mélange fut donné par cuillerées dans le courant du jour. Nous fîmes placer en dedans des cuisses, des cataplasmes de vinaigre et de mie de pain qu'elle gardait toute la nuit. Le crachement de sang cessa le onzième jour ; le trente-cinquième, la toux, la fièvre et l'oppression avaient disparu. Alors elle cessa le Sirop. Deux mois après, les accidents reparurent. Le Sirop fut repris et continué pendant un mois après la cessation complète de tous les accidents. Cinq mois plus tard, la chlorose et l'hémoptysie se montrèrent de nouveau ; le Sirop fut repris, continué pendant huit mois, et jusqu'à ce que les règles fussent bien établies, et eussent reparu d'une manière convenable pendant trois époques consécutives. A partir de ce moment, la maladie n'a pas reparu. A vingt ans, elle s'est mariée´, et depuis elle a eu trois enfants qu'elle a nourris pendant quinze mois chacun.

OBSERVATION CCII. — Mlle B. . ., âgée de vingt-deux ans, d'un tempérament sanguin, nerveux, d'une taille élevée et bien proportionnée , née de parents vigoureusement constitués , réglée régulièrement et copieusement pendant six jours depuis l'âge de treize ans et demi jusqu'à celui de dix-neuf ans, éprouva, le six janvier 1840, une grande frayeur au deuxième jour de ses règles ; celles-ci se supprimèrent, et douze heures après , il parut une hémoptysie avec toux et oppression. Le crachement de sang dura trois jours et cessa complètement après. Le mois suivant, les règles furent assez abondantes ; mais en même temps la malade cracha du sang. Pendant les six mois suivants , les règles vinrent en assez grande quantité; mais toujours accompagnées d'hémoptysie augmentant quand le sang menstruel diminuait , et diminuant quand il augmentait. Dans l'intervalle des périodes menstruelles, la malade n'avait ni toux, ni oppression. Le sept septembre , une secousse morale supprima de nouveau les règles le second jour de leur apparition ; le lendemain , une hémoptysie très-abondante eut lieu ; le médecin pratiqua la saignée de pied ; l'hémoptysie cessa ; les règles ne reparurent pas ; mais l'oppression et la toux persistèrent en grande partie. Dès les premiers jours d'octobre , la malade fut prise de chlorose , malgré les moyens employés sans résultat pour rappeler les menstrues. (Sangsues à la vulve , bains de siége , bains de vapeurs, cataplasmes sinapisés en dedans des cuisses, employés au moment qui répondait à l'époque des règles.)

Dès les premiers jours de novembre, la toux augmenta ; la peau devint plus sèche et plus chaude ; la fièvre se prononça ; les joues se colorèrent légèrement d'une couleur rose livide ; l'oppression fit des progrès ; la muqueuse buccale et la langue surtout rougirent ; la gorge s'irrita ; la malade sentait une vive chaleur sous le sternum, des douleurs vagues dans le dos et tout autour de la base du thorax; l'expectoration d'abord muqueuse et gluante était, dans les premiers jours de décembre, d'un blanc verdâtre, épaisse, fluante, mêlée de petits grumaux plus denses et verdissant en se desséchant ; la poitrine, très-sonore dans ses trois quarts inférieurs, avait un son plus sourd à son sommet. En l'auscultant, on trouvait le bruit respiratoire très-faible à son sommet et plus pronocé dans les lobes inférieurs des poumons. Au niveau et derrière la mamelle droite, on entendait , dans une étendue de trois ou quatre centimètres carrés, la toux et la respiration caverneuse et une pectoriloquie prononcée. La malade maigrissait rapidement. Je fus alors consulté. Après avoir acquis la conviction que le dérangement des règles et plus tard la chlorose étaient la cause de cette maladie, je prescrivis le Sirop de protoxide de fer à la dose de trois cuillerées par jour, étendu dans soixante-deux grammes d'une solution de gomme adragant, mélange que l'on donnait de temps en temps par cuillerées. Sous l'influence de ce traitement, la maladie parut rester stationnaire pendant seize jours. A partir de ce terme, la toux, la fièvre et l'oppression diminuent graduellement. Dix-huit jours plus tard, la fièvre, la toux et l'oppression étaient légères; la chaleur sous le sternum avait cessé ; l'expectoration, quoique beaucoup diminuée, avait toujours lieu, et ne disparut avec la toux que vers le quinze au vingt de février. En mars, la peau se colora ; la figure s'anima ; la force et l'embonpoint revinrent; les règles coulèrent sans être accompagnées du crachement de sang. La santé s'affermit et a continué depuis cette époque.

OBSERVATION CCIII. — Mme B..., grande, forte, brune, d'un tempérament sanguin bilieux et très-nerveux, née de parents bien constitués, a vu pour la première fois ses menstrues à douze ans. Mais elles ne se sont régularisées qu'à treize ans. Depuis cet âge jusqu'à celui de vingt-deux ans, les règles ont coulé régulièrement tous les vingt-cinq jours et abondamment pendant sept jours chaque fois. A cet âge, une forte commotion morale supprima les menstrues dès leur apparition. Il parut de suite une hémoptysie copieuse qui résista aux moyens employés et cessa d'elle-même après le temps ordinaire de l'écoulement menstruel. Jusqu'à l'époque suivante, Mme ... n'éprouva rien à la poitrine. La veille du jour où devaient paraître les menstrues, on appliqua des sinapismes en dedans des cuisses, on plaça des sangsues à la vulve, ensuite on y dirigea des bains de vapeurs. Les règles parurent le lendemain ; mais avec elles un crachement de sang peu considérable. Depuis cette époque, les règles sont revenues régulièrement ; mais toujours accompagnées d'un crachement de sang augmentant quand les règles diminuaient et diminuant quand elles augmentaient. Ce crachement de sang, plus abondant au printemps et en automne, ne laissait, après son passage, ni chaleur à la poitrine, ni toux, ni oppression. Mme . . . pouvait se livrer aux exercices les plus violents sans rien ressentir à la poitrine. Dix ans s'écoulèrent dans cet état. La veille d'avoir ses règles elle fut fortement effrayée et mouillée par une pluie d'orage. L'écoulement ne parut pas. Au moment où le crachement de sang commençait, on lui fit une forte saignée de pied. L'hémoptysie cessa, les règles ne reparurent plus, mais la poitrine resta gênée avec de la toux sans fièvre. La respiration était courte et précipitée. Cet état de la poitrine persista malgré l'application répétée des sangsues à la vulve, des sinapismes et des cautères en dedans des cuisses. Mme . . . devint chlorotique au deuxième degré, s'affaiblit; deux mois après, la fièvre se fit sentir; la toux, l'oppression et la fièvre firent des progrès, et trois mois plus tard, Mme . . . mourut de la phthisie pulmonaire.

Je pourrais citer d'autres observations semblables ; mais je m'en abstiendrai, parce que les auteurs en ont rapporté beaucoup de cas. (Voyez M. Brière de Boismont.)

TROISIÈME SÉRIE.

8. — J'ai vu de jeunes chlorotiques, qui cessant d'être réglées, l'étant faiblement, ou ne l'ayant jamais été, crachaient, de temps en temps, du sang, sans que cette hémoptysie correspondît aux époques menstruelles. Cette expectoration, rarement très-abondante, paraissait fort souvent quand les jeunes personnes prenaient de l'exercice, quand elles avaient des secousses morales, et surtout quand elles

se mouillaient les pieds et les mains avec de l'eau froide ; enfin les menstrues se supprimaient ou ne paraissaient pas. L'hémoptysie se montrait plus souvent ; pour peu que la malade toussât, les crachats étaient muqueux et rouillés ; la toux et l'expectoration augmentaient ; la poitrine s'embarrassait ; l'oppression était sensible pendant le repos ; la peau s'échauffait par moments, surtout le soir ; la fièvre se prononçait ; peu à peu le pouls perdait de sa souplesse , prenait plus de roideur et de régularité dans la force de ses battements ; la toux augmentait de plus en plus ; l'expectoration alors était moins souvent sanguinolente , puis le crachement de sang cessait, et ne reparaissait qu'à la suite de fortes quintes de toux. Les symptômes de la phthisie se dessinaient de plus en plus; enfin l'expectoration purulente, les sueurs et l'amaigrissement rapide venaient dissiper toute illusion. Les femmes atteintes de la phthisie des chlorotiques affectant l'une de ces trois formes , mais surtout la première, présentaient plus ou moins les caractères que je vais indiquer.

Cou long et maigre ; œil très-vif ; pommettes hautes , saillantes, colorées ; voix rauque ; membres musclés, secs et nerveux ; poitrine enfoncée ; épaules hautes, écartées en arrière , se rapprochant en devant ; respiration chaude , courte, précipitée ; pouls vif et dur ; peau habituellement injectée et brûlante, surtout à la paume des mains ; ventre plat ; les passions et l'esprit vifs ; le caractère actif et bouillant. La phthisie chez les sujets de cette constitution fait de rapides progrès, est plus difficile à guérir, et devient plus promptement incurable. Ces femmes ont plus de dispositions que les autres à la contracter , et la plus petite cause peut faire naître cette maladie.

C'est chez elles surtout que se montrent si souvent les irritations gastriques, les névralgies erratiques et les névroses de toute espèce, si souvent compagnes de cette dangereuse maladie. Chez elles, les hémoptysies sont aussi plus fréquentes et plus copieuses que chez les autres.

Ces femmes, comme je le dirai plus tard, doivent continuer longtemps les boissons adoucissantes et les amandés gommés, une diète plus sévère, un régime plus adoucissant, s'abstenir de vin, de café, d'aliments épicés, poivrés, des acides, des viandes noires et de tous les stimulants ; éviter les transitions subites du froid au chaud, les exercices de la voix, les veilles, les émotions vives, l'excitation des passions et des organes génitaux. J'ai vu cependant des femmes affectées de la forme de phthisie indiquée dans le second et le troisième article, présenter très-peu des caractères que je viens d'indiquer. Quelques-unes avaient une constitution fortement lymphatique avec peu d'excitabilité.

OBSERVATION CCIV. — Mlle R..., âgée de vingt-huit ans, brune, nerveuse, d'une taille moyenne, née d'une mère très-forte et d'un père d'une constitution délicate, eut ses règles à quatorze ans. Elles coulèrent régulièrement pendant cinq jours chaque mois, jusqu'à dix-sept ans. Alors elles se réduisirent à un jour, prirent une couleur rouillé bleuâtre. La chlorose parut, et trois mois après la malade avait une légère toux, suivie de crachats sanguinolents qui se montraient de temps en temps, surtout quand elle se fatiguait un peu ; ils étaient plus abondants pendant le cours des menstrues. Cette toux, quelquefois légère, d'autres fois très-forte, était suivie de crachats sanglants, plus ou moins abondants, selon l'exercice auquel la malade se livrait, et quand elle avait froid, cessait ou diminuait beaucoup après un repos continué pendant trois ou quatre jours. Les crachats étaient rares, muqueux, et rougissaient de nouveau après un nouvel exercice ; il n'y avait d'oppression que pendant le mouvement.

La chlorose, à l'état habituel, accompagnée de toux et de crachats sanglants, continua jusqu'à vingt-six ans. Alors, et le 1er mai 1859, elle se mouilla pendant les menstrues ; celles-ci cessèrent de suite et ne reparurent plus les mois suivants. La chlorose augmenta , ainsi que la toux et l'expectoration de sang. En juin, la toux était plus fréquente, plus sèche, les crachats plus écumeux et moins sanglants, l'oppression était plus sensible, la peau plus sèche, moins froide, le pouls légèrement plus serré. En juillet, la toux était plus vive , plus fréquente, les crachats plus clairs, moins abondants et écumeux , l'oppression était plus sensible, même pendant le repos ; le pouls était plus fréquent et plus serré , et la peau sèche et chaude ; la langue avait légèrement rougi. Dans les premiers jours d'août, la toux, la fièvre et la dyspnée avaient fait des progrès ; le pouls était petit, fréquent et plus serré ; la peau sèche, chaude le jour et le soir, était sudorale le matin. La malade avait maigri. Les accidents augmentèrent, et le 10 août les crachats étaient d'un blanc-jaune ; on remarquait dans ceux du matin, de petits flocons plus épais, plus jaunes, moins adhésifs, et qui présentaient tout l'aspect du pus. Je fus alors appelé avec M. Massiou , son médecin ordinaire. La poitrine, très-sonore à sa base , avait un son plus sourd à son sommet. En l'auscultant, nous entendîmes une bronchophonie diffuse sous les clavicules, mais surtout sous la gauche, une respiration caverneuse et une pectoriloquie incomplète sous le creux de l'aisselle gauche au niveau de la troisième côte. Pensant l'un et l'autre que la chlorose était la cause de l'espèce de déviation du sang sur les poumons et de ce qui se passait à la poitrine, nous prescrivîmes le Sirop de protoxide de fer, à la quantité d'une cuillerée par jour , prise en trois fois, et que l'on augmenta lentement jusqu'à celle de deux cuillerées le quatrième jour, et de trois le septième. D'abord la peau s'anima ; les muqueuses rougirent légèrement ; l'oppression diminua ; le sang ne parut plus dans les crachats. Un mois plus tard la respiration était plus facile, la toux légère, le pouls moins fréquent, la peau moins chaude le soir, et peu sudorale le matin ; l'expectoration était blanche , homogène et bien moins copieuse. A la fin d'octobre, la toux, l'expectoration et la fièvre avaient cessé ; les muqueuses étaient vermeilles ; la peau vivace, animée ; un léger embonpoint était revenu ; toutes les fonctions s'exécutaient bien ; les règles, assez copieuses, et d'un beau rouge, parurent pendant trois jours, à partir du 1er novembre. Le Sirop fut continué, sans interruption, jusqu'à la fin de novembre. Ensuite, elle en prit huit jours consécutifs, chaque mois, jusqu'au 8 juin suivant. Dès la fin de décembre, l'embonpoint était bon. Les forces étaient bien supérieures à ce qu'elles avaient été. Cette demoiselle, fraîche et colorée, semblait être revenue au printemps de la vie. Depuis cette époque, la santé s'est bien maintenue. Il y a trois ans, elle s'est mariée ; elle a eu deux enfants forts , qu'elle a nourris sans souffrir à la poitrine.

Observation CCV. — Mme C..., blonde, sensible, d'une taille et d'une force moyennes , née de parents bien constitués, fut réglée régulièrement de quinze à dix-neuf ans. Alors , le 5 avril , la veille d'avoir ses règles , elle eut une vive frayeur qui lui fit éprouver des mouvements nerveux. Les menstrues ne parurent que cinq jours après , mais décolorées , poisseuses et pendant deux jours seulement. Dans les premiers jours de mai , elle était chlorotique au second degré. Vers la fin de juillet, elle avait une petite toux sèche et par secousse , qui , pendant un exercice un peu plus fort qu'à l'ordinaire , était suivie d'expectoration de sang, plus abondant pendant le cours des menstrues.

Chaque fois que cette dame marchait beaucoup, elle avait presque constamment un crachement de sang, quelquefois considérable. Elle était oppressée pendant l'exercice, peu dans le repos. Cet état se maintint durant six ans sans augmenter. Au mois de juin 1857, elle eut une nouvelle frayeur, qui supprima ses menstrues ; alors la chlorose fit des progrès, l'oppression augmenta et se fit sentir pendant le repos. La toux était plus fréquente, plus vive et suivie de crachats d'un sang mêlé de mucosités écumeuses. Dans les premiers jours d'août, le pouls devint plus fréquent, moins tumultueux et plus serré ; l'oppression augmenta ; la malade accusait une douleur et une chaleur sous le sternum. A la fin d'août, la peau s'échauffa ; la langue rougit ; la fièvre se prononça ; la toux, quoique très-forte, était plus rarement suivie de crachats sanglants. Le 15 septembre, la fièvre était vive, surtout dans l'après-midi ; la peau, sudorale le matin et sèche le soir, était rugueuse et flasque. La malade avait beaucoup maigri ; les crachats étaient d'un blanc jaune épais, fluants le matin, adhésifs et gluants le soir ; l'oppression était forte au moindre mouvement ; la poitrine, sonore sur toute sa périphérie, rendait, par la percussion, un son plus sourd ; au-dessous des seins, surtout du côté gauche, en l'auscultant, on entendait, pendant la toux, près du bord interne du sein gauche, et dans une étendue de quatre centimètres carrés, un bruit de gargouillement d'une matière liquide et par moments une pectoriloquie imparfaite ; le bruit respiratoire, très-faible au-dessus des mamelles, était bien sensible au-dessous ; les selles étaient rares et quelquefois en diarrhée. Je la vis alors avec son médecin ordinaire, M. Blanchard, qui m'a donné les détails précédents. Nous lui prescrivîmes le Sirop de protoxide de fer : le premier jour, à la dose d'une cuillerée étendue dans quatre cuillerées d'une solution de gomme adragant. Trois jours après, elle en prenait deux cuillerées étendues dans la même quantité de solution. Six jours plus tard, elle en buvait trois cuillerées par jour. Les symptômes de la chlorose diminuèrent d'abord ; les battements du cœur reprirent leur ordre habituel ; les lèvres se colorèrent un peu ; l'oppression et la toux diminuèrent. Le 25 octobre, les crachats ne contenaient plus de sang. Le 20 novembre, la toux et l'oppression avaient cessé ; Mme C... avait pris de la fraîcheur ; les règles avaient paru plus rouges sans couler plus longtemps. Mme C..., se croyant guérie, voulut cesser le Sirop : sept semaines après, le sang menstruel avait pâli et les mêmes accidents reparurent. Mme C... reprit le Sirop, et les accidents passèrent de la même manière ; mais elle ne continua ce médicament que pendant quinze jours après sa guérison. A la dernière période, le sang des menstrues était rouge et noir et n'avait paru que trois jours consécutifs. Trois mois après, la chlorose, la toux et le crachement avaient reparu. Le Sirop fut repris et continué pendant trois mois. Pendant les six mois suivants, elle en prit huit jours consécutifs chaque mois : sa santé s'est rétablie et maintenue; les règles ont coulé rouges et abondantes pendant cinq jours chaque mois ; elle est mariée, mère de trois enfants, et n'a ni toux ni crachement de sang.

Observation CCVI. — Mlle F..., âgée de vingt-deux ans, grande, mince, ayant les chairs fermes, la poitrine courbe, le cou long, les pommettes hautes et colorées, d'un tempérament sanguin, et très-vive, fut réglée à douze ans et demi. Depuis, les menstrues sont revenues régulièrement tous les mois, pendant cinq à six jours. A dix-sept ans, par suite d'une secousse morale, les règles diminuèrent beaucoup et perdirent de leur couleur. Cette demoiselle devint chlorotique. Depuis, elle eut de temps en temps une petite toux suivie de crachats rouillés ou de sang pur, surtout quand elle s'échauffait ou marchait vite. Cependant la santé se soutenait. Depuis un an, la toux et les crachements de sang étaient plus fréquents ; la toux devint peu à peu continuelle et l'expectoration plus muqueuse et plus abondante. Dans le courant de mai, la respiration s'embarrassa, la toux était plus sèche et sans expectoration de sang ; le pouls devint plus roide, plus fréquent, petit et serré. En juin, la peau s'échauffa, l'oppression et la toux augmentèrent, les crachats étaient rares le soir et muqueux le matin ; la fièvre, la toux, et tous les autres accidents augmentèrent. Vers la fin de juillet, les crachats étaient d'un blanc-jaune le matin, la fièvre était intense ; la peau, humide le matin, était sèche et brûlante le soir. Je fus appelé en consultation avec M. Allenet, de la Chapelle, son médecin habituel : en explorant la poitrine, nous la trouvâmes sonore dans toute son étendue ; au-dessous des clavicules et plus particulièrement du côté droit, nous entendîmes de la bronchophonie, et sous la troisième côte droite, vers son attache avec le cartilage du sternum, la toux et la respiration caverneuses et la pectoriloquie. Nous prescrivîmes le Sirop de protoxide de fer, à la dose d'une demi-cuillerée matin et soir le premier jour ; on augmenta pendant quatre jours, jusqu'à la quantité de quatre cuillerées par vingt-quatre heures, dans quatre cuillerées d'une solution de gomme adragant ; pendant quinze jours on n'observa aucune amélioration dans l'état de la malade ; mais quinze jours plus tard, son aspect paraissait meilleur ; la fièvre était moins forte ; la peau, moins chaude et moins sèche le soir, n'était plus couverte de sueur le matin. Dans le courant de juillet, la toux, l'oppression et la fièvre diminuèrent, les crachats devinrent rares et muqueux. A la fin d'août, la toux et l'oppression avaient cessé ; la peau était fraîche. Le 2 septembre, les règles reparurent, ensuite elle reprit de la fraîcheur de l'embonpoint, et depuis douze ans, cette femme, mariée et mère de deux enfants, n'a pas eu de récidives.

OBSERVATION CCVII. — Mlle C..., grande, mince, blonde et nerveuse, eut ses règles, pour la première fois, à seize ans. Elles étaient peu copieuses et fort décolorées. Depuis ce temps, cette demoiselle est restée chlorotique au premier degré. Les règles venaient fort irrégulièrement, tous les deux ou trois mois, mais en petite quantité et d'une couleur rouille. Depuis l'âge de quinze ans elle expectorait, de temps en temps, des crachats rouillés, chaque fois qu'elle se fatiguait, et quelquefois sans cause apparente, sans avoir d'oppression ni de toux, hors le temps de l'expectoration. A l'âge de vingt-et-un ans, elle eut des chagrins ; les menstrues diminuèrent encore ; la poitrine s'embarrassa ; bientôt elle eut, tous les soirs, de la toux, suivie de crachats rouillés. La toux et l'oppression augmentèrent, le pouls cessa d'être tumultueux, devint moins large, plus roide et plus fréquent ; la peau s'échauffa ; la fièvre se prononça ; tous les accidents augmentèrent pendant deux mois. Je la vis ensuite avec M. Massiou, de Pont-l'Abbé, son médecin ordinaire. Elle était dans l'état suivant : Peau pâle, flasque, chaude et couverte de sueurs le matin ; jambes infiltrées ; beaucoup de maigreur ; langue et muqueuse buccale rouges ; chaleur âcre à la gorge ; pouls petit et très-fréquent ; respiration précipitée, et chaque aspiration était accompagnée de douleurs dans tout le côté gauche ; toux vive, sèche le soir, et suivie le matin de crachats épais et jaunes ; la poitrine, sonore à la base, rendait un son plus sourd au-dessous des mamelles, surtout du côté gauche. A l'aide du stéthoscope, on entendait, sous le creux de l'aisselle, au niveau de la troisième côte gauche, et pendant la toux, un bruit de gargouillement d'une matière liquide, la respiration caverneuse, et la pectoriloquie incomplète. La malade ne pouvait pas se coucher sur le côté sans exciter la toux et l'expectoration. Bien persuadés, l'un et l'autre, que cette phthisie avait été produite par la chlorose, nous prescrivîmes le Sirop de protoxide de fer, à la dose d'une cuillerée les deux premiers jours, et de trois cuillerées les jours suivants. Malgré l'usage de cette préparation, les accidents augmentèrent pendant huit ou dix jours, restèrent stationnaires les huit ou dix jours suivants ; mais enfin la fièvre diminua ; la peau ne se couvrit plus de sueurs le matin ; les aliments passèrent mieux ; les selles, le plus souvent liquides, devinrent moulées ; l'infiltration des jambes passa. Vingt jours après, la fièvre, la toux et l'expectoration, avaient diminué. Cette dernière était moins blanche, moins opaque, plus gluante, plus homogène. Après trois mois de traitement, tous les accidents de la poitrine avaient cessé; la peau avait repris sa fermeté, sa fraîcheur et son coloris ; le crachement de sang n'avait plus lieu. Quinze jours après, le sang menstruel coula rouge et consistant pendant quatre jours. Trois mois plus tard, cette jeune personne avait pris de la force, de l'embonpoint. Depuis cinq ans, sa santé s'est bien soutenue, ses nerfs sont bien moins sensibles, et le crachement de sang n'a plus eu lieu.

QUATRIÈME SÉRIE.

9. — Après une certaine durée de la chlorose, la malade sent de l'oppression pendant le repos, une légère chaleur dans la poitrine et du tiraillement dans ses parois, du malaise général, des mouvements fébriles revenant souvent, surtout après une légère fatigue ; le pouls est moins tumultueux, plus fréquent, plus concentré. Plus tard une fièvre lente se fait sentir tout le jour, et redouble un peu dans la matinée et le soir ; la chaleur est plus vive ; la

gorge s'irrite ; la malade est altérée ; elle a le plus ordinairement alors quelques irritations à la muqueuse intestinale, de la diarrhée avec des coliques, des tranchées, qui peuvent détourner l'attention de dessus la poitrine. Peu à peu les accidents augmentent ; la chaleur dans la poitrine est plus sensible et la fièvre plus forte ; le pouls est très-fréquent et serré. Chez quelques-unes , la muqueuse buccale s'irrite , rougit ; la langue devient rouge sur toute sa surface supérieure ; la soif augmente ; la poitrine reste sonore sur tous les points. La malade n'y sent aucune douleur ; mais elle est de plus en plus oppressée ; elle maigrit ; la peau est sèche le jour et couverte de sueurs le matin. Tout annonce une phlegmasie chronique, dont le siége n'est pas bien connu , quoique le plus souvent alors l'auscultation indique que l'air traverse difficilement les poumons. Mais bientôt la toux et peu de temps après l'expectoration purulente viennent révéler l'état fâcheux des poumons.

Ces femmes sont en général sanguines, nerveuses , à belle constitution , plus grasses , moins excitables , ont le pouls moins vif, moins dur, et la peau habituellement moins chaude que celles de la première série toujours en jugeant sur celles que j'ai vues.

OBSERVATION CCVIII. — Mlle M..., de M...., née de parents très-vigoureux , grande , vive, blonde foncée et forte , fut réglée régulièrement depuis douze ans et demi jusqu'à vingt-et-un ans. A cet âge, et en juillet 1829, elle prit un bain à la rivière, quatre jours avant ses menstrues; cet écoulement ne parut pas. A la fin d'août , elle était chlorotique. En septembre, elle sentait de temps en temps des frissons passagers , des mouvements fébriles , des douleurs erratiques autour de la poitrine , des reins et de la tête ; elle avait presque toujours froid. En octobre , la peau devint plus chaude et plus sèche ; le pouls cessa d'être

tumultueux , perdit de son ampleur , prit de la fréquence
et de la roideur. La fièvre augmentait sensiblement tous
les soirs. La poitrine était sonore sur tous les points et le
bruit respiratoire à l'état normal. La malade n'accusait
aucune douleur dans la poitrine. A l'état de repos, la respiration était facile. Pendant le mouvement , elle était gênée
comme chez tous les chlorotiques et sans toux. L'appétit
se soutenait. Les digestions étaient faciles et les selles régulières. A la fin de novembre , la fièvre augmenta progressivement ; la langue et toute la muqueuse buccale rougirent; la respiration prit plus de fréquence ; l'oreille
placée sur la poitrine distinguait depuis quelques jours que
l'air traversait difficilement les poumons. Tous les accidents augmentèrent ; l'appétit cessa ; la gorge s'irrita ; il
vint de l'altération, de la diarrhée ; la malade maigrit
beaucoup. Vers le vingt-cinq décembre , la toux se fit entendre pour la première fois, mais bientôt elle augmenta
vivement, et quatre jours après fut suivie d'un crachement
de pus, qui , peu de jours ensuite , devint fort abondant.
Le médecin, surpris de reconnaître un peu tard une maladie qui le tenait dans une incertitude , pria les parents de
me consulter. L'état d'irritation du tube intestinal et la
diarrhée engagèrent mon confrère à remettre le moment
de prescrire le fer et à continuer les tisanes adoucissantes
et gommées. Les tisanes , les vésicatoires et les cautères
avaient été les seuls moyens employés. Cette malade, réduite
à l'état de marasme, mourut le vingt-cinq janvier. Nous en
fîmes l'ouverture le lendemain. Le cadavre très-maigre
avait les extrémités inférieures très-infiltrées ; la tête ne
fut pas ouverte ; les parents s'y opposèrent. Les muscles
étaient d'un très-petit volume, très-mous et très-pâles ; le
cœur était flasque , pâle et d'un volume normal ; ses cavités ne contenaient aucunes concrétions fibrineuses et

n'offraient rien à noter. Les deux poumons, surtout le gauche, adhéraient aux plèvres costales par des membranes courtes. Les plèvres, le péricarde et le péritoine contenaient des sérosités claires ; les poumons présentaient beaucoup de tubercules d'un blanc jaune, de la grosseur d'un grain de chanvre à celle d'un haricot, et aplatis. Dans l'intérieur du lobe supérieur était creusée une large caverne s'ouvrant dans deux larges divisions de la bronche, et tapissée de pus. En étendant ses parois, leur surface paraissait grise, anfractueuse et couverte d'une couche d'une matière pultacée. En la lavant bien, nous trouvâmes dessous une membrane mince, blanchâtre, couverte de petits bourgeons charnus, et adhérant au poumon par une couche mince, blanche et fibreuse. Sur plusieurs points des deux lobes, se trouvaient de petits engorgements ramollis au centre et formés par la réunion de plusieurs petits tubercules en suppuration. Le foie était pâle et peu consistant. Les intestins avaient leur tunique muqueuse épaissie dans certains points et garnie de petits ulcères superficiels.

Le mésantère contenait plusieurs noyaux d'engorgement. Le tissu de l'utérus nous parut plus blanc, moins ferme, et les ovaires plus mous et plus pulpeux qu'à l'état de santé.

Observation CCIX. — Mlle M..., âgée de dix-huit ans, grande, mince et forte, issue de parents très-vigoureux, fut réglée à quatorze ans et sans accidents. Les règles ont coulé convenablement jusqu'à dix-huit ans. Alors elle contracta la gale. Un chirurgien la fit frictionner avec une substance qui détermina une éruption de petits boutons suivis de croûtes disposées par plaques sur le dos, la poitrine, le ventre et les cuisses. Au moment de la friction, les règles se supprimèrent. Deux mois après, la malade était chlorotique au second degré. Six semaines après, le 20 juillet, elle avait une fièvre lente sans toux; le pouls, tumultueux, large et mou, devint plus vibrant, plus fréquent, et la peau plus chaude et sèche. Elle n'éprouvait rien à la tête ; la langue et la gorge étaient sèches, légèrement rouges , sans altération. Cette malade n'avait pas la plus petite toux ; la poitrine était sonore sur tous les points ; mais le son était plus sourd sous les trois premières côtes où l'on sentait aussi une bronchophonie diffuse ; les palpitations du cœur étaient vives et précipitées ; l'oppression, légère pendant le repos, augmentait par le mouvement, comme dans tous les cas de chlorose. Tous les organes abdominaux étaient dans l'état normal. Il y avait même un peu d'appétit. La fièvre augmentait graduellement sans faire maigrir beaucoup. Après sept semaines d'existence de cette fièvre , il se manifesta tout-à-coup une toux vive et sèche les deux premiers jours ; le troisième, les crachats étaient rouillés ; le quatrième, ils étaient purulentes. L'expectoration devint très-abondante dans l'espace de cinq à six jours. Depuis, la malade maigrit rapidement et mourut vingt-sept jours après la première apparition des crachats purulents. L'éruption à la peau se maintint de la même force jusqu'à la mort. Dix jours avant son décès, je fus consulté. Sans espoir et pour condescendre au désir des parents , nous prescrivîmes le Sirop de protoxide de fer qui ne put pas enrayer la maladie. Vingt-quatre heures après la mort , on nous permit d'ouvrir la poitrine seulement. Nous trouvâmes les deux poumons garnis de tubercules enkystés , fondus et sans ouverture , de la grosseur d'un pois à celui d'un gros gland , d'un blanc jaune et grumeleux. Trois, plus considérables et situés dans le lobe supérieur du poumon gauche, communiquaient entre eux par des ouvertures irrégulières et par une seule et large ouverture ronde dans une grosse division de la bronche. Les plèvres et le péricarde contenaient peu de sérosités. Le cœur, vide de concrétions fibrineuses, flasque et pâle, nous parut d'une grandeur normale.

OBSERVATION CCX. — Mlle L..., petite, brune, assez forte, très-spirituelle et très-vive, née de parents jouissant d'une bonne santé, fut réglée à quatorze ans et demi. Les menstrues se régularisèrent dans les six mois suivants. A dix-huit ans, et le dix mars, elle se mouilla pendant qu'elle avait ses menstrues ; elles cessèrent de couler. Dans les premiers jours de mai, elle était chlorotique. Vers la fin d'août, elle sentit des douleurs erratiques dans les parois de la poitrine et dans diverses autres parties du tronc. En septembre, elle était plus oppressée que l'est ordinairement une chlorotique au second degré ; elle sentait une légère chaleur sous le sternum ; le pouls devint moins tumul-tueux, plus fréquent, plus serré ; la peau s'échauffa ; la malade accusait de l'irritation à la gorge, des coliques avec quelques selles liquides et de la soif.

En octobre, la chaleur sous-sternale et celle de la gorge étaient plus vives. La muqueuse buccale et surtout la lan-gue rougirent. La peau resta blafarde avec de l'œdème aux jambes. L'oppression et la fièvre augmentèrent. Le ventre était douloureux. Il y avait des tranchées suivies de selles liquides. Le pouls était très-fréquent. La fièvre, toujours forte, redoublait encore sur les onze heures du matin et le soir. Il n'y avait pas de toux. La poitrine était sonore sur tous ses points, mais rendait un son plus sourd au-dessus de la mamelle gauche. La malade se couchait indifférem-ment sur les deux côtés et ne sentait pas de douleurs fixes. Le douze novembre, elle fut prise d'une toux très-vive sui-vie de crachats rouillés. Le lendemain, ils étaient blancs et épais. Les trois jours suivants, ils devinrent très-abondants. Son médecin, pensant qu'une vomique s'était ouverte, me fit consulter. Après un examen fort attentif de tout ce que la malade avait éprouvé et après avoir entendu pendant l'auscultation une bronchophonie diffuse sous les deux clavicules , mais plus particulièrement sous la droite , et sous l'aisselle au niveau de la cinquième côte droite, la toux avec gargouillement et une pectoriloquie imparfaite, nous prescrivîmes le Sirop de protoxide de fer , d'abord à doses trèsfaibles, étendues dans une solution de gomme adragant. Le quatrième jour, elle le prit à la quantité de trois cuillerées par jour. Le huitième jour, la diarrhée cessa , la soif diminua. Vers le quinze décembre, l'expectoration était moins abondante. Du quinze au trente, la fièvre faiblit ; l'oppression diminua ; la toux était légère ; les douleurs erratiques, l'irritation à la gorge et les coliques cessèrent ; les selles étaient faciles et moulées. Dans le courant de janvier , la toux , l'expectoration et l'oppression cessèrent complètement. Le deux février , les règles parurent pendant cinq jours ; le sang était consistant et d'un beau rouge. Cette demoiselle s'est ensuite fortifiée, et depuis, huit ans se sont écoulés sans qu'il y ait eu de rechutes.

Observation CCXI. — Mlle F..., grande , grosse, forte et brune, âgée de vingt-trois ans, a perdu ses parents dans son enfance. Elle a été réglée à quinze ans, et l'a toujours été régulièrement jusqu'après vingt-et-un ans. Alors, le vingt-et-un février , elle eut une vive frayeur qui supprima les menstrues. A la fin de mars, elle était chlorotique. A la fin de juin , elle sentait un malaise général , des douleurs continuelles et erratiques dans le devant et les côtés de la poitrine, les flancs, les bras, les cuisses et les jambes. A la fin de juillet , elle était plus oppressée et sentait de la chaleur sous le sternum , du tiraillement entre les deux épaules. Le mois suivant, la chaleur et l'oppression augmentèrent , le pouls devint plus fréquent et plus serré ; la malade avait la bouche sèche, de l'altération, la peau chaude et sèche, surtout le soir. Dans les premiers jours de juillet, la fièvre était vive, la peau brûlante et sèche, le pouls très-fréquent, la respiration courte, précipitée et sans toux ; la langue était rouge dans toute son étendue ; elle avait la gorge irritée, l'épigastre douloureux et un peu de diarrhée ; la poitrine, sonore dans toute son étendue, rendait un son plus sourd sous les trois premières côtes du côté gauche où l'on distinguait aussi une bronchophonie diffuse. La malade se couchait également sur les deux côtés sans être plus oppressée. Le douze d'août, elle toussa beaucoup, et n'expectora que des mucosités claires. La toux continua les deux jours suivants, et fut, le troisième jour, suivie de quelques crachats sanglants. Le dix-sept août, elle rendit des crachats blancs épais et purulents. Les trois jours suivants, le produit de l'expectoration augmenta beaucoup. Le vingt-et-un, je fus appelé avec M. Massiou, son médecin ordinaire. En l'auscultant, nous entendîmes sous l'aisselle droite, au niveau des quatrième et cinquième côtes, la toux avec bruit de gargouillement, un râle muqueux et une pectoriloquie douteuse. Pensant, l'un et l'autre, que la chlorose avait déterminé la fonte de quelques tubercules réunis, nous prescrivîmes le Sirop de protoxide de fer, à la dose d'une cuillerée le premier jour et de trois cuillerées les jours suivants.

Vingt-cinq jours après, la fièvre, la chaleur et l'expectoration diminuèrent ; la malade n'était plus altérée ; elle supportait facilement quelques aliments, et n'avait pas de diarrhée. Vers la fin d'octobre, la toux, l'expectoration, l'oppression et la fièvre avaient cessé. La force et la fraîcheur revinrent ensuite. Les règles parurent le quinze novembre. Cette demoiselle a repris sa première force, et sa santé s'est bien soutenue depuis.

CINQUIÈME SÉRIE.

10. — Chez beaucoup de femmes nerveuses, lymphatiques et replètes, le début de la phthisie présente les caractères du catarrhe chronique. La malade tousse longtemps, crache abondamment des mucosités épaisses , et ne sent à la poitrine qu'une douleur sous le sternum après avoir toussé ; le pouls conserve le caractère qu'il a dans la chlorose ; il y a parfois un peu de fièvre le soir ; la respiration est bruyante sans beaucoup d'oppression pendant le repos. Ces accidents augmentent par un temps froid et humide, diminuent par un temps sec et chaud , et continuent ainsi fort longtemps sans altérer bien visiblement la constitution de la malade , qui pourtant s'affaiblit quoique l'appétit se maintienne. Après quelques mois, et même après une année et plus, l'oppression se fait sentir; le pouls, sans prendre de roideur, devient petit et plus fréquent, surtout le soir; l'appétit diminue ; la maigreur augmente; la fièvre, qui ne paraissait que par moments , surtout le soir, devient continue, redouble une ou deux fois dans le courant du jour avec de l'oppression ; les lèvres et la muqueuse buccale se colorent un peu ; la muqueuse intestinale s'irrite; la fièvre et la dyspnée augmentent ; le pouls est plus fréquent et plus serré; il y a moins de sueur et plus de diarrhée que dans les autres formes de phthisie que je viens de décrire. Enfin l'expectoration devient purulente et la malade périt dans un état de suffocation, ne pouvant plus expectorer. Tandis qu'à la suite des états précédents, l'extinction des forces , le froid des extrémités , l'insensibilité du pouls, une sueur froide à la figure, la couleur terne et livide de la peau , l'œil tranchant , indiquent plusieurs heures d'avance que tout va finir , souvent avec une grande anxiété ; d'autres fois avec un calme parfait, et sans suffocation.

OBSERVATION CCXII. — Mme C..., âgée de trente-six ans, grosse, molle, blonde, d'un tempérament lymphatique et nerveux, issue de parents sains, réglée depuis l'âge de seize ans, régulièrement tous les mois, en petite quantité, pendant quatre jours, n'a pas eu d'enfants, mais a toujours eu, depuis l'âge de dix-huit ans, une toux grasse avec expectoration abondante de mucosités épaisses, augmentant l'hiver, et surtout pendant les pluies, mais sans fièvre. Du reste, la santé était bonne et jamais fortement interrompue. A trente-six ans, les règles se supprimèrent pendant une promenade. Six semaines après, elle avait la chlorose au deuxième degré. Deux mois plus tard, la fièvre se prononça. Le 15 juillet, la toux était plus vive, la respiration plus gênée et râleuse ; toute la poitrine était endolorie, l'expectoration était moins épaisse et plus difficile. En août, la fièvre et les autres accidents augmentèrent de plus en plus. Le 15 septembre, l'expectoration était d'un blanc verdâtre, plus liquide et colorant en vert jaune le linge sur lequel elle séchait ; la poitrine, légèrement mate entre les clavicules et les mamelles, était sonore à sa base ; sous la troisième côte gauche et près du sternum, on distinguait, par l'auscultation, la toux et la respiration caverneuse, et une pectoriloquie douteuse ; la toux était moins forte et moins douloureuse, la malade ne toussait que pour expectorer ; l'expectoration s'opérait plus facilement le matin ; la maigreur se prononça ; les forces diminuèrent. Cinq jours après l'apparition des crachats purulents, son médecin, M. Balais, me demanda mon avis. Nous prescrivîmes le Sirop ferreux et un vésicatoire en dedans de chaque cuisse. Sous l'influence de ce traitement, l'état de la malade présentait une amélioration sensible, dès le dix-huitième jour de son emploi : le mieux augmenta graduellement. Trois mois après, les menstrues et le catarrhe chronique avaient repris leur état normal ; les forces et l'embonpoint étaient revenus, et la santé de cette dame s'est maintenue au même état.

OBSERVATION CCXIII. — Mme M..., grande, grosse, replète, d'un caractère très-sensible, fut réglée à seize ans. Jusqu'à vingt-deux, elle perdit régulièrement de trois à quatre jours chaque mois. Alors elle se mouilla. Les règles ne coulèrent plus que pendant un jour, et de mauvaise couleur. Trois mois après, elle était chlorotique. Deux mois plus tard, elle fut prise d'un rhume qui dura trois ans. Elle crachait beaucoup, surtout quand elle avait senti de la fraîcheur. Ce catarrhe ne la faisait pas maigrir. En mars 1856, elle se sentit plus oppressée ; la toux était très-vive et suivie d'une expectoration plus copieuse ; le pouls prit de la fréquence sans dureté ; la toux ne causait aucune douleur sur les côtés de la poitrine ; mais quand elle était très-forte, elle était suivie d'un tiraillement sous le sternum, où la malade sentait une légère chaleur. En avril, l'oppression prit de l'intensité ; la respiration était accompagnée d'un râle muqueux ; la fièvre, très-légère dans le jour, augmentait le soir, mais d'une manière fort irrégulière ; l'appétit diminua ; la fièvre augmenta ; la malade maigrit ; la muqueuse buccale et la langue rougirent ; des coliques et de la diarrhée se manifestèrent ; le pouls prit un peu de roideur ; l'oppression était très-forte ; tous les accidents augmentèrent ; l'expectoration, d'abord muqueuse, parut mêlée de quelques flocons de pus ; par la percussion, la poitrine rendait partout un son sourd. En l'auscultant, on entendait de la bronchophonie au-dessous des clavicules et sous l'aisselle ; en bas, le bruit respiratoire était à l'état normal ; on entendait aussi, vers le milieu de la cinquième côte droite, une toux caverneuse et une pectoriloquie imparfaite.

Je fus alors appelé avec M. Magistel, médecin ordinaire de la malade. Le 16 mai, nous prescrivîmes deux vésicatoires aux cuisses et le Sirop de protoxide de fer, à la quantité d'une cuillerée le premier jour et de trois cuillerées les jours suivants. Dans les premiers jours de juin, l'appétit s'améliora ; les selles n'étaient plus liquides ; l'altération avait beaucoup diminué. Dans les premiers jours de juillet, la fièvre était moins forte ; la respiration était moins bruyante et plus facile ; l'expectoration n'était plus purulente ; le sommeil était bon. Le 14 août, la fièvre et l'oppression avaient cessé ; la malade toussait encore comme dans les premiers temps. Le 28 août, les menstrues parurent rouges et en suffisante quantité. Ensuite, la toux a continué en diminuant lentement, et n'a cessé que trois mois après. Depuis ce temps, cette dame s'enrhume facilement, mais le catarrhe ne persiste pas ; et quinze ans se sont écoulés sans récidives des accidents ci-dessus.

SIXIÈME SÉRIE.

11. — Chez quelques chlorotiques, dont la maladie atteint un très-haut degré, au bout de quelques mois la poitrine se courbe en devant ; les épaules s'élèvent ; les seins s'effacent ; la malade paraît si faible, qu'après s'être redressée, elle s'affaisse bientôt. Il y a, pendant le repos, de la dyspnée et de la fréquence de la respiration. Une toux sèche se fait entendre. Cet état persiste pendant quelque temps : plus tard, la toux et l'oppression font de grands progrès.

La peau, froide jusqu'à ce moment, s'échauffe ; le pouls perd peu à peu de son tumultueux et prend de la petitesse, de la fréquence et peu de roideur ; la fièvre augmente ; une couleur très-légèrement rose-violacé remplace la couleur blanche des lèvres et de toute la muqueuse buccale ; la bouffissure des paupières persiste ; le bas des jambes reste infiltré ; il y a même chez quelques-unes de l'anasarque ; chez d'autres, la maigreur augmente, mais il y a presque constamment du liquide dans le péritoine ; la toux devient plus fréquente et plus vive ; bientôt paraissent les autres symptômes de la phthisie, qui parcourt ses périodes quelquefois avec lenteur ; souvent aussi la malade périt avant le marasme, par faiblesse ou suffoquée par un épanchément dans la poitrine, et dans un état d'infiltration générale. Ces femmes sont en général très-sensibles, nerveuses, à corps faibles et mous.

OBSERVATION CCXIV. — Mme M..., âgée de vingt-six ans, d'une constitution délicate, très-brune, d'un tempérament sanguin nerveux, légèrement chlorotique depuis l'âge de seize ans, quoique régulièrement menstruée, perdant en petite quantité, et pendant deux jours chaque mois, un sang roussâtre et poisseux, se marie à vingt-quatre ans. Les menstrues cessent complètement ; la chlorose augmente ; les jambes et les cuisses s'infiltrent ; la faiblesse, l'oppression et les palpitations de cœur sont telles, qu'elle ne peut faire aucun mouvement ; il se déclare une toux qui, d'abord légère et sans expectoration, est bientôt accompagnée de crachats sanguinolents ; la toux augmente ; le pouls, déjà petit et très-fréquent, devient plus fréquent encore et plus serré ; la peau, sèche, flasque et froide, s'échauffe un peu ; l'expectoration cesse d'être sanguinolente ; la fièvre se prononce ; la toux est plus vive et sèche, et la respiration très-précipitée ; l'épigastre est très-sensible, et l'abdomen gros et douloureux ; la diarrhée alterne avec la constipation, et peu de soif ; l'expectoration, d'abord légèrement opaque, rouillée ou claire et muqueuse, était, le 17 août 1858, d'un blanc jaune, épaisse comme une purée claire, et sans avoir plus de cohésion qu'elle ; la peau, sèche le jour, se couvrait d'une légère sueur la nuit et le matin ; tout le corps était œdémateux et très-flasque, ce qui masquait la maigreur. Le médecin Massiou, qui la voyait, après avoir reconnu une toux caverneuse et une pectoriloquie sensible sous la quatrième côte droite, vers son union avec le cartilage du sternum, déclara que cette dame était phthisique. Je fus alors consulté ; nous prescrivîmes le Sirop de protoxide de fer, à la dose de deux cuillerées par jour, étendu dans un peu d'eau gommée ; on augmenta successivement la dose pendant cinq jours, jusqu'à celle de trois cuillerées par jour. Le six septembre, l'oppression, la toux et la fièvre avaient sensiblement diminué. Cependant, il y avait de temps en temps de petites recrudescences des accidents. Le 30 octobre, la toux, l'oppression, les palpitations de cœur avaient cessé ; la couleur, la fraîcheur, l'embonpoint revinrent ensuite. Le Sirop fut encore continué pendant deux mois, au bout desquels les menstrues coulèrent abondamment et d'un beau rouge durant six jours, et depuis ont continué de la même manière. A mesure que les forces se relevaient, le pouls devenait moins fréquent, plus ample et plus tumultueux. Ensuite il a repris graduellement son volume et son calme normal.

Observation CCXV. — Mme R..., âgée de vingt-huit ans, grosse, blonde, molle, d'un caractère très-sensible, fut réglée à dix-sept ans. Les règles coulèrent régulièrement jusqu'à vingt-deux ans. Alors, elle eut des chagrins qui les supprimèrent. Quelques mois après, elle était chlorotique au second degré. La maladie devint chronique, et malgré le mariage, s'y maintint pendant cinq ans, après lesquels cette dame fut mouillée par une pluie très-froide. Peu de temps après, la chlorose fit des progrès ; la malade s'affaiblit beaucoup, maigrit, avait toujours froid ; la poitrine se courba, les jambes s'infiltrèrent, des mouvements fébriles avaient lieu de temps en temps ; pour peu qu'elle se tînt debout, pendant quelque temps , elle se trouvait mal ; au moindre mouvement, elle était suffoquée, et son cœur avait des pulsations très-tumultueuses, petites et très-fréquentes. Après deux mois de cet état, et dans le courant de mars, elle se sentit très-oppressée pendant le repos, et fut prise d'une toux sèche , assez vive , et plusieurs fois suivie de crachats rouillés. Dans le courant d'avril, la toux et l'oppression augmentèrent ; le pouls cessa d'être tumultueux , devint plus fréquent encore, plus petit et sans roideur ; il y avait une fièvre lente, augmentant le soir. La malade avait beaucoup de malaise, des douleurs erratiques autour de la poitrine et de la tête, et des frissons souvent répétés. Dans le courant de mai , l'expectoration, d'abord rare, devint plus abondante et muqueuse. La malade maigrissait, elle n'avait pas d'appétit. Dans les premiers jours de juin, la fièvre était vive ; la peau, sèche et brûlante le soir, se couvrait d'une très-légère sueur le matin et dans la nuit ; la toux était très-fréquente et suivie , surtout le matin, d'une expectoration blanche, épaisse et mêlée, dans quelques points, d'un liquide épais, moins adhésif, et qui nous paraissait être du pus ; la respiration était courte et râleuse ; en percutant la poitrine, elle rendait un son un peu sourd dans toute son étendue ; sous la quatrième côte droite , vers son union avec le cartilage du sternum, on entendait , pendant la toux, un bruit de gargouillement et une bronchophonie diffuse. Je fus alors appelé avec M. Sorin , son médecin ordinaire. Nous pensâmes, l'un et l'autre, que la maladie de la poitrine était produite par la chlorose. Pour combattre la cause, le 17 juin, nous prescrivîmes le Sirop de protoxide de fer, à la dose d'une cuillerée les deux premiers jours , et de deux cuillerées les quinze jours suivants. Pendant les dix premiers jours , la maladie ne parut pas changer; mais dans les dix jours suivants, les forces se relevèrent un peu ; l'oppression diminua ; la toux était moins vive. Le 10 juillet, le Sirop fut pris à trois cuillerées par jour. A la fin de ce mois, le pouls était plus large , plus tumultueux et moins fréquent, la fièvre avait lâché ; la toux, moins fréquente et moins forte , était suivie d'une expectoration muqueuse, homogène et plus adhésive ; l'appétit était revenu. A la fin d'août, la fièvre avait cessé ; le pouls avait perdu ses mouvements tumultueux et repris son état normal ; la toux était très-légère et sans expectoration ; la malade pouvait monter un escalier de trente marches sans être fort oppressée ; en marchant sur un plan horizontal, le cœur n'avait plus de fortes pulsations ; les muqueuses étaient roses ; la peau avait pris de la fraîcheur. En septembre et octobre, le corps se fortifia ; la poitrine se releva ; les seins gonflèrent; les règles parurent le 28 octobre. A partir de ce jour, le Sirop ne fut pris que dix jours par mois, jusqu'en mai suivant. Cette dame, qui s'était mariée à vingt-quatre ans, et n'avait pas eu de grossesse, devint enceinte dans les derniers jours d'avril. Depuis, la chlorose n'a pas reparu.

Observation CCXVI. — Mlle B..., de Montils , canton de Pons , grande, blonde, molle et nerveuse, fut réglée à seize ans. A dix-neuf ans, et pendant qu'elle avait ses menstrues, elle eut les pieds mouillés par une rosée très-froide. Cet écoulement s'arrêta. Trois mois après, elle était chlorotique au second degré. La chlorose se maintint à ce degré durant quinze mois , pendant lesquels cette demoiselle avait beaucoup maigri; la poitrine s'était courbée; les épaules se rapprochaient en devant, s'écartaient et s'élevaient en arrière; les seins ne faisaient plus aucune saillie ; le corps semblait s'affaisser sous son poids; la respiration était très-courte, fort gênée, surtout après le plus léger mouvement ; la malade, très-faible, avait la peau et les muqueuses très-pâles, les jambes et les cuisses infiltrées. En mars, vingt-et-un mois après le commencement de la chlorose, elle avait plus d'oppression et une petite toux sèche, plus forte le soir ; le pouls était petit et très-fréquent ; elle avait des mouvements fébriles passagers. En avril, les accidents augmentèrent ; la peau s'échauffa ; la muqueuse buccale prit une légère teinte d'un rose-violacé ; la malade, presque toujours au lit, et la tête fort élevée, sentait sur le devant de la poitrine, du tiraillement et des douleurs lancinantes, surtout quand elle voulait se redresser. La faiblesse, l'infiltration, la fièvre, l'oppression et la toux augmentèrent. Dans les premiers jours de mai, l'expectoration, d'abord rare, muqueuse et quelquefois légèrement rouillée, était plus copieuse, blanche, épaisse, surtout le matin, et sortait facilement ; le pharinx et le larynx s'irritèrent ; la voix était enrouée et la respiration courte, râleuse ; la poitrine, sans être mate, rendait, en la percutant, un son sourd dans presque toute son étendue. Pendant l'auscultation on entendait que la toux était caverneuse, et de temps en temps accompagnée d'un gargouillement sensible sous les troisième et quatrième côtes droites, vers leur union au cartilage du sternum. On distinguait aussi sur le même point une pectoriloquie incomplète.

Je fus alors appelé avec M. Poitevin, de Pons, son médecin ordinaire. Le 11 mai, nous prescrivîmes la teinture de digitale pourprée et de scille, en friction sur les cuisses et les jambes, une tisane faite avec la décoction de feuilles de frêne, avec seize grains de nitrate de potasse par litre, et le Sirop de protoxide de fer, à la dose d'une cuillerée le premier jour. On l'augmenta graduellement jusqu'à la quantité de trois cuillerées le sixième jour. Dans les premiers jours de juin, les forces se relevèrent un peu ; l'oppression diminua ; le pouls prit plus d'ampleur, perdit de sa fréquence. On cessa la digitale dans les premiers jours de juillet ; l'oppression et la toux avaient beaucoup diminué ; l'expectoration était rare et muqueuse ; la fièvre avait cessé ; le pouls était large et tumultueux, mais quinze jours après il était à l'état normal ; l'infiltration avait disparu ; la muqueuse buccale était rose, et la peau avait repris sa fraîcheur ; ensuite la poitrine se releva ; les seins grossirent ; l'embonpoint reparut, et le 18 octobre, les règles coulèrent rouges, et pendant cinq jours. Depuis douze ans, cette personne, mariée et mère, a toujours joui d'une bonne santé.

SEPTIÈME SÉRIE.

12. — Chez une grande partie des filles chlorotiques depuis un certain temps, la colonne vertébrale fléchit sur le côté gauche ; l'épaule droite devient plus saillante et plus élevée ; le côté droit de la poitrine se bombe latéralement ; le côté gauche se creuse ; les muscles du côté droit du cou s'allongeant rendent sa base plus large de ce côté, et donnent à la tête et au cou une tournure toute particulière à ces rachitiques.

Si l'on n'y remédie pas, la déviation peut faire des progrès ; la respiration est plus gênée ; la voix devient rauque ; une petite toux sèche se fait entendre par moments. Ces accidents durent quelquefois bien longtemps sans altérer les poumons. D'autres fois la toux et l'oppression font des progrès ; la fièvre s'allume lentement ; l'expectoration le plus souvent est nulle, quelquefois sanguinolente ; la respiration est plus courte, plus précipitée ; une douleur fixe se fait sentir au milieu de la courbe formée par la flexion ; souvent aussi des douleurs erratiques occupent tout le tour de la poitrine ; la peau s'échauffe ; la fièvre augmente ; le pouls devient bien plus fréquent, plus roide, plus serré, cesse d'être tumultueux ; la langue rougit dans toute son étendue. Tous ces accidents augmentent, et bientôt tous les symptômes de la phthisie se présentent de plus en plus. Dans cette forme, les filles que j'ai vues étaient grandes, minces, faibles, lymphatiques. C'est celle qui m'a paru la plus facile à guérir, et la plus longtemps curable.

OBSERVATION CCXVII. — Mlle S..., âgée de vingt-quatre ans, grande, blonde, mince et molle, fut réglée à seize ans. Elle vit ses règles régulièrement jusqu'à vingt-et-un. Alors elle eut une vive frayeur pendant ses menstrues, et l'écoulement cessa ; mais il reparut un peu et de mauvaise couleur aux époques suivantes. Quelques semaines après, la chlorose se montra. Deux mois après la présence de cette maladie, la colonne vertébrale fléchit sur le côté gauche. Cette courbure grandit lentement pendant quinze mois, et devint telle que les côtes asternales du côté gauche touchaient la crête iliaque subjacente, le côté gauche de la poitrine était très-creux, et celui du côté droit très-bombé, surtout en arrière où la courbe des côtes dépassait la colonne vertébrale. La malade sentait vers le milieu de la courbure du rachis une douleur qui paraissait être causée par la pression des côtes. La respiration était courte et plus gênée qu'elle l'est ordinairement chez les chlorotiques. Cette douleur, après avoir persisté pendant une année, augmenta dans le courant d'avril. Une petite toux se fit entendre surtout le soir. La malade était fort oppressée, et sentait des crampes et des douleurs lancinantes autour de la base de la poitrine. En mai, la toux devint plus vive, sèche, et fut plusieurs fois suivie de crachats de sang. Dans les premiers jours de juin, le pouls cessa d'être large, tumultueux, devint roide, petit et fréquent. Vers le quinze de juillet, l'oppression était forte, la fièvre vive, la toux fréquente et suivie de crachats d'un blanc jaune, épais ; ils sortaient avec plus de facilité surtout le matin ; le pouls était très-frequent et serré ; la peau brûlante, surtout le soir, était couverte de sueur le matin ; la poitrine, très-sonore dans tout le côté droit, était presque mate dans toute la partie inférieure du côté gauche depuis la quatrième côte sternale. L'auscultation indiquait que le bruit respiratoire était à l'état normal dans le poumon droit. On entendait une bronchophonie sous les quatre premières côtes gauches et dans le lobe inférieur un râle légèrement caverneux. Je fus consulté, le premier août. Pensant que la chlorose avait produit la courbure du rachis et que cette courbure, en occasionnant une pression sur le poumon gauche avait déterminé la lésion de cet organe, je prescrivis de suite le Sirop de protoxide de fer à la dose d'une cuillerée le premier jour, et trois cuillerées les jours suivants. Pendant la première quinzaine, la malade ne connut aucune amélioration ; mais, dans la quinzaine suivante, l'oppression diminua ; la colonne se releva légèrement. Dans le courant de septembre, le rachis se redressa de plus en plus ; l'oppression et la toux diminuèrent beaucoup ; l'expectoration cessa ; le pouls reprit le calme et la lenteur qu'il avait avant la maladie. En octobre et novembre, la toux et l'oppression cessèrent. Cette demoiselle se fortifia. La difformité diminua beaucoup, mais ne disparut pas complètement. Les règles parurent le vingt novembre. Pendant les six mois suivants, elle a pris du Sirop dix jours chaque mois, et depuis dix ans sa santé s'est soutenue.

OBSERVATION CCXVIII. — Mlle M..., âgée de vingt ans, faible, nerveuse, née de parents bien constitués, n'a jamais vu ses menstrues. Elle était chlorotique depuis l'âge de douze ans. A quatorze ans, le rachis fléchit du côté gauche ; la courbure augmenta progressivement au point qu'à dix-sept ans, les deux dernières côtes asternales gauches touchaient l'os des îles ; le côté gauche était très-creux obliquement de gauche à droite et d'avant en arrière. Les côtes droites bombaient fortement en arrière , de manière à former un demi-cercle qui dépassait le rachis , tandis que les côtes du côté gauche formaient avec les vertèbres un angle aigu. Vers la partie moyenne de la courbure du rachis , les vertèbres paraissaient avoir fait un quart de tour de rotation de gauche à droite. A dix-sept ans, elle sentait à l'endroit le plus creux du côté gauche une douleur augmentant par la position longtemps assise; l'oppression était grande. Cette douleur se maintint pendant une année , sans causer d'accidents. Ensuite cette demoiselle fut prise d'une toux sèche, augmentant pendant l'exercice. Cette toux persista pendant un an encore , sans être accompagnée d'autre fièvre que des mouvements fébriles erratiques particuliers aux chlorotiques. Mais après une année et dans le courant de mars , l'oppression augmenta ; la toux prit plus d'intensité et fut pendant quelques jours accompagnée de crachements de sang ; le pouls perdit alors le caractère qu'il a chez les chlorotiques , devint plus fréquent , plus roide , plus serré. Dans le courant d'avril, la douleur de côté, l'oppression, la toux et la fièvre augmentèrent. Vers la fin de mai, la fièvre et la toux étaient vives. L'expectoration, d'abord nulle, devint muqueuse , claire, puis opaque adhésive, enfin on y remarqua du pus. M. Blanchard de Berneuil , son médecin ordinaire, me fit consulter. La poitrine était sonore dans tout le côté droit, et mate dans les trois quarts inférieurs du côté gauche. L'air traversait facilement le poumon droit et la partie supérieure du poumon gauche, celui-ci ne paraissait plus perméable dans ses deux tiers inférieurs. Nous pensâmes l'un et l'autre que la chlorose avait déterminé la courbure du rachis et que la pression des côtes sur le poumon avait produit la lésion de cet organe. Pour combattre la chlorose et le rachitis, nous prescrivîmes de suite le Sirop de protoxide de fer, à la dose d'une cuillerée le premier jour, et de trois cuillerées les jours suivants. Dès le seizième jour du traitement, la malade remarqua qu'elle était moins oppressée. A la fin de juillet, la toux, la fièvre et l'expectoration avaient diminué ; les forces s'étaient accrues ; la courbure du rachis s'était bien sensiblement relevée. Dans le courant d'août, la fièvre et l'expectoration cessèrent ; les muqueuses se colorèrent ; la peau prit de la fraîcheur ; le rachis se releva beaucoup, mais pas complètement; ensuite la toux cessa ; le côté gauche prit plus de rond, d'ampleur, bomba plus en arrrière ; la poitrine, quoiqu'encore difforme, n'était plus rabougrie, et la difformité pouvait être en grande partie cachée. Pendant une année encore, cette demoiselle a pris du Sirop dix jours chaque mois. Durant ce temps, ses membres et son corps ont grossi ; elle a pris de l'embonpoint ; les seins se sont relevés, et les règles ont paru le cinquième mois. Depuis dix-huit ans, cette demoiselle n'a pas eu de récidives. Elle s'est mariée, elle a eu deux couches heureuses, à la suite desquelles la courbure du rachis n'a pas augmenté, comme il arrive souvent dans ce cas.

Observation CCXIX.—Mme G..., grande, brune, vive, âgée de vingt-six ans, assez bien constituée, fille d'un père et d'une mère morts jeunes, eut à vingt-quatre ans une suppression par suite d'un accès de colère. La chlorose parut et parvint au second degré dans les premiers jours d'avril 1857. Vers la fin de mai, le rachis se courba sur le côté gauche, cette courbure augmenta graduellement. A la fin d'août, elle était fort grande. Vers le milieu de la courbe formée par la flexion de la colonne vertébrale, la malade sentait une douleur sourde et accompagnée d'une

toux sèche , qui persista pendant quinze mois , durant lesquels la flexion du rachis grandissait lentement. La malade
était oppressée, ne pouvait pas se coucher sur le côté droit,
et sentait le besoin d'avoir la tête élevée. Au mois de novembre 1839, la toux fut suivie d'une légère hémoptysie,
qui se renouvela plusieurs fois dans l'espace de dix jours.
Puis, peu de jours après , le pouls se concentra , prit
de la fréquence et un peu plus de roideur : la toux
devint plus vive , plus fréquente le soir et dans la nuit. La
fièvre se prononça, et bientôt la maladie prit plus d'activité.
L'expectoration, d'abord légère, rare et claire, était. le dix
de janvier 1840, d'un blanc verdâtre, épaisse et plus abondante le matin. La fièvre était forte avec des sueurs le
matin. La toux était moins vive et l'expectoration plus facile.
La malade avait beaucoup maigri. Je la vis alors avec M.
Edouville, son médecin ordinaire. Dans la persuasion que
cette maladie était produite par la chlorose, nous prescrivîmes le Sirop de protoxide de fer à la dose d'une demi-
cuillerée matin et soir; on l'augmenta graduellement pendant dix jours jusqu'à celle de trois cuillerées par jour.
Les symptômes de la chlorose diminuèrent beaucoup après
vingt-cinq jours de traitement. Puis le rachis se redressa
lentement. En mars et avril , la fièvre , la chaleur de la
peau, la dyspnée, la toux et l'expectoration cessèrent. La
colonne vertébrale resta légèrement fléchie. L'état général
s'améliora beaucoup. Elle prit de l'embonpoint. Le Sirop
fut continué pendant trois mois consécutifs, et les trois
mois suivants, elle en prit huit jours chaque mois. Depuis
ce temps , cette dame a joui d'une bonne santé , et ses
menstrues ont coulé régulièrement.

HUITIÈME SÉRIE.

Chez des filles chlorotiques depuis un certain temps ,
l'une des articulations, surtout celle d'un des genoux ,

gonfle lentement sans presque de douleur. Il paraît des engorgements durs et indolents dans le tissu cellulaire, aux doigts des pieds, des mains ; de petits engorgements circonscrits, durs, chroniques, bleuâtres et peu douloureux, se forment à la face ou dans d'autres parties. Chez d'autres, les glandes sous-maxillaires se tuméfient. La sclérotique, et plus souvent la cornée transparente, présentent de petits boutons recouverts d'une pellicule blanche, qui tombe et laisse voir un ulcère à fond grisâtre. Les paupières, le bout du nez, les narines, la lèvre supérieure, sont tendues et luisantes sans presque de rougeur. Une grande partie de ces accidents, ou seulement quelques-uns, continuent leur marche progressive, et parcourent tous les divers degrés des scrofules produites par la chlorose.

Enfin cette maladie, en envahissant successivement tous les organes, produit dans les poumons des tubercules qui s'échauffent et suppurent. La muqueuse intestinale s'irrite : la diarrhée se déclare. En palpant le ventre, on trouve souvent des duretés dans le mésantère. Chez le plus grand nombre, les engorgements extérieurs marchent lentement ; chez quelques-unes, ils restent stationnaires ; chez beaucoup d'autres, ils diminuent : tous, ou plusieurs, disparaissent, et donnent l'espoir d'une prompte guérison ; mais bientôt une toux sèche et fréquente, de l'oppression, des tiraillements dans la poitrine en cherchant à se redresser, de la chaleur sous le sternum, une fièvre lente d'abord, un amaigrissement progressif, le pouls fréquent, petit et serré, et la toux, annoncent au médecin que les poumons sont le siége d'un travail bien plus fâcheux que le premier.

14. — Un des symptômes les plus caractéristiques de cette maladie, et quelquefois le seul que l'on puisse saisir au début de cette phthisie, est le changement qui s'opère dans le pouls. Mou, large et tumultueux d'abord, il devient

peu à peu plus petit , plus vite et plus roide. En se concentrant , il se régularise dans la force de ses pulsations , et perd tous les caractères du pouls des chlorotiques. En l'examinant aux différentes heures du jour , et toujours quatre heures après le repas , il est plus vite et plus roide entre dix heures et midi , mais surtout le soir et la nuit. Pendant les premiers temps de cet état du pouls , la malade ne se plaint d'aucune douleur dans la poitrine. Quelquefois elle est plus oppressée qu'avant, oppression que l'on confond facilement avec celle produite par la chlorose.

15. — Les autres symptômes sont à l'infini. Ces phthisies ne se développent pas toujours avec une seule série de ces symptômes. Plusieurs peuvent se réunir sur la même personne ; ce qui , joint aux complications qui viennent quelquefois s'y ajouter, doivent faire varier le tableau que je viens d'ébaucher.

16. — Parmi les filles phthisiques, à qui j'ai donné des soins depuis le commencement de ma pratique, les trois quarts au moins l'étaient par suite des dérangements de la menstruation. En jetant un regard sur les accidents de ces jeunes infortunées, et en les comparant avec ceux des nombreuses filles que j'ai le bonheur de sauver depuis quelques années, j'ai la conviction que les trois cinquièmes au moins, prises à temps, auraient pu guérir par l'emploi du Sirop ferreux.

Observation CCXX. — Mme Brisson , petite, brune, délicate, d'un tempérament lymphatique et nerveux, d'un caractère doux et sensible, fut passablement réglée de seize à vingt-et-un ans. En mars 1828, alors âgée de vingt-et-un ans, elle se mouilla les jambes la veille d'avoir ses règles ; celles-ci ne parurent pas. Depuis, elle fut constamment chétive, et, vers la fin de mai, elle était chlorotique au second degré. Alors elle se maria. En septembre et octobre suivants, les glandes cervicales s'engorgèrent et prirent, pendant ces deux mois, un assez gros volume, sans douleur, sans chaleur et sans rougir la peau, puis diminuèrent lentement, en janvier, février et mars. En avril, elle sentit, de temps en temps, des mouvements fébriles passagers, des douleurs sur le devant de la poitrine, et une petite toux sèche, plus sensible soir et matin ; elle eut une hémoptysie peu copieuse, qui se renouvela plusieurs fois pendant les dix jours suivants, et ne reparut plus ensuite ; puis une fièvre lente devint continuelle avec une exacerbation vers onze heures du matin et le soir ; la peau s'échauffa. Dans les premiers jours de mai, la toux, la fièvre et l'oppression augmentèrent ; la maigreur se prononça ; l'expectoration, d'abord rare, muqueuse et collante, devint, dans les premiers jours de juillet, blanche, épaisse, coulante, et n'ayant pas plus de cohésion qu'une crème claire et mêlée de petits grumeaux; la toux, la respiration caverneuse, la pectoriloquie imparfaite, étaient sensibles au-dessous des deuxième, troisième et quatrième côtes du côté gauche, près le sternum ; les sueurs nocturnes et la diarrhée épuisèrent la malade qui, très-maigre, mais ayant les jambes et les cuisses infiltrées, mourut le **20** septembre. Les tisanes pectorales et gommées, les décoctions de lichen d'Islande, le lait d'ânesse, les vésicatoires et les cautères aux cuisses, ne ralentirent pas la marche de la maladie. Je fus appelé six jours avant sa mort, et j'en fis l'autopsie vingt-quatre heures après son décès, en présence de M. Magistel, son médecin ordinaire. Le cerveau et le cervelet étaient humides et mollasses ; entre la pie-mère et l'arachnoïde, on voyait un peu de sérosités infiltrées; il s'en trouvait aussi dans les ventricules ; les sinus contenaient du sang très-liquide ; les muscles, réduits à un petit volume, étaient pâles, mous et faciles à déchirer ; le cœur, pâle et flasque, ne contenait aucune concrétion fibrineuse ; en ouvrant le péricarde, les plèvres et le péritoine, il en sortit beaucoup de sérosités claires ; les deux poumons, libres d'adhérences et d'un gris pâle, étaient parsemés, surtout aux lobes supérieurs, de tubercules d'un blanc-jaune, du volume d'un grain de chanvre à celui d'un gland ; ils étaient entourés d'un kyste mince, au-delà duquel le tissu pulmonaire était dans une couche mince, dur et violacé ; le lobe supérieur du poumon gauche présentait un large ulcère divisé en quatre cavités, communiquant entre elles par des ouvertures irrégulières ; il s'ouvrait dans la bronche par un large trou rond ; sa surface, couverte d'un pus blanc, paraissait, après le lavage, tapissée par une membrane lisse, d'un blanc très-légèrement violacé, garnie de petits bourgeons charnus très-visibles à l'œil armé d'une loupe ; autour, le tissu pulmonaire était dans l'épaisseur de trois feuilles de papier, dur et violacé : dans les lobes supérieur et moyen du poumon droit, on voyait plusieurs tubercules ramollis au centre, les uns grumeleux comme du fromage, et les autres comme de la crême tournée ; les veines caves contenaient peu de sang et très-liquide ; le foie était pâle et jaunâtre ; la rate, les reins, l'estomac, les intestins grêles, ne présentaient rien à noter ; à l'intérieur du cœcum et du côlon ascendant, on remarquait plusieurs plaques formées par la muqueuse fort épaissie, et garnies d'ulcères, larges comme l'ongle ; dans le mésantère se trouvaient plusieurs glandes engorgées, dont deux plus grosses, étaient tuberculeuses et ramollies à l'intérieur ; la matrice était plus pâle et plus flasque qu'à l'état normal ; les ovaires, arrondis et bosselés, étaient plus durs sous les bosselures, où l'on trouvait de petits tubercules d'un gris-jaune et ramollis au centre ; la vessie et le vagin étaient sains.

Cette femme devint chlorotique avant son mariage , qui ne remédia pas à cette maladie. La chlorose fit engorger les glandes cervicales , puis cet engorgement disparut , et bientôt la poitrine s'affecta. C'est seulement depuis la chlorose que la phthisie eut lieu ; les glandes cervicales diminuaient à mesure que la poitrine s'altérait ; il semblait que le centre où se dirigeait la fluxion avait changé de siége.

Observation CCXXI. — Mlle D... , âgée de seize ans , d'un tempérament lymphatique et nerveux, née de parents très-bien constitués, fut menstruée pour la première fois à quatorze ans et demi. Depuis ce moment les règles ont paru régulièrement tous les mois ; mais pendant un jour seulement, en petite quantité et de mauvaise couleur. Mlle D... est restée chlorotique depuis l'âge de quinze à seize ans. Le bout du nez, la lèvre supérieure, les paupières gonflèrent ; il parut sur la conjonctive de l'œil droit des boutons entourés d'un cercle rouge, couverts d'une pellicule blanche qui tomba, laissant à découvert un petit ulcère à fond gris; des glandes engorgées parurent des deux côtés au-dessous de la mâchoire inférieure. Deux mois plus tard, elle sentit une toux sèche, plus vive le soir et le matin. Dans les premiers jours de mai, le pouls perdit de son tumultueux et de son ampleur, devint plus fréquent et plus serré. Du dix au trente, les crachats étaient rouillés. Dans le courant de juin, la fièvre devint plus vive avec deux petits redoublements vers midi et dans la nuit ; la toux sèche, vive le soir et la nuit , était plus grasse le matin, et suivie d'une expectoration de mucosités claires. La malade sentait dans la poitrine un malaise qu'elle ne pouvait définir , des tiraillements dans les seins avec chaleur et douleur , sensibles sous le sternum et entre les deux épaules. La peau était sèche et chaude. Six semaines après, l'expectoration était copieuse , d'un blanc jaune, très-opaque, épaisse et coulante comme de la crême, ne se tenant pas en masse , tachant en jaune vert le linge sur lequel elle séchait. La poitrine, légèrement mate au-dessous des clavicules était sonore sur tous les autres points. La respiration était courte, précipitée. Une toux avec gargouillement, un râle caverneux et une pectoriloquie imparfaite se faisaient entendre un peu au-dessus du sein gauche. Je fus alors consulté. Nous prescrivîmes le Sirop de protoxide de fer à la dose de deux cuillerées par jour, puis à celle de trois cuillerées dans un peu d'eau gommée. Vingt-huit jours après, la toux, la fièvre, l'expectoration et la gêne de la respiration avaient beaucoup diminué. Quinze jours plus tard, la fièvre avait cessé ; la toux était faible ; l'expectoration, réduite à peu de chose, était poisseuse, gluante et faiblement opaque ; la respiration était plus libre ; les engorgements du cou avaient beaucoup diminué ; le nez et les yeux étaient moins gonflés. Le Sirop fut encore continué pendant deux mois , quoique trente-cinq jours après , les accidents de la poitrine avaient totalement cessé. Le nez , la lèvre et les yeux étaient revenus à leur état normal. Les engorgements sous-maxillaires avaient disparu. Les menstrues coulèrent pendant cinq jours en suffisante quantité et d'un beau rouge. L'appétit était bon. La fraîcheur, la force et l'embonpoint revinrent. Sa santé se maintint pendant dix-huit mois , au bout desquels un froid subit supprima ses règles. Quelque temps après, la chlorose reparut, et fut bientôt accompagnée des accidents indiqués ci-dessus. Dès leur début, Mme la baronne L..., sa tante, vint la chercher pour la mener à Paris, où elle mourut phthisique.

OBSERVATION CCXXII. — La fille F..., brune, très-vive, âgée de dix-neuf ans, d'une haute et forte stature, née de parents bien constitués et n'ayant pas eu de scrofules, se mouilla pendant qu'elle avait ses règles ; elles cessèrent de couler ; et deux mois après, elle était chlorotique au second degré. Trois mois plus tard, elle sentit une douleur sourde à l'articulation fémoro-coxale, qui s'engorgea, et força la malade à garder le lit ; la jambe de ce côté avait trois centimètres de plus long que l'autre ; le grand trochanter s'éloignait beaucoup du bassin. Cette fille, alors fort pâle, très-maigre, et affectée d'une fièvre lente, me fit appeler le 11 mars, sept semaines après le commencement de la maladie de l'articulation. J'ouvris un cautère sur le lieu malade, et je prescrivis le Sirop de protoxide de fer, à la dose de trois cuillerées par jour. Le 9 avril, la figure avait repris du coloris, l'appétit était meilleur, les digestions plus faciles, la fièvre avait cessé. Le 1ᵉʳ mai, l'articulation était moins enflée ; le membre s'était légèrement raccourci. Le 1ᵉʳ juin, il était revenu à sa longueur normale ; l'articulation n'était plus que légèrement engorgée. Le 16 juin, les règles parurent rouges et abondantes. Cette fille s'est bien rétablie ; mais, pendant cinq ou six mois encore, l'articulation était douloureuse le soir, quand, dans le jour, elle marchait plus qu'à l'ordinaire. La santé se soutint pendant cinq ans, au bout desquels les règles se supprimèrent encore, pour avoir lavé dans une eau très-froide. Dans les premiers jours de février, la chlorose reparut et parvint au second degré, dès les premiers jours d'avril. Vers le 15 juin, elle sentit une fièvre lente, plus sensible le soir ; le pouls perdit de son ampleur, prit plus de fréquence et de roideur ; une toux sèche se fit entendre, surtout le soir et la nuit, et pendant le mouvement. Dans les premiers jours de juillet, elle cracha du sang ; l'oppression, la toux et la fièvre augmentèrent ; la langue rougit. Dans les derniers jours de juillet, elle eut quelques crachats qui parurent purulents, mais qui, le 10 août, présentaient bien distinctement du pus. Je fus alors appelé, à la suite d'une absence que je venais de faire. Voilà l'état qu'elle présentait : Pouls très-fréquent ; fièvre hectique redoublant vers onze heures du matin et vers six ou sept heures du soir ; sueur la nuit ; maigreur prononcée ; appétit irrégulier et fantasque ; diarrhée de temp en temps ; chaleur à la gorge ; peu de soif ; dyspnée ; poitrine rendant un son sourd au-dessous des clavicules , plus particulièrement du côté droit, et clair dans toute sa partie inférieure ; le bruit respiratoire, peu sensible au sommet des poumons , l'était bien depuis la cinquième côte jusqu'en bas ; pendant la toux on entendait , sous les troisième et quatrième côtes droites, au niveau de la partie supérieure de la mamelle, un bruit de gargouillement d'une matière liquide , un râle muqueux ; et , après l'expectoration , on entendait aussi , par moments, une pectoriloquie imparfaite. Le médecin qui la voyait et moi , nous prescrivîmes de suite le Sirop de protoxide de fer , à la dose d'une cuillerée matin et soir les deux premiers jours, et de trois cuillerées les jours suivants. La maladie resta stationnaire pendant quinze jours. Mais dès le trente-sixième jour, la toux, la fièvre et l'oppression diminuèrent. Le mois suivant, la toux devint rare et grasse ; la fièvre et l'oppression cessèrent , et la guérison était complète après trois mois de traitement : les règles coulèrent alors comme avant la maladie. Trois ans après , elle fut mouillée par un brouillard d'orage, et les règles se supprimèrent. La chlorose revint, et bientôt après la toux et les autres accidents de la poitrine se firent sentir. J'étais alors à Paris, et ne pus pas voir la malade. Son médecin , que cette fille et les parents suppliaient de lui faire prendre du Sirop de protoxide de fer, s'y refusa constamment, soutenant que ce n'était pas le cas, et la malade mourut phthisique.

Observation CCXXIII. — La fille G. . ., demeurant à Meursac, née de parents bien constitués, fut réglée régulièrement à seize ans. Douée d'une taille élevée et de membres bien développés, elle a joui d'une bonne santé jusqu'à dix-neuf ans. Alors, en se rendant la nuit, elle eut une vive frayeur ; les règles, qui coulaient, s'arrêtèrent. Cette fille fut, dès le lendemain, atteinte de frissons passagers, de douleurs contusives dans les membres, de douleurs aux reins, à l'hypogastre, et dans les cuisses. Les douleurs diminuèrent, après avoir été d'une certaine intensité, durant six ou sept jours. Sept semaines après, elle était chlorotique au second degré. Pendant les deux mois suivants, les glandes sous-maxillaires et cervicales s'engorgèrent, grossirent lentement pendant trois mois, et devinrent énormes, sans être douloureuses ; la peau des jambes et des cuisses s'écailla, se couvrit de croûtes sur divers points ; les petits ulcères superficiels, qui paraissaient à la chute des croûtes, étaient blafards et très-légèrement violacés ; l'appétit, sans être bon, se soutenait ; les digestions étaient quelquefois suivies de diarrhée. Après trois mois et demi de l'usage des amers et des préparations iodurées, tant à l'intérieur qu'à l'extérieur, les glandes engorgées, situées au cou, diminuèrent et firent espérer que la guérison ne se ferait pas longtemps attendre. Mais quelque temps après, la malade, qui n'avait pas encore toussé, sentit une petite toux sèche, de la chaleur à la poitrine ; le pouls perdit le tumultueux qu'il avait conservé pendant tout le temps de la chlorose, devint plus roide, plus fréquent. Bientôt après, cette malade eut un crachement de sang qui se renouvela plusieurs fois pendant huit jours ; la toux et la fièvre augmentèrent ; les crachats cessèrent d'être sanguinolents ; ils étaient rares et muqueux. Six semaines après le crachement de sang, l'expectoration était purulente. Je vis alors la malade, avec M. Coulon, son médecin ordinaire. D'un commun accord, nous prescrivîmes le Sirop de protoxide de fer et d'autres moyens ; mais une tante de la malade, qui lui donnait des soins, empêcha d'administrer les médicaments prescrits, et la malade mourut phthisique, deux mois après. Je tiens tous les détails de cette observation de M. Coulon, qui suivait la malade fort attentivement.

Observation CCXXIV.— Mlle Ol..., âgée de dix-huit ans, issue de parents bien constitués, est grosse, forte, d'un tempérament lymphatique et sanguin. Les trois frères de Mme Ol..., sa mère, sont comme elle d'une constitution athlétique, d'un tempérament sanguin, et n'ont aucune trace de scrofule. Le plus jeune, frère jumeau de Mme O..., avait deux filles, qui, toutes les deux, sont mortes de la phthisie pulmonaire, l'une à dix-sept ans, l'autre à dix-huit. Chez la première, la phthisie fut précédée de la chlorose, puis d'un gonflement des condyles du fémur droit, qui, peu de temps après, fut suivi de l'engorgement des glandes mésantériques et de tubercules aux poumons. Au mois de mars 1841, Mlle Ol..., sœur aînée de la malade, mourut de la phthisie pulmonaire, suite de la chlorose.

Le 14 décembre 1841, Mlle Ol..., alors âgée de quinze ans, et chlorotique au premier degré depuis trois mois, fit une chute sur le genou gauche. La douleur qu'elle y ressentit ne fut pas assez forte pour l'empêcher de continuer ses occupations. Le 1er janvier elle avait en dehors du genou un gonflement fort dur ; le 8 janvier, la fluctuation étant bien sensible, j'y fis une incision qui donna passage à beaucoup de pus clair, jaune, mêlé de flocons de forme caséeuse. Le 25 janvier, le derrière de la jambe s'engorgea, devint dur et bleuâtre. Le 10 février, la tumeur étant ramollie au centre, j'en fis l'ouverture : il en sortit encore une grande quantité de pus séreux, mêlé de flocons de forme caséeuse. Le 20 février, le creux du jarret présentait une tumeur dure et peu douloureuse, qui bientôt se prolongea jusqu'à la moitié de la cuisse. Le 6 mars, la tumeur s'ouvrit et donna du pus semblable à celui qui sortait des autres ouvertures. Le 51 mars, un engorgement considérable occupait le haut de la cuisse, et s'étendait jusqu'à la crête iliaque. Le mouvement de la cuisse devint très-difficile et fort douloureux ; le grand trochanter s'éloigna du bassin, la cuisse s'allongea, le genou resta demi fléchi ; ce gonflement devint énorme : dur d'abord, il se ramollit, s'ouvrit au bord inférieur du grand fessier, et donna beaucoup de pus. En avril, le bout du nez grossit, devint rouge bleuâtre et luisant : son intérieur se garnit de croûtes ; les paupières et la lèvre supérieure s'engorgèrent. Une petite tumeur d'un rouge bleuâtre, dure, indolente, circonscrite, s'éleva sur la peau de la joue gauche, et se ramollit au centre sans s'ouvrir. Une tumeur de la grosseur d'un petit œuf de poule, dure, indolente, d'un rouge bleuâtre au sommet, occupa la paume de la main gauche ; l'index de cette main était gonflé, dur, indolent. Le 6 mai, il se manifesta de l'oppression et une toux sèche ; la fièvre, qui toujours avait été faible, augmenta. Le 16 mai, il parut un crachement de sang peu copieux, qui dura quelques heures, et revint à plusieurs reprises pendant six jours. Le 15 juin, l'expectoration était épaisse et fluctuante comme de la crème, d'un blanc jaune, et mêlée de petits grumeaux d'un blanc gris, plus copieuse et plus facile le matin. Les crachats, en se desséchant, donnaient au linge une couleur jaune verte. La fièvre, toujours forte, redoublait vers midi et à dix heures du soir. La toux était plus vive et plus sèche le soir et la nuit. La poitrine était douloureuse à l'extérieur, et médiocrement sonore dans toute son étendue. En l'auscultant, on entendait, sous le creux de l'aisselle et pendant la toux, un bruit de gargouillement, la respiration caverreuse, et par moment une pectoriloquie douteuse. La région épigastrique était très-sensible, et le ventre peu douloureux. Il y avait parfois un peu de diarrhée. Les ouvertures de la jambe, du genou, de la cuisse, laissaient toujours couler du pus. Le derrière de la jambe et de la cuisse étaient durs et brunâtres. La malade avait beaucoup maigri. Après que l'on eut employé, sans avantage et dès le début, les diverses préparations d'iode, et surtout l'iodure de fer, le 20 juin je prescrivis le Sirop de protoxide de fer, à la dose de trois cuillerées par jour, que l'on porta plus tard à celle de quatre cuillerées, et qui fut continuée pendant dix-huit mois. On le suspendait pendant trois ou quatre jours chaque mois. Le 16 juillet, l'appétit était revenu ; les fonctions alvines s'exécutaient bien ; les tumeurs de la face et de la main n'augmentaient plus ; la fièvre était moins forte; la toux moins fréquente et moins vive. Le 25 août, le nez, la lèvre, les paupières, étaient déjà désenflés ; les tumeurs de la main et de la joue étaient réduites au quart du volume qu'elles avaient quand on a commencé le Sirop ; les jambes étaient désenflées et les ouvertures rendaient peu, celle du genou était cicatrisée ; le gonflement de la cuisse et de la fesse avait beaucoup diminué ; le grand trochanter s'était rapproché du bassin ; la cuisse avait repris sa longueur normale ; la fièvre ne paraissait qu'un peu le soir ; la toux était rare et légère ; les crachats étaient gluants, muqueux, ils n'étaient purulents que parfois et en très-petite quantité ; le sommeil était bon. Le 25 septembre, les tumeurs de la face et de la main avaient disparu ; la fièvre, la toux et l'expectoration avaient cessé ; la jambe et la cuisse ne donnaient plus qu'un léger suintement ; les forces et l'embonpoint avaient un peu repris. Le 50 septembre, cette malade eut, pendant vingt-quatre heures, un violent accès de fièvre. Le lendemain, les foyers de la jambe et de la cuisse étaient pleins, et donnèrent pendant trois jours une grande quantité de pus, puis s'affaissèrent et revinrent six jours après dans l'état où ils étaient le 20 septembre. Le 29 octobre et le 50 novembre, les mêmes accidents reparurent, produisirent les mêmes effets, et cessèrent de la même manière. Le 25 décembre, la fièvre reparut, les anciens foyers ne se remplirent pas, mais l'ouverture de la jambe donna beaucoup de sang pendant trois jours, ce qui se répéta les 26 janvier, 27 février 1845. Les 25 mars et 27 avril suivants, après la fièvre, l'ouverture ne se rouvrit plus pour donner du sang, mais la peau du mollet malade laissa transsuder pendant trois jours un sang ichoreux : en essuyant la peau, on voyait naître de petites gouttelettes qui bientôt se réunissaient. Pendant les six mois suivants, la jambe ne donnait plus de sang ; le nez, guéri depuis quelque temps, revenait à son premier état, gonflait avec la fièvre, qui paraissait toujours du 25 au 30, laissait couler beaucoup de mucus pendant quatre jours, puis tout disparaissait. Depuis plusieurs mois, le mouvement fluxionnaire ne s'opérait plus sur le nez, et la fièvre était moins forte. Au temps fixé, la gorge s'embarrassait, la malade crachait pendant cinq ou six jours beaucoup de mucosités avec un goût continuel de sang. Le 50 juillet 1844, la malade avait pris beaucoup de taille, de force, d'embonpoint et de fraîcheur. Elle marchait avec aisance et sans boiter ; la jambe et la cuisse ne lui faisaient éprouver aucune douleur, même en se livrant à la fatigue. Tous les engorgements avaient cessé, la peau avait repris sa couleur normale. Les règles reparurent en août et se régularisèrent dans les trois mois suivants.

Dans cette observation la chlorose se complique d'un engorgement scrofuleux général. Le Sirop de protoxide de fer guérit la chlorose et la complication. Ensuite le molimen menstruel s'établit et fait naître une déviation dont le siége a lieu successivement dans les foyers purulents que le pus remplit instantanément et d'une manière remarquable ; puis à l'ouverture d'un abcès, à la peau de la jambe, au nez, à la gorge. Enfin la menstruation s'établit bien et tout cesse. J'aurais pu citer un bien plus grand nombre des observations que j'ai dans mon recueil ; mais celles-ci, je pense , suffiront pour fixer l'attention des médecins sur cette maladie.

CHAPITRE VI.

Traitement de la Chlorose.

1. — On peut traiter la chlorose en toute saison, pourvu que la malade puisse se soustraire aux fortes variations de température et au contact des corps trop froids. Il faut bien se rappeler que celui de l'eau froide est le plus grand obstacle à la guérison de cette maladie. Je l'ai vu guérir également en hiver, en été, dans l'automne et le printemps, quoique cette dernière saison soit celle où les malades réclament ordinairement des soins pour les chloroses anciennes.

2. — Les soins hygiéniques à prendre pour obtenir le succès du traitement , se bornent à éviter les impressions morales vives et subites , la tristesse et toutes les causes susceptibles de déranger la menstruation. Il faut surtout éviter le passage rapide du froid au chaud, se tenir les pieds secs et chauds, ne jamais toucher d'eau froide jusqu'à parfaite guérison , se servir d'eau tiède pour tous les soins de propreté. Il suffit souvent de tremper les mains ou les pieds dans l'eau froide pour faire échouer le traitement. La malade doit prendre un exercice modéré , agréable et en plein air ; du reste elle peut continuer son régime habituel, lorsqu'il n'est pas débilitant, et ses occupations, quand elles ne s'opposent pas à ce que je viens d'indiquer et aux diverses modifications du traitement que ses complications peuvent nécessiter.

5.— La malade est souvent fort altérée. La langue, sans être rouge au bout et sur les côtés, l'est quelquefois légèrement au centre ou sur toute la surface supérieure. Cette altération cesse ou diminue , quand la malade prend pendant six ou sept jours de la tisane faite avec de l'orge perlé, du chiendent , des amandes douces écrasées et des feuilles de laitue; beaucoup d'entre elles éprouvent un mieux général en la prenant; la malade ainsi préparée, je procède aux moyens curatifs. J'ai vu plusieurs femmes chlorotiques, même au second degré , avoir les lèvres et toute la muqueuse buccale très-rouges avec une vive altération sans fièvre et souvent de la diarrhée. Cet état durait fort longtemps , et ne cessait qu'après un long usage de la tisane que je viens d'indiquer et d'un régime doux. Aussitôt que la muqueuse avait perdu de sa vive rougeur, au point d'avoir celle qu'elle a dans l'état de santé , je prescrivais le Sirop de protoxide de fer. J'ai rencontré cette irritation surtout chez celles ayant fait un long usage des sels de fer , des pastilles, pilules, etc.

4. — Les moyens à employer doivent être relatifs à l'état où se trouve la malade. Dans le début de la maladie chez les filles fortes, sanguines, ayant la tête embarrassée, l'hypogastre sensible , douloureux à la pression , de la chaleur dans les reins , dans le vagin, à la vulve, la saignée du pied faite peu de temps après la suppression , vers le temps où les règles devaient couler , et seulement dans la chlorose au premier degré , a parfois fait cesser la maladie et fait reparaître les menstrues. Mais le plus souvent j'ai reconnu qu'elle était nuisible, et qu'elle augmentait les accidents de tous les chlorotiques, quel que fût leur tempérament, quand la maladie avait acquis de l'intensité. Cette évacuation affaiblissait beaucoup la malade , et atténuait les efforts que l'économie faisait pour rentrer dans son état normal.

J'en ai vu qui, dans le premier degré de la chlorose, paraissaient en éprouver un mieux passager, dont la durée n'était pas longue, et qui retombaient ensuite dans un état plus fâcheux. Quelques-unes se faisaient pratiquer tous les mois une très-faible saignée, ou se plaçaient quelques sangsues à la vulve. Le mieux momentané qu'elles en éprouvaient, était de moins en moins sensible à chaque application, et la maladie s'aggravait de plus en plus.

5. — Quand il n'existe aucune irritation, que la matrice ne paraît pas assez excitée, que la maladie est à son début, qu'elle a très-peu d'intensité, et que les muqueuses et la peau ne sont pas décolorées, je prescris les infusions de fleurs de safran, les décoctions de graines de chanvre, de graines de frêne, de racines de divers chardons, d'écorce de maronnier d'Inde, de feuilles de rhue, de sabine, et quand ces tisanes ne font pas paraître les menstrues, je prescris aussi des quarts de lavements dans lesquels on a dissous de cinq à huit grains de sulfate de quinine, des frictions aux cuisses ou sur l'hypogastre avec la teinture de rhue, de sabine. Ces décoctions se font ainsi : Dans un demi-litre d'eau, mettez pour la décoction de chanvre une cuillerée de graine ; pour celle de feuilles ou de graines de frêne, une poignée ; pour celle d'écorce de maronnier d'Inde, gros comme deux doigts ; pour celle de rhue ou de sabine, de deux à trois grammes ; pour les infusions de safran, on en met d'un à trois grammes. Les infusions et les décoctions sont prises chaudes, et à la dose d'une tasse le matin et d'une tasse le soir. On fait les frictions de teinture avec d'un à trois grammes, et une seule fois par jour, en surveillant attentivement ce qui se passe à la vessie.

6. — Quand les nerfs de la matrice et de toute l'économie paraissent fort excités, je prescris de préférence les décoctions faites avec l'armoise (une poignée), un à deux

grammes de racine de valériane et autant de fleurs de safran pour un demi-litre d'eau à prendre dans le jour, ou les décoctions de rhue, de feuilles d'oranger, de mélisse. J'ordonne aussi des lavements d'assa fœtida dissoute dans un jaune d'œuf, à la dose de quatre à huit grammes pour chaque lavement. Ces diverses substances réputées emménagogues guérissent quelques personnes, et font paraître les menstrues, quand elles en font usage dès le commencement de la maladie. Les premières excitent l'utérus ; les secondes font cesser son spasme, et facilitent l'écoulement des menstrues dans la dysménorrhée et dans les suppressions récentes, surtout celles survenues à la suite de commotions morales.

7. — La rhue, la sabine, les lavements de sulfate de quinine sont utiles chez les femmes molles, lymphatiques, et où les suppressions récentes tiennent au trop peu de sensibilité de la matrice ; mais ces substances doivent être employées avec bien de la réserve et du discernement ; car chez les personnes nerveuses et fort irritables elles peuvent déterminer une irritation vicieuse et fâcheuse de l'utérus, que j'ai vue persister longtemps après le retour des menstrues.

8. — Ces médicaments, qui portent spécialement leur action sur l'appareil génital sans remédier à l'état général, sont tout-à fait sans action contre les chloroses bien caractérisées ou anciennes, avant d'avoir remonté les forces de l'organisation à leur état normal. Mais ces diverses substances, convenablement administrées, sont d'un grand secours pour provoquer les menstrues à la fin du traitement des chlorotiques traitées par le fer, quand les filles ou femmes, ayant repris leur fraîcheur et leurs forces normales, ne voient pas revenir leurs règles.

9. — Parmi les médicaments susceptibles de fortifier

l'organisme, le tanin, surtout celui que contient l'écorce du maronnier d'Inde, est de toutes les substances végétales celle qui m'a le mieux réussi pour guérir la chlorose au premier degré ; il échoue constamment contre celles au deuxième et au troisième degré.

C'est aussi la seule qui ranime en même temps l'activité des tissus. Mais après huit jours de l'emploi du tanin, chez la plupart des femmes la soif augmente ; l'appétit cesse ; l'estomac éprouve des tiraillements; le ventre, des coliques; la diarrhée ou la constipation surviennent bientôt, et forcent de le cesser. Pour l'obtenir , on fait bouillir une once d'écorce de maronnier d'Inde ou d'écorce de chêne noir dans un demi-litre d'eau que l'on boit dans vingt-quatre ou trente-six heures.

10. — Le fer paraît être le spécifique de cette maladie , quoiqu'il n'agisse pas seulement et spécialement sur la matrice, de manière à exciter son mouvement hémorragique ni ses contractions, comme l'indiquent les expériences dont je parlerai en traitant des propriétés de ce métal. Je ne chercherai point à expliquer comment il guérit la chlorose , si c'est en rechargeant de fer le sang , qui , chez les chlorotiques, en a beaucoup perdu * ; en rendant le sang plus plastique ; en faisant cesser l'obstacle à la circulation, et facilitant son cours dans les capillaires sanguins ; en fortifiant la matrice et toute l'économie. Mais tout doit nous faire penser que le fer agit sur tous les tissus à la fois, en rendant le sang plus plastique et plus riche de partie reconstituante de nos organes ; qu'en remontant les forces de tout l'organisme, et le rétablissant ainsi dans l'équilibre

---

* « Le sang des chlorotiques contient moins de cruor et de fer que
» le sang des femmes bien portantes. Par l'usage du fer le sang récupère
» promptement le cruor et le fer qu'il avait perdu.
« Le fer est absorbé, circule dans les vaisseaux , et s'écoule par les
» sécrétions. (Trousseau).

normal, il le met mieux à même d'exécuter ses fonctions ; qu'il agit aussi sur les organes génitaux et les relève à l'état le plus favorable pour exciter le molimen menstruel.

11. — Quand la chlorose est sans complication, on doit recourir de suite au fer.

On peut employer ce métal à l'état de limaille, d'oxide ou de sel, aux doses indiquées à leur article. Mais dans la crainte des accidents que peuvent déterminer ces préparations, accidents que je signalerai en traitant du fer, je préfère le Sirop de protoxide fer, dit Sirop ferreux, qui n'en produit aucun. Dans la chlorose, au premier et au second degré, le premier jour, je le prescris à la dose d'une demi-cuillerée matin et soir, seul ou mêlé avec de l'eau. Avant de prendre la dose du matin, il faut toujours manger quelques bouchées de pain. Quand, le matin, il est pris à jeun, il donne un arrière-goût qui répugne, et peut même aller jusqu'à provoquer des nausées. Je fais augmenter progressivement la quantité pendant trois jours jusqu'à celle de deux à cinq cuillerées par jour.

Les personnes d'une constitution moyenne, et chez qui la chlorose est sans complication, en prennent une cuillerée le matin, une cuillerée à midi, et une cuillerée le soir, pendant tout le traitement. La progression doit être bien plus lente chez les personnes dont les intestins sont dans un état d'inflammation imminente.

Les personnes très-délicates et très-nerveuses doivent continuer la dose de deux cuillerées par jour. Les femmes fortes et molles peuvent augmenter graduellement jusqu'à quatre ou cinq cuillerées par vingt-quatre heures.

12. — Dès les premiers jours de son emploi, le mieux paraît et suit la marche progressive que je vais indiquer. L'appétit renaît ; les fonctions du tube digestif s'effectuent plus facilement ; les borborygmes cessent ; la peau s'anime ;

les muqueuses se colorent ; les veines gonflent ; le sang se charge de fibrine ; les palpitations tumultueuses du cœur, l'oppression, la toux, les lassitudes des jambes, le léger œdème du tour des malléoles, la bouffissure des paupières, disparaissent ; les yeux prennent de l'éclat, les cheveux du brillant ; la force et la gaîté reviennent ; les chairs s'affermissent, et bientôt tout reprend son état normal.

15. — La chlorose ayant beaucoup de tendance à la récidive, il faut continuer le médicament longtemps. Pour obtenir un succès complet et constant, on doit prendre le Sirop ferreux jusqu'à ce que les menstrues coulent convenablement, d'un beau rouge, et en quantité suffisante pour le sujet. Ensuite, il faut en boire pendant huit ou dix jours chaque mois, durant les deux ou trois mois suivants. Dans les chloroses fort anciennes et sujettes aux récidives, il faut le continuer dix jours le mois, durant de quatre mois à une année, pour rompre la tendance de l'organisme à produire cette maladie. C'est surtout dans les complications dont je vais parler, qu'il est bien essentiel d'observer cette continuité du traitement, soit que la maladie ait porté assez fortement son action sur un organe pour changer son mode de vitalité, ou le désorganiser, soit qu'elle fasse diriger sur l'un d'eux le molimen hémorragique. Il ne faut pas suspendre le traitement pendant l'écoulement menstruel.

14. — Dans les chloroses au second degré, j'ai souvent remarqué que dans les huit ou dix premiers jours du traitement, les pieds, les jambes, les mains, les poignets, l'avant-bras et la figure devenaient œdémateux ; les jambes s'infiltraient de plus en plus, et quelquefois l'œdème s'étendait à tout le corps. Dans ce cas, en diminuant la quantité du fer, on arrête les progrès de cette infiltration, qui, le plus ordinairement, n'est pas grave, et se dissipe presque

constamment pendant les quinze ou vingt premiers jours
de traitement, si l'on a le soin de prescrire le fer à doses
plus faibles pour que la circulation et les forces ne se rétablissent que lentement ; car j'ai cru m'apercevoir que cette
augmentation de l'œdème qui , dans ce cas, existe souvent
aux jambes avant de commencer l'emploi du fer, augmente par suite des changements trop prompts qui s'opèrent dans l'organisme , puisqu'en rendant le traitement
mois actif, l'épanchement fait moins ou pas de progrès,
et se dissipe ensuite pendant son cours. Mais si l'on néglige
ce soin, ou, si l'on abandonne le traitement, il peut arriver que cette infiltration augmente , produise l'anasarque
avec épanchement dans les plèvres, le péricarde, le péritoine et fasse mourir promptement la malade. Mais ces
accidents sont fort rares, et je n'ai vu qu'un seul cas où les
suites ont été funestes.

OBSERVATION CCXXV. — La fille G..., de Courcoury ,
âgée de vingt ans , bien constituée, blonde, vive et d'une
taille moyenne, chlorotique depuis cinq mois, était, en
avril 1842 , atteinte de la chlorose au second degré , avec
infiltration autour des malléoles. Le 15 avril , un médecin
lui prescrivit le tartrate de fer , à doses que l'on augmenta
chaque jour. Dix jours après, l'infiltration des jambes était
beaucoup plus étendue, les mains, les poignets et les avant-
bras étaient œdémateux. La dose du sel de fer fut encore
augmentée. Neuf jours plus tard , je la vis en consultation :
l'œdème était général ; le ventre était gonflé, fluctuant ;
la respiration était très-courte, la dyspnée extrême. Cette
fille mourut la nuit suivante. Nous fîmes l'autopsie vingt-
six heures après sa mort. Le parents défendirent d'ouvrir
la tête ; le tissu cellulaire entourant les muscles était infiltré ;
tout celui situé sous le péritoine était gorgé d'un liquide
limpide : cette membrane contenait deux litres d'un liquide

clair; la vessie, la matrice et les intestins, étaient fort pâles et mollasses; le foie, peu volumineux et peu coloré, quoique les veines caves et la veine porte fussent assez gorgées d'un sang très-liquide, était aussi plus mou qu'à l'état normal ; le péricarde contenait des sérosités claires ; le cœur, pâle et mou, était d'un volume ordinaire pour le sujet ; ses cavités, vides de concrétions fibrineuses, n'offraient rien à noter ; les plèvres contenaient peu de sérosités limpides ; les poumons, sans avoir d'adhérences avec les plèvres costales, remplissaient toute la cavité thorachique ; ils ne s'é-taient pas affaissés ; après les avoir détachés, on les sentait très-lourds ; après avoir lié la trachée-artère sur la douille d'un soufflet, et en soufflant avec force, le poumon se dilatait peu ; en le coupant par morceaux et en le pressant, il en sortait, comme d'une éponge, un liquide assez limpide. Cette infiltration du poumon nous parut avoir seule causé la mort.

Si la malade n'éprouve qu'une bouffissure légèrement élastique et rénittente à la figure, aux mains, aux bras, aux jambes, il faut continuer le médicament aux mêmes doses. Cette bouffissure, commune dans la chlorose au second de-gré, n'augmente pas longtemps, se maintient quelques jours, et passe ensuite pendant le traitement.

Je l'ai quelquefois observée dans la chlorose au premier degré ; elle a cessé plus promptement que dans celle au se-cond degré.

15. — Dans la chlorose au troisième degré, il faut commencer le Sirop par doses très-faibles, et les augmenter à mesure que les forces se relèvent. Ainsi l'on commence par une cuillerée à café le matin et autant le soir, que l'on augmente progressivement les cinq ou six premiers jours jusqu'à deux cuillerées à bouche, que la malade prend par

petites doses dans les vingt-quatre heures. On le portera successivement ensuite à deux, trois et même quatre cuillerées par jour, quand le pouls reprendra l'ampleur et le tumultueux qu'il a dans la chlorose au deuxième degré. Mais si pendant les premiers jours de l'usage du fer, l'œdème augmente, dès que l'on s'en aperçoit, l'on diminue les doses du Sirop pour les augmenter plus tard.

16. — Quand la chlorose est endémique ou épidémique, comme il est presque impossible de combattre la cause, il faut changer d'air et continuer le traitement plus longtemps que dans les cas ordinaires. Quand elle est héréditaire, elle a toujours une grande disposition à la récidive, aussi faut-il continuer le traitement fort longtemps et ensuite prendre du Sirop ferreux huit jours par mois pendant quatre mois consécutifs, puis tous les deux mois durant six mois; ensuite on cesse, mais pour soutenir le mieux, il faut prendre du Sirop ferreux les deux années suivantes pendant quinze ou vingt jours, en mars et avril, avant que la chlorose paraisse. Ces femmes doivent éviter avec le plus grand soin tout ce qui peut déranger les menstrues.

17. — Quand la chlorose est passée à l'état chronique et habituel, le traitement doit être le même que dans celle à l'état aigu, mais elle guérit un peu plus lentement; et comme l'économie s'est conformée à son existence, cette maladie récidive presque constamment, si l'on n'a pas l'attention de prendre du Sirop de protoxide de fer huit jours chaque mois pendant cinq ou six mois après sa guérison. Il faut surtout en prendre pendant les premières semaines des mois de mars, avril et mai du printemps suivant. Les huit jours de chaque mois pendant lesquels on prend du fer, doivent être choisis au milieu d'un intervalle des menstrues, à égale distance du moment où elles cessent, et de celui où elles vont commencer. En soutenant ainsi les forces

pendant un certain temps , l'utérus finit par bien exécuter cette fonction. Mais c'est surtout chez les femmes qui n'ont jamais été convenablement réglées , et qui sont chloroti- ques depuis la puberté , qu'il faut de la persévérance ; quel que soit leur âge, elles sont curables. En remplissant toutes ces indications, on est presque toujours sûr du succès. J'en ai guéri beaucoup de quarante à quarante-cinq ans. Mon but, en les soignant, n'était pas seulement de guérir cette maladie ; mais aussi de les mettre à même de franchir plus heureusement la ménopause.

18. — Quand les chlorotiques sont enceintes, le traite- ment diffère fort peu de celui de la chlorose simple. L'amélioration va plus vite du troisième au sixième mois, parce qu'alors la pléthore se prononce naturellement. Mais il est essentiel de le commencer le plus tôt possible ; car c'est du deuxième au cinquième mois que ces femmes se blessent le plus souvent, et sont plus chétives. Les femmes dont la chlorose est habituelle , se portent ordinairement mieux pendant la grossesse et l'allaitement. Mais un , deux ou trois mois après qu'elles ont cessé de nourrir , la chlorose revient lentement, et la malade reprend son premier état. Dès que l'on s'en aperçoit , il faut bien vite recourir au fer , que l'on prend comme dans les chloroses habituelles.

19. — Dès que ces femmes ont repris leur coloris et leur fraîcheur , il faut cesser l'usage du fer , qui pourrait favoriser l'excès de pléthore que l'on observe chez beaucoup de femmes enceintes , et qui les oblige à se faire saigner , quoique chez les femmes chlorotiques la pléthore se pro- nonce rarement à ce point : le plus souvent, tout en se por- tant mieux pendant ce temps, elles conservent encore une certaine pâleur de la peau et moins de rougeur aux mu- queuses. Les veines sont chez les unes moins saillantes ; chez d'autres , elles le sont beaucoup , sont assez noires, et

tranchant sur la pâleur du derme. Ces femmes ont plus souvent que les autres de l'œdème aux jambes.

20. — Chez les petites filles chlorotiques avant d'être conformées pour la menstruation, la chlorose récidive le plus souvent; il faut proportionner les doses du fer à la force du sujet, et les continuer aussi longtemps que dans les chloroses habituelles. Il faut y revenir aussi souvent que la chlorose reparaît. On soutient ainsi les forces de la malade ; on favorise le développement du corps que la chlorose arrête ; on la préserve des difformités de la taille, des scrofules, de la phthisie.

Si malgré le retour des forces et de la pléthore , le sang menstruel ne paraît pas , ou ne coule qu'en trop petite quantité , je fais continuer le Sirop à doses plus faibles ; pour soutenir cet état, et dans l'intention de stimuler l'utérus pour exciter le molimen menstruel , je prescris en même temps le safran, l'assa fœtida, la rhue; je fais placer des cataplasmes sinapisés en dedans des cuisses et tout près de la vulve, à laquelle je fais appliquer quelques sangsues. On les pose à la fin de l'évacuation chez les femmes qui perdent en petite quantité. Quand la suppression est complète, je choisis l'époque qui répond à peu près à celle où elles avaient l'habitude de voir, surtout si l'on observe alors quelque chose du molimen menstruel.

Parmi ces divers moyens , je choisis les plus convenables au tempérament et aux habitudes du sujet que je traite.

22. — Quelquefois le fer , après avoir fait cesser les premiers accidents de la maladie , paraît ne plus agir que faiblement. Le mieux se soutient sans s'améliorer, ce que j'ai vu rarement, il est vrai. On fait suspendre le médicament pendant sept ou huit jours, pour le reprendre après à doses plus élevées : le fer alors agit comme d'abord ; si son action se ralentit encore après un certain temps, on le

suspend de nouveau pendant quelques jours pour y revenir ensuite.

Dans les chloroses accompagnées d'un fièvre rémittente ou intermittente, avec des accès violents, je donne d'abord le sulfate de quinine et passe immédiatement après à l'usage du Sirop de protoxide de fer, qui, constamment, empêche le retour de la fièvre. Si c'est une fièvre erratique, ou régulière, avec de faibles accès, je prescris de suite le Sirop ferreux, qui suffit pour guérir la fièvre et la chlorose.

24. — Il ne faut pas confondre avec la fièvre intermittente, les frissons passagers, les mouvements fébriles irréguliers dans la force, la durée des accès, et le temps de leur retour, que l'on observe chez les chlorotiques. Ces petits accès sont toujours le résultat de la faiblesse, du froid, de fatigue, ou d'affections morales. Cette complication ne nécessite pas l'emploi du quinquina : elle cesse promptement pendant que la malade prend le Sirop de protoxide de fer.

25. — Quand il existe une fièvre continue, des phlegmasies aiguës ou chroniques internes avec fièvre, une gastrite, ou une antérite, sans fièvre, mais avec rougeur, sécheresse de la langue, soif, diarrhée, ténesme, météorisme, une inflammation chronique de la vessie, de la matrice ou de ses annexes, même sans fièvre, une grande exaltation de sensibilité, je combats ces complications avec tous les moyens qui sont en mon pouvoir : j'administre le fer, après les avoir fait cesser ou diminuer, et je commence par des doses très-faibles, que j'augmente graduellement. Cependant, si la phlegmasie chronique a paru depuis le développement de la chlorose, et suit sa marche progressive chez une femme qui, jusqu'alors, jouissait d'une bonne santé, et si cette maladie n'a pas son siége sur la vessie, sur la matrice ou ses annexes, je combats, autant que pos-

sible, les principaux accidents, et je prescris de suite le Sirop de protoxide de fer, à la dose d'une cuillerée à café matin et soir. Je la fais augmenter graduellement pendant cinq ou six jours, jusqu'à celle d'une cuillerée à bouche matin et soir. Je dépasse rarement cette dose, et je surveille avec grand soin le traitement : je l'active, je le ralentis suivant l'état de l'organe où siège l'inflammation, et suivant la marche de l'hématose, qui doit s'opérer lentement, dans la crainte d'alimenter la phlegmasie.

26. — Dans les maladies anciennes, je le continue long-temps après la fin de tous les accidents, qui ne se dissipent complètement qu'après la guérison de la chlorose, et le retour des menstrues à leur état normal. On voit alors dis-paraître peu à peu, et d'autant plus vite qu'elles sont plus nouvelles, des inflammations qui résistaient avant aux soins les mieux dirigés.

27. — Si, pendant le traitement, il survient une fièvre aiguë, ou bien une inflammation, quel que soit l'organe qu'elle affecte, il faut suspendre momentanément l'emploi du fer, pour y revenir aussitôt que cette complication aura cessé.

28. — Quand il y a de l'irritation aux intestins, il faut commencer par des doses très-minimes, que l'on augmente lentement à mesure que cette irritation cesse. Il faut agir de même chez les personnes très-irritables, qui sont facile-ment excitées par le plus faible agent, chez celles dont le tube intestinal est tellement excitable, qu'elles sont sous l'imminence de la diarrhée, de la constipation, et chez celles dont la plus légère indisposition dérange toujours plus ou moins les fonctions digestives. Quand les inflam-mations sont sur la peau ou sur le commencement des muqueuses, si l'inflammation est aiguë et vive, comme dans les érysipèles, j'attends la diminution des accidents

pour faire boire le Sirop de protoxide de fer. Si la phlegmasie est chronique , je le prescris de suite. Si l'inflammation est vive et siége sur les articulations ou d'autres
parties des membres, je la combats d'abord avec les moyens
indiqués contre ces phlegmasies, et fais prendre le Sirop
après la chute des principaux accidents.

29.— Quand il existe de la constipation, il faut recourir,
dans le début du traitement, aux lavements émollients ou
légèrement laxatifs. A la fin , quand la circulation a repris
son état normal, on a recours aux lavements purgatifs
aloétiques ou autres ; aux suppositoires plus ou moins actifs
suivant la plus ou moins grande excitabilité de la malade. Ces
moyens ont , outre l'avantage de provoquer les selles, celui
de stimuler l'utérus. Aussi ne conviennent-ils pas quand
cet organe et la vessie sont enflammés , ou surexcités , et
dans le cas des ménorragies ; mais alors la constipation
sera combattue par la rhubarbe , que la malade pourra
prendre avec la soupe ou de toute autre manière, à la dose
de soixante centigrammes à un gramme.

30. — Quand la chlorose se trouve accompagnée de
ménorragie , ou de pertes , le fer doit être administré de
la même manière, et à plus forte dose que dans le cas précédent. La perte n'est pas modifiée dès les premiers jours,
mais il est bien rare qu'elle ne diminue pas au bout de
dix, quinze à vingt jours. Elle cesse un peu plus tard. Si,
malgré le retour des forces, elle continue, il faut rechercher la cause. Le plus souvent, alors, sa persistance tient
au spasme de l'utérus, chez les femmes très-nerveuses ,
très-irritables, et surtout chez celles dont le trouble de la
menstruation est la suite de secousses morales, est entretenue ou fut produite par des chagrins, une exaltation de
la sensibilité, un amour contrarié, ou par des contrariétés
continuelles. Dans ces divers cas, j'ai vu la valériane

jointe aux opiacés, faire cesser promptement l'écoulement. Quand le système nerveux est dans un état de calme qui ne peut pas faire présumer qu'il puisse activer la perte, j'ai recours au seigle ergoté, soit en poudre récemment pilée, soit en sirop, soit en pilules, à la dose de cinquante à soixante centigrammes par jour. Quand les calmants n'ont été suivis d'aucun soulagement chez les personnes nerveuses, j'ai prescrit, avec beaucoup de succès, la valériane et le seigle ergoté en même temps. Quand la femme était très-faible, je me trouvais bien du seigle ergoté avec le cachou en décoction, à la quantité de deux à six grammes, et du ratanhia en décoction, à celle de trois à six grammes, ou de l'extrait, à celle d'un à quatre grammes dans un demi-litre d'eau, à boire dans les vingt-quatre ou trente-six heures, et à doses très-fractionnées.

51. — Les accidents nerveux sont si fréquents dans la chlorose, que le grand observateur Sydenham pensait même que la chlorose était le résultat du trouble des fonctions des nerfs.

Les accidents nerveux qui se montrent pendant la chlorose, cessent ordinairement avec elle, lorsqu'ils sont récents, surtout si la fille n'a pas encore vu ses règles, mais ils sont d'autant plus difficiles à guérir qu'ils durent depuis plus longtemps. Quoique la cause n'existe plus, l'impression qu'elle a faite sur tout l'organisme est telle, que la maladie continue quelquefois après la guérison de la chlorose, ou qu'il reste une grande disposition à la récidive, surtout quand les névroses ont pris depuis longtemps une forme régulière. Ici deux indications se présentent ; l'une est de traiter la chlorose par le fer, mais ce métal en fortifiant lentement, ne remédie pas de suite à l'ébranlement et aux souffrances que les nerfs font éprouver ; l'autre, est de calmer en même temps les nerfs par les moyens les plus convenables à l'état de la malade. Je dois a ces deux traitements réunis des résultats très-avantageux.

52. — Beaucoup de médecins, et plus particulièrement les médecins anglais, Héliotson, Huchenson, ont traité les névralgies, le tétanos, et quelques autres maladies nerveuses avec les oxides et le carbonate de fer, pris à de très-fortes doses, qu'il serait impossible de continuer longtemps. Ce traitement, très-préconisé chez nos voisins d'outre-mer, ne réussit pas aussi bien en France. Mais quels que soient les succès obtenus par ce médicament contre des névralgies récentes, aiguës, l'impossibilité de le supporter longtemps à doses très-élevées, ne permet pas de l'employer contre les névroses anciennes ou périodiques des chlorotiques, dont la cure ne peut être radicale qu'après un traitement continué longtemps.

Les névralgies des chlorotiques ne cessent complètement qu'après la guérison de la chlorose ; mais pendant le traitement de cette dernière maladie, il faut calmer les douleurs quelquefois très-vives à l'aide des opiacés, de la belladone et des autres calmants.

53. — Quand les accidents nerveux sont erratiques, légers, que le système nerveux ne paraît pas profondément atteint, le Sirop de protoxide de fer suffit. Leur disparition suit de près la guérison de la chlorose. Quand ils existent depuis longtemps, et surtout quand ils reviennent périodiquement ou prennent une forme régulière, il faut prescrire, en même temps que le Sirop de protoxide de fer, une infusion de racine de valériane, de feuilles d'oranger, de fleurs de tilleul, etc. La malade prend aussi, chaque jour, une pilule faite comme il suit : Safran du Gatinais, quatre grammes ; extrait aqueux d'opium, vingt centigrammes ; assa fœtida, trois grammes ; mêlez et faites seize pilules.

J'indique seulement ces pilules et cette tisane comme modèles ; mais tous les autres anti-spasmodiques peuvent être prescrits, et doivent être choisis ou modifiés suivant l'état de la malade, sa constitution, ses habitudes et sa position. Je ne crois pas utile de traiter ici de ces divers médicaments. On peut consulter, sur ce point, les ouvrages de thérapeutique. Il faut les continuer bien longtemps après la guérison de la chlorose, pour maintenir l'organisme dans son nouvel état, et détruire la grande disposition que ces maladies ont à récidiver.

54. — Souvent les anti-spasmodiques produisent des effets différents chez les diverses personnes. Il faut alors choisir ceux qui paraissent agir plus favorablement sur le sujet, et les varier de temps en temps, pour que l'économie ne s'y habitue pas.

L'action de ces médicaments peut varier aussi sur la même malade. La préparation qui réussit aujourd'hui, quelque temps plus tard ne calme pas, ou même aggrave les accidents, quoique la maladie soit la même, et que le sujet paraisse être dans les mêmes dispositions.

Le genre de la maladie peut faire varier les effets de ces médicaments sur la même personne.

J'ai remarqué que chez beaucoup de femmes chlorotiques, l'opium ne produisait pas le même effet qu'il opérait avant qu'elles fussent atteintes de cette maladie.

Ainsi, deux ou trois centigrammes d'opium, qui produisaient seulement du calme avant la chlorose, pendant cette maladie jetaient le sujet dans la torpeur. J'en ai vu d'autres très-sensibles à l'action de l'opium avant d'avoir la chlorose, et chez lesquelles les effets de cette substance étaient peu sensibles pendant le cours de cette affection.

OBSERVATION CCXXVI. — Je donne des soins à une famille dont les quatre demoiselles sont, comme la mère, souvent atteintes d'accidents nerveux, lesquels sont constamment calmés par les préparations opiacées. Comme le fut leur mère, elles sont très-sujettes à la chlorose. Presque toujours elle est la suite de suppression causée par des secousses morales, lesquelles manquent rarement de supprimer les menstrues, quand les secousses ont lieu la veille ou pendant leur cours. Tout le temps que ces demoiselles sont atteintes de chlorose, l'opium, loin de calmer les accidents nerveux, les augmente beaucoup.

En graduant les doses d'opium, le médecin peut arriver juste à celle qui convient à la malade. Ce que je dis ici sur le mode d'administration de l'opium, peut s'appliquer à la plus grande partie des médicaments.

55.—Toutes les fois que les anti-spasmodiques ou autres remèdes contiennent du tanin, il faut les prendre une ou deux heures avant ou après le Sirop de protoxide de fer, dans la crainte que ce dernier soit décomposé par eux.

56. — Dans les gastralgies on ne doit employer que le Sirop de protoxide de fer, car les autres préparations ferrugineuses irritent constamment. Il faut commencer par des doses très-faibles et les graduer lentement. Il arrive quelquefois que la douleur augmente pendant l'emploi des premières doses; ce qui ne doit pas empêcher de continuer le Sirop; la douleur ne se maintient pas longtemps, et les fonctions de l'estomac se rétablissent dans les quinze ou vingt-cinq premiers jours du traitement.

Pendant les accès d'hystérie, il faut continuer le fer et prendre en même temps des préparations susceptibles de les calmer. Quand la chlorose est compliquée de chorée, je prescris le fer comme chez les autres chlorotiques; mais j'ordonne aussi la valériane en décoction, à la dose de huit à douze grammes dans trois cents grammes d'eau, que l'on boit en deux fois dans le jour, et à deux heures de distance du Sirop ; ou en poudre, à celle de cinquante centigrammes à un gramme par jour. Dans les divers cas où la paralysie était produite par la chlorose, je faisais prendre le Sirop de protoxide de fer seul et l'on pratiquait sur les parties paralysées des frictions avec des linges imbibés de vinaigre, dans lequel on avait fait infuser de la farine de moutarde.

57. — Quand la chlorose était compliquée d'héméralopie, le Sirop de protoxide de fer que je faisais accompagner de quelques applications légèrement irritantes aux extrémités inférieures, et sur la fin du traitement de quelques purgatifs salins ou aloétiques, m'a constamment réussi pour guérir cette maladie. Pendant tout le cours du traitement, je faisais boire tous les matins une forte infusion de racine de valériane. Dans les cas d'amaurose, soit qu'elle fût ou non précédée d'héméralopie, j'ai fait suivre le même traitement. J'insistais sur les purgatifs jusqu'au retour des menstrues, et je faisais placer, tous les jours ou tous les deux jours, aux cuisses et aux jambes, des cataplasmes de mie de pain et d'eau, que l'on poudrait fortement avec de la farine de moutarde, et que la malade laissait en place pendant une ou deux heures. Les personnes très-sensibles et très-irritables les gardaient moins longtemps, ou les remplaçaient par des cataplasmes faits avec de la mie de pain et du vinaigre très-fort. Avant de les placer, on les poudrait avec du poivre. Ces derniers cataplasmes irritent moins les nerfs, ils rougissent la peau sans être fort douloureux.

J'ai remarqué que toutes les applications irritantes faites au front ou sur d'autres points de la tête, ne produisaient pas d'améliorations.

Quand la vision n'était que troublée, le Sirop était pris aux mêmes doses. Je ne faisais pas poser de sinapismes, parce que j'avais observé que ces malades étaient toutes d'une grande excitabilité et d'une sensibilité exquise. Mais j'ordonnais aussi des purgatifs faits avec la rhubarbe et l'aloès en pilules, dont je graduais les doses suivant la susceptibilité de la malade. La plupart sentaient les accidents diminuer ou cesser peu de jours après avoir mis sur la tempe un emplâtre large comme une pièce de deux francs, et fait avec l'extrait de belladone et l'extrait aqueux d'opium, parties égales et mêlées.

Dans tous ces divers cas, quand la malade, après avoir acquis la rougeur normale des muqueuses, donnait quelques signes de pléthore, ou si les règles tardaient à paraître, je faisais placer des sangsues à la vulve. Je les faisais poser encore un mois après, si les règles n'avaient pas paru.

58. — *Traitement du rachitis des chlorotiques.* — Dans les chloroses compliquées du rachitis, on administre le Sirop de protoxide de fer et les autres ferrugineux de la même manière que dans les chloroses simples, mais ici, comme dans les scrofules, il faut prendre le Sirop à doses plus élevées, en les graduant progressivement d'une à cinq cuillerées par jour. Il faut continuer le traitement longtemps après la guérison du rachitis. Cette maladie cède plus vite que les scrofules ; mais à tout âge elle conserve une grande disposition à la récidive, quand la chlorose reparaît.

La malade doit prendre une nourriture saine, fortifiante, animale, faire de l'exercice en plein air, et bien observer les soins hygiéniques indiqués plus haut, changer d'air quand elle habite des lieux humides ; chercher la distraction ; prendre des vêtements chauds, mais surtout aisés. Les femmes employées à porter des corps lourds sur la tête, doivent cesser de le faire pendant tout le temps du traitement. Elles doivent éviter aussi tout ce qui peut presser ou courber la colonne vertébrale. La position trop longtemps assise nuit au succès du traitement.

59. — La plupart de chlorotiques malades depuis un certain temps, ont la colonne vertébrale plus ou moins courbée latéralement. Les femmes au-dessus de trente ans en sont moins souvent affectées, mais n'en sont pas exemptes, et quand la maladie sévit sur elles, elle fait ordinairement plus de progrès que chez les autres. Le fer est le seul médicament avec lequel on puisse combattre ce rachitis, et le Sirop de protoxide de fer est la meilleure préparation ferrugineuse que l'on puisse employer contre cette complication, du moins c'est celle qui m'a constamment le mieux réussi. Les oxides et les sels de fer, dans ce cas, ne produisent qu'une simple amélioration. Quand le rachis est nouvellement dévié, ce Sirop arrête constamment les progrès de la courbure, et la fait disparaître totalement quand elle n'est pas trop forte. J'ai plusieurs fois été fort surpris de voir se redresser complètement la colonne vertébrale, fortement courbée latéralement. La courbure antérieure que l'on trouve sur presque tous les chlorotiques anciennement malades, et dont le dos rond, la poitrine concave, les épaules rapprochées du stermum, le cou et la tête portés en avant, leur donnent une pose toute particulière. Le corps semble affaissé sous son propre poids. Quand elle n'est pas très-ancienne, elle disparaît complètement après la guérison de la chlorose. Le rachis et la poitrine se relèvent, le cou se pose verticalement, les épaules se portent en arrière ; la malade perd la pose du vieillard et reprend celle de la jeunesse ; les courbures latérales et autres, même fort anciennes, diminuent beaucoup. J'en ai vu dont l'existence avait deux ou trois ans, cesser complètement, ce qui n'arrive pas constamment ; car souvent alors la courbure, après avoir beaucoup diminué, persiste toujours à un faible degré.

Si la flexion du rachis ne disparaît pas complètement,

au moins elle diminue beaucoup , et l'embonpoint que prend ensuite la malade , masque la plus grande partie du reste.

40. — Ces courbures ne se montrent pas seulement chez les personnes dont la chlorose est fort intense ; on les voit souvent aussi sur des filles ou des femmes légèrement chlorotiques, et c'est bien là certainement la cause du plus grand nombre de ces difformités si communes aujourd'hui.

41. — *Traitement des scrofules.* — Les moyens préparatoires et les soins de l'hygiène doivent être les mêmes que dans la chlorose simple. On commence le fer aux mêmes doses ; mais on les augmente graduellement ensuite à mesure que l'économie paraît s'y habituer. Ainsi le Sirop ferreux sera pris successivement jusqu'à la quantité de quatre à six cuillerées par vingt-quatre heures. Il faut , à l'aide de cataplasmes de farine de lin et de riz, calmer l'inflammation très-vive qui peut s'emparer des gonflements scrofuleux et pourrait les faire passer à la suppuration. Quand ils sont indolents, ce qui m'a paru le plus ordinaire dans la chlorose, sur la fin du traitement, il faut les exciter légèrement, pour favoriser leur résolution. Mais quand on commence à traiter la maladie , il est dangereux de les frictionner avec des pommades résolutives , surtout l'engorgement des glandes cervicales. Leur disparition trop prompte peut être suivie de la naissance ou de la fonte des tubercules dans les poumons. Les ulcères de ces scrofuleux sont en général pâles, grisâtres , indolents et durs à la circonférence , se dégorgent lentement et ne tendent pas à la cicatrisation. Pour les ranimer au point de se dégorger et se cicatriser , il est utile de les couvrir avec des cataplasmes faits avec l'oseille cuite et réduite en pâte, et quand ils paraissent assez animés, on les entretient dans cet état avec des cataplasmes de mie de pain et de vin rouge. Quand

la malade prend du coloris et de la force, les ulcères deviennent aussi plus roses et quelquefois plus douloureux.
Il faut, dans ce cas, les couvrir avec des cataplasmes de
farine de seigle et de farine de lin détrempées avec une décoction de têtes de pavots. On cesse ces cataplasmes, quand
l'irritation est calmée. On peut les employer de nouveau,
si les ulcères s'enflamment encore.

Quand les petits ulcères qui se forment sur la sclérotique et la cornée, ne seront pas fortement irrités, malgré la
rougeur qui les entoure, on y soufflera cinq ou six fois par
jour du sucre réduit en poudre fine, et frotté sur une plaque d'étain jusqu'à ce qu'il ait acquis la couleur de ce
métal. Sous l'action de ce collyre sec, l'ulcère se dégorge ;
la rougeur qui l'entoure cesse, et la cicatrice s'établit
bien. L'engorgement des oreilles, du nez, des lèvres doit
être seulement préservé d'un froid trop vif. Il en est de
même de celui des phalanges, du tarse et du métatarse.

Quand les articulations tibio-tarsienne, tibio-fémorale,
coxo-fémorale, radio-carpienne étaient atteintes, je plaçais
des vésicatoires ou des cautères autour de ces articulations.
Le cautère est indispensable à celle de la cuisse et du genou,
pour faire cesser l'irritation qui s'y maintient encore après
la guérison des scrofules et de la chlorose, et se fait sentir
à la suite d'un peu d'exercice. Les tumeurs indolentes et
légèrement roses-bleuâtres qui se forment dans l'épaisseur
de la peau, n'exigent aucune application. Il est dangereux
de répercuter toutes les éruptions qui se font à la peau.
Après la guérison des scrofules, elles cesseront spontanément. Si ces érythêmes persistaient après, on les attaquerait
par les moyens indiqués généralement contre eux.

Quand tous les symptômes des scrofules ont disparu,
il faut encore que, durant six mois ou un an, la personne
prenne du Sirop de protoxide de fer, dix jours chaque mois,

à la dose de trois cuillerées par jour, pour empêcher le retour de la maladie.

Quand la chlorose et ses effets seront mieux connus, à l'aide du Sirop de protoxide de fer, l'on pourra préserver de cette fâcheuse infirmité la plupart des femmes menacées ou déjà prises de cette maladie. Les filles redressées par l'orthopédie, mises à l'usage du Sirop de protoxide de fer, conservent la forme de leur taille, et ne s'affaissent pas, comme il arrive le plus souvent aux personnes qui cessent d'être sous la puissance des instruments.

Le traitement des scrofules exige beaucoup de persévérance et de soins.

42. — *Traitement des fleurs blanches des chlorotiques.* — Quand les chlorotiques ont des fleurs blanches, si l'écoulement est récent, blanc, glaireux, qu'il empèse le linge sans le tacher, que les femmes n'éprouvent aucune irritation à l'utérus, peu de langueurs à l'estomac, cette leucorrhée n'exige aucun traitement particulier. Elle cesse ordinairement avec la chlorose. Quand elle continue après la guérison complète de cette maladie, et qu'elle paraît tenir au relâchement de la muqueuse, je prescris un opiat fait comme il suit : Baume de copahu, seize grammes ; poivre cubèbe, trente-deux grammes ; extrait aqueux de ratanhia, quatre grammes. Mêlez bien.

On en prend trois fois par jour un bol gros comme une très-petite noisette, que l'on enveloppe bien dans une feuille de laitue ou d'oseille cuite, pour ne pas sentir le goût répugnant qu'il a. Quand il produit des coliques ou la diarrhée, il faut diminuer le volume des bols.

Si ce moyen et les autres astringents de même nature échouent, j'ai recours aux injections astringentes, faites avec le Sirop ferreux seul ou étendu de son volume d'eau; on les répète cinq ou six fois par jour. Pour les faire séjourner plus longtemps dans le vagin , on place sous le siége un coussin assez gros pour élever le bassin au-dessus de l'abdomen, et pendant quelques minutes on ferme l'entrée de la vulve avec un tampon de linge. On peut aussi se servir d'une petite éponge fine, munie d'un fil, pour la retirer au besoin. Après l'avoir mouillée et comprimée, on l'introduit dans le vagin et l'on y injecte ensuite le liquide pour l'imbiber. On la laisse en place le temps que l'on veut, huit ou dix minutes au moins. Si l'on veut l'introduire tout imbibée, en passant à la vulve, qui se trouve plus étroite que le vagin, elle est comprimée et se vide.

Le Sirop de protoxide de fer est un très-bon astringent qui réussit généralement mieux que les autres. Mais il existe quelquefois une telle bizarrerie dans la manière de sentir de quelques sujets, que tel moyen réussit chez l'un, et chez l'autre est sans effet.

On peut injecter de la même manière une solution de sulfate de zinc, à la quantité de soixante à quatre-vingts centigrammes , et laudanum liquide , de quinze à trente-six gouttes, pour cent vingt-cinq grammes d'eau ; ou bien, une décoction de roses de Provins, avec addition de dix à trente gouttes d'acétate de plomb liquide, et quinze à trente gouttes de laudanum pour cent vingt-cinq grammes d'eau. On peut employer aussi le gros vin rouge, la décoction d'écorce de chêne, etc.

On seconde ces moyens en continuant le Sirop de protoxide de fer, et en employant, pour tisane, une décoction faite avec une poignée d'orties blanches dans un litre d'eau; ou par la potion suivante, dont on prend quatre cuillerées par jour, à trois heures de distance l'une de l'autre. Elle réussit souvent seule sans le secours des injections.

Ratanhia en poudre, de dix à vingt-quatre grammes ; cachou, de deux à six grammes ; eau , quatre cents grammes ; faites bouillir ; passez et ajoutez sirop de grande consoude pour la sucrer au goût de la malade. Il faut la boire une heure et demie avant ou après avoir pris le Sirop; prise en même temps que lui, elle pourrait le décomposer.

Après la disparition de la leucorrhée, il faut continuer ces moyens quelque temps encore, en diminuant les doses, pour empêcher le retour de la maladie, qui récidive souvent.

43. — Si les fleurs blanches sont âcres, jaunâtres, verdâtres, accompagnées ou produites par l'irritation de l'utérus, du vagin, de la vulve, qu'elles déterminent des démangeaisons, des excoriations à la vulve, avec chaleur, douleur dans les reins, les aines, l'hypogastre, des envies fréquentes d'uriner avec des cuissons en urinant, je fais prendre une ou deux fois par jour des bains de siége, d'une demi-heure à une heure. Si l'inflammation est très-forte, on fait des injections émollientes avec les décoctions de guimauve ou de graine de lin. Si la douleur et l'irritation sont très-vives, on se sert de décoction de têtes de pavots, dans cinq cents grammes de laquelle on a dissous de cinq à huit centigrammes d'extrait aqueux d'opium, et quatre grammes de gomme adragant. L'on frictionne souvent l'hypogastre et le dedans des cuisses avec l'huile d'olive tiède.

Quand l'irritation est un peu calmée, je prescris des injections avec la décoction de ciguë, qui, dans tous les cas d'irritation chronique de l'utérus et du vagin, produit des effets très-satisfaisants.

Quand l'irritation ayant complètement cessé, l'écoulement continue, si les muqueuses paraissent alors tombées dans l'affaissement, suite ordinaire d'une irritation trop prolongée, j'ai recours aux moyens indiqués à l'art. 42. Si cette maladie est ancienne, comme il arrive chez les personnes atteintes depuis longtemps de chlorose chronique, après la guérison de cette dernière maladie et avant d'employer les astringents, surtout les locaux, je fais placer un exutoire, que l'on doit entretenir longtemps après la guérison de la leucorrhée.

Quand cet écoulement est entretenu ou produit par un agent étranger à la chlorose, un principe virulent, dartreux, etc., c'est contre lui qu'il faut diriger le traitement. Je n'en parlerai pas plus longuement pour ne pas sortir de mon sujet.

44. — *Traitement de la Phthisie des chlorotiques.* — Quand une chlorotique est atteinte ou menacée de phthisie, il faut se hâter de conjurer cette maladie par tous les moyens possibles. La première indication qui se présente est d'attaquer la cause, à l'aide d'un médicament qui ne favorise pas le développement de la complication. Le fer guérit en même temps la chlorose et les scrofules qui produisent les tubercules. M. Andral avait observé les avantages du fer chez les phthisiques débilités ; car il dit dans une note du Traité de l'auscultation de Laennec, quatrième édition, tome 2, page 282 : « C'est parmi eux que se trouvent ces indi-
» vidus qui, menacés de devenir phthisiques, ont vu leur
» maladie s'enrayer d'une manière notable sous l'influence
» des préparations sulfureuses, ferrugineuses, balsami-
» ques, etc. » Parmi les préparations de fer, le Sirop de protoxide de fer est la seule que l'on puisse employer, et la seule que j'aie vue triompher de ces deux maladies réunies. Les autres composés ferrugineux produisent constamment de l'irritation au tube intestinal, qui, dans ce cas, est presque toujours irrité, ou bien au moins très-disposé à le devenir. Les sels de fer augmentent celle des poumons ; mais pendant l'usage du Sirop de protoxide de fer, la toux diminue ; les autres accidents cessent peu-à-peu ; l'irritation du

tube intestinal n'augmente pas ou diminue. Quand il y a de la soif, de l'inflammation aux intestins, avec ou sans diarrhée, toux fréquente, sèche, chaleur vive à la poitrine, une expectoration sanguinolente, je combats d'abord les accidents inflammatoires par tous les moyens qui sont en mon pouvoir, et j'administre le fer après avoir fait cesser ou diminuer les principaux : pour y parvenir je prescris, pendant quelques jours, un amandé fait avec la décoction de laitue (un litre), amandes douces (vingt-quatre), gomme adragant (quatre grammes), et une nourriture très-légère faite avec la décoction de mie de pain et de riz. Si la poitrine et le ventre sont douloureux, on les couvre de cataplasmes de farine de lin. Quand il y a diarrhée, ténesme, la malade doit prendre deux ou trois fois par jour des quarts de lavements faits avec la décoction de mauves ou de graines de lin. Si les coliques, la diarrhée et le ténesme sont accompagnés de douleurs vives, je prescris chaque jour deux ou trois petits lavements faits selon la formule suivante. Dans un litre d'eau, dissolvez gomme adragant, quatre grammes ; extrait aqueux d'opium, de quatre à six centigrammes pour quatre lavements. En même temps, je combats ces phlegmasies par les moyens recommandés contre elles. Je ne les énumérerai pas ici pour éviter des longueurs inutiles, puisqu'ils sont indiqués dans tous les auteurs qui traitent de ces phlegmasies. Mais seulement j'observerai qu'il faut être très-réservé sur les évacuations sanguines et sur tous les débilitants, même dans les cas d'hémoptysies. On ne doit pas aussi combattre ces dernières par les astringents. Ces hémorragies arrêtées par ces substances laissent toujours de l'engorgement dans les poumons. Les dérivatifs et les sinapismes placés sur les extrémités inférieures m'ont beaucoup mieux réussi, et conviennent mieux sous tous les rapprrts. Ce traitement préliminaire convient dans tous les cas où la maladie est accompagnée de phlegmasies aiguës.

45. — Il faut aussi calmer les symptômes nerveux qui peuvent se présenter, à l'aide des décoctions de têtes de pavots, de l'infusion de safran, du sirop diacode. Mais ensuite le traitement doit être modifié suivant la constitution de la malade, et la forme sous laquelle paraît d'abord la maladie. Quand les plus forts accidents inflammatoires sont calmés, la malade commence à prendre le Sirop de protoxide de fer à la dose d'une cuillerée à café matin et soir, seul ou mêlé avec une solution de gomme adragant. Elle augmente ensuite progressivement la quantité des doses de Sirop ferreux jusqu'à celle de deux cuillerées par jour, qu'elle prend en quatre fois. Elle doit les augmenter ou les diminer, suivant ce qui se présente. Ce traitement exige aussi un régime et une diète sévères, l'abstinence de toutes les substances excitantes, le calme de l'esprit et des passions, peu d'exercice, les boissons adoucissantes, une température chaude, uniforme, la plus grande attention de ne jamais toucher ni l'eau froide, ni les corps froids, de se préserver soigneusement les pieds du froid et de l'humidité, de rappeler la transpiration supprimée et surtout celles qui sont partielles, habituelles et particulières à chacune des femmes. Il ne faut pas répercuter les irritations qui peuvent se présenter à l'extérieur. On doit rappeler à leur siége primitif les érythèmes, les irritations chroniques, les douleurs rhumatismales disparues depuis, ou peu de temps avant le début de la phthisie, en plaçant un vésicatoire ou un sinapisme sur le lieu de leur siége habituel. Il est utile de placer de temps en temps des sinapismes en dedans des cuisses, pour ramener à l'utérus le mouvement fluxionnaire qui s'en est écarté, et l'on choisit pour cela l'époque habituelle des menstrues.

Dans le même but et dans le même temps, il faut diriger sur la vulve des fumigations faites avec l'eau simple ou les décoctions d'armoise de rhue. Ces sinapismes et ces fumigations ne doivent être employés que quand le traitement est déjà fort avancé, et que la chlorose est en partie cessée. Dans ces derniers temps aussi on fait des frictions sèches avec des flanelles chaudes sur les cuisses , les reins et le ventre.

46. — Il faut surveiller le traitement avec soin, surtout chez les femmes dont j'ai parlé dans la première série. Il ne faut pas que l'hématose s'opère trop rapidement dans la crainte de l'hémoptysie à laquelle elles sont très-sujettes, et des phlegmasies chroniques qui, chez elles, sont fort disposées à s'activer , ce que l'on obtient en augmentant ou diminuant le dose de Sirop ferreux suivant ce que l'on observe.

47. — Quand la phthisie débute avec ou sans symptômes de scrofules , et sans être accompagnée d'une forte toux et de vives chaleurs à la poitrine, d'une hémoptysie copieuse, de l'inflammation des intestins , ou de celle des organes situés dans le petit bassin , de fièvre aiguë, je prescris de suite le Sirop ferreux à la quantité d'une demi-cuillerée matin et soir que l'on élève progressivement pendant trois ou quatre jours à celle de deux à trois cuillerées par jour. On les prend par demi-cuillerée ou une cuillerée à la fois au plus. Je fais continuer cette dose sans interruption , durant tout le temps des accidents et pendant plus de trente jours après qu'ils ont cessé. Quand la maladie paraît en récidive, il faut le continuer bien plus longtemps. Dans ce cas, il est utile de prendre du Sirop dix jours par mois, durant quatre ou cinq mois consécutifs après la guérison de la maladie. Elle cesse d'autant plus vite qu'elle est moins avancée et moins ancienne. Quelques filles ou fem-

mes, sans avoir cette maladie plus grave ni plus ancienne, sont plus lentes à guérir. Les femmes atteintes de scrofules avant d'avoir la chlorose, sont plus sujettes à la phthisie que les autres ; elles sont plus exposées aux récidives et plus difficiles à guérir. Chez beaucoup, la suppuration tend à s'opérer plus à l'intérieur qu'à l'extérieur. Les tumeurs extérieures disparaissent, et les poumons s'affectent.

48. — C'est probablement à cette tendance de la chlorose à réveiller, ou faire naître les engorgements scrofuleux et les tubercules dans les poumons, que l'on doit tant de phthisies pulmonaires. Si l'on observe combien de femmes sont plus ou moins atteintes de chlorose, et que cette maladie, même au plus léger degré, peut produire la plus grande partie des accidents dont nous venons de parler, on ne sera plus surpris des ravages qu'elle produit chaque jour. Pour les modifications du traitement, relatives aux diverses formes sous lesquelles se développe la phthisie, je crois devoir renvoyer aux moyens employés dans les observations citées dans chaque série, ou bien à l'article du traitement de la chlorose et à celui du fer.

Quand les phthisies des chlorotiques étaient traitées dès le commencent de la maladie, j'en ai vu guérir les sept dixièmes. La chance de succès était d'autant moins grande, que la maladie était plus avancée, et quoique j'aie vu guérir des femmes qui paraissaient rendues au deuxième degré, et même au troisième degré de cette maladie. Quand les tubercules, largement ulcérés, donnaient une abondante expectoration de pus, j'ai vu quelquefois ces ulcères guérir, et les malades revenir à la santé ; mais le plus souvent les forces s'épuisaient, et la mort venait avant que le médicament ait pu modifier la maladie.

49. — Mais comme il est plus facile de prévenir que de

guérir cette maladie, le médecin doit toujours se hâter de traiter la chlorose par le Sirop de protoxide de fer, surtout dès que le plus petit symptôme indique l'approche ou le début d'une lésion pulmonaire. L'habitude de voir les figures pâles, qui, depuis quelque temps, sont devenues du goût de la mode, la fréquence de cette maladie, l'habitude où sont les femmes de rapporter à d'autres causes les accidents qui leur arrivent, a fait considérer la chlorose comme une affection légère, tandis que c'est la plus fréquente, et certainement une des plus graves qui puisse assiéger les femmes. Ce qu'il y a de fâcheux, c'est que les femmes, et même la plupart des médecins ne la reconnaissent que lorsqu'elle est accompagnée de tous ses symptômes caractéristiques. Mais quand elle est légère ou masquée par d'autres affections, qu'elle se dénote seulement par un petit nombre de signes, et surtout quand elle est passée à l'état chronique et habituel, elle reste inaperçue, et tous les dérangements qu'elle entretient ou produit si souvent, sont pris pour d'autres maladies, contre lesquelles on dirige inutilement divers traitements. De guerre lasse on cesse, en rapportant tout à la constitution cacochyme du sujet. Souvent même la femme, cédant à l'indolence que donne la maladie, s'est familiarisée avec cette habitude de souffrance, qu'elle considère comme le résultat de sa faible constitution, ou de quelques autres maladies précédentes, s'abstient, ou même refuse tous les remèdes, dans la persuasion qu'ils seront tous inutiles. Que de femmes, naguère jeunes et belles, maintenant pâles, faibles, tristes, flétries et privées des charmes de leur âge, traînent une douloureuse vie qu'elles vont terminer dans les tourments du cancer de la matrice, auquel les conduit leur misérable état, et dont il est toujours possible de les retirer par l'emploi des préparations ferreuses. J'ai la douce satisfaction d'en voir un grand nombre qui, s'étant dépouillées de tout cet appareil d'infirmités, sont devenues plus fortes, plus grasses, plus fraîches, plus gaies, plus spirituelles, qu'elles étaient avant. La fontaine de Jouvence était sans doute une source d'eau ferrugineuse ; car le fer seul a l'heureuse propriété de rendre les charmes et la fraîcheur de la jeunesse aux femmes qui, l'ayant perdue trop tôt, sentent tous les effets d'une vieillesse prématurée.

Ces descriptions de phthisies, prises sur un petit nombre de faits recueillis dans le pays que j'habite, où quelques médecins ont bien voulu m'aider de leur concours, en m'appelant dans les divers cas de ce genre qu'ils rencontraient, suffiront, je pense, pour poser des jalons, et fixer l'attention des observateurs. Le temps et l'expérience feront justice de ce qu'il y a de général ou d'individuel seulement, dans les descriptions que je donne, et de ce qu'il y a de bon dans le traitement que je propose ; et si mes prévisions se réalisent, il diminuera beaucoup un fléau qui fait tant de victimes.

MÉMOIRE

SUR LE FER ET SES DIVERSES PRÉPARATIONS.

1. —L'expérience et le temps ont constamment confirmé les avantages du fer. Les médecins modernes, après l'avoir négligé pendant quelques années, en revenant à l'observation, ont de plus en plus reconnu les bons effets de ce métal, qui, depuis bien des siècles, est préconisé par les médecins les plus célèbres. Je citerai, d'après Cullen, Desbois de Rochefort, Alibert, Giacomini, MM. Trousseau et Fidoux, et beaucoup d'autres, quelques-uns de ceux qui, par leur grande pratique et leur juste célébrité, nous donnent une garantie de la justesse de leurs observations, quoique, jusqu'à nos jours, le mode d'action du fer sur l'utérus et les autres organes n'ait pas été bien connu. Nous devons beaucoup à quelques-unes de nos célébrités actuelles. MM. Trousseau et Pidoux donnent un excellent article sur le fer dans leur traité de thérapeutique.

2.—Hyppocrate, et, depuis lui, beaucoup de médecins, l'ont recommandé contre la stérilité. Les femmes chlorotiques, même légèrement, conçoivent plus difficilement, et beaucoup même pas du tout. Le fer, en faisant cesser la chlorose, rétablit les femmes dans les conditions voulues pour qu'elles puissent devenir mères. J'ai vingt-huit observations de femmes chez lesquelles la chlorose était devenue habituelle, et qui, mariées depuis l'espace de cinq à quinze ans, n'avaient pas eu d'enfants : elles devinrent enceintes aussitôt après la guérison de la chlorose par le fer.

3.—Boerhaave, Marc, Cerioli, Martin, Eberte, Hosack, Hasse, Brutti, Zollikoffer, Mead, Allen, Borsieri, John, Desbois de Rochefort, Sydenham, Stool, d'Autier, etc., l'ont employé contre les fièvres intermittentes. Je l'ai prescrit plusieurs fois sans résultats bien concluants, et à doses élevées, contre les fièvres intermittentes avec de forts accès; mais quand la fièvre avait cessé par l'emploi du sulfate de quinine, le Sirop de protoxide de fer, pris à la dose de deux à quatre cuillerées par jour, pendant trois ou quatre septenaires, empêchait constamment le retour de la fièvre intermittente, lesquels retours, dans nos contrées, ont bien souvent lieu dans les mois de juillet, août, septembre, octobre, si l'on ne répète pas une dose de sulfate de quinine tous les six ou sept jours, jusqu'à quarante-deux jours pour les fièvres quartes. Mais le fer réussit constamment contre les accès de fièvre légers et erratiques, que l'on observe souvent chez les chlorotiques. Sydenham, Stool et M. Brétonneau de Tours, ont bien constaté que le fer était très-utile pour empêcher le retour des fièvres intermittentes.

4.— Schaffer, Wepfer, Boerhaave, Sydenham, Sachtleben, Desbois de Rochefort, Alibert, Trousseau et Pidoux l'ont employé contre l'hydropisie. Toutes les fois que cette maladie était la suite de fièvres intermittentes, d'hémorragies, de longues convalescences, de chlorose et de débilité générale, sans de fortes altérations à l'un des viscères, je l'ai presque constamment vu réussir. (Voir l'obs. CCXXVII).

5. — Lewy, Cullen, Celse, Richter, Mead, Neuman, Gmelin, John, Asiander, Alibert, MM. Trousseau et Pidoux, et presque tous les médecins anciens et modernes, l'ont prescrit avec succès contre les hémorragies et les écoulements séreux par relâchement. Dans tous les cas d'hémorragies accompagnées de faiblesse générale, quand le sang était peu coloré, peu fibrineux, le Sirop de protoxide de fer a presque

constamment fait cesser l'écoulement du sang, soit qu'il vînt du nez, de la bouche, de l'utérus ou des voies alvines. On voyait l'hémorragie diminuer et s'arrêter, à mesure que les forces se relevaient. (Voir l'obs. CCXXVIII). Mais il ne réussissait pas aussi bien chez les personnes rouges, fortes, pléthoriques, et dont le sang rouge et plastique se coagulait facilement.

Desbois de Rochefort dit :

« On peut avec le fer arrêter les écoulements sanguins
» de la matrice, quand ils tiennent à la faiblesse de l'or-
» gane. Quelquefois les hémorragies utérines ne sont
» pas idiopathiques, elles ont leur cause dans la faiblesse
» des intestins. Alors il faut employer le fer qui donne du
» ton.

» Le fer est comme un spécifique dans le cas de sang
» appauvri, les pâles couleurs, la mollesse du tissu celli-
» naire, la faiblesse, les écoulements séreux et les fleurs
» blanches. »

MM. Trousseau et Pidoux ont, dans leur excellent article sur le fer, indiqué les cas où ce métal convient pour arrêter les hémorragies, et contre le méloena, les hémorroïdes.

6. — Carter, Hutchinson, Richmond, Fother Gill, Holbrock, Wadell, Adam, Darwal, Jeffreys, Richter, Crawford, Borthwik, Mellier, Graves, Willke, Molinari, Cruveilher et beaucoup d'autres l'ont employé contre les névralgies. MM. Trousseau et Pidoux ont reconnu qu'il faisait promptement cesser les accidents nerveux et les névralgies qui compliquent les pâles couleurs, et qui, comme ils l'ont fort bien observé, sont quelquefois les seuls symptômes bien apparents de la chlorose.

7. — Marcatus, Rivière, Tralles, Wedel, Lubosc Hulz, Dorascentius, Grotanelli, Horn, Heusinger et plusieurs autres, en ont obtenu de bons effets contre l'hypertrophie et

les engorgements du foie. Je l'ai plusieurs fois employé avec avantage dans les engorgements du foie et des autres viscères abdominaux que l'on observe chez des enfants débiles et des filles atteintes de pica, de chlorose.

8. — Tissot, Lettsom, Mead, Kirkhoff, Vanderburg, Elliotson le prescrivaient contre la chorée et l'épilepsie. Chez les filles où la chorée paraissait produite par les efforts impuissants de la puberté, ou par la chlorose, j'ai vu le fer faire disparaître constamment et sans retour cette maladie, après avoir guéri la chlorose. Dans la chorée que j'ai traitée chez les jeunes garçons, le fer a paru diminuer les accidents et même en guérir plusieurs, surtout chez ceux faibles ou scrofuleux.

9. — J'ai vu guérir, à l'aide du Sirop de protoxide de fer, plusieurs épilepsies produites par la chlorose. Elliotson en a retiré de très-grands avantages contre le tétanos spontané ou traumatique. Les opiacés et de fortes sueurs que j'excitais en entourant bien les malades dans des toisons de moutons récemment tondus, m'ont fait obtenir de si grands succès, que je n'ai pas osé faire d'autre traitement, soit que le tétanos fût spontané ou traumatique. Dans ce dernier, je commençais à remplir l'indication que présentait la plaie.

10. — Horn, Bruckmann, Fischer, Carmichaël l'ont employé contre les syphilis, quand le mercure avait échoué, et disent en avoir obtenu des guérisons.

11. — Justamont, Carmichaël, Votker, Rust, Hufeland, Key l'ont employé contre les affections cancéreuses. Dans le cancer ulcère, j'ai vu le Sirop de protoxide de fer ralentir la marche du cancer, diminuer les douleurs et les hémorragies, quand on plaçait sur la plaie, de la charpie imbibée de Sirop de protoxide de fer ; mais je n'ai pas vu cette affreuse maladie guérir par ce moyen.

12. — Zollikoffer et Michaëlis le prescrivaient contre la diarrhée. Chez les chlorotiques et chez les personnes anémiques, j'ai plusieurs fois observé des diarrhées qui cessaient merveilleusement, quand la malade prenait le Sirop de protoxide de fer pendant un certain temps.

13. — Reid l'a donné contre la dyssenterie. J'ai plusieurs fois observé des femmes chlorotiques ou anémiques, qui rendaient sans ténesme, ni coliques, ni hémorroïdes, des selles liquides, très-sanguinolentes ou de sang pur. Cet état a toujours cessé par l'emploi plus ou moins prolongé du Sirop de protoxide de fer.

14. — Sowler, Velsen, Desbois de Rochefort, ont guéri la blennorrhée avec des préparations de fer. J'ai vu le fer produire toujours beaucoup de soulagement, et le plus souvent même la guérison de la blennorrhée, chez les femmes affaiblies, pâles, décolorées, chlorotiques, et chez lesquelles il n'existait pas une vive irritation à l'utérus. Les femmes fortes, rouges, pléthoriques et qui sentaient beaucoup de chaleur et de douleur à l'utérus, n'en éprouvaient pas toujours beaucoup de soulagement.

15. — Bruth, Cramer, Desbois de Rochefort et presque tous les médecins ont reconnu que le fer était un des meilleurs médicaments pour faire cesser les faiblesses d'estomac et pour faciliter les digestions. Desbois de Rochefort et Cullen l'ont regardé comme le remède le plus efficace que l'on puisse diriger contre la faiblesse générale et les cachexies.

16. — Le fer était autrefois souvent employé dans les convalescences, pour rétablir les forces.

17. — Avicenne, Tomassini, Giacomini l'ont prescrit avec avantage contre l'érysipèle ; Bataille de Versailles, Bree, Percival, Laënnec contre l'asthme.

18. — Steymann le donnait avec beaucoup de succès

dans les dernières stades de la coqueluche; Hoffman contre l'hypocondrie; Sydenham contre l'hystérie.

19. — Heinecken, Hufeland, Alibert, Wilmoes, Goëlis, Pugol et De Baumes, Lepelletier de la Sarthe, Desbois de Rochefort ont heureusement combattu les scrofules à l'aide du fer. Mes observations m'ont convaincu que le Sirop de protoxide de fer était la meilleure préparation que l'on puisse employer contre cette maladie. Thomson et Ryan regardaient l'iodure de fer comme le spécifique de cette maladie. Le fer pris seul m'a paru mieux réussir que lorsqu'il est uni à l'iode, et ne présente pas les dangers des préparations d'iode.

20. — Senac, Kreysig, Zugenbuhler ont guéri des maladies du cœur avec des préparations de fer. Le fer m'a bien réussi dans les cas où la maladie du cœur était déterminée par la chlorose. Thomassini l'a prescrit avec succès contre les péricardites lentes.

21. Thomson contre l'ischurie. Griffith, Schaller, Slanger l'ont prescrit avec avantage contre les phthisies et les sueurs très-abondantes. J'ai recueilli beaucoup d'observations qui m'ont prouvé que le Sirop de protoxide de fer est un excellent remède pour guérir les phthisies produites par la chlorose, ou par les dérangements de la puberté. Ewald, Werlhof l'ont employé contre la goutte.

22. — Boerhaave, Vanswicten, Mellin, Benevoli, Zeviani, Renard, Attumonelli ont obtenu de grands avantages du fer contre le rachitis et ont reconnu que c'était le meilleur médicament que l'on puisse employer pour guérir cette maladie. Dans les chloroses accompagnées de courbures récentes de la colonne vertébrale, je l'ai vu presque constamment guérir la maladie et faire disparaître la difformité. Bien souvent aussi il est suivi de succès chez les enfants et les jeunes gens faibles et scrofuleux.

25. — J'ai vu le fer produire de très-bons effets dans tous les cas où les toniques étaient indiqués , et où il fallait remonter les forces d'une manière lente et durable. Il fortifie les enfants faibles , rend promptement les forces aux personnes affaiblies par de fortes hémorragies , par de longues et abondantes suppurations , par de grandes privations , de nombreux excès , ainsi que dans les convalescences, suite de maladies aiguës , et dans lesquelles les malades ont perdu beaucoup de sang ou sont épuisées par l'effet d'une longue diète.

26. — Le fer est certainement une des substances les plus utiles et des plus innocentes que possède la thérapeutique. Il ne produit aucune action délétère sur l'économie; comme le font la plupart des autres médicaments. Quand il est employé sous forme de limaille, d'oxide ou de sel, il n'occasionne qu'une simple irritation à la muqueuse intestinale , qui peut , il est vrai , réagir sur toutes les autres parties, et encore ces accidents ne sont-ils bien redoutables que chez les femmes nerveuses , irritables. D'après les expériences faites sur les animaux, les préparations de fer les plus actives , même le prussiate de fer, ne produisent jamais de très-grandes altérations. A l'état de protoxide combiné avec le sucre, il ne détermine aucune irritation locale ou générale. On peut le prendre à haute dose pendant plusieurs années , sans que l'organisation en souffre. Au contraire, il maintient l'appétit, les forces, la fraîcheur et l'embonpoint. Il fait promptement engraisser les femmes maigres par suite de chlorose, de langueur, de faiblesse.

Les femmes molles, flasques et obèses , en faisant usage du Sirop ferreux pendant trois ou quatre mois, sentent leurs chairs se raffermir, leurs forces augmenter ; les membres et le corps deviennent plus fermes ; les formes se dessinent mieux, et l'excès d'embonpoint disparaît. L'homme, à l'état de santé, contient du fer faisant partie des principes constitutifs de son sang et de ses tissus. Depuis longtemps, plusieurs auteurs avaient reconnu la présence du fer dans le sang ; Jos, Radia, Galeacius, Menghinus, Rhadès, Widmer, Forcke. En 1852, Barruel, en faisant griller le sang dans un fourneau à reverbère, en obtenait un culot de fer à l'état métallique.

27. — Quand, par suite d'un état pathologique, le sang perd une certaine quantité de fer, comme il arrive dans la chlorose, les muscles, les muqueuses, la peau, se décolorent. D'après les analyses du sang, par Fœdish et MM. Andral et Gavaret, le sang des chlorotiques se dépouille d'une grande portion de son fer. Si les aliments dont la plus grande partie contient du fer n'en fournissent pas assez, les tissus pâlissent de la même manière. S'ils en fournissent trop, quand le sang en est saturé, l'excédant s'écoule par les urines, les sueurs et les autres couloirs, comme l'ont prouvé les analyses des médecins et des chimistes modernes. Le fer est absorbé. Tiedmann et Gmelin ont trouvé du fer dans le sang des veines mésaraïques et de la veine porte d'un cheval, auquel, six heures avant, ils avaient fait avaler une dissolution de 180 grammes de proto-sulfate de fer. M. Brueeck de Dribourg a reconnu que les phosphate, muriate et carbonate de fer pouvaient être absorbés par un lapin à la quantité de cinq centigrammes par jour ; que la masse du sang du lapin ne pouvait pas être saturée de plus de quarante à cinquante centigrammes de fer ; qu'ensuite l'assimilation s'arrêtait pendant quelque temps, et que le fer donné postérieurement était évacué successivement.

28. — J'ai trouvé du fer dans mes urines et dans ma sueur, quand j'expérimentais sur moi diverses préparations ferrugineuses. Quand les chlorotiques prennent du

fer, dans les premiers jours il ne s'en présente pas ou très-peu dans leurs urines ; mais quand elles reprennent leur force et leur couleur normale , les urines en contiennent de plus en plus. Alors l'économie presque saturée de fer en conserve moins, le reste sort avec le produit des sécrétions. J'ai répété cette expérience sur douze personnes: Quand une femme bien portante prend du fer, dès le troisième ou quatrième jour il se montre dans les urines ; il augmente de quantité pendant six ou sept jours , et s'y maintient ensuite au même degré, tant qu'elle continue d'avaler la même dose de fer. Quand elle cesse d'en prendre, il diminue pendant six ou sept jours au bout desquels il en paraît très-peu sous l'action de l'acide gallique ou des sulfures. Pendant tout le temps que dure cette expérience, et je l'ai répétée dix fois pendant trois mois consécutifs, la femme ne sent aucun changement appréciable, si ce n'est que les organes exécutent constamment mieux leurs fonctions avec des forces bien soutenues, et que les femmes se maintiennent dans un bon état d'embonpoint, sans devenir plus lourdes, sans avoir la tête embarrassée , et sans être atteintes d'aucun signe de pléthore fatigante, comme l'ont avancé quelques auteurs très-recommandables, qui, peut-être , rapportaient au fer des effets produits par une autre cause. Dernièrement encore deux auteurs du plus haut mérite ont écrit que le fer , pris pendant quinze ou seize jours par une femme bien portante et convenablement réglée , produisait au bout de ce temps une pléthore incommode qui pouvait aller jusqu'au besoin de se faire saigner. Malgré les expériences que j'ai faites avec le plus grand soin pour reconnaître cet effet du fer, et sans élever le moindre doute sur leurs observations, je puis affirmer que je n'ai pas pu l'observer une seule fois, ce qui semble prouver au moins que cet effet a lieu rarement.

29. — Mais j'ai plusieurs fois remarqué que les femmes pâles, faibles, molles, cacochymes, convenablement réglées et d'un rouge passable, prenaient, à la suite d'un long usage du fer, plus de force, de fraîcheur, d'embonpoint; le tempérament semblait avoir changé ; les fonctions s'exécutaient mieux ; l'esprit était plus gai ; les muscles plus forts ; les chairs plus fermes ; les veines plus saillantes. Elles ressentaient au printemps, surtout quand des journées chaudes succédaient à des jours froids, une espèce de pléthore, comme l'éprouvent les jeunes filles à cette époque. Mais cet état passager cessait spontanément quand la saison était plus chaude, pour reparaître plus ou moins au printemps suivant. C'est sans doute ce que l'on avait observé.

30. — Quand on prend du fer le matin à jeun, beaucoup de personnes ressentent le besoin de manger. Si l'on n'y satisfait pas, il se déclare des éructations et du malaise qui peuvent exciter des nausées ou des vomissements. Mais si l'on mange, ce malaise cesse de suite. Les doses prises dans le jour, pour l'ordinaire ne produisent pas le même effet.

31. — Le fer, comme tous les médicaments, n'agit pas également sur tout le monde. Des personnes peuvent en prendre des quantités énormes sans que l'estomac en soit dérangé ; d'autres ont l'estomac fatigué par la plus petite dose. Hors ces cas exceptionnels, en l'administrant à doses très-faibles, on n'observe rien d'anormal ; seulement il noircit un peu les dents à leur collet, et souvent les selles sont noires. Mais en l'augmentant beaucoup, chez quelques personnes on voit se développer instantanément dans la circulation, le système nerveux, et dans d'autres appareils, du trouble d'autant plus sensible que la personne est plus irritable, et que les doses sont plus élevées ; mais ces

accidents cessent quelques heures après, quand ils ne sont pas trop souvent répétés, et ne reviennent plus si l'on cesse le médicament.

Quand l'on prenait du fer de deux jours l'un pendant six jours, les accidents se faisaient sentir le jour que l'on en prenait et disparaissaient le lendemain. Les effets dont je parle étaient d'autant plus sensibles que je me servais d'une préparation plus irritante. Ainsi, aux plus hautes doses, le Sirop de protoxide de fer ne déterminait aucun malaise sensible, quand il n'était pas pris le matin à jeun. Quelquefois, dans ce dernier cas, il produisait à l'estomac un peu de fatigue, qui pouvait aller jusqu'à donner des nausées, ce qui cessait complètement et de suite, en mangeant une bouchée de pain.

52. — La limaille produisait un poids incommode et des tiraillements à l'épigastre. Avec les oxides et les carbonates de fer, on éprouvait successivement un malaise plus prononcé, des éructations, des nausées, des vomissements.

Après avoir pris les sels solubles à haute dose, on ressentait promptement de la douleur à l'épigastre, de la cordialgie, des vomissements, de la diarrhée, quelquefois beaucoup de soif, un malaise général. Quand je ne répétais pas trop ces expériences, tout cessait au bout de douze à dix-huit heures. En les répétant, les accidents prenaient beaucoup de persistance. Le fer, à l'état métallique, d'oxide ou de carbonate, est insoluble, et n'agit d'abord que comme un corps inerte. Ne pouvant être absorbé sous cette forme, il se combine avec les acides des sucs gastriques, pour passer lentement à l'état de sel. Les sels solubles agissent aussitôt qu'ils sont avalés, irritent en même temps tous les points de l'estomac. Leur action était plus vive et plus forte.

Il était facile de voir que ces désordres étaient l'effet de l'irritation que ces substances excitaient sur l'estomac, qui réagissait ensuite sur tous les viscères, et ne tenaient pas à l'action directe du fer sur la circulation, les nerfs et les autres tissus.

Voyez ce qui se passe dans les indigestions, où l'état de l'estomac réagit sur toute l'économie. Si l'on met dans sa bouche de la moutarde forte, de l'ail cru, dans moins de vingt secondes la peau s'échauffe et se couvre d'une légère sueur ; tout cesse au bout de quinze à vingt minutes. Après avoir bu un petit verre de liqueur, dans une minute la peau devient moite, la figure rougit, le pouls s'élargit et s'accélère, une chaleur vive se fait sentir à l'estomac. La liqueur n'a pas eu le temps d'être absorbée, mais les muqueuses de la bouche et de l'estomac réagissent sur tout l'organisme.

De même, les effets du fer, dans ce cas, sont dus à son action locale, et sont d'autant plus sensibles que l'on s'est servi d'un ferrugineux plus irritant. Il paraît aussi que son action irritante ne tient pas au métal, mais à son mode de préparation ; car des personnes, chez qui dix centigrammes de tartrate ou de sulfate de fer, mis dans une solution de gomme, et pris, à doses fractionnées, dans les vingt-quatre heures, produisaient de la diarrhée ou de la constipation, de la soif, de la douleur à l'estomac, supportaient facilement et sans éprouver, même à un faible degré, l'un des accidents désignés ci-dessus, de cent vingt à cent trente grammes de Sirop de protoxide de fer, pris chaque jour et pendant plusieurs jours consécutifs, Sirop qui contient, par cinquante grammes, cinq centigrammes de fer réduit à l'état métallique.

Observation CCXXVII. — Une religieuse, de l'ordre du Sacré-Cœur, qui, depuis trois ans, ne pouvait pas prendre le plus léger aliment sans souffrir de l'estomac et sans vomir , après avoir pris du Sirop pendant vingt-deux jours, s'était rétablie au point de bien digérer le pain et quelques autres aliments. Croyant obtenir un plus prompt et plus parfait rétablissement, elle but pendant deux jours consécutifs, trois cents grammes de Sirop chaque jour, sans éprouver le moindre dérangement , et allait continuer quand je fus prévenu.

33. — Ainsi, les préparations de fer agissent de deux manières : l'une sur le lieu de leur application , laquelle, sans être redoutable, est tout entière au désavantage de la malade, et doit être soigneusement évitée ; l'autre, générale et qui paraît seule opérer la guérison, soit en reconstituant le sang, soit en remplaçant le fer perdu, soit en facilitant le libre exercice de la circulation, soit en améliorant les digestions et rendant ainsi les forces.

34. — Ce métal ne surexcite pas les viscères; il fortifie leurs principes constitutifs, en donnant plus de richesse au sang, sans exciter leur irritabilité hors du lieu de son application. Quand , sous l'influence de ce médicament, leur action augmente , c'est qu'ils deviennent plus forts, et que leur activité se trouve en rapport avec leurs nouvelles forces. Aussi le fer est-il le meilleur tonique et le seul persistant que nous possédions. Il fortifie constamment, sans qu'après en avoir cessé l'usage, les organes retombent ensuite dans une faiblesse proportionnelle au degré d'action qu'il leur avait procuré ; ce que l'on observe toujours après l'emploi des autres toniques. Le quinquina et tous les autres excitants redoublent momentanément l'activité vitale et fonctionnelle des viscères , et les soutiennent dans un surcroit d'action, sans augmenter leurs forces de constitution. Quand on les cesse, les organes n'étant plus stimulés, retombent dans une faiblesse d'autant plus grande qu'ils ont été plus fortement excités. Voyez ce qui se passe chez

les personnes qui cessent, après un long usage, le vin, le café, les liqueurs, le quinquina, les aromates de toute espèce. Elles deviennent plus pâles, plus faibles, moins actives. La plupart des militaires habitués à boire de l'eau-de-vie ont péri plutôt que les autres dans la campagne de Russie, où ils en manquaient. Ceux qui font un long abus du vin et des liqueurs, sont très-sujets à l'hydropisie. Quand on cesse le fer, après en avoir fait un très-long usage, on n'aperçoit aucun changement. Si la maladie contre laquelle on l'avait employé revient, elle imprime de nouveau les mêmes altérations. Mais toutes les personnes qui se sont soumises avec moi à mes expériences, n'ont remarqué aucune différence pendant et après leur usage; tous les viscères ont continué d'exécuter leurs fonctions avec la même activité.

Dans la plupart de mes expériences, je me suis servi du Sirop de protoxide de fer, parce que cette préparation est plus sûre et plus active que les autres; qu'elle ne fatigue jamais l'estomac, quand elle est prise convenablement; qu'elle est à l'état liquide; que le fer s'y trouve uni à la substance végétale, qui passe le plus facilement dans la circulation, sans être bien modifiée dans sa composition; qu'elle paraît inaltérable par les sucs gastrites et les acides. qui se trouvent dans l'estomac : le gaz hydrogène sulfuré, susceptible de décomposer tous les ferrugineux, ne se fait pas sentir dans les éructations et semble être fixé dans les gros intestins.

Arrivé dans le sang, s'il s'y décompose pour que le fer passe à de nouvelles combinaisons; la partie sucrée, restant à nu, est une substance inerte, que j'ai plusieurs fois injectée dans les veines d'animaux. Le sucre, dissous dans de l'eau distillée et privée d'air, ne produisait aucun désordre chez l'animal, pourvu qu'il ne s'introduisît pas d'air en même temps. Les muriate et sulfate de fer peuvent être absorbés sans être décomposés ; mais alors ils se décomposent constamment dans le sang ; car on n'y trouve pas le fer à l'état de sulfate, ni de muriate : dans cette décomposition l'acide devient libre et se combine avec une autre partie du sang en l'altérant plus ou moins.

55.— *Action du fer sur les organes génitaux.*— Quand le fer est pris à doses ordinaires, avant ou pendant le cours des menstrues à l'état normal, le flux menstruel ne coule ni plus, ni moins abondamment. Il paraît n'en recevoir aucune influence sensible. Pris, pendant le cours des règles, par une femme dont le sang menstruel est en petite quantité, noir ou décoloré, glaireux, il n'opère aucun changement visible pendant les cinq ou six premiers jours de son emploi, comme me l'ont appris de très-nombreuses observations sur ce sujet. Avalé pendant une perte active, il ne l'augmente pas. Pris pendant une perte résultant de la faiblesse locale ou générale, l'écoulement continue de la même manière pendant les cinq ou six premiers jours, mais ensuite la perte diminue et cesse à mesure que toute l'économie se fortifie.

Il arrive là ce que l'on peut observer dans tous les cas d'hémorragies par faiblesse locale ou générale sur l'un des points de la muqueuse ; l'écoulement diminue et cesse quand les forces se relèvent par l'emploi du fer.

En le prenant à doses élevées, et sans interruption, pendant un mois, il ne provoque pas l'avortement aux différentes époques de la grossesse. Des femmes faibles, et surtout des chlorotiques, qui s'étaient constamment blessées à des époques plus ou moins avancées de la gestation, et chez lesquelles la faiblesse paraissait être la cause de cet accident, ont conservé jusqu'à leur terme, toutes les grossesses pendant lesquelles elles faisaient usage du Sirop de protoxide de fer. La plupart des chlorotiques traitées par le fer, reprennent leur fraîcheur, leur force, leur embonpoint et toute l'apparence d'un rétablissement complet, avant l'augmentation ou même l'apparition des menstrues. Si les malades cessent de se traiter avant le retour du flux menstruel à l'état normal, peu de temps après elles commencent à perdre insensiblement ce qu'elles avaient acquis, et retombent peu à peu dans leur premier état. Et pourtant toute l'organisation paraissait avoir repris ses forces, les autres fonctions s'exécutaient bien ; mais celle-ci n'ayant pas lieu, la matrice n'étant pas revenue à son état normal, cet organe réagit de nouveau sur toute l'économie et produit la chlorose. Le fer n'agit donc pas directement et seulement sur la matrice, qui, dans ce cas, reviendrait d'abord à son état de santé, puis ferait cesser l'effet sympathique qui produit la chorose, et détruirait ainsi cette maladie.

Cependant d'autres faits prouvent aussi que le fer a sur la matrice une action spéciale, puisque très-souvent il fait cesser le trouble nerveux de cet organe, et que souvent il arrête les pertes, et rétablit les menstrues à leur état normal chez des filles pubères, dont le sang est rouge, plastique, dont les muqueuses sont fort rouges, la peau vivace et belle, les chairs fermes, et dont tout l'organisme paraît jouir d'une grande énergie et d'une grande sensibilité. Je n'ai jamais vu de cas où il m'ait paru produire l'hémorragie de l'utérus.

Ces faits prouvent que le fer fortifie toute l'économie et la rétablit dans l'équilibre où elle se trouvait au moment où les fonctions de la matrice ont été troublées. Cet effet du fer s'opère lentement et non pas de suite.

56. — Ces expériences nous apprennent aussi que pour la guérison de la chlorose, il ne suffit pas de remonter les

forces de l'économie à leur état normal, mais qu'il faut encore les soutenir à ce niveau, jusqu'à ce que le molimen menstruel se soit bien établi : tant que cette fonction ne s'opère pas bien, la femme est sous le coup d'une récidive.

Ainsi le fer agit en même temps sur l'utérus et sur tout l'organisme, et si ce n'est que comme tonique, il faut avouer que c'est un tonique bien propre à cet état, puisque, dans ce cas, il a beaucoup d'énergie et de constance dans ses effets, et qu'aucune autre préparation ne peut les produire, même à un faible degré. Ce métal, il est vrai, paraît être le meilleur tonique que possède la thérapeutique, et bien certainement est une des substances les plus utiles et la plus puissante que nous ayons.

Des diverses préparations de fer en particulier.—Fer à l'état métallique.

57. — La limaille de fer ne peut pas être absorbée, et ne produit aucun effet, avant de passer à l'état de sel liquide, en se combinant avec les acides de sucs gastriques. Aussi doit-elle rester dans l'estomac plus longtemps que les oxides et les sels.

Elle est employée pour faire une grande partie des opiats, tablettes, pastilles, pilules, où elle est unie à diverses substances. Dès les premiers moments de leurs compositions, ces préparations, s'altérant et changeant continuellement avec le temps, n'offrent au médecin aucune sécurité, et sont des médicaments dont on ne peut pas bien apprécier les effets. Le seul moyen de l'avaler pure est de l'unir à la gomme ou au sucre en poudre.

On peut la prendre à la dose de soixante centigrammes à un gramme deux ou trois fois par jour. Le fer pris de cette manière remonte les forces, et guérit quelquefois la chlorose ; mais le plus souvent il agit faiblement et lentement. Souvent après quinze à vingt jours, l'appétit cesse, les digestions deviennent difficiles. La malade ressent à l'estomac des tiraillements douloureux semblables à ceux produits par l'usage prolongé de la poudre de quina, sans soif, sans rougeur à la langue et sans augmentation de douleur en comprimant l'épigastre. Ces accidents durent quelquefois plusieurs mois et font beaucoup maigrir la malade. Sont-ils dus à la décomposition du fer, ou bien à sa forme de limaille dont les surfaces raboteuses, anguleuses, aiguës doivent titiller la muqueuse? Mais le fer réduit à l'aide de l'hydrogène a les mêmes effets que la limaille, et n'est pas plus promptement absorbé.

58.—*Des oxides et des carbonates de fer.*—Les oxides et les sous-carbonates sont insolubles, et, comme la limaille, ne peuvent être absorbés sans subir de nouvelles combinaisons en s'unissant aux acides qui se trouvent dans l'estomac. Pour m'en assurer, j'ai fait vomir, à l'aide d'une plume introduite dans la gorge, des personnes qui, vingt-cinq minutes avant, avaient avalé des oxides ou des carbonates de fer. Dans le produit des vomissements, j'ai presque toujours trouvé un sel de fer liquide. Les oxides de fer unis à diverses substances pour former des pâtes, des pastilles, etc., subissent, comme la limaille, de nouvelles combinaisons. Pour les prendre purs, il faut aussi les unir à la gomme et au sucre en poudre, on les prend de la même manière et à la même dose que la limaille.

J'ai prescrit les oxides de fer à doses assez élevées. Ils m'ont parfois réussi pour fortifier l'organisme ; mais rarement assez pour bien guérir la chlorose. Ils agissent trop faiblement, et leurs effets varient sur chaque personne. Les effets des carbonates et sous-carbonates de fer m'ont paru différer peu de ceux des oxides.

Ces préparations que quelques personnes peuvent prendre

sans accidents pendant les premiers jours, même à très-hautes doses, comme l'ont prouvé Elliotson et plusieurs médecins anglais, qui, dans ces derniers temps, les ont prescrits contre les névroses, ne peuvent pas être supportés longtemps, même à petites doses. Après en avoir pris pendant plusieurs jours, la plupart des malades se plaignent de pesanteurs à l'estomac, d'envies de vomir, de coliques, de diarrhée ; l'appétit se perd ; le ventre se météorise, et si l'on persiste à les continuer, ces accidents augmentent de plus en plus.

59. — *Des sels de fer solubles.* — Les sels de fer solubles sont bien plus actifs que les oxides et les sels indissolubles ; ils raniment plus fortement et plus promptement tout l'organisme, et guérissent souvent la chlorose, quand les malades peuvent les supporter. Mais la plupart irritent tellement l'estomac et les intestins que l'on est obligé de commencer par des doses très-minimes pour y habituer l'estomac. Il faut surveiller leur action avec le plus grand soin, et l'on est souvent obligé de les suspendre de temps en temps, même en les donnant à doses très-faibles. Quand l'irritation qu'ils produisent est lente à se montrer, elle est plus lente encore à guérir.

Il est impossible de s'en servir pour les malades dont la poitrine et les intestins sont habituellement irrités.

Le sulfate de fer, que l'on peut prendre sous forme de pastilles, de pilules, de sirop, ou dissous dans l'eau à la dose de dix à cinquante centigrammes, que l'on donne à doses fractionnées dans les vingt-quatre heures, irrite fortement les muqueuses intestinales, même aux doses les plus faibles, et cause, après avoir été pris pendant douze à quinze jours, une toux sèche, fréquente, et une diarrhée très-difficile à arrêter. Le tartrate de fer, le tartrate de potasse et de fer, agissent avec force chez les femmes molles et peu sensibles. On le prescrit de la même manière, et à la même dose que le sulfate de fer, ou sous forme de vin chalibé, de teinture de mars tartarisée. Il excite souvent des vomissements, de la diarrhée, de la toux. Quand ces accidents paraissent après quinze à vingt jours de traitement, ce qui est le plus ordinaire, ils persistent fort longtemps, malgré tous les moyens employés pour les détruire. L'acétate, le citrate et le malate de fer, doivent être prescrits à la même dose que les sels précédents ; ils m'ont paru moins actifs ; ils excitent aussi vivement la toux et la diarrhée, qui passe aussi plus vite. Tous les sels de fer causent souvent, après un long usage, un tremblement semblable à celui que déterminent le vin blanc et le mercure.

40. — Les préparations de fer ne produisent pas toujours également les accidents que je viens de signaler. Quelques personnes ne les éprouvent que très-légèrement, même des personnes vives, sensibles, irritables : quoique ce soit habituellement celles où ils sont les plus prononcés. Comme pour toutes les autres substances, il existe une sensibilité particulière à chaque individu, laquelle est plus ou moins excitée par la présence de telle ou telle substance. Il y a des personnes qui supportent toutes les préparations ferrugineuses, même à très-hautes doses, et d'autres ne le peuvent pas, même aux doses les plus minimes. Quelques personnes ne sont pas incommodées par une ou deux de ces préparations, et ne peuvent pas supporter les autres. J'ai vu des femmes chez lesquelles les préparations de fer passaient bien, et qui, un, deux ou trois ans avant ou après, en étaient fortement dérangées, sans que dans le moment l'estomac et les intestins présentassent aucun symptôme d'irritation. J'ai remarqué cette disposition plus particulièrement chez les personnes très-nerveuses. J'ai vu, mais rarement aussi, que le fer, après avoir été pris assez long-

temps sans produire d'effets sensibles , produisait tout-à-coup ensuite une amélioration rapide et très-prononcée. Mais ce qui m'a paru le plus rare et le plus singulier , c'est que le fer, après avoir été administré sans résultat apparent pendant un mois ou six semaines , produisait ses effets , après que l'on avait cessé d'en prendre. On voyait les accidents de la chlorose se dissiper progressivement , comme cela s'opère habituellement pendant l'usage du fer. MM. Trousseau et Pidoux avaient remarqué, et mes observations m'ont confirmé ce fait , que le fer , après avoir été pris longtemps sans produire de dérangement , ni de répugnance , produit tout-à-coup l'un et l'autre , au point qu'il faut en suspendre l'emploi pendant quelques jours , pour le reprendre après à doses faibles que l'on augmente progressivement. Alors les mêmes accidents ne se reproduisent plus. Mais le plus souvent ces accidents ne se sont montrés que parce que les malades prenaient le fer le matin à jeun , car en le prenant ainsi , il finit toujours par inspirer une forte répugnance ; ce qui n'arrive pas, quand on le prend après le déjeuner ou dans le courant du jour.

Combinaison de sucre et de protoxide de fer , connue sous le nom de Sirop ferreux et de Sirop de protoxide de fer.

1. — La pénible obligation où j'étais autrefois de renoncer aux diverses préparations de fer, pendant les inflammations chroniques du poumon , qui conduisent rapidement à la phthisie un grand nombre de jeunes chlorotiques, me força de multiplier mes recherches, pour trouver une préparation ferrugineuse qui pût être indiquée dans ce cas.

A l'analyse du sang artériel de l'homme, du mouton, du bœuf, j'avais trouvé que le fer s'y présentait uni à une matière grasse, offrant beaucoup de caractères du sucre.

Dans le suc de plusieurs végétaux , j'avais trouvé du fer dissous dans une matière sucrée.

Sur ces données, j'entrepris un travail qui me conduisit à la composition du Sirop ferreux. (Sirop de protoxide de fer.)

2. — Ce Sirop, que je découvris en 1822, et sur lequel j'ai fait des expériences très-multipliées depuis cette époque, est une combinaison de sucre et de protoxide de fer, que j'obtins à l'aide de la chaleur et d'une forte batterie de volta.

Sa couleur est d'un jaune-brun légèrement verdâtre ; son goût, médiocrement styptique et caramélisé, n'est pas désagréable.

Mis dans un verre et placé pendant plusieurs jours à l'ardeur du soleil, il se concentre lentement jusqu'à la consistance d'extrait, sans fermenter, sans cristalliser, et sans perdre les propriétés chimiques et médicales que je vais indiquer.

Il est soluble dans l'eau ; mais en partie seulement dans l'alcool, qui y détermine un abondant précipité floconneux.

Ce Sirop fortement étendu d'eau, et traité par différents réactifs, donne les résultats suivants :

La solution n'est pas troublée par les carbonates, ou sous-carbonates de potasse ou de soude, la potasse , la soude , l'ammoniaque ; ce dernier alcali la verdit légèrement. Par le prussiate de potasse ferreux, il prend de suite une couleur d'un vert jaune bleuâtre. La couleur bleue se prononce peu à peu, la solution se trouble et donne, au bout de trois heures , un précipité d'un beau bleu d'azur, dont le volume, au fond de l'eau, est égal à trois fois celui du sirop employé. Ce précipité s'affaisse peu à peu, perd de son volume, mais ne change plus de couleur en séjournant plusieurs jours dans l'eau.

Par la teinture de noix de galle, il prend de suite une couleur de gris marron, qui passe rapidement au violet foncé.

Par l'hydrosulfate de potasse, il donne de suite un précipité brun noir.

Les acides sulfurique, nitrique, hydrochlorique, acétique, oxalique, citrique, malique, mis séparément dans la solution, éclaircissent d'abord le fond de la liqueur, mais, en remuant un peu, cette liqueur devient claire partout.

Si vous ajoutez même, après vingt-quatre heures de ce mélange, un carbonate de potasse ou de soude, ou un sous-carbonate, l'acide carbique se dégage, et la liqueur reste limpide. Si l'on fait bouillir le Sirop avec de l'acide sulfurique très-affaibli, la liqueur devient très-limpide ; refroidie, elle ne se trouble pas avec les carbonates de potasse ou de soude, l'acide carbonique s'échappe avec effervescence.

5.—Les sucs gastrites ne le décomposent pas aussitôt son introduction dans l'estomac, pour former d'autres combinaisons, comme il arrive aux oxides libres et aux carbonates de fer. J'ai plusieurs fois fait vomir des femmes, à l'aide d'une plume, vingt minutes après qu'elles avaient pris en petite quantité du Sirop ferreux fortement étendu d'eau. La matière des vomissements, traitée par l'hydrocyanate de potasse ferreux et la teinture de noix de galle, m'a constamment donné les mêmes résultats que le Sirop ferreux étendu d'eau. Il ne s'altère pas comme le font toutes les autres préparations ferreuses, et donne au médecin la certitude d'administrer toujours la même préparation.

4. — Le Sirop ferreux agit avec autant d'énergie et de rapidité que les sels de fer les plus actifs, sans irriter, comme eux, les intestins, les poumons et les nerfs. C'est la seule préparation ferreuse que l'on puisse employer sans crainte dans les chloroses accompagnées de maladies des nerfs ou de phlegmasies chroniques. On peut le prendre à doses plus élevées que les autres combinaisons à base de fer, ressource précieuse pour les personnes sur le sang desquelles le fer agit faiblement. Chez elles, les sels ferrugineux irritent aussi vivement les intestins et les poumons. Le Sirop ferreux n'irrite jamais les organes, et peut être pris pendant très-longtemps, et à doses fort élevées, sans déterminer le plus petit accident. Bien plus, les inflammations chroniques, entretenues par la chlorose, cessent pendant que l'on en fait usage.

Il convient mieux aux enfants que toutes les autres préparations de fer. Son goût est agréable ; il donne de l'appétit, favorise les digestions ; il est promptement absorbé sans être décomposé ; pénètre plus facilement dans le sang ; fortifie tous les organes ; donne aux chairs du coloris et de la fermeté ; détruit la disposition au rachitis et eux engorgements glandulaires si communs chez eux ; il favorise le développement du corps et de l'intelligence.

Il est très-utile aux vieillards débilités par de longues fatigues, des excès, des maladies, de grandes évacuations ; à ceux dont les organes digestifs fonctionnent lentement et difficilement, et dans tous les cas où les tissus ont perdu de leur ressort ; il relève les forces abattues ; soutient l'action des organes, ou leur rend une nouvelle activité. Chez ceux dont l'estomac est atteint d'irritation chronique, qui les empêchent de supporter les autres ferrugineux, il passe facilement et fait souvent disparaître la phlegmasie.

Dans tous les cas de chlorose, il réussit beaucoup mieux

et plus promptement que les sels de fer ; il est d'un bien grand avantage chez les chlorotiques enceintes ; il les empêche de se blesser, accident très-commun chez elles ; les ranime ; fait cesser le malaise qu'elles éprouvent habituellement ; fait disparaître toute, ou en grande partie, l'infiltration qu'elles ont aux jambes ; les rend moins lourdes, moins oppressées ; ensuite les couches sont plus faciles, plus heureuses ; elles sont moins exposées aux accidents ; les enfants sont plus forts, mieux portants et moins sujets aux maladies du premier âge, aux croûtes à la tête, aux engorgements des glandes, etc.

C'est un fort bon stomachique ; il fortifie l'estomac des personnes faibles ; donne de l'appétit, et hâte les digestions.

Il guérit les hydropisies par faiblesse et sans autres engorgements abdominaux que celui de la rate, surtout celles qui se forment à la suite de fièvres intermittentes, de grandes évacuations ou d'un grand épuisement.

Observation CCXXVIII. — M. B..., ancien militaire, âgé de soixante-huit ans, avait depuis trois mois une fièvre intermittente qui récidiva trois fois. Après l'emploi du sulfate de quinine, la fièvre avait cessé, l'hydropisie parut. Cet homme fut ponctué cinq fois en sept semaines ; après la cinquième ponction, il prit le Sirop de protoxide de fer, et guérit sans l'emploi d'aucun autre remède.

Il fortifie les personnes faibles, languissantes, sans être affectées de maladies chroniques.

Il est très-utile dans les convalescences longues, pour ranimer le sujet trop affaibli, surtout à la suite de grandes pertes de sang, d'une diète soutenue trop longtemps. J'ai plusieurs fois observé des convalescents, reprenant très-lentement leurs forces, ou s'affaiblissant encore, quand la réaction diminuait ou cessait et s'infiltrant aux extrémités, reprendre promptement des forces et se remettre en faisant usage du Sirop de protoxide de fer.

Il empêche le retour des fièvres intermittentes quand il est continué pendant quelque temps à la suite du sulfate de quinine. Il produit de très-bons effets dans toutes les maladies nerveuses causées par faiblesse, et contre toutes celles produites par la chlorose, surtout quand elles paraissent par accès revenant assez régulièrement. Dans ces dernières, il ne peut être remplacé par aucune autre préparation de fer, parce qu'il ne produit jamais de tremblement, ce que l'on observe quelquefois après un long usage des sels de fer, qui, d'ailleurs, ne pourraient pas être supportés longtemps par ces malades ordinairement d'une grande susceptibilité.

Chez la plupart des malades atteintes de gastralgies et autres névroses de l'estomac, les sels de fer augmentent les accidents ; mais le Sirop de protoxide de fer passe facilement sans occasionner de douleur, et fait cesser promptement cette maladie.

Contre les névralgies des chlorotiques , son action est plus prompte et plus constante que celle des autres composés ferrugineux. Il agit de même contre l'amaurose , l'héméralopie et les erreurs de la vision , produites par la même cause.

Il est bien supérieur au sel de fer dans tous les cas de perte de sang par relâchement ; il arrête ces hémorragies en relevant les forces, en rendant le sang plus plastique, et donnant plus de contractilité aux vaisseaux.

Observation CCXXIX. — La femme T..., âgée de cinquante-huit ans , de Plassay, canton de Saint-Porchaire, avait joui d'une forte constitution et d'une bonne santé depuis sa jeunesse jusqu'à quarante-deux ans. Au mois de janvier 1859, elle fut laver du linge dans de l'eau glacée pendant qu'elle avait ses règles ; elles s'arrêtèrent de suite. Peu de jours après, elle eut, par l'anus, des pertes de sang abondantes, qui, depuis quinze ans, reparurent très-souvent. Le 10 mars 1845, le pourtour de l'anus présentait quelques boutons hémorroïdaux flétris et décolorés. Cette femme, très-maigre, très-pâle, était si faible qu'elle ne pou- plus sortir du lit. L'appétit était mauvais, les digestions pénibles et la constipation habituelle. Depuis quelque temps le sang coulait sans cesse ; le pouls était petit, mou et dé- passait cent vingt pulsations par minute. Depuis plusieurs années, trois médecins avaient successivement ordonné les astringents et s'étaient retirés après avoir épuisé tout ce que la thérapeutique leur offrait. Le docteur Ménudier la vit ensuite, et, effrayé de l'extrême faiblesse de cette ma- lade, il lui prescrivit le Sirop de protoxide de fer, à la dose d'une cuillerée matin et soir. Le Sirop pris seul ayant fait sentir de la chaleur à l'estomac, il fit mettre chaque cuillerée avec une cuillerée d'une solution de gomme adragant. Cette sensation de chaleur ne se fit plus sentir. Vingt-cinq jours après, la figure se ranimait ; le sang ne coulait plus ; l'appétit était revenu ; les digestions étaient plus faciles ; elle put se lever ; les forces augmentèrent de plus en plus ; et cette femme était complètement guérie après cinquante jours de traitement. La sang n'a plus coulé par l'anus.

Il arrête les diarrhées par relâchement et par faiblesse ; diminue les sueurs abondantes tenant à la faiblesse géné- rale et sans être la suite de phlegmasie chronique. Il con- vient à tous les sujets épuisés sans être atteints de maladie chronique.

J'ai vu plusieurs femmes dans un état d'obésité flasque et molle, devenir plus fermes, moins grosses et moins lourdes, en faisant usage du Sirop de protoxide de fer ;

tandis qu'il rend l'embonpoint aux personnes faibles, maigres et chétives, sans être atteintes de fièvre ou de lésion organique.

Dans les scrofules et le rachitis, il convient beaucoup mieux que les autres préparations du fer, surtout quand les os sont malades. Il détermine la résolution des engorgements tenant aux scrofules, ou au rachitis et situés tant à l'intérieur qu'à l'extérieur. Il paraît que le fer à l'état de protoxide liquide, s'identifie plus facilement avec le sang, et par suite avec tous les tissus ; car l'expérience m'a montré qu'il guérit bien les scrofules et le rachitis, tandis que les autres combinaisons de fer ne produisent que du soulagement.

Le Sirop de protoxide de fer est la seule préparation de fer que l'on puisse employer, et la seule qui réussit bien pour traiter la phthisie déterminée par la chlorose. Il n'irrite jamais les poumons et ne provoque pas la toux et la diarrhée comme le font les sels de fer. Pour ne pas faire des répétitions inutiles, je renvoie, pour le reste, à l'article chlorose et à celui du fer.

5. — Quand la chlorose est sans complications, le premier jour je donne le Sirop ferreux à la dose d'une demi-cuillerée le matin, et d'une demi-cuillerée le soir, seul ou mêlé avec de l'eau, et toujours après avoir pris quelque chose le matin. Sans cette attention et pris à jeun le matin, il donne un arrière-goût qui, chez les personnes très-impressionnables, peut provoquer de la répugnance et même des nausées. J'en augmente graduellement la quantité pendant trois jours jusqu'à celle d'une cuillerée matin et soir.

Les femmes très-faibles et nerveuses continuent, pendant tout le traitement, de le prendre à cette dose, unie à quatre cuillerées d'eau.

Les femmes fortes ou molles peuvent augmenter graduellement jusqu'à quatre ou cinq cuillerées par jour.

6. — Dès les premiers jours de son emploi, le mieux paraît, et suit la marche progressive que je vais indiquer : l'appétit renaît ; les fonctions du tube digestif s'effectuent plus facilement ; les borborygmes cessent ; la peau s'anime; les muqueuses se colorent ; les veines gonflent ; le sang se charge de fibrine ; les palpitations tumultueuses du cœur, l'oppression , la toux , les lassitudes des jambes, le léger œdème du tour des malléoles, la bouffissure des paupières disparaissent ; les yeux prennent de l'éclat ; les cheveux du brillant ; la force et la gaîté reviennent ; les chairs s'affermissent, et bientôt tout reprend son état normal.

7.—Le Sirop de protoxide de fer (dit Sirop ferreux) évaporé jusqu'à siccité dans une étuve, fournit un résidu sec pulvérisable , qui conserve les mêmes propriétés chimiques et médicales que le Sirop.

On le prescrit d'abord à la dose de cinq à dix centigrammes matin et soir. On le donne progressivement ensuite à la quantité de vingt à cinquante centigrammes.

8. — Pour faire connaître la composition du Sirop ferreux, je citerai quelques passages du rapport fait sur ce médicament à l'Académie royale de médecine de Paris, par MM. HENRY, chef des travaux chimiques, membre de l'Académie royale de médecine, etc., et GUÉNEAU DE MUSSY, médecin de l'Hôtel-Dieu de Paris , membre de l'Académie royale de médecine, etc.

« Il y a dix mois , M. DUSOURD, docteur en médecine à Saintes, vous a adressé , Messieurs , une nouvelle préparation ferrugineuse qu'il désigne sous le nom de *Sirop ferreux ;* avec un mémoire contenant d'une part le procédé pour obtenir ce Sirop , puis les nombreuses observations médicales qu'il a recueillies pendant plusieurs années, sur l'emploi de ce médicament.

» Vous avez chargé M. Guéneau de Mussy et moi de l'examen de ce travail. Je viens aujourd'hui m'acquitter de cette tâche.

» Pour juger du mérite du mémoire de M. Dusourd, nous l'avons étudié successivement sous le point de vue chimique et sous le point de vue médical.

» Le mode que prescrit l'auteur pour l'obtenir est assez compliqué . . . .

« Le Sirop évaporé à siccité au soleil, fournit un résidu sec pulvérisable, que l'auteur appelle *Sucre ferreux*, et dont la nature chimique est analogue. . . . .

» Le Sirop ferreux est un liquide acidule, brun verdâtre, visqueux, d'une odeur et d'un goût un peu caramélisé, d'une saveur atramentaire ; il est soluble dans l'eau ; mais en partie seulement dans l'alcool, qui y détermine un abondant précipité floconneux de couleur brune.

» L'ammoniaque, la potasse caustique, ne séparent aucun dépôt ferrugineux, comme il arrive avec beaucoup de composés salins dans lesquels le fer est combiné avec un acide végétal.

» L'examen analytique des produits obtenus par l'alcool y fait connaître l'existence d'un formiate de protoxide de fer, et d'une combinaison du même oxide avec un produit organique, qui doit se rapprocher de la nature de l'acide ulmique, ou de ses congénères, et qui appartient très-probablement aux acides engendrés par la réaction des oxides sur le sucre : acides désignés, quoique mal définis, par les noms d'acide glucique, saccho-ulmique.

» Le Sirop ferreux paraît d'un usage très-avantageux dans la pratique médicale ; cela tient sans doute à ce que le fer qui s'y présente à l'état de protoxide, est plus apte à être absorbé par les voies digestives, et plus tard , assimilé à l'économie animale. . . . .

» Nous ajouterons que le mode à l'aide duquel on obtient ce Sirop, est assez compliqué, et d'une exécution qui, entre toutes les mains, ne saurait conduire à des résultats toujours identiques. Nous croyons ne pas trop préjuger des talents de l'auteur, en attendant de ses efforts qu'il comble cette lacune.

Ce rapport est signé : GUÉNEAU DE MUSSY et HENRY, Rapporteurs.

Lu et adopté en séance le 13 mai 1841.

Le Secrétaire perpétuel,   Signé : PARISET.

Quoique la formule du Sirop ferreux soit publiée dans divers journaux, le procédé pour l'obtenir présentant de grandes difficultés d'exécution, comme l'ont reconnu les Rapporteurs de l'Académie , pour mettre mes confrères à même d'employer un produit toujours semblable , j'ai prié M. Mailhetard, très-habile pharmacien de ma ville, de s'en occuper d'une manière toute spéciale. On ne doit donc une entière confiance qu'au Sirop sorti de chez lui.

NOTA. On trouve le Sirop ferreux à PARIS, A LA PHARMACIE CENTRALE , carrefour des Petits-Champs , vis-à-vis le poste de la Banque de France.

Le Sirop ferreux ne devant pas faire l'objet d'un commerce illicite, MM. les Médecins sont prévenus qu'il ne sera strictement délivré que sur leur prescription.

TABLE DES MATIÈRES.

DEUXIÈME PARTIE.

CHAPITRE II, p. 135

CHAPITRE III , p. 141

OBSERVATIONS.

OBSERVATIONS.

53. Taille moyenne, bien constituée, cheveux noirs, teint brun, nerfs très-irritables, imagination exaltée. Antérite chronique à sept ans. Réglée à treize ans. A dix-sept ans, douleurs à l'estomac, diminution des menstrues. Sangsues à la vulve sans amendement de la maladie. Solution de gomme adragant en boisson. Guérison, p.. 170
54. Trente-trois ans, brune, forte, bien réglée. Engorgement

OBSERVATIONS.

IIme SECTION.

OBSERVATIONS.

CHAPITRE VII. — Ire SECTION.

sangsues quand le sang diminue,
p. 241

17. Quand elle est produite
par un principe morbifique répandu dans le sang, par le trop
ou trop peu des menstrues,
p. 241

OBSERVATIONS.

88. Blonde, sanguine, bien constituée, bien réglée de treize ans
et demi à vingt-deux ans, couches;
arrêt des lochies; leur retour avec
coliques; allaitement pendant un
an; retour des menstrues avec coliques; dysménorrhée pendant
toute la période; chaleur et gonflement au col utérin, pendant les
menstrues; utérus plus descendu,
plus volumineux. Régime adoucissant; tisane avec le sirop d'orgeat; injections de décoctions de
graines de lin et de ciguë; embrocations huileuses; bains généraux; sirop de seigle ergoté; cautère à la cuisse. Guérison. Réflexions, p. 241

89. Grande, brune, forte, très-
irascible, bien réglée de quatorze
à vingt-deux ans; refroidissement; suppression; accidents;
sangsues; applications émollientes, bains. Retour de la santé. Le
mois suivant, douleurs vives, accidents nerveux, fièvre, irritation. Les accidents diminuèrent
pendant l'écoulement et cessèrent
après. L'utérus à l'état normal
dans l'intervalle des périodes
était, pendant la période, plus
bas, plus gros, plus chaud. Bains
généraux, onctions avec l'huile
camphrée, régime doux, saignée,
tisane de laitue et pourpier. Guérison. Réflexions, p. . . 244

90. Taille moyenne, forte,
blonde, très-vive, bien réglée de
quinze ans et demi à vingt-six
ans. Vive frayeur; suppression,
mouvements convulsifs. Cal-

mants, sangsues. Retour de la
dysménorrhée aux époques suivantes; pendant les règles, utérus
peu gonflé, peu chaud. Bains
tièdes, laitue, nymphœa, opium,
valériane, fleur de safran en lavements. Guérison, p. . . 246

91. Brune, vive, bien constituée, régulièrement réglée de
quinze à trente ans. Vifs chagrins; affaiblissement général;
diminution du sang menstruel;
accidents nerveux. Pendant l'é-
coulement, utérus peu baissé,
peu chaud, peu gorgé. Sirop de
protoxide de fer, valériane,
feuilles d'oranger. Guérison,
p. 248

92. Brune, vive, délicate, bien
réglée de seize à vingt-deux ans.
Allaitement pendant dix-huit
mois; faiblesse, maigreur; suppression du lait, diminution des
menstrues, dysménorrhée; douleurs à la cuisse, au flanc, aux
reins, à l'hypogastre, etc. Pendant les menstrues, utérus peu
descendu, plus volumineux, peu
de chaleur. Sirop ferreux. Guérison. Réflexions, p. . . 249

93. Suppression; retour des
règles, un mois après, avec diminution et accompagnées, pendant
leur cours, de gonflement dans
les aines, de fourmillement et de
convulsions des membres inférieurs. Sangsues, frictions huileuses, régime adoucissant. Guérison, p. 250

CHAPITRE VIII. — Iʳᵉ SECTION, p. 252

Déviations des menstrues,
p. 252

1. Divisées en deux classes:
Dans la première, les accidentelles, momentanées. Les hémorragies supplémentaires sont rarement accompagnées du consensus
général. Phénomènes qui les pré-

IIᵉ SECTION, p. 267

surexcités. Commencer le traitement après. Quand l'écoulement est rétabli, les accidents cessent ordinairement. Ces moyens doivent toujours être employés pendant le molimen menstruel. Les anciennes sont plus difficiles et plus longues à guérir, p. . 269

14. Celles régularisées depuis longtemps ou depuis la puberté. Quand les règles n'ont pas paru et sont remplacées par un écoulement sanguin qui ne siége pas sur un organe essentiel à la vie ; le respecter quand il n'est pas trop fort ; dans le cas contraire, le traiter sans faire cesser l'hémorragie d'abord, p. . . . 270

15. Celles par le nez et la bouche, sans danger quand elles ne sont pas trop fortes ; dans ce dernier cas, sinapismes, frictions aux membres pulviens ; quand elle est augmentée par une affection morale ; calmants. L'épistaxis trop fort, réfrigérants, tamponement, p. 271

16. L'hémoptysie peut déterminer la phthisie. Quand elle est arrêtée, elle laisse toujours alors de l'engorgement dans les poumons, et de la toux. Méritent plus d'attention quand la menstruation n'est pas régularisée, que la puberté languit ; plus à craindre avec des symptômes de chlorose, de scrofules. Rappeler l'irritation aux extrémités inférieures ; combattre la chlorose, les scrofules ; sangsues à la vulve, et quand il faut les placer ; bains de siége et de vapeur, surtout quand l'utérus est atteint de spasme. Dans ce dernier cas, les stimulants sont nuisibles. Quand le traitement ne réussit pas, soins hygiéniques pour empêcher l'arrêt de cet écoulement anormal, p. 271

17. Hématémèses, presque toutes momentanées, suivies de faiblesses ; recourir aux dérivatifs les plus énergiques ; les employer avant les jours présumés ; sangsues à la vulve en petite quantité et les répéter, p. . . 272

18. Par les hémorroïdes ; respecter l'hémorragie quand elle est modérée. Leur suppression peut causer des maladies graves, peut amener la phthisie chez l'homme comme chez la femme ; peuvent accompagner les règles ; la santé s'altère quand il se dérange ; n'est pas toujours sanguine. Un liquide jaune, verdâtre ou gris, soulage comme l'écoulement de sang, p. . . . 273

19. Par la vessie. Peut venir en même temps que les règles ; plus particulières à celles atteintes d'hémorroïdes. Je l'ai vu de même chez l'homme. Remédier seulement aux accidents, p. 273

OBSERVATIONS.

94. Bien réglée ; a souvent, au printemps, un saignement au nez abondant avec des menstrues plus copieuses ; ils n'ont pas toujours la même régularité, p. . 253

95. Vingt-et-un ans, bien réglée depuis l'âge de quinze ans. Suppression par l'eau froide. Saignement au nez tous les sept ou huit jours pendant deux ans ; bonne santé ; cessation de l'épistaxis ; hémoptysie ; éloignement de ses retours. Toux, chlorose, faiblesse. Sirop ferreux. Guérison, p. 254

96. Trente-huit ans. Crache du sang quand elle se fatigue pendant les menstrues, p. 255

97. Bien constituée, quarante ans, mère de six enfants. Suppression des menstrues ; cinq heures après, hématémèse ; faiblesse. Boisson froide acidulée

CHAPITRE II, p. 311.

OBSERVATIONS.

CHAPITRE II.

OBSERVATIONS.

177. Vive, forte , vingt-quatre ans , bien réglée depuis l'âge de quatorze ans ; a froid ; suppression; chlorose; courbure à gauche de la colonne vertébrale ; engorgement du genou ; chlorose au 3e degré ; infiltration; faiblesse ;

mort; ouverture; ramollissement au corps des vertèbres dorsales et aux condyles du femur, p.   401

178. Réglée à quinze ans; à dix-neuf ans se mouille, suppression ; chlorose ; déviation du rachis; anasarque ; douleur aux vertèbres lombaires; abcès ouvert à l'aine ; mort ; ouverture; foyer du pus aux vertèbres lombaires ; érosion de leur corps ; ramollissement d'un côté des vertèbres dorsales , p.   404

179. Chlorose à plusieurs reprises; déviation de la taille à la dernière ; guérison par le Sirop ferreux , p.   407

180. Suppression ; chlorose ; déviation du rachis ; emploi du Sirop ferreux; redressement complet, p.   408

181. Grande , forte, réglée à treize ans ; saisie par le froid; suppression ; chlorose ; courbure du rachis à gauche. Emploi du Sirop ferreux ; guérison ; retour des accidents après le mariage; même traitement; guérison, p. 408

182. Chlorotique ; se maria ; grossesse ; retour de la chlorose après l'allaitement ; courbure du rachis; emploi du Sirop; guérison, p.   409

183. Réglée à seize ans; à vingt-deux ans, contrariétés, altérations des menstrues ; chlorose; double courbure du rachis ; emploi du Sirop ferreux ; guérison, p.   409

184. Vingt-deux ans, brune, bien constituée ; chagrins ; suppression ; chlorose ; attaques de nerfs ; courbure du rachis à gauche; emploi du Sirop ferreux ; guérison; nouvelle suppression ; retour de la chlorose et de la déviation ; emploi du Sirop ; guérison , p.   410

185. A dix ans chlorose, déviation de la taille ; emploi du Sirop ferreux; guérison, p.   411

OBSERVATIONS.

PHTHISIE. — 1re SÉRIE.

192. Deux jeunes gens de vingt ans , forts et bien portants. Abus du coït. Phthisie , p. 421

193. Vingt-cinq ans, sanguin, bilieux et très-fort. Excès des plaisirs de l'amour. Phthisie. Réflexions. p. 421

194. Trente-deux ans, grande, forte, réglée à treize ans ; mariée à dix-huit ans, a eu deux enfants. A vingt-quatre ans , suppression par suite de colère. Chlorose ; toux sèche, hémoptysie; expectoration, d'abord nulle ou claire, puis d'un blanc jaune, mêlée de flocons pultacés. Emploi du Sirop ferreux. Guérison. Nouvelles suppressions ; chlorose avec fleurs blanches âcres. Retour de la phthisie. Mort, p. . . . 427

195. Dix-neuf ans , délicate , nerveuse, bien réglée de treize à dix-huit ans. Frayeur ; suppression ; chlorose ; déviation du rachis ; toux , fièvre, hémoptysie ; phthisie ; crachats purulents. Emploi du Sirop ferreux. Guérison , p. 428

196. Vingt ans, grande et forte, fille d'une phthisique et d'un scrofuleux; bien réglée de quinze à vingt ans. Suppression par l'eau froide; chlorose; déviation du rachis ; tuméfaction des ganglions cervicaux ; toux sèche ; crachats

un an , puis les accidents augmentèrent lentement; fièvre; crachats purulents. Emploi du Sirop ferreux. Guérison, p. . 449

207. Grande , mince et nerveuse , mal réglée depuis l'âge de treize ans ; chlorotique depuis l'âge de quinze ans. Crachats rouillés chaque fois qu'elle fatiguait , sans toux , hors le temps de l'expectoration. A vingt ans , chagrins ; nouvelle diminution des menstrues; augmentation des accidents, fièvre , crachats purulents , emploi du Sirop ferreux , guérison , p. 451

4e SÉRIE.

208. Grande , blonde , forte, bien réglée de douze à vingt-et-un ans ; suppression , suite d'un bain froid ; chlorose ; oppression et fièvre , sans toux. Plus tard , toux vive , suivie , quatre jours après , de crachats purulents. Mort. Ouverture , p. . . 453

209. Bien réglée de quatorze à dix-huit ans ; friction pour traiter la gale; suppression; éruption de boutons suivis de croûtes ; chlorose; fièvre sans toux. Après sept semaines de fièvre, toux vive et suivie , quatre jours après , de crachats purulents. Mort. Ouverture, p. 455

210. Petite , brune et forte, bien réglée de quinze à dix-huit ans; suppression ; chlorose ; douleurs erratiques; oppression ; fièvre ; chaleur vive ; irritation à la gorge et aux intestins. Deux mois plus tard, toux vive, suivie, deux jours après , de crachats purulents. Emploi du Sirop ferreux. Guérison , p. 457

211. Grande , grosse, forte et brune, âgée de vingt-trois ans, réglée de quinze à vingt-et-un ans ; suppression par frayeur;

chlorose; malaise, douleurs erratiques , oppression , chaleur à la poitrine , fièvre , langue rouge , diarrhée , toux vive , suivie, cinq jours après , de crachats purulents. Emploi du Sirop de protoxide de fer. Guérison, p. 458

5e SÉRIE.

212. Grande, blonde , molle, réglée en petite quantité depuis l'âge de seize ans , toux grasse et expectoration abondante depuis l'âge de dix-huit à trente-six ans ; suppression , chlorose , fièvre , augmentation des accidents, crachats purulents. Emploi des vésicatoires et du Sirop ferreux. Guérison, p. . . . 461

213. Grande , replète , très-sensible, réglée régulièrement de seize à vingt deux ans. Diminution des menstrues , chlorose , toux et forte expectoration pendant trois ans; ensuite augmentation des accidents; fièvre; expectoration de pus. Emploi des vésicatoires aux cuisses et du Sirop ferreux. Guérison, p. . . 462

6e SÉRIE.

214. Vingt-six ans , délicate , d'un tempérament sanguin nerveux ; chlorotique depuis l'âge de seize ans. A vingt-quatre ans, suppression , progrès de la chlorose , infiltration , faiblesse extrême, toux, crachats rouillés ; progrès des accidents ; crachats purulents. Emploi du Sirop ferreux. Guérison, p. . . 464

215. Grosse , blonde , molle , très-sensible , réglée régulièrement de dix-sept à vingt-deux ans ; suppression ; chlorose chronique pendant cinq ans malgré le mariage. Puis, fut mouillée par l'eau froide ; progrès de la chlorose, toux , expectoration rouil-

OBSERVATIONS.

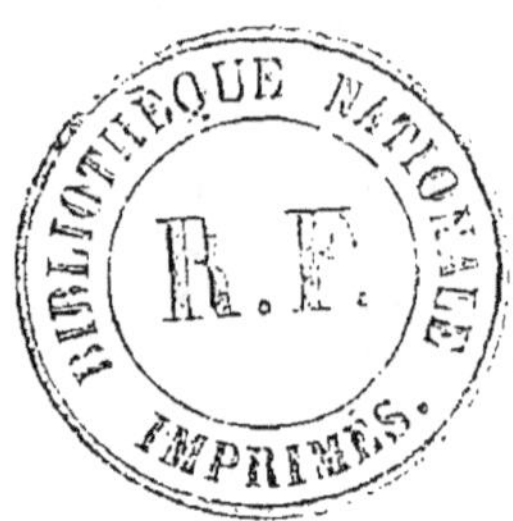

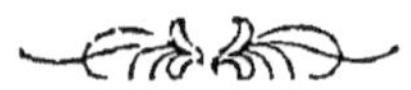

ERRATA.

Pages.	Lignes.	Au lieu de :	Lisez :
21	4	Roderer	Rœderer.
27	26	Roderer	Rœderer.
33	3	irruption	éruption.
41	10	lébrineux	fibrineux.
42	33	hypertrophes	hypertrophics.
47	28	lipolhimie	lipolhymie.
52	4	raide	roide.
57	24	périférie	périphérie.
70	13	raide	roide.
76	12 et 14	hémopthisie	hémoptysie.
77	28	hémopthisie	hémoptysie.
78	20	hémopthisie	hémoptysie.
78	24	périférie	périphérie.
83	23 et 25	hémopthisie	hémoptysie.
104	8	odème	œdême.
114	31	pendiculation	pandiculation.
168	15	emphysi-mateux	emphysémateux.
189	26	pendiculation	pandiculation.
189	2	un saignement (ajoutez)	au nez.
189	16	douleurs convulsives	contusives.
195	24 et 26	pthialisme	ptyalisme.
227	25	parsemé	troublé.
227	33	maléones	malléoles.
232	15	les	ces.
258	4	destination	distinction.
304	16	Duparque	Duparèque.
394	19	sans	avec.
533	21	cordialgie	cardialgie.
541	12	indissoluble	insoluble.

L'auteur n'ayant pas pu corriger l'épreuve des vingt premières feuilles, et l'imprimeur, ignorant que son intention était de suivre l'orthographe conservée par les journaux de médecine, a, pour se conformer à celle indiquée dans le dictionnaire de l'Académie, supprimé l'H qui suit les deux R dans les mots hémorrhagie, hémorrhoïdes, ménorrhagie, squirrhe, etc.